Notfallsonographie

Guido Michels
Natalie Jaspers
(Hrsg.)

Notfallsonographie

Mit 355 Abbildungen und 40 Tabellen

Mit einem Geleitwort von S. Nöldeke,
Präsident der DEGUM 2012–2014

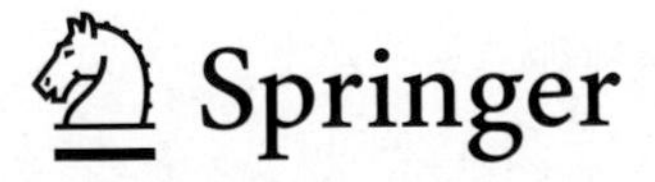

Herausgeber
Priv.-Doz. Dr. med. Guido Michels
Klinik III für Innere Medizin, Herzzentrum der Universität Köln
Universitätsklinikum Köln
Kerpener Str. 62
50937 Köln

Dr. med. Natalie Jaspers
Klinik für Gastroenterologie und Hepatologie am Abdominalzentrum
Universitätsklinikum Köln
Kerpener Str. 62
50937 Köln

ISBN 978-3-642-36978-0 ISBN 978-3-642-36979-7 (eBook)
DOI 10.1007/978-3-642-36979-7

Die Deutsche Nationalbibliothek verzeichnet diese Publikation in der Deutschen Nationalbibliografie; detaillierte bibliografische Daten sind im Internet über http://dnb.d-nb.de abrufbar.

Springer Medizin

Planung: Dr. med. Anna Krätz, Heidelberg
Projektmanagement: Dipl.-Biol. Ute Meyer, Gisela Schmitt, Heidelberg
Lektorat: Dr. med. Monika Merz, Sandhausen
Projektkoordination: Michael Barton, Heidelberg
Umschlaggestaltung: deblik Berlin
Fotonachweis Umschlag: © Dr. med. D. Kiefl, Offenbach
Neuzeichnungen: Christiane Goerigk, Ludwigshafen
Herstellung: le-tex publishing services GmbH, Leipzig

Gedruckt auf säurefreiem und chlorfrei gebleichtem Papier.

Springer Medizin ist Teil der Fachverlagsgruppe Springer Science+Business Media
www.springer.com

Geleitwort

Notfallsonographie – das war vor 10 Jahren fast ein unbekannter Begriff. Heute diskutieren wir über hospitale Notfallsonographie, beginnend im Schockraum bis hin zu kleinen Sonographiegeräten für die Kitteltasche und auch schon längst über eine präklinische Sonographie in jedem Rettungs- oder Notarztwagen. Das zeigt: Nicht nur die Entwicklung immer kleinerer und besserer Ultraschallgeräte schreitet permanent voran, auch die Erwartungen an diese Technik ohne Strahlenbelastung ist groß. Aber jede Methode ist immer nur so gut wie die Mediziner, die sie anwenden. Die Deutsche Gesellschaft für Ultraschall in der Medizin (DEGUM) hat schon 2008 zusammen mit der Österreichischen (OEGUM) und Schweizerischen (SGUM) Gesellschaft für Ultraschall in der Medizin einen eigenen Arbeitskreis „Notfallsonographie" gegründet, der ein fundiertes Ausbildungs-Curriculum für die Notfallsonographie ausgearbeitet hat, welches auch diesem Buch zugrunde liegt. Denn: Aus- und Weiterbildung bedeuten neben einer praktischen Ausbildung auch und gerade, dass es Publikationen geben muss, die der Lernende verwenden, heranziehen und deren Bildmaterial er einsehen bzw. vergleichen kann.

Das vorliegende Buch bietet hier in idealer Weise inhaltlich und thematisch – ausgestattet mit sehr guten Schemata und Ultraschallbildern – zu allen relevanten Bereichen der Notfallsonographie – vom Ultraschall des Abdomens bis hin zur Echokardiographie – eine hervorragende Grundlage für alle Anwender der Sonographie in der Notfall- und Intensivmedizin und denjenigen, die es werden wollen. Auch moderne Techniken wie der kontrastverstärkte Ultraschall werden eingehend vermittelt. Als begleitendes Kursbuch kann es somit für die Kurse der Notfallsonographie uneingeschränkt empfohlen werden. Ich wünsche dem Buch eine gute interdisziplinäre Akzeptanz und eine weite Verbreitung bei allen Kolleginnen und Kollegen, die im weitesten Sinne mit Notfall- und Intensivmedizin beschäftigt sind!

Dr. Stefan Nöldeke
Präsident der DEGUM 2012–2014
Garmisch-Partenkirchen, im Mai 2013

Vorwort

Die Notfallsonographie hat in den letzten Jahren an enormer Bedeutung und Interesse gewonnen. Ärzte aus unterschiedlichsten Fachdisziplinen werden in der Notaufnahme oder auf Intensivstationen tagtäglich mit dem Ultraschallgerät konfrontiert. Gerade in Notfallsituationen ist die orientierende Ultraschalldiagnostik als wegweisendes Diagnostikum nicht mehr wegzudenken. Wie das 12-Kanal-EKG wird auch in näherer Zukunft die fokussierte Sonographie bald zum Standard in der präklinischen und klinischen Notfallversorgung gehören. Dieses Buch versucht, nach dem Konzept der 3-Länder-übergreifenden Basisausbildung und dem Curriculum Notfallsonographie von DEGUM, ÖGUM und SGUM einen interdisziplinären Nenner zu schaffen.

Die Erstellung dieses Buches wäre ohne die vorbildliche Zusammenarbeit aller beteiligten Disziplinen (Internisten, Chirurgen, Anästhesisten) undenkbar gewesen, weswegen wir uns an dieser Stelle bei allen beitragenden Autoren herzlich bedanken möchten. Damit dieses Werk weiter reifen kann, sind wir allen Lesern für Anregungen, Kritik und Verbesserungsvorschläge sehr dankbar.

Köln, im Mai 2013

Guido Michels
Natalie Jaspers

Abkürzungsliste

A	A-Welle
ACC	Arteria carotis communis
ACE	Arteria carotis externa
ACG	Akromioclavikulargelenk
ACI	Arteria carotis interna
ACLS	Advanced Cardiac Life Support
AFC	Arteria femoralis communis
AFS	Arteria femoralis superficialis
AIDS	aquired immune deficiency syndrome
AK	Aortenklappe
ALP	anterolateraler Papillarmuskel
ALS	Advanced Life Support/erweiterte Reanimationsmaßnahmen
AML	anteriores Mitralsegel
A-Mode	Amplitudenmodus
AMS	Arteria mesenterica superior
AÖF	Aortenklappenöffnungsfläche
AP2	apikaler Zweikammerblick
AP3	apikaler Dreikammerblick
AP4	apikaler Vierkammerblick
AP5	apikaler Fünfkammerblick
ARDS	adult respiratory distress syndrome
ASA	atriales Septumaneurysma
ATLS	Advanced Trauma Life Support
AUG	Ausscheidungsurogramm
AV	arteriovenös
BAA	Bauchaortenaneurysma
BLUE	„blauer Patient mit Dyspnoe"
B-Mode	brightness-mode
CCC	cholangiozelluläres Karzinom
CED	chronisch entzündliche Darmerkrankung
CEUS	contrast enhanced ultrasound/ kontrastverstärkte Sonographie
CHI	contrast harmonic imaging
COPD	chronic obstructive pulmonary disease
CPR	cardiopulmonale Reanimation
CPU	chest pain unit
CRP	C-reaktives Protein
CW-Doppler/ -sonographie	Continous-Wave-Dopplersonographie
DEGUM	Deutsche Gesellschaft für Ultraschall in der Medizin
DHC	Ductus hepatocholedochus
DIC	disseminierte intravasale Coagulopathie
dP_{mean}	mittlerer Druckgradient
DSA	digitale Subtraktionsangiographie
DT	Dezelerationszeit der frühen linksventrikulären Füllung
E	E-Welle
EACTS	European Association for Cardio-Thoracic Surgery
EBV	Ebstein-Barr-Virus
EDV	end-diastolic velocity/enddiastolisches Volumen
EF	Ejektions-/Auswurffraktion
E-FAST	extended fokussiertes Assessment mit Sonographie bei Trauma
EFSUMB	European Federation of Societies for Ultrasound in Medicine and Biology
EMD	elektromechanische Dissoziation
ERC	European Resuscitation Council
ERCP	endoskopische retrograde Cholangiopankreatikographie
EROA	effective regurgitant orifice area
ESC	European Society of Cardiology
EST	European Surgery Trial
ESV	endsystolisches Volumen
FAC	fractional area change
FALLS	fluid administration limited by lung sonography
FATE	focused assessed transthoracic echo
FAST	fokussiertes Assessment mit Sonographie bei Trauma
FEEL	fokussierte echokardiographische Evaluation bei Life Support
FKDS	farbkodierte Doppler-/Duplexsonographie
FS	fractional shortening/zirkumferenzielle Verkürzungsfraktion
HACEK-Gruppe	folgende gram-negaitve Stäbchen werden darunter zusammengefasst: Haemophilus aphrophilus/Aggregatibacter aphrophilus, Aggregatibacter actinomycetemcomitans, Cardiobacterium hominis, Eikenella corrodens, Kingella kingae
HCC	hepatozelluläres Karzinom
HFNEF	heart failure with normal ejection fraction
HKB	hinteres Kreuzband
HOCM	hypertrophische obstruktive Kardiomyopathie
ICU	Intensive care unit
IMA	Arteria mammaria interna
IMC	Intermediate Care
IVRT	isovolumetrische Relaxationszeit
IVS	Interventrikularseptum
KG	Kniegelenk
KHK	koronare Herzkrankheit
KM	Kontrastmittel
KM-Sonographie	Kontrastmittelsonographie
KRK	kolorektales Karzinom
LA	linkes Atrium
LAA	linkes Vorhofohr
lat e'	laterale Mitralklappen-annulusgeschwindigkeit im PW-/Tissue-Doppler
LDH	Laktatdehydrogenase
Low MI-Untersuchung	Sonographie mit niedrigem mechanischem Index zur Vermeidung der vorzeitigen Bläschenzerstörung während der Kontrastuntersuchung
LPA	linke Pulmonalarterie
LBP	„Leberblindpunktion", sonographisch gesteuerte Punktion
LSL	Linksseitenlage
LVEDD	linksventrikulärer enddiastolischer Diameter

LVESD	linksventrikulärer endsystolischer Diameter
LV-Funktion	linksventrikuläre Funktion
LVO	LV-Opazifikation
LVOT	linksventrikulärer Ausflusstrakt
MK	Mitralklappe
MÖF	Mitralöffnungsfläche
M-Mode	motion-mode
MPA	Pulmonalarterienhauptstamm
MRCP	Magnetresonanz-Cholangiopankreatikographie
NASCET	North American Symptomatic Carotid Endarterectomy Trial
NBKS	Nierenbeckenkelchsystem
NOMI	nonokklusive mesenteriale Ischämie
NSAID	nonsteroidal antiinflammatory drugs/nichtsteroidale Antiphlogistika
NSTEMI	Nicht-ST-Hebungsinfarkt
OMI	okklusive mesenteriale Ischämie
OSG	oberes Sprunggelenk
PAH	pulmonale arterielle Hypertonie
PAP_{mean}	mittlerer pulmonalarterieller Druck
PAP_{syst}	pulmonalarterieller systolischer Druck
PBC	primär biliäre Zirrhose
PCR	Polymerase Kettenreaktion
PDV	peak diastolic velocity/maximale diastolische Geschwindigkeit
PEA	pulslose elektrische Aktivität
PEEP	positive end-expiratory pressure
PFO	persistierendes Foramen ovale
PHT	pressure half time
PI	Pulsatilitätsindex
PICCO	pulse index contour cardiac output
PISA	proximal isovelocity surface area
PK	Pulmonalklappe
PLUS	point of care limited ultrasound
PLAX	parasternale lange Achse
PML	posteriores Mitralsegel
PMP	posteromedialer Papillarmuskel
PP-Index	Verhältnis der Breite von Nierenparenchym zu Pyelon
PRF	Pulsrepetitionsfrequenz
PSAX	parasternale kurze Achse
PSC	primär sklerosierende Cholangitis
PSV	peak systolic velocity/maximale systolische Geschwindigkeit
PTCD	perkutane transhepatische Cholangiodrainage
PV	Pulmonalvene
PW-Doppler	Pulsed-wave-Doppler
RA	rechter Vorhof
RAP	rechtsatrialer Druck
RPA	rechte Pulmonalarterie
RV	rechter Ventrikel
RV-Funktion	rechtsventrikuläre Funktion
RVOT	rechtsventrikulärer Ausflusstrakt
RVP_{syst}	systolischer Druck im rechten Ventrikel
STEMI	ST-Hebungsinfarkt
TAPSE	tricuspid annular plane systolic excursion
TAVI	transcatheter aortic valve implantation
TBVT	tiefe Beinvenenthrombose
TEE	transösophageale Echokardiographie
TGC	time gain control, Tiefenausgleich
THI	tissue harmonic imaging
TI	Trikuspidalklappeninsuffizienz
TK	Trikuspidalklappe
TRUE	tracheal rapid ultrasound exam
TRUS	transrektaler Ultraschall
TTE	transthorakale Echokardiographie
TTUS-Punktion	transthorakale ultraschallgesteuerte Punktion
TVT	tiefe Venenthrombose
VATS	videoassistierte Thorakoskopie
VCI	Vena cava inferior
VSD	Ventrikelseptumdefekt
VTI	Geschwindigkeits-Zeit Integral
WBST	Wandbewegungsstörungen
ZVD	zentraler Venendruck
ZVK	zentraler Venenkatheter

Inhaltsverzeichnis

V Notfallsonographie von Arterien und Venen

VI Notfallsonographie des Bewegungsapparates

Autorenverzeichnis

Achatz, Gerhard, Dr. med.
Klinik für Unfallchirurgie und Orthopädie,
Bundeswehrkrankenhaus Ulm
Oberer Eselsberg 40
89081 Ulm
dr.achatz@t-online.de

Breitkreutz, Raoul, Priv.-Doz. Dr. med.
Zentrale Notaufnahme, Klinikum Frankfurt (Höchst)
Gotenstraße 6–8
65929 Frankfurt
raoul.breitkreutz@gmail.com

Dinse-Lambracht, Alexander, Dr. med.
Klinik für Anästhesiologie, Universitätsklinikum Ulm
Albert-Einstein-Allee 23
89081 Ulm
alexander.dinse@uni-ulm.de

Feldmann, Christoph, Dr. med.
Medizinische Klinik und Kardio-Diabetes-Zentrum,
St. Antonius Krankenhaus
Schillerstraße 23
50968 Köln
feldmann@antonius-koeln.de

Friemert, Benedikt, Prof. Dr. med.
Klinik für Unfallchirurgie und Orthopädie,
Bundeswehrkrankenhaus Ulm
Oberer Eselsberg 40
89081 Ulm
benediktfriemert@t-online.de

Hauslaib, Stefanie, Dr. med.
Universitätsklinikum Köln
Klinik II für Innere Medizin
Kerpenerstraße 62
50937 Köln
stefanie.hauslaib@uk-koeln.de

Hempel, Dorothea, Dr. med.
2. Medizinische Klinik und Poliklinik,
Universitätsmedizin der Johannes Gutenberg Universität
Mainz
Langenbeckstraße 1
55131 Mainz
dorothea.hempel@unimedizin-mainz.de

Jaspers, Natalie, Dr. med.
Klinik für Gastroenterologie und Hepatologie
am Abdominalzentrum, Universitätsklinikum Köln
Kerpenerstraße 62
50937 Köln
natalie.jaspers@uk-koeln.de

Kiefl, Daniel, Dr. med.
Aufnahme- und Notfallzentrum,
Sana Klinikum Offenbach
Starkenburgring 66
63069 Offenbach
dkiefl@klinikum-offenbach.de

Kinkel, Horst, Dr. med.
Medizinische Klinik II, Klinik für Gastroenterologie,
Hepatologie und Diabetologie, Krankenhaus Düren
Roonstraße 30
52351 Düren
dr.horst.kinkel@t-online.de

Michels, Guido, Priv.-Doz. Dr. med.
Klinik III für Innere Medizin,
Herzzentrum der Universität Köln,
Universitätsklinikum Köln
Kerpenerstraße 62
50937 Köln
guido.michels@uk-koeln.de

Pfister, Roman, Priv.-Doz. Dr. med.
Klinik III für Innere Medizin,
Herzzentrum der Universität Köln,
Universitätsklinikum Köln
Kerpenerstraße 62
50937 Köln
roman.pfister@uk-koeln.de

Reithmeier, Eberhard, Dr. med.
Klinik für Anästhesiologie, Universitätsklinikum Ulm
Albert-Einstein-Allee 23
89081 Ulm
eberhard.reithmeier@uni-ulm.de

Rudolph, Volker, Priv.-Doz. Dr. med.
Klinik III für Innere Medizin,
Herzzentrum der Universität Köln,
Universitätsklinikum Köln
Kerpenerstraße 62
50937 Köln
volker.rudolph@uk-koeln.de

Seibel, Armin, Dr. med.
Abteilung für Anästhesiologie, Intensiv- und Notfallmedizin, Diakonie Klinikum Jung-Stilling
Wichernstraße 40
57074 Siegen
arminseibel1@hotmail.de

ten Freyhaus, Henrik, Dr. med.
Klinik III für Innere Medizin,
Herzzentrum der Universität Köln,
Universitätsklinikum Köln
Kerpenerstraße 62
50937 Köln
henrik.ten-freyhaus@uk-koeln.de

Zechner, Peter Michael, Dr. med.
Abteilung für Innere Medizin,
Landeskrankenhaus Graz West
Göstingerstrasse 22
A-8020 Graz
pm.zechner@gmail.com

Grundlagen und Konzepte

Technische und physikalische Grundlagen, Geräte

Natalie Jaspers, Guido Michels

G. Michels, N. Jaspers (Hrsg.), *Notfallsonographie*,
DOI 10.1007/978-3-642-36979-7_1, © Springer-Verlag Berlin Heidelberg 2014

Das Wissen über die physikalischen Grundlagen der Ultraschalldiagnostik ist für den sonographisch tätigen Mediziner unentbehrlich. Nur so kann über den differenzierten Einsatz unterschiedlicher Schallköpfe, Optimierung der Geräteparameter, Zuhilfenahme der Dopplerfunktionen etc. sinnvoll entschieden und der Ultraschallbefund bestmöglich dargestellt werden.

1.1 Technische und physikalische Grundlagen

1.1.1 Definition des Ultraschalls bzw. der Sonographie

> **Definition**
>
> **Ultraschall:** Schallwellen mit Frequenzen, die oberhalb des vom Menschen wahrnehmbaren Frequenzbereichs (>20.000 Hz) liegen.

Unter **Infraschall** werden Schallfrequenzen unterhalb von 20 Hz verstanden. Das **menschliche Gehör** umfasst normalerweise 20–20.000 Hz (▣ Abb. 1.1)

> **Definition**
>
> **Sonographie- oder Ultraschalldiagnostik:** Nutzung der (teilweisen) Reflexion von Ultraschallwellen an Grenzflächen unterschiedlicher Gewebe im Körper zur Beurteilung der Organe.

1.1.2 Erzeugung, Ausbreitung und Empfang von Ultraschallwellen

Piezoelektrischer Effekt

> **Definition**
>
> **Piezoelektrischer Effekt:** Werden elastische Körper verformt, entsteht eine elektrische Polarisation bzw. eine elektrische Spannung.

Die Entdeckung des piezoelektrischen Effekts gelang dem Ehepaar **Curie** im Jahre **1880.**

> **Definition**
>
> **Indirekter piezoelektrischer Effekt:** Bei Anlage einer Wechselspannung werden elastische Körper verformt.

Bei der Sonographie regt eine hochfrequente elektrische Spannung spezielle im Schallkopf eingelagerte Kristalle zu Schwingungen an **(indirekter Piezoeffekt)**. Diese Schwingungen erzeugen Druckschwankungen in Form von Ultraschallwellen. Durch zurückkehrende, auf die Kristalle im Schallkopf auftreffende Ultraschallwellen entsteht eine Spannung **(direkter Piezoeffekt)**. Im Ultraschallgerät werden diese elektrischen Signale in Bildpunkte umgewandelt.

Impuls-Echo-Verfahren

Schallköpfe sind Sonden, die Schallwellen (bzw. eine Serie von Ultraschallwellen) aussenden und reflektierte, zum Schallkopf zurückkehrende Schallwellen empfangen können.

Prinzip des **Echolots:** Aus der Laufzeit (Zeit zwischen dem ausgesendeten Impuls und dem reflektierten und wieder empfangenen Signal) kann – bei bekannter Schallgeschwindigkeit – die Tiefe bzw. die Entfernung des Reflektors errechnet werden.

Die Entwicklung des Echolotprinzips durch den Physiker **Behm 1921** wurde nach dem Untergang der Titanic zur Vermeidung ähnlicher Katastrophen in der Schifffahrt entwickelt (▣ Abb. 1.2).

Ausbreitung von Ultraschall im biologischen Gewebe

Grundlagen und Kenngrößen zu Schallwellen

Schallwellen (▣ Abb. 1.3)
- sind an Materie gebunden,
- sind im Vakuum nicht ausbreitungsfähig,
- breiten sich in Luft, Flüssigkeiten sowie biologischem Gewebe in Form von Longitudinalwellen bzw. von Zonen mit Über- und Unterdruck (**Verdichtungs- und Verdünnungszonen**) aus.

> **Kenngrößen von Schallwellen**
> - **Amplitude:** maximaler Druck, „Höhe" der Welle
> - **Frequenz (f):** Anzahl der Schwingungen pro Sekunde (1/sec)
> - **Wellenlänge (λ):** Abstand zweier Wellenberge bzw. minimaler Abstand der Punkte gleicher Phase (m)
> - **Schallgeschwindigkeit (c):** Geschwindigkeit, mit der sich Schallwellen in einem beliebigen Medium ausbreiten (m/s)

Den physikalischen Zusammenhang zwischen **Schallgeschwindigkeit c, Frequenz f** und **Wellenlänge λ** gibt folgende Formel wieder:

$$c = f \times \lambda \ (\mathrm{m/sec} = 1/\mathrm{sec} \times \mathrm{m}).$$

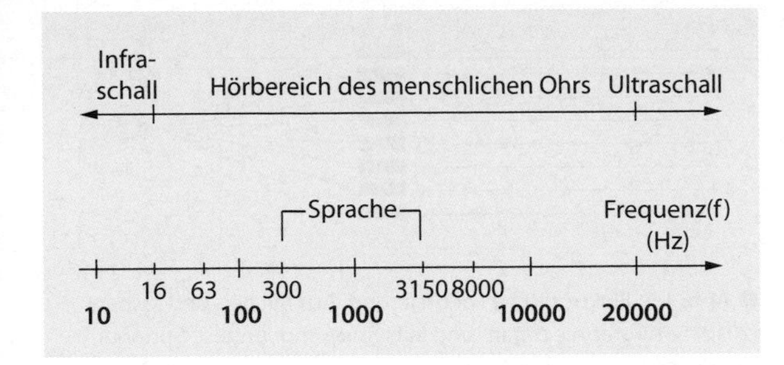

■ **Abb. 1.1** Frequenzbereiche. Aus Michels und Jaspers (2012) Sonographie organ- und leitsymptomorientiert. Springer, Heidelberg

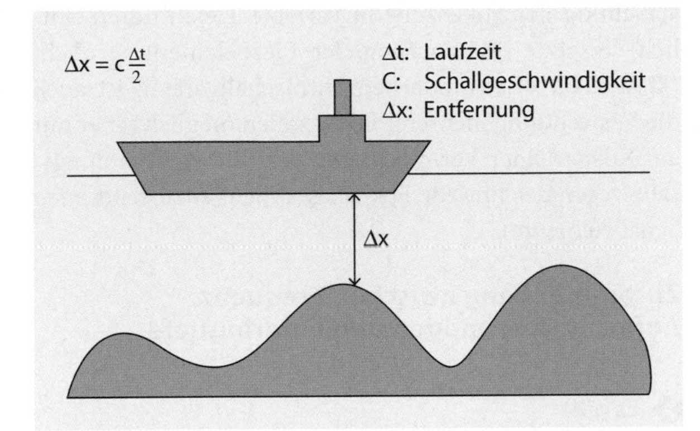

■ **Abb. 1.2** Prinzip des Echolots. Berechnung der Entfernung. Aus Michels und Jaspers (2012) Sonographie organ- und leitsymptomorientiert. Springer, Heidelberg

Die **Wellenlänge** ist ein Maß für Detailerkennbarkeit:
- je kürzer die Wellenlänge, desto geringer die Größe gerade noch erkennbarer Strukturen,
- je größer die Wellenlänge, desto schlechter die Auflösung.

Schallgeschwindigkeiten in unterschiedlichen Geweben

Schallgeschwindigkeit:
- ist abhängig vom schwingenden Medium bzw. von dessen Dichte und Kompressibilität,
- nimmt mit der Steifigkeit („Festigkeit") der Materie zu,
- ist z. B. in Knochen deutlich höher als in Luft (■ Tab. 1.1).

Ultraschallsysteme legen eine Schallgeschwindigkeit (Laufgeschwindigkeit) im Gewebe von 1540 m/sec zugrunde.

Auflösungsvermögen

Definition

Auflösungsvermögen: Unterscheidbarkeit feiner Strukturen bzw. Mindestabstand, damit 2 Objekte gerade noch voneinander unterschieden werden können.

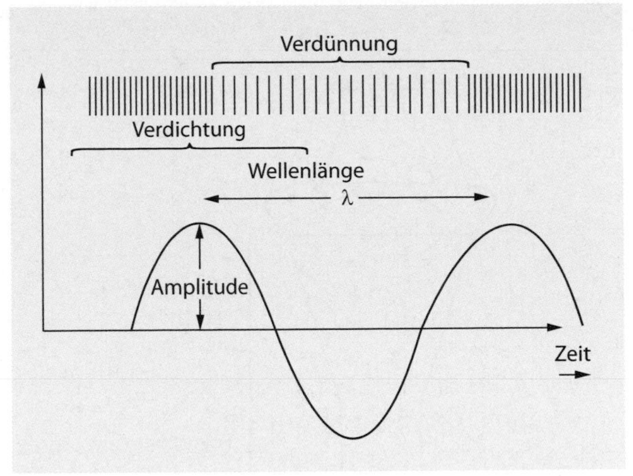

■ **Abb. 1.3** Einfacher Schwingungsvorgang. Aus Michels und Jaspers (2012) Sonographie organ- und leitsymptomorientiert. Springer, Heidelberg

■ **Tab. 1.1** Laufgeschwindigkeiten von Ultraschallwellen in unterschiedlichen Geweben

Medium	Schallgeschwindigkeit (m/s)
Luft	340
Wasser	1500
Weichteilgewebe	1540
Leber	1549
Niere	1561
Muskel	1570
Knochen	3600

Hauptdeterminanten für das räumliche Auflösungsvermögen:
- verwendete Sendefrequenz/Wellenlänge,
- Schallkopfformat (Dicke des Schallstrahls),
- Dauer des Anregesignals.

> **Je höher die Sendefrequenz bzw. je kleiner die Wellenlänge, umso besser die Auflösung.**

Axiales Auflösungsvermögen

Axiales Auflösungsvermögen bezeichnet
- das Auflösungsvermögen in Ausbreitungsrichtung der Schallwellen,
- den kleinsten Abstand zwischen 2 in Ausbreitungsrichtung des Ultraschallsignals liegenden reflektierenden Gewebeschichten, die gerade noch getrennt wahrgenommen werden können.

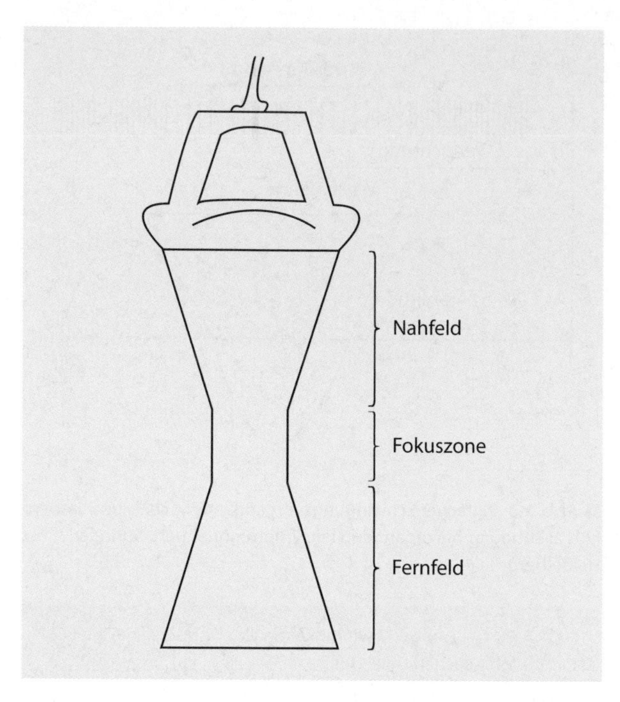

■ **Abb. 1.4** Schallfeld mit Fokuszone. Keulenförmige Form des Schallfeldes durch Bündelung der Schallwellen in der Fokuszone. Aus Michels und Jaspers (2012) Sonographie organ- und leitsymptomorientiert. Springer, Heidelberg

Das axiale Auflösungsvermögen ist durch die Länge eines Ultraschallimpulses bestimmt und entspricht meist einer oder mehrerer Schallwellenlängen.

Laterales Auflösungsvermögen

Das laterale Auflösungsvermögen meint

- das Auflösungsvermögen senkrecht zur Ausbreitungsrichtung der Schallwellen,
- den kleinsten Abstand zwischen 2 quer zur Ausbreitungsrichtung des Ultraschallsignals liegenden reflektierenden Gewebeschichten, die gerade noch getrennt wahrgenommen werden können.

Das seitliche Auflösungsvermögen ist abhängig von der Breite des Schallfeldes bzw. von der Dichte der Schallwellen in einem bestimmten Bereich und ist am größten in der Fokuszone. Insgesamt ist das seitliche Auflösungsvermögen geringer als das axiale (etwa 2- bis 3-mal schlechter).

Fokussierung

Je schmaler das Ultraschallfeld (also je dichter die Schallwellen an einem Ort), desto größer die Detailerkennbarkeit in der sog. **Fokuszone** (■ Abb. 1.4).

Das Ultraschallfeld ist in der Fokuszone durch Bündelung der Schallwellen am schmalsten, die Auflösung hier am besten.

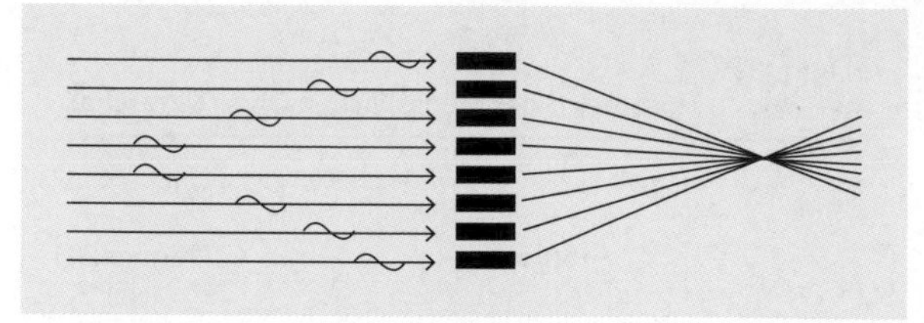

■ **Abb. 1.5** Elektronische Fokussierung. Aus Michels und Jaspers (2012) Sonographie organ- und leitsymptomorientiert. Springer, Heidelberg

Mittels der **elektronischen Fokussierung** wird eine Verschiebung der Fokuszone in variable Tiefen durch zeitlich versetzte Ansteuerung der Piezoelemente erreicht (■ Abb. 1.5). Bei modernen Ultraschallgeräten ist auch die Verwendung mehrerer Fokuszonen möglich (aber nur auf Kosten einer Verminderung der Bildwiederholungsrate wegen der für jede Fokuslage erneut anzusteuernden Schallelemente).

Zusammenhang zwischen Frequenz, Auflösungsvermögen und Eindringtiefe

Es gilt:
- **hohe Frequenz, gutes Auflösungsvermögen, geringe Eindringtiefe,**
- **niedrige Frequenz, schlechteres Auflösungsvermögen, bessere Eindringtiefe.**

Die Eindringtiefe wird außerdem durch Streuung und Absorption beeinflusst.

So empfehlen sich z. B. **3,5 MHz-Konvexscanner** für die **Abdomensonographie** mit guter Eindringtiefe, aber eingeschränkter Detailerkennbarkeit, bzw. ein **7,5 MHz-Linearschallkopf** für **Small parts, Darmsonographie, Pleurasonographie, Bauchdecke und Peritoneum** etc. mit hoher Ortsauflösung, aber nur geringer Eindringtiefe.

Schallwelleneigenschaften und Abschwächungsmechanismen

Reflexion

Die Reflexion von Schallwellen an Grenzflächen im Körper ist Grundlage für die Darstellung von Organen mit der Ultraschalltechnik.

Definition

Impedanz: Widerstand, der der Ausbreitung von Schallwellen entgegenwirkt.

Die Impedanz wird durch die Eigenschaften des Ausbreitungsmediums nach der Formel

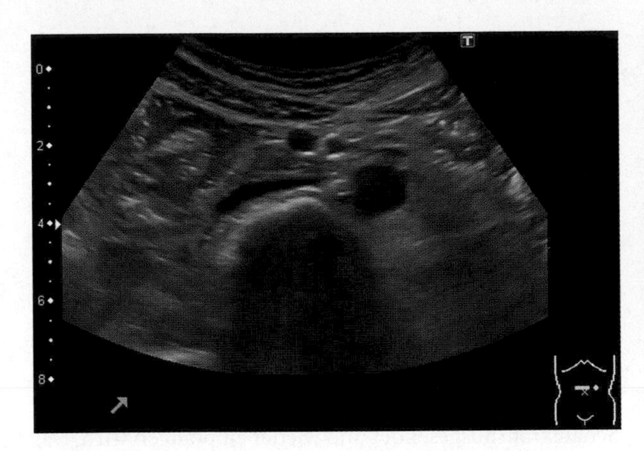

■ **Abb. 1.6** Totalreflexion an Knochen. Retroperitoneale Gefäße, Wirbelsäule

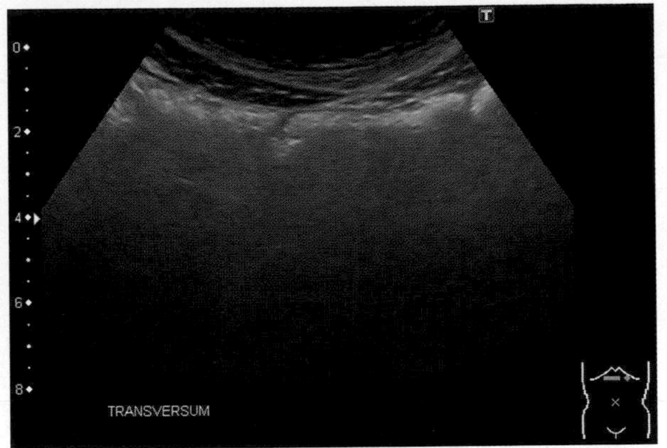

■ **Abb. 1.7** Totalreflexion an Luft. Colon transversum, Oberbauchlängsschnitt

$$Z = \rho \times c$$

bestimmt (Z = Impedanz [kg/sec × m^2]; ρ = Dichte der Materie [kg/m^3]; c = Schallgeschwindigkeit [m/sec]). So beträgt die Impedanz z. B. von Luft 0,0004 kg/sec × m^2, von Knochen 6,66 kg/sec × m^2, von sonstigen Geweben 1,4–1,7 kg/sec × m^2.

Je größer der Impedanzunterschied an der Grenzfläche zwischen zwei Stoffen, desto stärker die Reflexion von Schallwellen.

Eine **Totalreflexion** entsteht z. B. beim Übergang von Weichteilgewebe zu Knochen, Kalk, Metall oder Luft, d. h. es entsteht ein Echo mit sehr hoher Intensität, dorsal davon ein Schallschatten (■ Abb. 1.6, ■ Abb. 1.7).

Die Intensität der reflektierten Welle ist proportional zur resultierenden Amplitude des elektrischen Signals. Jeder Amplitudenhöhe wird ein Helligkeitswert (bzw. Grauwert, z. B. 0= schwarz, 100= weiß) zugeordnet:

- schwache Intensität der reflektierten Welle → dunkle Punkte,
- starke Intensität der reflektierten Welle → helle Punkte.

Streuung

Auf glatte Oberflächen treffende Schallwellen erfahren eine **gerichtete Reflexion** (Einfallswinkel = Ausfallswinkel, ■ Abb. 1.8). Rauhe Oberflächen führen zu einer **Streuung** der Schallwellen.

Je kleiner die Reflektoren im Vergleich zur Wellenlänge des Schalls, desto größer ist die Fraktion der gestreuten Echos.

Streuechos sind maßgeblich für die Texturmuster der Organe verantwortlich.

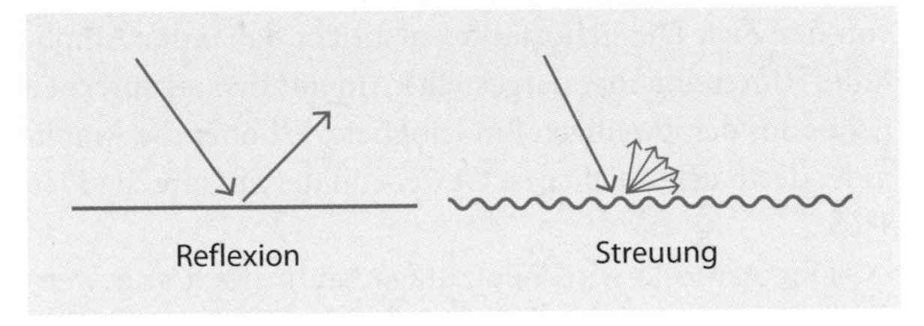

■ **Abb. 1.8** Reflexion und Streuung. Aus Michels und Jaspers (2012) Sonographie organ- und leitsymptomorientiert. Springer, Heidelberg

Absorption und Dämpfung

Reibungskräfte dämpfen Schallwellen ab, wobei Wärme entsteht. Dabei verringert sich die Wellenamplitude, als Folge wird die Intensität der reflektierten Welle abgeschwächt.

Dämpfung ist im Gewebe nahezu proportional zur Ultraschallfrequenz, deshalb gilt je größer die erforderliche Eindringtiefe ist, desto niedriger sollte die Sendefrequenz sein.

Brechung

Brechung bezeichnet die Änderung der Ausbreitungsrichtung von Schallwellen, die schräg auf Grenzflächen treffen, v. a. auf Grenzflächen mit glatter Oberfläche und hoher Impedanz.

1.1.3 Bildentstehung

A-Mode

Mit **A-Mode** (Amplitudenmodus, ■ Abb. 1.9) wird die einfachste Umsetzung des Impuls-Echo-Prinzips, die erste Darstellungsform in der Sonographie, beschrieben. Hierbei kommt es zu einer eindimensionalen Abbildung der reflektierten Schallwellen in einem Diagramm, d. h. einer Darstellung der empfangenen Echos in Abhängigkeit

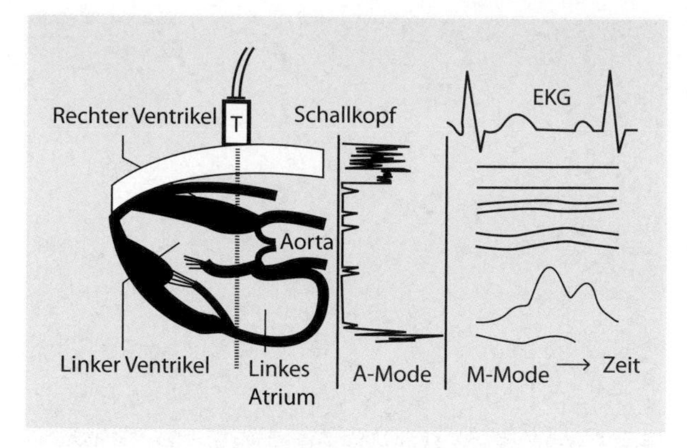

Abb. 1.9 A-Mode und M-Mode. Zeitabhängige Messungen zur Darstellung von Bewegungen im M-Mode. Aus Michels und Jaspers (2012) Sonographie organ- und leitsymptomorientiert. Springer, Heidelberg

von der Zeit. Die Echostärke entspricht dabei der Amplitude. Hintereinander dargestellte Amplituden entsprechen Echos aus der jeweiligen Eindringtiefe: Je höher die Amplitude, desto echoreicher ist Gewebe in der entsprechenden Tiefe.

Der A-Mode wird heutzutage kaum noch angewendet: selten in der Augenheilkunde (Dickenbestimmung der Hornhaut) oder in der HNO (z. B. Nasennebenhöhlendiagnostik).

B-Mode

Beim **B-Mode** (brightness-mode) werden die Echos nicht als Ausschläge, sondern als Bildpunkte mit unterschiedlicher Helligkeit auf dem Monitor dargestellt. Jede Amplitude entspricht einem Helligkeits- bzw. Grauwertbild: Je stärker das Echo, desto höher ist die Intensität der elektrischen Signale und desto heller der Bildpunkt. An modernen Ultraschallgeräten sind 256 verschiedene Grauwerte zwischen schwarz und weiß möglich.

Wann entsteht ein schwarzes Bild?

- Durch zu geringe Schallintensität (fehlendes Echo, z. B. bei Totalreflexion dorsal des starken Reflektors oder bei schlechter Ankopplung)
- Durch fehlenden Impedanzunterschied (keine Reflexion möglich, z. B. bei Aszites/freie Flüssigkeit)

M-Mode

Beim **M-Mode** (motion-mode, Abb. 1.9) erfolgt die Darstellung von Gewebestrukturen an einem bestimmten Ort als Funktion der Zeit. Helligkeiten der einzelnen Bildpunkte in der Grauwertdarstellung entsprechen den Amplituden der Ultraschallechos an diesem Ort zu einem bestimmten Zeitpunkt. Örtliche Veränderung echogener Strukturen über die Zeit werden in einem Orts-Zeit-Diagramm (Time-Motion-Verfahren) dargestellt: die Amplitude auf der vertikalen Achse, die von den wiederholten Impulsen erzeugten Echos auf der horizontalen Achse (Zeitachse). Eine Kopplung mit B- oder 2D-Modus-Darstellungen ist möglich. Hauptanwendungsbereich ist die Echokardiographie.

2D-Real-Time-Verfahren

Dabei handelt es sich um die häufigste Methode in der Ultraschalldiagnostik heutzutage. Aus einzelnen Linien entsteht ein zusammengesetztes Bild, wobei für jede Linie ein Schallstrahl ausgesendet und wieder empfangen wird. Das 2-dimensionale Schnittbild entsteht durch einen automatischen Schwenk des Schallstrahls und eine Synchronisierung der B-Mode-Darstellung in Echtzeit. Eine Kopplung mit B-Mode, M-Mode und Dopplersonographie ist möglich. Je nach Sondentyp und Eindringtiefe können wenige bis über hundert Bilder pro Sekunde entstehen.

1.1.4 Artefakte

Definition

Artefakte sind Schallphänomene, die nicht anatomische Gegebenheiten widerspiegeln, sondern physikalische oder gerätetechnische Ursachen haben.

Artefakte entstehen durch die, den Schallwellen typischen Eigenschaften und Abschwächungsmechanismen Reflexion, Streuung, Absorption und Brechung. Die Kenntnis der Entstehungsmechanismen lässt Fehlinterpretationen vermeiden und Störungen des Bildes durch Artefakte minimieren (durch Optimierung der Geräteeinstellung und der Untersuchungstechnik).

Artefakte sind häufig hilfreich und manchmal diagnostisch beweisend (z. B. Schallschatten bei Gallensteinen, Totalreflexion mit Reverberationen zwischen Leber und Brustwand in LSL als Zeichen von freier Luft bei Perforation).

Die meisten Artefakte sind daran erkennbar, dass sie sich beim Schwenken des Schallkopfes verschieben, während richtig abgebildete Strukturen ihre Lage nicht verändern.

Schallschatten

- **Schallphänomen**

Fehlende Darstellung von Echosignalen dorsal von starken Reflektoren (Abb. 1.10, Abb. 1.11, Abb. 1.12).

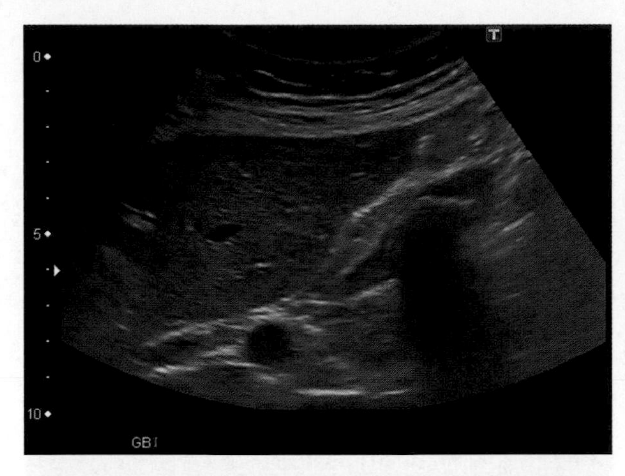

◘ **Abb. 1.10** Schallschatten bei Gallenstein

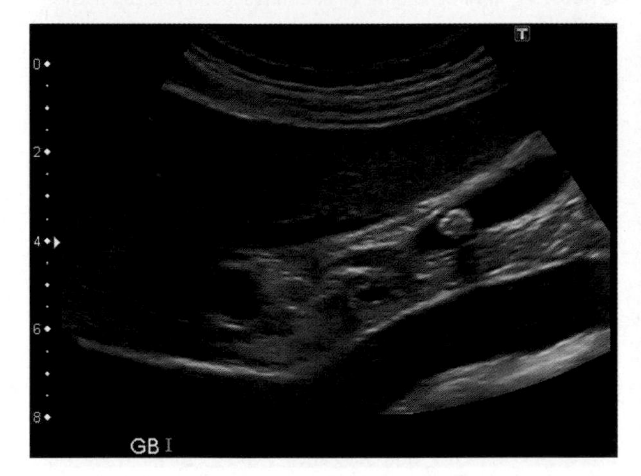

◘ **Abb. 1.11** Schallschatten dorsal eines Gallensteines

▪ **Ursache**

Nahezu vollständige Reflexion und/oder Absorption von Schallwellen an Grenzflächen mit hohen Impedanzunterschieden (Luft, Knochen, Metall etc.).

Dorsale Schallverstärkung

▪ **Schallphänomen**

Stärkere Helligkeit dorsal von sehr echoarmen oder echofreien Strukturen („dorsale Schallverstärkung" eigentlich falscher Begriff für eine im Vergleich zum umgebenden Gewebe fehlende bzw. verminderte Schallabschwächung, ◘ Abb. 1.13).

▪ **Ursache**

Eine im Ultraschallgerät vorgenommene elektronische gleichmäßige Verstärkung von Echos aus tieferen Schichten führt zu der vermeintlichen Schallverstärkung dorsal von Strukturen, die den Schallstrahl weniger schwächen als die Umgebung.

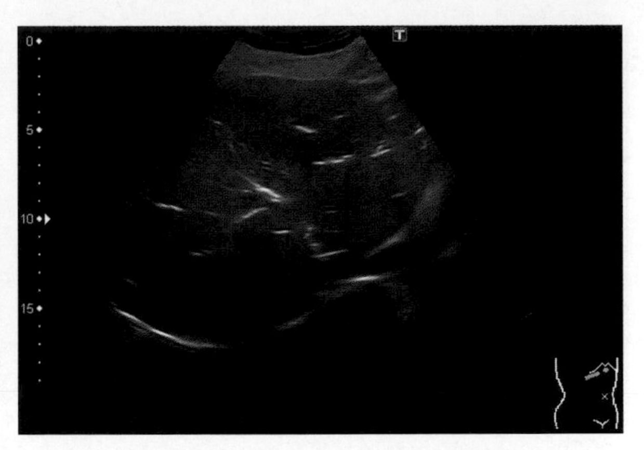

◘ **Abb. 1.12** Schallschatten mit Reverberationen dorsal lufthaltiger Strukturen. Aerobilie nach Papillotomie

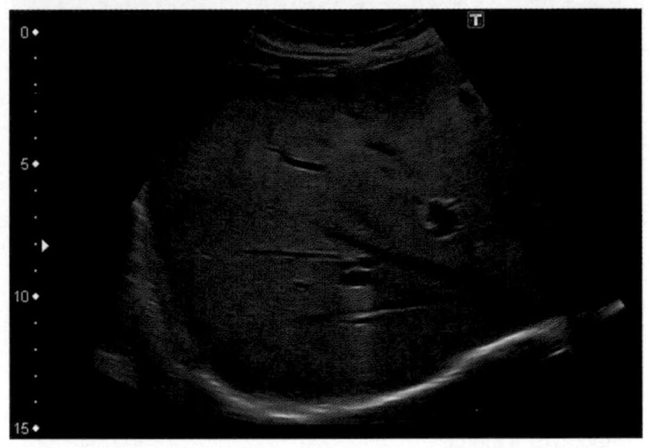

◘ **Abb. 1.13** Schallverstärkung dorsal einer Zyste. Kleine Leberzyste

Hämangiome: Im Vergleich zum umgebenden Lebergewebe stärkere Reflexion (→ echoreiche Struktur), aber schwächere Absorption (→ häufig dorsale Schallverstärkung!)

Zystenrandschatten

▪ **Schallphänomen**

Schmale Schattenzone dorsal der lateralen Grenze der Zyste (◘ Abb. 1.14).

▪ **Ursache**

Tangential auf den Zystenrand auftreffende Schallwellen werden dort durch Brechung und Streuung abgelenkt, sodass Energie verloren geht und dahinter eine Zone mit geringerer Schalintensität entsteht.

Rauschen

▪ **Schallphänomen**

Multiple feinste Echos (sog. Nebel) in oberflächennahen echofreien Strukturen (z. B. Leberzyste, Harnblase, Gallenblase, ◘ Abb. 1.15).

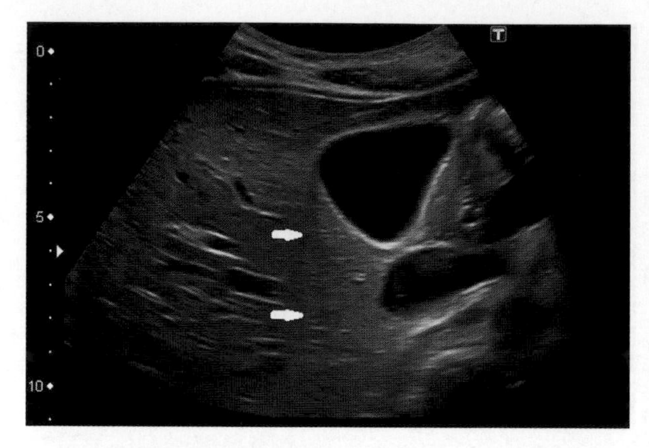

◻ Abb. 1.14 Zystenrandschatten

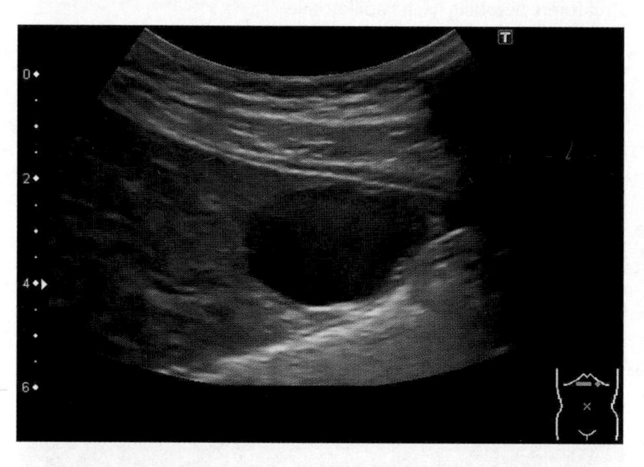

◻ Abb. 1.15 Rauschen

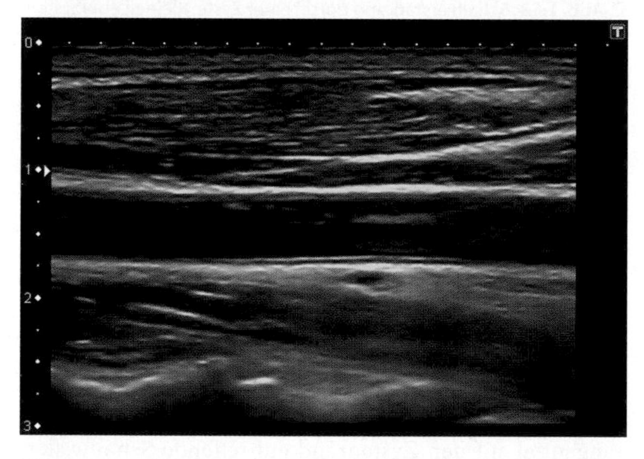

◻ Abb. 1.16 Wiederholungsechos im Gefäßlumen der A. carotis com.

■ Ursache

Komplexer Artefakt, der z. B. durch Interferenzen rückgestreuter Schallwellen sowie elektronische Verstärkung schallkopfnaher Strukturen durch das Ultraschallgerät hervorgerufen wird.

■ Vermeidung oder Reduktion

Verringerung der Gesamtverstärkung (Gain), Optimierung des Fokus.

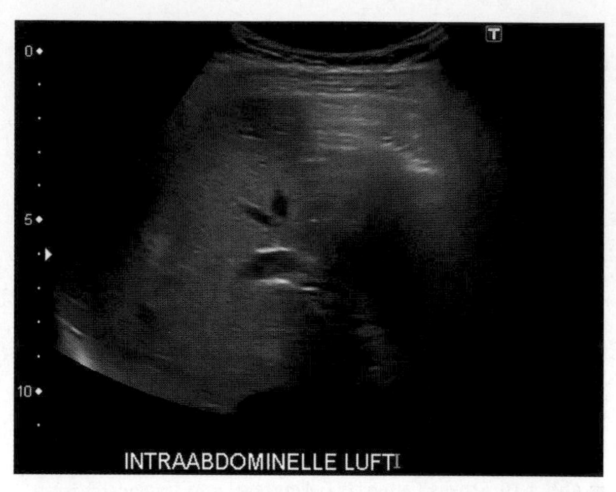

◻ Abb. 1.17 Reverberationsartefakte. Intraabdominelle Luft nach Laparoskopie

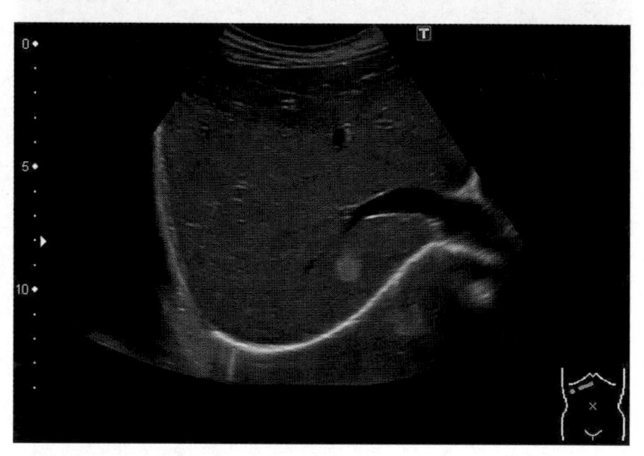

◻ Abb. 1.18 Spiegelartefakt. Leberhämangiom

Wiederholungsechos

■ Schallphänomene

Helle, bandförmige Echos mit gleichen Abständen und nach dorsal hin abnehmender Intensität (z. B. Gallenblase, Harnblase, Gefäße, ◻ Abb. 1.16, ◻ Abb. 1.17). Sehr helle, kometenschweifartige Reverberationen an Grenzflächen mit sehr hohem Impedanzsprung (z. B. Luft, Knochen, nicht genügend angekoppelter Schallkopf) nennt man Kometenschweif- oder Resonanzartefakte bzw. Ring-down-Phänomen.

■ Ursache

Entstehung durch Mehrfachreflexion zwischen starken Reflektoren und Schallkopfoberfläche.

■ Vermeidung oder Reduktion

Veränderung der Anlotungsebene, Verbesserung der Ankopplung, Optimierung des Fokus.

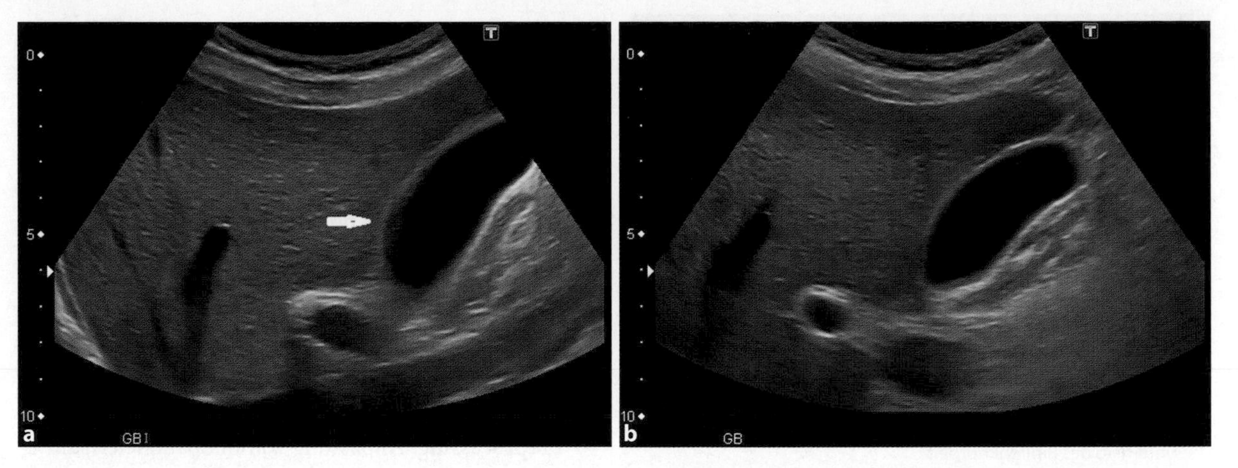

▣ **Abb. 1.19** **a** Schichtdickenartefakt in Gallenblase. Verwaschener Saum der Gallenblasenwand (*Pfeil*). **b** Unauffällige, zarte Gallenblasenwand nach Änderung des Anlotwinkels

Spiegelartefakt

■ Schallphänomen

Spiegelbilder jenseits von Grenzflächen, die auch Duplexsignale aufweisen können (▣ Abb. 1.18).

■ Ursache

Mehrfachreflexion an einer stark reflektierenden, glatten Grenzfläche (z. B. Zwerchfell, Pleura, Gefäßwand, Wirbelsäule). Brechung der Schallwellen an diesen starken Reflektoren, Auslenkung in das umgebende Gewebe, dort erneute Reflexion an Grenzflächen und wieder Rückkehr zum Reflektor usw. Aufgrund der längeren Laufzeit erscheint das Spiegelbild distal des Reflektors.

Das Spiegelbild bewegt sich beim Kippen des Schallkopfes in entgegengesetzter Richtung.

Schichtdickenartefakt

■ Schallphänomen

Saum feiner Echos im Bereich der echogenen Wand einer echofreien Struktur (z. B. Gallenblase, Harnblase, Gefäßwände) bei tangentialem Auftreffen des Schallstrahls (▣ Abb. 1.19a).

■ Ursache

Trifft der vom Schallkopf ausgesandte Impuls (auch Schallkeule) schräg auf die Wand einer Zyste, werden stark reflektierende Wand und echofreies Zentrum gleichzeitig erfasst. Das Ultraschallgerät mittelt diese Echos, sodass Wandinnenseite mit verwaschenem, grauem Saum zu sehen ist.

■ Vermeidung oder Reduktion

Veränderung des Anlotwinkels- und ebenen (▣ Abb. 1.19b), Palpation und Lagewechsel zum Ausschluss von Sludge, Sediment etc. in Zysten.

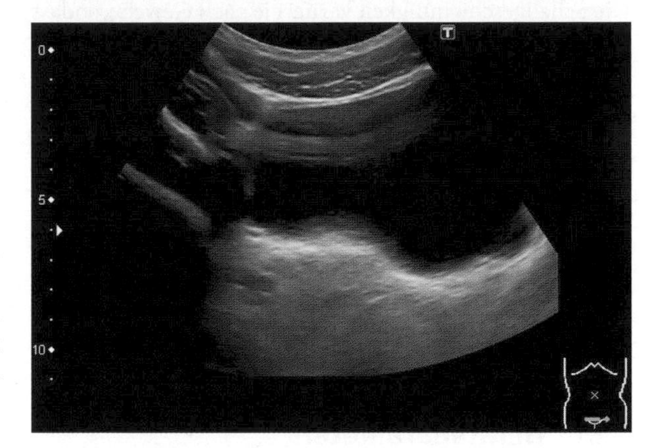

▣ **Abb. 1.20** Bogenartefakt

Nebenkeulenartefakt (Bogenartefakt)

■ Schallphänomen

Echodichte, bogige Linien in echoarmen oder echofreien Strukturen (z. B. Gallenblase, Harnblase, ▣ Abb. 1.20).

■ Ursache

Schwächere Schallbündel aus dem lateralen Teil der Schallkeule (sog. Nebenkeulen) können an abseits liegenden starken Reflektoren Echos hervorbringen, die interpretiert werden, als kämen sie aus der Richtung der Hauptkeule.

■ Vermeidung oder Reduktion

Kippen des Schallkopfes oder Änderung der Anlotebene.

Laufzeitartefakt

■ Schallphänomen

Verzerrung bzw. scheinbares Näherrücken bestimmter Gewebestrukturen.

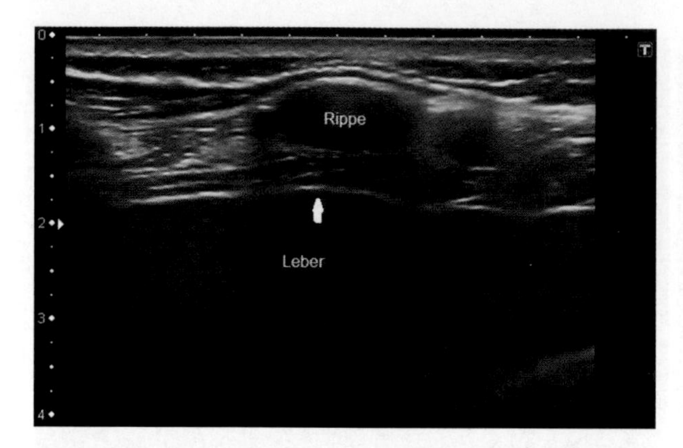

Abb. 1.21 Laufzeitartefakt. Leichte Vorwölbung der Leberoberfläche unterhalb des Rippenknorpels

- **Ursache**

Die Schallgeschwindigkeit variiert je nach Gewebe, sodass ein sog. Streulinsenartefakt entstehen kann, das die Abbildung distal oder dorsal davon verzerrt. Je kürzer die Laufzeit, umso „näher" erscheint die Struktur. Dies tritt z. B. auf bei der Vorwölbung der Leberoberfläche unterhalb eines Rippenknorpels (Knorpel als Streulinse: Schallgeschwindigkeit im Knorpel höher als im umgebenden Gewebe, dorsal gelegene Leberoberfläche erscheint im Vergleich zum umgebenden Parenchym näher, Abb. 1.21).

1.2 Geräteeinstellungen

1.2.1 Geräteparameter

Im Folgenden Monitor- und Geräteparameter, die variabel und für eine gute Bildqualität anzupassen sind:

- **Monitor:** Optimierung von Helligkeit und Kontrast je nach Umgebungshelligkeit und Sehgewohnheit (nach einmaliger Einstellung möglichst nicht mehr verändern).
- **Applikatorwahl:** entsprechend der zu untersuchenden Körperregion.
- **Power (Leistung):** so gering wie möglich, so hoch wie nötig. Zur Bildoptimierung zunächst Anpassung der Verstärkereinstellungen.
- **Gesamtverstärkung (Gain):** Regulierung aller empfangenen Signale in gleicher Weise (Bild wird insgesamt heller oder dunkler, ähnlich dem Lautstärkeregler beim Radio. Cave: Überstrahlung bei zu hoher Gain).
- **Tiefenausgleich (TGC, time gain control):** Laufzeitabhängige Verstärkung (also Verstärkung über die gesamte Bildbreite für eine bestimmte Bildtiefe), um eine gleichmäßige Helligkeit des gesamten Bildes zu erzielen, da je nach Gewebe die Echos unterschiedlich reflektiert oder absorbiert werden. Beispiel: Ausgleich der Überstrahlung dorsal einer gut gefüllten Harnblase.
- **Fokusposition:** Ort der höchsten Auflösung festlegen.
- **Dynamik:** Dynamischer Bereich ist das Verhältnis von niedrigster und höchster Signalamplitude bzw. der Bereich zwischen schwarz und weiß, der der niedrigsten und der höchsten Signalamplitude zugerechnet wird. Lässt sich manuell verstellen.
  - Niedriger dynamischer Bereich: „hartes" Bild, verminderte Information über Gewebestruktur.
  - Hoher dynamischer Bereich: „weiches", kontrastreiches Bild, das allerdings mehr Bildrauschen aufweist.
- **Preprocessing:** Anpassung von Bildparametern am laufenden Bild (Verbesserung von Signalqualität und Auflösung beim Empfang der Echos).
- **Postprocessing:** Bearbeitung gespeicherter Bilder, z. B. durch Änderung der Kennlinie (bzw. der Graustufen) und Kontrastverstärkung (Hervorheben des Kontrastes, z. B. zwischen Weichteilgewebe und Knochen).

Moderne Ultraschallgeräte verfügen immer mehr über Möglichkeiten, über digitale Bildverarbeitung und weiterentwickelte Schallkopftechniken Kontrast und Auflösungsvermögen von Ultraschallbildern zu verbessern:

- **Tissue harmonic imaging (THI)** basiert auf nichtlinearen Wechselwirkungen von Schallstrahlen mit Gewebe: Ultraschall wird mit einer Grundfrequenz gesendet und Signale mit der doppelten Frequenz (sog. Oberwelle oder 2. harmonische Schwingung) werden für die Bildgebung genutzt. Dadurch Verbesserung der Kontrast- und räumlichen Auflösung. Wegen der geringeren Amplitude der nicht linearen Frequenzanteile allerdings Grenzen in großer Tiefe, bei Fettleber und Adipositas und im Nahfeld.
- **Contrast harmonic imaging (CHI)** nutzt die Intensitätserhöhung der harmonischen Frequenzanteile durch Echokontrastverstärker.
- **3D-Sonographie:** Hohe Verarbeitungsgeschwindigkeit der Ultraschallgeräterechner ermöglicht die Schnittbilddarstellung vieler Bildebenen durch Organe in kurzer zeitlicher Abfolge, die eingelesen und gespeichert werden und aus denen anschließend die 3. Bildebene (3. Dimension) berechnet wird. Weitere Bildverarbeitung im eingefrorenen Bild möglich.
- **4D-Sonographie:** 3D-Sonographie und 4. (zeitliche) Dimension, d. h. bewegte 3D-Bilder.
- **Matrix-Array-Schallköpfe:** Piezokristalle werden 2-dimensional bzw. mehrzeilig angeordnet, wobei jeder Wandler selektiv angesteuert werden kann. Vorteile: elektronische Fokussierung nicht nur in der lateralen Ebene, sondern auch senkrecht dazu

möglich, dadurch weitgehende Elimination von Schichtdickenartefakten (z. B. auch kleinste zystische Läsionen echofrei zu erkennen) sowie Verbesserung der Penetrationsfähigkeit (bei gleicher Eindringtiefe können höhere Schallfrequenzen verwendet werden).
- **Real-time-compound-imaging oder Sono-CT:** Verbesserung der Darstellbarkeit von Strukturen mit nur kleinen Impedanzsprüngen. Körperstrukturen werden von 2 Winkeln angestrahlt, wodurch 2 unterschiedliche Bilder entstehen, die dann zusammengesetzt werden und verschmelzen mit dem Vorteil, dass mehr Strukturen unter einem günstigen Winkel (90°) angestrahlt werden.

1.2.2 Sondentypen

Konvexschallkopf

- Anordnung der Sendeelemente in Reihe (◘ Abb. 1.22, ◘ Abb. 1.23a),
- konvexe Krümmung der Ankopplungsfläche,
- großflächigere (fächerförmige) Bilddarstellung v. a. in der Tiefe bei verminderter Auflagefläche,
- **Vorteile:** gute Übersicht (Eignung für Abdomensonographie),
- **Nachteile:** Auflösungsvermögen geringer als beim Linearschallkopf, Verzerrungen im Nah- und Fernbereich.

Linearschallkopf

- Lineare Anordnung der Piezoelemente (◘ Abb. 1.22, ◘ Abb. 1.23b),
- parallele Schallausbreitung mit Entstehung einer rechteckigen Abbildung (trapezoidförmige Abbildung ist möglich bei Linearschallköpfen mit virtuellem Vektor),
- **Vorteile:** gute Auflösung schallkopfnaher Strukturen (gute Eignung für Untersuchung der Schilddrüse, der Small parts, der Haut oder von Gelenken),
- **Nachteile:** große Auflagefläche, schwierige Ankopplung bei gekrümmten Flächen.

Sektorschallkopf

Bei früher gebräuchlichen mechanischen Sektorschallköpfen wurden Piezoelemente durch Drehung in verschiedene Positionen gebracht, wodurch sich Ultraschallimpulse radiär ausbreiteten und ein sektorförmiges Bild erzeugten (◘ Abb. 1.22, ◘ Abb. 1.23c).

- Bei heutigen elektronischen Sektorschallköpfen werden linear angeordnete Sendeelemente gezielt elektronisch angesteuert (phasenverschobene Ansteuerung, „phased array"), wodurch das Schallfeld über das zu untersuchende Gebiet geschwenkt wird und ein sektorförmiges Bild erzeugt wird.
- **Vorteile:** Sehr kleine Ankopplungsfläche (deshalb gute Eignung für schwieriger zugängliche Regionen, wie das Herz oder das Schädelinnere bei Säuglingen).
- **Nachteile:** schlechte Bildauflösung im schallkopfnahen Bereich, Verzerrungen in schallkopfnahen- und fernen Arealen.

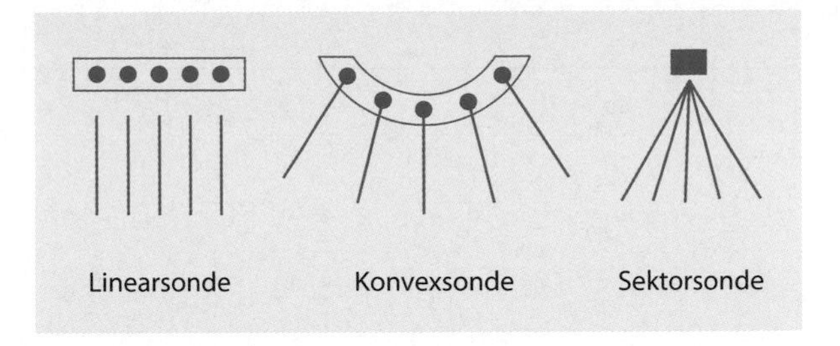

◘ **Abb. 1.22** Scanbereich der unterschiedlichen Sondentypen. Aus Michels und Jaspers (2012) Sonographie organ- und leitsymptomorientiert. Springer, Heidelberg

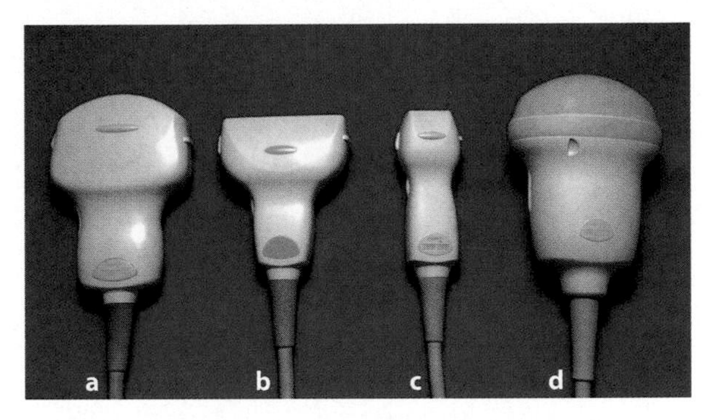

◘ **Abb. 1.23** Schallköpfe: **a** Konvexschallkopf, **b** Linearschallkopf, **c** Sektorschallkopf, **d** 3D-Schallkopf. Aus Michels und Jaspers (2012) Sonographie organ- und leitsymptomorientiert. Springer, Heidelberg

TEE-Sonde

Die TEE-Sonden (TEE = transösphageale Echokardiographie) sind endoskopische Ultraschallsonden ohne Optik, die die Betrachtung des Herzens vom Ösophagus aus ohne störende Rippen und Lunge ermöglichen.

Literatur

Dössel O (2000) Bildgebende Verfahren in der Medizin. Von der Technik zur medizinischen Anwendung, 1. Aufl. Springer, Heidelberg
Michels G, Jaspers N (2012) Sonographie organ- und leitsymptomorientiert. Springer, Heidelberg

Klinische Integration der fokussierten Notfallsonographie: neue Möglichkeiten?

Raoul Breitkreutz, Dorothea Hempel, Guido Michels, Armin Seibel

G. Michels, N. Jaspers (Hrsg.), *Notfallsonographie*,
DOI 10.1007/978-3-642-36979-7_2,

Dieses Kapitel soll neue konzeptionelle Möglichkeiten der Point-of-care-Sonographie für Notfälle aufzeigen. Die Autoren greifen hier aktuelle Ergebnisse der Wissenschaft und Technologie auf und wollen darauf hinweisen, dass in diesem Beitrag Innovationen aufgezeigt werden, die noch nicht überall etabliert sind. Die Beschreibung der Verfahren und Prozessveränderungen jedoch kann jeder Fachabteilung von hohem Nutzen sein.

2.1 Einführung: Echtzeitbildgebung und klinisch integrierbare Ultraschallprotokolle

Die Notfallsonographie dient als Echtzeitbildgebung und ist damit ein Verfahren, dass in der Regel nicht in einem (spezialisierten) Sonographie- oder Echokardiographielabor vorgenommen wird. Sie ist geeignet, bereits beim Patientenerstkontakt bettseitig angewendet zu werden und gilt als Komplementierung der körperlichen Untersuchung. Um diese Anwendungsmöglichkeit optimal nutzen zu können, ist eine reibungslose Verzahnung in den klinischen Ablauf notwendig. Mit Hilfe von portablem, fokussiertem Ultraschall kann man in den Patienten zu jeder Zeit, in jeder Lagerung, an jedem Ort beliebig oft „hineinschauen". Diese Grundüberlegungen bieten für dynamische klinische Situationen neue Möglichkeiten (◘ Abb. 2.1, ◘ Abb. 2.2) und Kombinationen aus klinischer Einschätzung und Ultraschallanwendungen.

Damit ergaben sich in den letzten 10 Jahren neue sog. Point-of-care-limited-ultrasound-Anwendungsformen (Moore und Copel 2011), die als fokussierte Ultraschallprotokolle wie FAST(fokussiertes Assessment mit Sonographie bei Trauma), E-FAST (extended fokussiertes Assessment mit Sonographie bei Trauma), FEEL (fokussierte echokardiographische Evaluation bei life support), PLUS (point of care limited ultrasound), BLEEP, CLUE, RACE, TRUE, FOCUS, PREP, RUSH, BLUE, FALLS (fluid administration limited by lung sonography) u.v.m. vorgestellt wurden. Für diese Protokolle ist kennzeichnend, dass sie für bestimmte klinische Szenarien zur Differenzialdiagnostik entwickelt wurden (u. a. Hypotonie, Schock oder Trauma oder für den zyanotischen Patienten usw.), und dabei einerseits ein strukturiertes Vorgehen mittels Sonographie beinhalten, andererseits aber in klinische Prozesse integriert werden mussten. Notfallsonographie unterscheidet sich daher von der traditionellen Sonographie (◘ Abb. 2.3) und ist als zwischen den Fachgebieten vermittelnde, interdisziplinäre Methode („von jedem Fachgebiet ein bisschen") zu verstehen, die auch genauso außerhalb von zeitkritischen Szenarien in Ambulanzen in Kliniken oder Praxen eingesetzt werden kann.

2.1.1 Notfallsonographie in den klinischen Kontext eingebettet

Notfallsituationen sind variabel hinsichtlich des Ortes und der anatomisch-physiologischen Region des Körpers. Neben anamnestischen Informationen gibt es weitere Befunde aus anderen Methoden (EKG, Labor). Ähnlich wie bei der Anfertigung eines EKG oder Laborwertes, geht es daher insbesondere um die Bewertung des klinischen Kontexts mit Hilfe der Sonographie und nicht um die Erzeugung von Schnittbildern oder Sonographiebefunden. Die Sonographie wird so als integrierte Bildgebung und direkte Informationsquelle vor allem im (akuten) klinischen Entscheidungsprozess genutzt. Dies stellt einen Paradigmenwechsel in der Methodik der Sonographie generell dar, da nicht die Sonographie als diagnostisches Verfahren zur Differenzierung bereits bestehender Befunde im Vordergrund steht, sondern die Ersteinschätzung der klinischen Notfallsituation in Echtzeit (◘ Abb. 2.3). Im Verständnis für diese Methode hilft die Notfallsonographie innerhalb des klinischen Behandlungsablaufs einerseits Diagnosen sofort stellen zu können, andererseits aber auch die Anzahl möglicher Differenzialdiagnosen zu vermindern.

Zum besseren Verständnis ist daher eine genauere Betrachtung der Prozesse in der Akutversorgung von Bedeutung.

2.1.2 Konventionelle Sonographie versus klinische Integration

Die konventionelle (traditionelle) Sonographie, die systematisch in einem Ultraschalllabor durchgeführt wird (◘ Abb. 2.4), kann durch die klinische Integration der Notfallsonographie nicht ersetzt werden. Andererseits kann die Notfallsonographie nicht mit einer konventionellen Sonographie gleichgesetzt werden. Der Einsatz der Notfallsonographie profitiert von der Integration in klinische Arbeitsprozesse (um besser zu planen oder Risiken zu minimieren) und eröffnet neue Anwendungsmethoden und Entscheidungen (◘ Abb. 2.5), die aus zeitlichen und logistischen Gründen von einer konventionellen Sonographie

◘ **Abb. 2.2** Anwendungen für Echtzeitbildgebung und klinische Entscheidungsprozesse (*TBVT*: tiefe Beinvenenthrombose, *E-FAST*: extended fokussiertes Assessment mit Sonographie bei Trauma, *CPR*: cardiopulmonale Reanimation, *EMD*: elektromechanische Dissoziation, *PEA*: pulslose elektrische Aktivität)

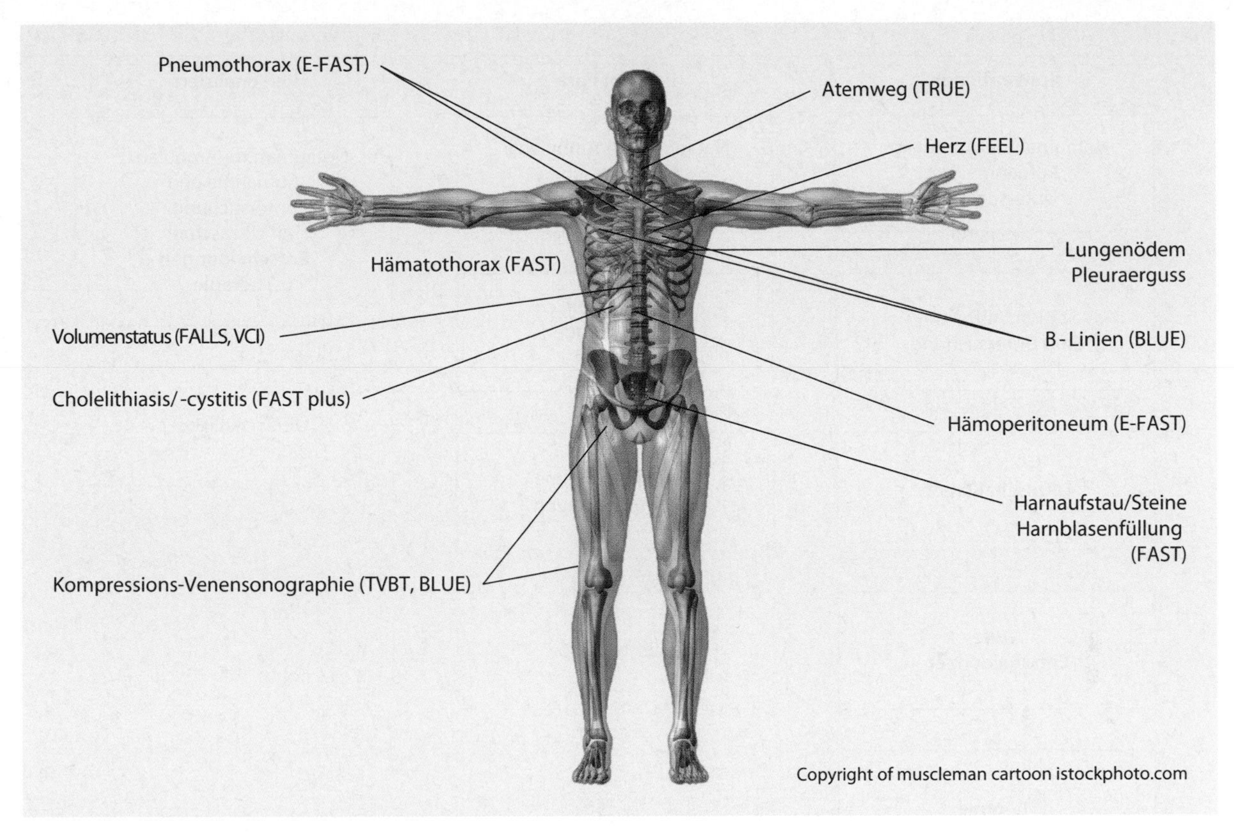

Abb. 2.1 Einsatzgebiete der Notfallsonographie: Für die meisten Verfahren gibt es sogenannte Ultraschallprotokolle, die in den klinischen Kontext integrierbar sind (*E-FAST*: extended fokussiertes Assessment mit Sonographie bei Trauma, *FAST*: fokussiertes Assessment mit Sonographie bei Trauma, *FALLS*: fluid administration limited by lung sonography, *VCI*: V. cava inferior, *TBVT*: tiefe Beinvenenthrombose, *BLUE:* „blauer Patient mit Dyspnoe", *TRUE:* tracheal rapid ultrasound exam; *FEEL:* fokussierte echokardiographische Evaluation bei life support)

Lunge und Atemweg
Nachweis von Pleuraergüssen und Lungenödem
Tubusposition in Echtzeit
-ösophageale Fehlintubation
-einseitige Fehlintubation

Fokussiertes Assessment mit Sonographie bei Trauma
-Nachweis von freier Flüssigkeit in Thorax und Abdomen
-Pneumothorax-nachweis (E-FAST)

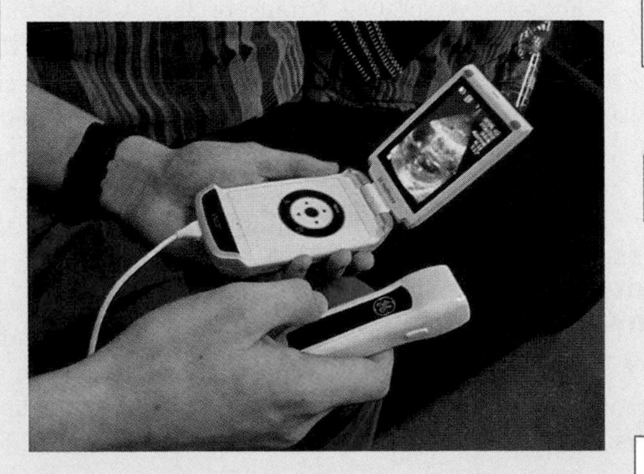

Erweiterte Diagnostik
-Gallensteine
-Nierensteine
-Bauchaortenaneurysma
-TVBT
-Aszites

Lungenödemdiagnostik
-B-Linien Analyse

Herz bei Hypotension/CPR
Grobe Pathologien
-Akute Rechtsherzbelastung
-Hypovolämie
-Perikarderguss/Hämoperikard
Globale Funktion, Asystolie, EMD/PEA, Pseudo-PEA

Interventionelle Sonographie
-Pleurapunktion
-Aszitespunktion
-Gefässpunktion
-Perikard-Px, falls kein Spezialist vor Ort

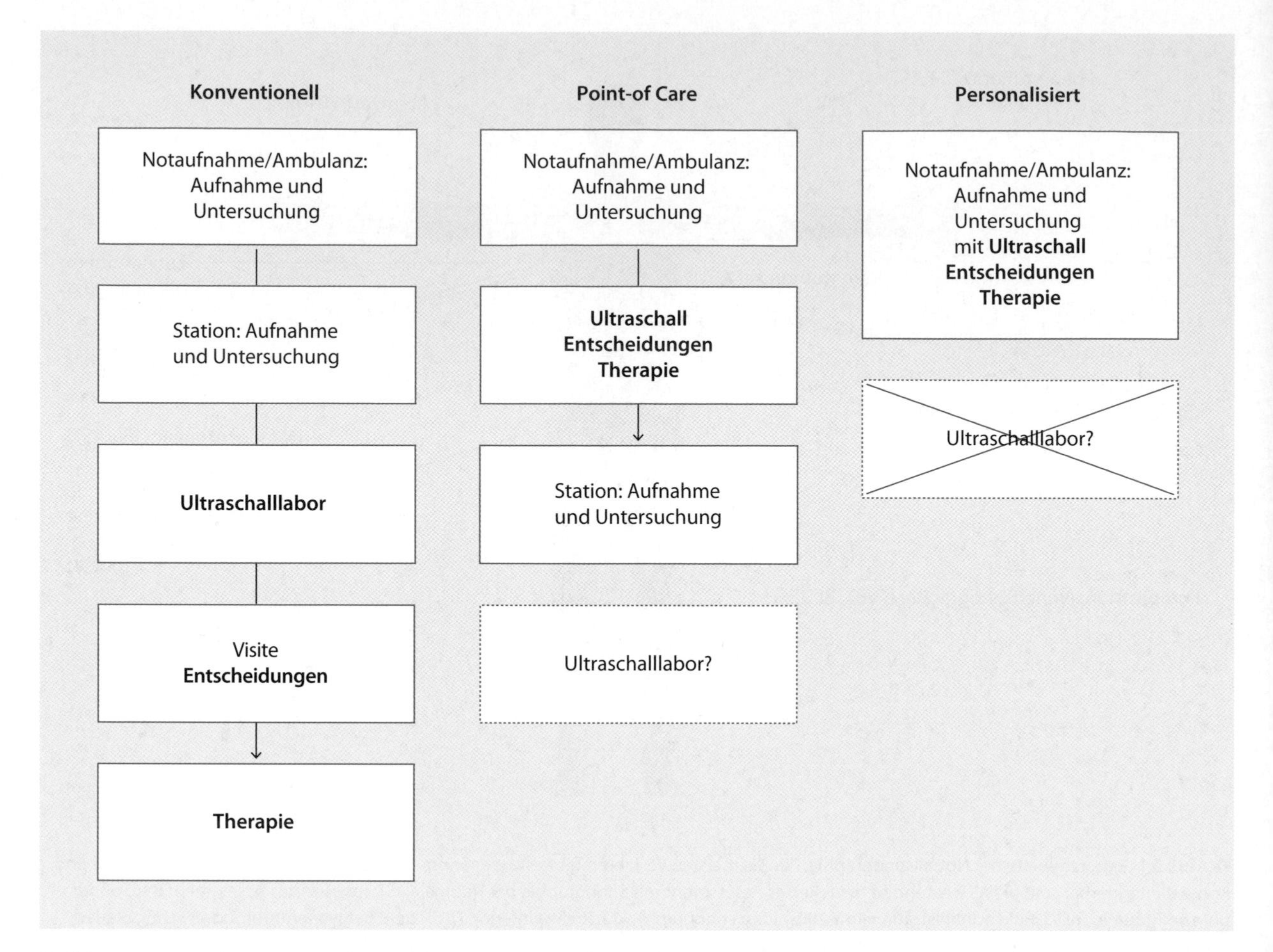

Abb. 2.3 Konzept der Integration der Notfallsonographie in die frühen klinischen Abläufe, ab Aufnahme eines Patienten. Hierdurch ist eine Beschleunigung der ärztlichen Entscheidungsprozesse möglich. Die personalisierte Untersuchung stellt die höchste Form der Integration dar, da die Benutzung des Ultraschalls mit der Aufnahmeuntersuchung und den daraus folgenden Entscheidungen und Therapien zeitlich quasi verschmilzt

nicht geleistet werden können. Die besten Beispiele hierzu sind die Integration in zeitkritische Abläufe mit hohem Entscheidungsdruck, wie z. B. Schockraumversorgung beim Trauma (Jayaraman und Sethi 2009), Airway ultrasound (Zechner und Breitkreutz 2011, Abb. 2.6) und das „Schock-Assessment" bei instabilen Patienten (Breitkreutz et al. 2007).

2.2 Technische Voraussetzungen für die klinische Integration: personalisierte Anwendung

Ein Arzt kann Notfallsonographie selbst unmittelbar während der körperlichen Untersuchung anwenden (z. B. bei Dyspnoe und Verdacht auf Pleuraergüsse). Perspektivisch ist daher denkbar, während Visiten ein geeignetes transportables Ultraschallgerät einzusetzen. Im Idealfall hat ein Arzt ein eigenes Ultraschallgerät immer bei sich. Diese Maßnahme würde eine echte klinische Integration, ähnlich der Benutzung eines Stethoskops bedeuten. Als Unterstützung der klinischen Integration kann die technische Miniaturisierung von Laptop bis Kitteltaschengröße für eine zielorientierte Erweiterung der körperlichen Untersuchung dienen. Es kommt zum Verschmelzen der körperlichen Untersuchung und des Ultraschalls, also zum „Sonoskopieren" (Roelandt et al. 1978). Die technischen Entwicklungen tendieren aktuell dahin, Kitteltaschengeräte mit akzeptabler Bildqualität zur breiten Anwendung zu bringen. Es erscheint denkbar, diese Geräte zukünftig

Abb. 2.6 Flussschema der Integration eines einfachen Airway ultrasound für die Überprüfung der Tubuslage. Zuerst wird im unteren Halsbereich quer aufgesetzt und die Trachea dargestellt. Bei Echtzeitbeobachtung während der Tubusinsertion kann eine „doppelte Trachea" (double tract sign), die eine ösophageale Fehlintubation bedeutet, sofort identifiziert werden (rechtes oberes Bild). Falls der Tubus tracheal platziert wurde, kann durch einfache Beobachtung des Lungengleitens im M-Mode auf dem rechten und linken anterioren Thorax auch die endobronchiale Fehlintubation nachgewiesen werden (rechts unteres Bild: nur Lungenpuls sichtbar)

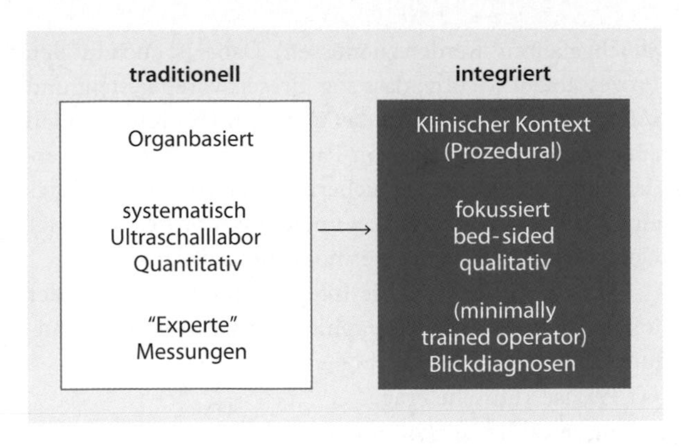

Abb. 2.4 Der Einsatz der Notfallsonographie ist mit einem Paradigmenwechsel verbunden: Es findet eine engere klinische Integration statt

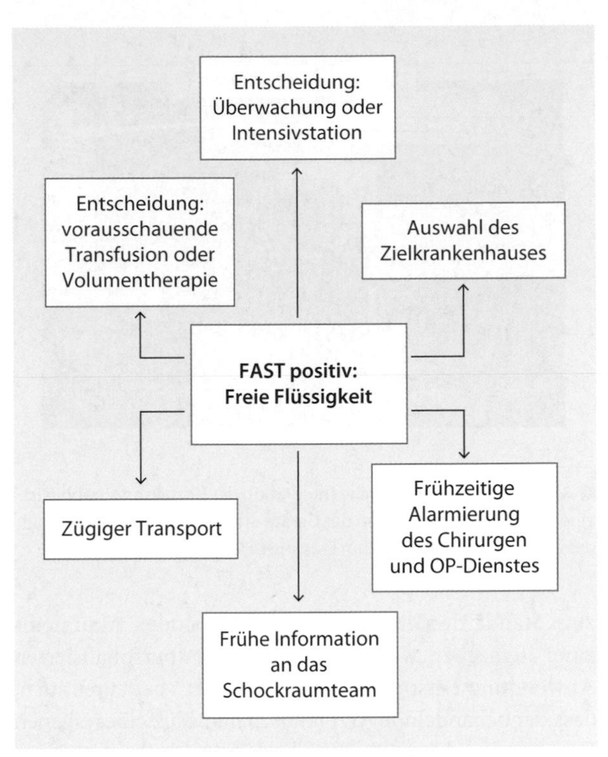

Abb. 2.5 Entscheidungen durch vorgezogene Diagnostik am Unfalleinsatzort: Konsequenzen des Nachweises von freier abdomineller Flüssigkeit am Beispiel der FAST-Untersuchung. Innerklinisch hat die FAST-Untersuchung im Schockraum ähnliche Entscheidungs- und Therapiekonsequenzen (*FAST*: fokussiertes Assessment mit Sonographie bei Trauma)

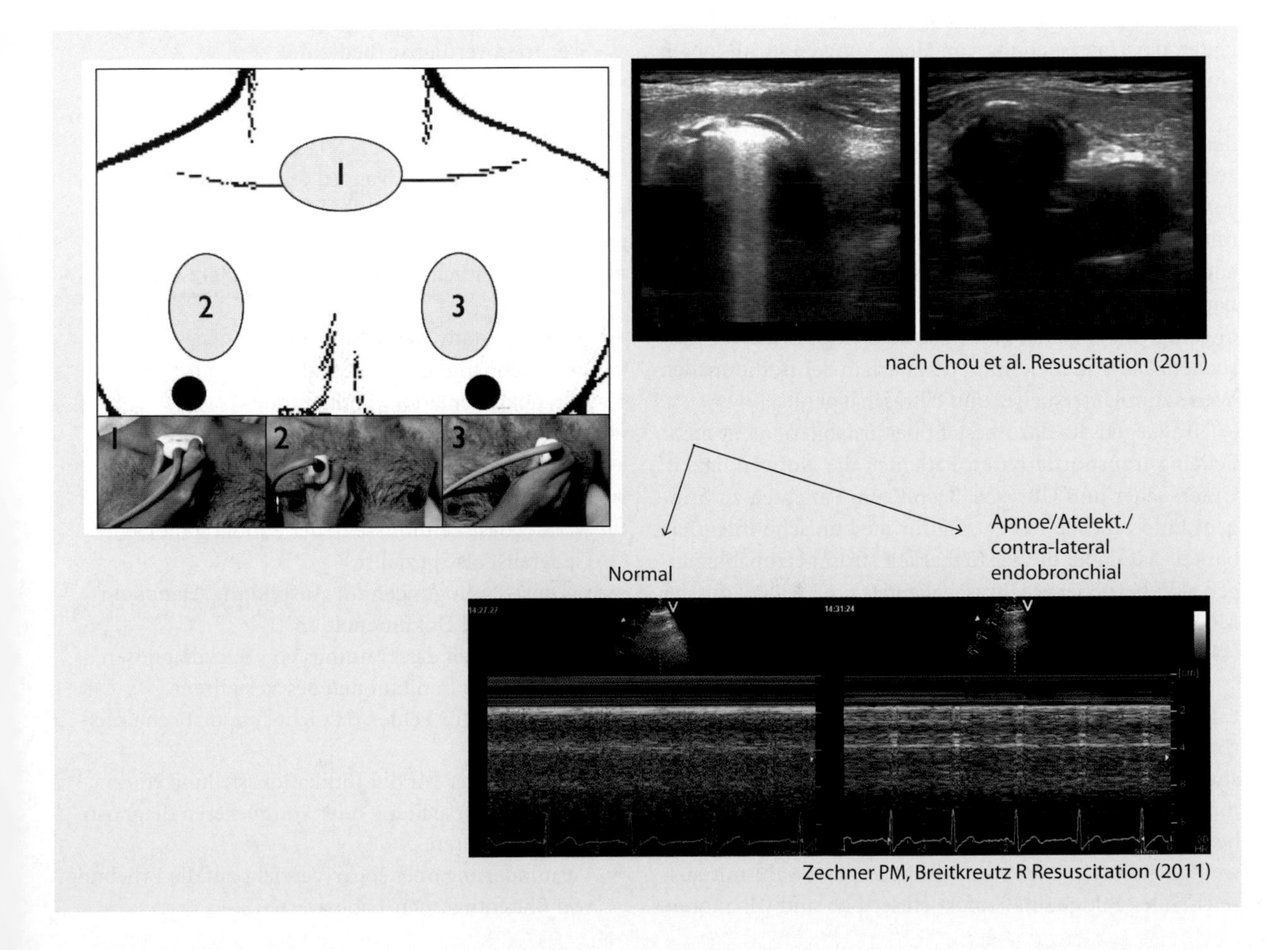

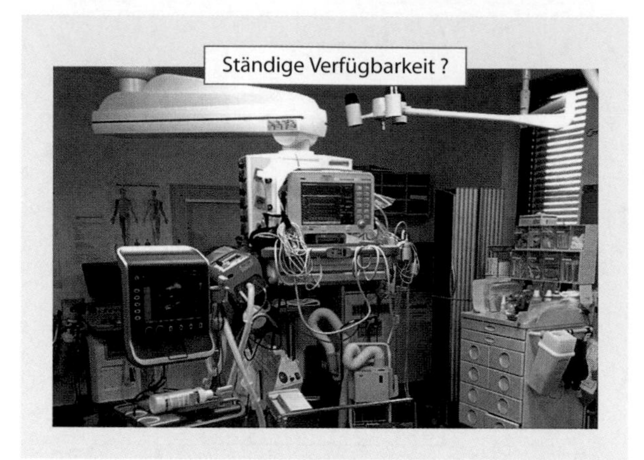

Abb. 2.7 Für die technische Integration der Notfallsonographie ist eine funktionelle Integration der Geräte erforderlich (hier am Beispiel des Schockraums am Klinikum Frankfurt/Höchst)

zum Standardequipment der diensthabenden Akutmediziner zu machen, was einer Idealform der personalisierten Anwendung entspräche. „Personalisiert" bedeutet auch, dass der behandelnde Arzt faktisch im Besitz eines eigenen Gerätes ist, welches immer mitgeführt und eingesetzt werden kann. Damit wäre ein stethoskopähnlicher Gebrauch etabliert, der sich als Sonoskopie weit über die Möglichkeiten der Untersuchung von Herz, Lunge und Abdomen einsetzen ließe.

In zentralen Notaufnahmen gibt es derzeit verschiedene technische Möglichkeiten: Abgesehen davon, dass auch heute noch Ambulanzen ohne Ultraschallgeräte ausgestattet sind, finden sich separate Behandlungsräume mit einem fahrbaren Gerät, die direkt mit dem Patienten angefahren werden können. Dies ist vor allem für hämodynamisch stabile, lagerbare oder mobile Patienten geeignet, die aufgrund eigenen Leidensdrucks eine Ambulanz aufsuchen. Der Patient kommt demnach in der traditionellen Weise zum Untersucher und Ultraschallgerät.

Im Gegensatz dazu besteht bei instabilen, nicht mehr beliebig transportierbaren Patienten die Notwendigkeit, Untersucher und Ultraschallgerät zum Patienten zu bringen. Eine zentrale Bedeutung für die klinische Integrierbarkeit hat dabei die Verfügbarkeit stromnetzunabhängiger, akkubetriebener Ultraschallgeräte, im Idealfall mit der Möglichkeit der Einbindung in das allgemeine Monitoring (Abb. 2.7).

Diese Gerätevoraussetzungen gelten für den symptomatischen Patienten für nahezu alle Akutsituationen (Notaufnahmen, präklinischer Bereich, Notfallteam, Intensivstation): Hier eignen sich ausschließlich mobile Geräte mit geringem Gewicht, die eine kurze Systemboot-Zeit (im besten Falle erheblich weniger als 60 sec) haben und durch wenige Adjustierungen und Schallkopfauswahl mit ausreichender Bildqualität sofort einsetzbar sind (d. h. ohne „hochgefahren" werden zu müssen). Dabei ist auch für den Prozessablauf wichtig, dass sog. Presets voreingestellt und sofort abrufbar sind und das Gerät im absoluten Notfall auch ohne die Eingabe von Patientendaten genutzt werden kann. Intelligente Speicherroutinen sollten allerdings eine spätere Dokumentation und ein Postprozessieren der Untersuchungsergebnisse ermöglichen.

Kennzeichnend für die Integration der Methode der fokussierten Notfallsonographie in Prozess- und Behandlungsabläufe sind:

- Präzise klinische Frage,
- ausgewählte Leitsymptome: undifferenzierte Hypotension, Schock, Trauma, (akute) Dyspnoe, Beinschwellung,
- Erkennen von Blickdiagnosen,
- bei kritisch Kranken: Zeitdruck,
- geringer Zeitaufwand, meist deutlich weniger als 5 min, manchmal Sekunden,
- unmittelbare Entscheidungen in Echtzeit,
- Einfluss auf Therapieentscheidungen,
- Benutzung bei kritisch Kranken, bei denen sich der physiologische Status verändert hat,
- Beantwortung der klinischen Frage binär (ja oder nein),
- Ultraschall ohne Zeitverzug innerhalb von klinischen Szenarien verfügbar (bed-side),
- Benutzung innerhalb eines größeren klinischen Kontexts oder innerhalb von bereits bekannten komplexen Prozeduren (ATLS [Advanced Trauma Life Support], ACLS [Advanced Cardiac Life Support]),
- vereinfachte Anwendung,
- B-Mode oder M-Mode,
- nur gelegentlich Farbdoppler (z. B. Herz bei Dyspnoe),
- semiquantitativ, keine Messungen,
- stethoskopähnliche Benutzung,
- Kurzdokumentation, Bildbefund,
- beliebige Wiederholbarkeit, da wenig Aufwand,
- kein Patiententransport zur Untersuchung,
- Durchführung eines dafür speziell ausgebildeten Arztes (Basiskenntnisse in der Sonographie), eher Generalist als Spezialist,
- rigorose Bedingungen für Ausbildung, Hands-on-Training und Dokumentation,
- Notwendigkeit des Trainings von Blickdiagnosen,
- Kenntnis der Limitationen des Verfahrens,
- Anfälligkeit für Fehler, da nicht systematisch untersucht wird,
- Einsatz immer vor der Indikationsstellung einer Röntgenuntersuchung oder komplexeren diagnostischen Verfahren,
- Verminderung oder sogar Verzicht auf die Erhebung von Blutentnahmen/Laborwerten.

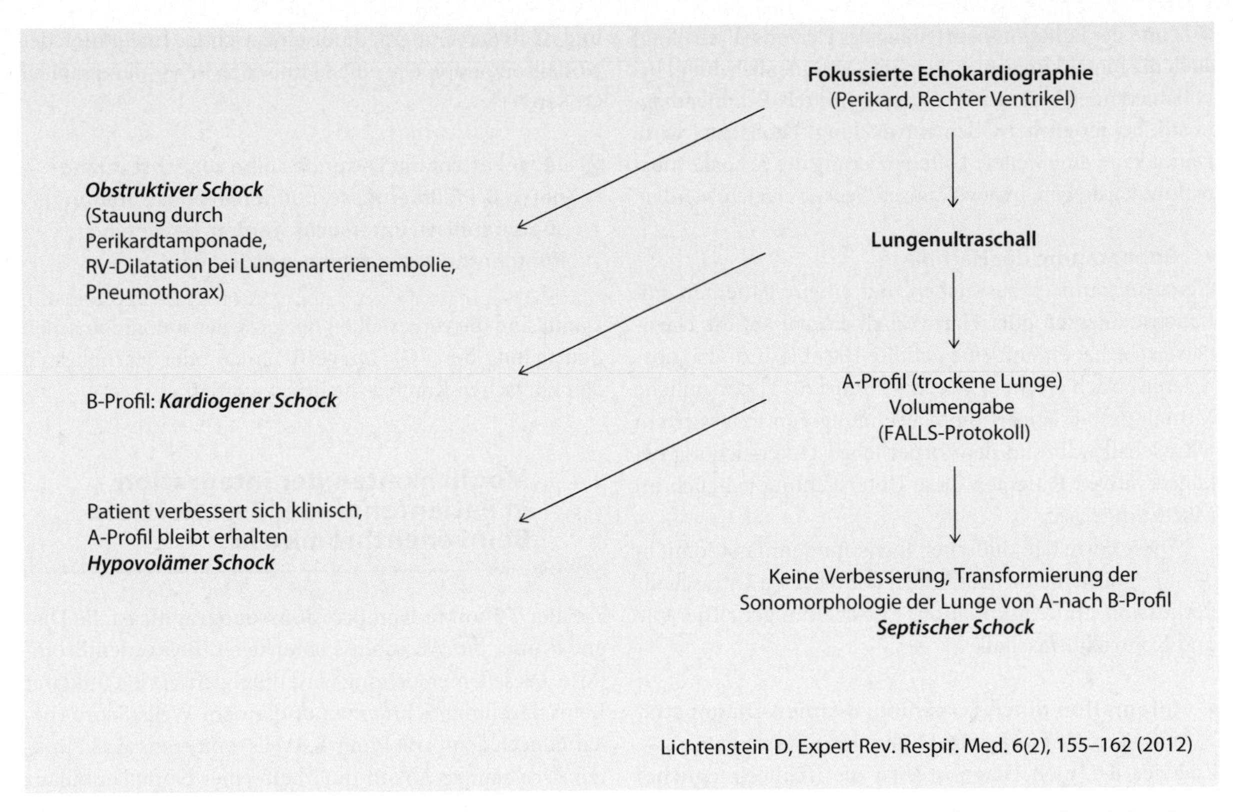

Abb. 2.8 Das FALLS-Protokoll ist die klinische Integration der Beurteilung mittels fokussierter Echokardiographie, Lungenultraschall und Beurteilung der V. cava inferior, um 4 Schockformen (obstruktiv, kardiogen sowie Hypovolämie und septischer Schock) innerhalb eines Therapieverlaufs zu differenzieren (*FALLS*: fluid administration limited by lung sonography)

Im Folgenden sollen zur klinischen Integration der Notfallsonographie Beispiele erbracht werden.

2.3 Integration in die körperliche Untersuchung: „Points of interest" werden untersucht

Obwohl das Stethoskop hauptsächlich zur Beurteilung von Geräuschen verwendet wird, kann eine Sonoskopie tatsächlich wesentlich mehr den physiologischen Status ermitteln und lässt grobe Funktionsbeurteilungen zu. Die Sonographie ist dabei eine komplementäre Methode zur körperlichen Untersuchung, die entweder danach angewendet wird oder mit ihr verwoben werden kann. Sie sollte dabei allerdings die körperliche Untersuchung nicht verdrängen oder ersetzen.

Sonographie der V. cava inferior

Ein Beispiel hierzu ist der Blick auf die V cava inferior (VCI), welche bei transhepatischer Anlotung von ventral, subkostal oder interkostal in der Regel in weniger als 2 sec vorgenommen werden kann. Dabei kann semiquantitativ eine Normovolämie, Hypovolämie oder auch vor allem eine Stauung diagnostiziert werden, welche im Rahmen der körperlichen Untersuchung nicht möglich ist. Allerdings ist die Genese nur im klinischen Kontext oder mit weiteren Methoden (TTE, transthorakale Echokardiographie) zu beurteilen. Die VCI kann durch ein Stethoskop oder die körperliche Untersuchung faktisch nicht beurteilt werden.

Der Ablauf der klinischen Integration einer fokussierten Sonographie der VCI ist recht einfach umsetzbar: Innerhalb oder nach der körperlichen Untersuchung wird der Ultraschallkopf (Sektor- oder Abdomensonde) subkostal oder transkostal und transhepatisch lotrecht zur Haut ca. 1 cm paramedian rechts, längs oder quer zur Körperachse aufgesetzt. Bei einer Eindringtiefe von ca. 12–20 cm stellt man die V. cava inferior dar und beobachtet, ob der Gefäßdurchmesser atemabhängig (Doppelschlag), hyperkollapsibel (kissing walls) oder nicht kollapsibel (gestaut) variiert. Aus diesen semiquantitativen Informationen werden im klinischen Kontext primär die Arbeitsdiagnosen normaler Volumenstatus, Hypovolämie oder Herzinsuffizienz abgeleitet und im weiteren Verlauf durch andere Parameter (Labor, Verlauf) in Bezug auf den möglichen Zustand der Herz- und Lungenfunktion bewertet. Damit können wahrscheinliche Diagnosen erhärtet oder verworfen werden. Das FALLS-Protokoll von Daniel Lichtenstein (■ Abb. 2.8; Lichtenstein 2012) unterbreitet hier eine einfache Handlungsanweisung, wobei bei Patienten im Schock neben der Beobachtung der

VCI und der Funktionsbeurteilung des Herzens (Eyeballing) auch die Einwirkung einer Therapie (Volumenbeladung) bei kollabierender VCI auf die Lungen (mittels B-Liniendiagnostik bei möglicher Ödementwicklung) beobachtet wird. Damit kann eine weitere Differenzierung des Schocks (obstruktiv, kardiogen, hypovolämisch/Sepsis) erreicht werden.

■ **Sonographie der Harnblase**

Genauso kann es ausreichen, bei einem Patienten mit Bauchschmerzen oder Harnverhalt einmal auf die Harnblase zu schauen, um eine gefüllte Harnblase zu diagnostizieren. Nach Zechner (Zechner PM [2011] persönliche Mitteilung) verlängert die Anwendung von fokussiertem Ultraschall während der körperlichen Untersuchung bei konservativen Patienten diese Untersuchung lediglich im Mittel um 45 sec.

Diese Form der klinischen Integration umfasst somit in der Ereigniskette die Anamnese, fokussierten Ultraschall/Perkussion und Auskultation, Entscheidungen, Therapie und Kontrollultraschall.

■ **Integration durch Screening: B-Linien-Diagnostik bei Verdacht auf pulmonalvenöse Stauung**

Ziel der B-Linien-Diagnostik ist die (frühestmögliche) Identifikation einer pulmonalvenösen Stauung und Einleitung der Therapie.

Beim Screening von Patienten mit Dyspnoe ähnelt der Einsatz von Ultraschall daher der Benutzung des Stethoskops: Für die Lungenödemdiagnostik wird der Thorax an 4–6 vordefinierten Untersuchungspunkten pro Hemithorax „angetippt", wobei bei Stauung sofort B-Linien sichtbar sind oder nur wenige Sekunden (2–3 Atemzyklen) an einem Untersuchungspunkt verweilt wird, um nach multiplen B-Linien zu fahnden. Diese Untersuchung kann über den anterioren Quadranten zur Differenzierung eines Lungenödems bereits bei Patientenaufnahme z. B. noch auf der RTW Liege vor Umlagern durchgeführt werden. Posterolateral wird beim liegenden Patienten auch gleichzeitig nach Pleuraergüssen gefahndet. Der Zeitbedarf für diese Untersuchung kann oftmals weniger als 60 sec betragen. Dabei kann vor allem der Zeitbedarf des Gerätes für die Aufnahme und Speicherung zur Dokumentation die Untersuchung verlängern.

Mit der Integration dieser fokussierten Ultraschalluntersuchung in den klinischen Aufnahme- und Behandlungsablauf kann noch vor Blutabnahme und EKG insbesondere die wichtige Differenzialdiagnose zur infektazerbierten COPD (chronic obstructive pulmonary disease) getroffen werden. Aufgrund des Erstbefundes kann eine Therapie bereits lange vor einer Röntgenuntersuchung eingeleitet werden.

Diese Untersuchungsweise mittels B-Linien-Diagnostik ähnelt der klassischen Auskultation mit dem Stethoskop und ist als Screeningmethode eine wichtige Integration der Notfallsonographie in einen klinischen Behandlungsablauf (► Kap. 11).

> **Jeder Patient mit Dyspnoe sollte zunächst pulmonal (z. B. Pleuraergüsse, pulmonalvenöse Stauung) sonographisch untersucht werden, bevor eine Röntgenthoraxaufnahme indiziert wird.**

Damit sind die vorgestellten Beispiele der sonographischen Beurteilung der VCI, Lunge/B-Linien oder Harnblase in den klinischen Kontext integriert worden.

2.4 Möglichkeiten der Integration in Patientenpfade: Beispiel tiefe Beinvenenthrombose

Ziel der **2-Punkte-Kompressionssonographie** ist die Diagnose oder der Ausschluss einer tiefen Beinvenenthrombose. Diese Untersuchung wird durchgeführt bei unklarer Beinschwellung/Schmerzen und einem Wells-Score (benannt nach dem Arzt Philip S. Wells) von mehr als 2 Punkten. Der häufige Ablauf innerhalb einer Notfallambulanz ist, dass der Patient sich mit einer häufig schmerzhaften Beinschwellung vorstellt bzw. eingewiesen wurde.

Er sollte nun in sitzender Position, bei klinischer Wahrscheinlichkeit auch unabhängig von Laborwerterhebung mittels 2-Punkte-Kompressionssonographie untersucht werden. Der zeitliche Aufwand der sonographischen Untersuchung beträgt in der Regel weniger als 5 min. Hierbei kann der Patient bei negativem Befund differenzialdiagnostisch beraten und z. B. umgehend wieder entlassen werden. Das bedeutet, dass eine Kurzanamnese inkl. WELLS-Score plus 2-Punkte-Kompressionssonographie ausreicht, um Entscheidungen zu begründen und den Prozessablauf faktisch zu beschleunigen, da man auf unnötige Bestimmung von Laborwerten verzichtet.

2.5 Neue Möglichkeiten der Integration in Interventionen und Therapiesteuerung oder Monitoring (Therapie)

2.5.1 FALLS-Protokoll

Das FALLS-Protokoll bei akutem zirkulatorischen Versagen (■ Abb. 2.8), das von Daniel Lichtenstein vorgestellt wurde, umfasst die Beurteilung der Herzfunktion, der Lungen und der VCI. Darüber hinaus werden auch die Therapien (z. B. Volumengabe) mit Veränderungen der Sonomorphologie (Ödemneigung des Lungenparenchyms,

Änderung des Durchmessers des VCI) korreliert und dabei ein Kreislauf zwischen Anwendung der Sonographie und Therapiesteuerung erzeugt. Die Untersuchungsdauer liegt in geübter Hand bei ca. 2 min und ermöglicht die schnelle Beurteilung der Veränderungen des kardiovaskulären Zustandes des Patienten.

2.5.2 Klinische Integration innerhalb von Interventionen: ultraschallgeführte Punktionen

Ziele der ultraschallgeführten Punktion sind die Präzision und Vermeidung von Komplikationen (Fehlpunktionen, Pneumothorax etc.).

Darüber hinaus sind sonographisch-gesteuerte Interventionen (Pleura-, Perikard-, Aszites-, Gefäß- und Gelenkpunktion) Anwendungen, die abhängig von weiteren Parametern (Gerinnungslabor) unmittelbar durchgeführt werden können und damit in den klinischen Prozess integriert werden. Typisches Beispiel ist die ultraschallgesteuerte ZVK-Anlage in der V. jugularis interna (Scheiermann et al. 2010, Hind et al. 2003): Zunächst wird mittels Ultraschall eine Voruntersuchung der beiden Jugularregionen vorgenommen. Eine Thrombose des Gefäßes wird damit ausgeschlossen, Risiken (Prothese der A. carotis) verstanden und der Punktionsort identifiziert. Danach kommt es zum sterilen Aufbau, ggf. Echtzeiteinsatz der Sonographie bei der Punktion und Lagekontrolle des Drahtes vor Einlegen des Dilatators, um die Lage in der A. carotis auszuschließen, und schließlich Lagekontrolle des Katheters. Später sollte jeder Patient nach Entfernung eines zentralvenösen Katheters routinemäßig z. B. vor Verlegung oder Entlassung nach einer Thrombosierung des Gefäßes gescreent werden (Untersuchungszeit: weniger als 1 min).

2.5.3 Klinische Integration in Stationsvisite und Prozessmanagement

Die klinische Integration kann aber auch erfolgen, um klinische Prozesse zu optimieren. So ist es beispielsweise denkbar, Ultraschalluntersuchungen auch während der Patientenvisite einer Überwachungseinheit (CPU, Chest pain unit; ICU, Intensive care unit; IMC, Intermediate care unit oder Normalstation) einzubinden, z. B. um im Verlauf einer Überwachung Mehrinformationen zu erhalten. Ebenso sind im intensivmedizinischen Setting die B-Linien-Diagnostik und die Suche nach relevanten Pleuraergüssen vor Extubation geeignet, um den Ablauf (hier die Vorhersage der respiratorischen Stabilität) nach Extubation sicherer zu gestalten.

Eine Ultraschalluntersuchung vor Transporten von beatmeten Patienten (z. B. Lunge, VCI, Herz) kann für die Indikationsstellung (z. B. CT) oder aber vor Verlegung/Entlassung z. B. von einer Intensivstation per se sinnvoll sein, um Komplikationen zu vermeiden.

Damit ist die fokussierte Sonographie als Technik in Behandlungsverläufe vollständig integriert worden.

2.6 Möglichkeiten der Integration in komplexe Prozesse (Diagnostik und Therapie)

Als Beispiel der Integration gilt in der Traumaversorgung das Vorgehen nach ATLS im Schockraum als eine komplexe Anwendung eines mehrköpfigen Teams, um Diagnostik anzuwenden und um schnellstmöglich Verletzungen bzw. innere Blutungen zu erkennen und zu behandeln. In diesem Fall ist die FAST- oder E-FAST-Untersuchung ein wichtiger Bestandteil, aber nicht das Hauptziel des Ablaufes, sondern als „Adjunkt" im Schockraumalgorithmus und als eine der verschiedenen Methoden, die zusätzlich angewendet werden können (◘ Abb. 2.9). Für die FAST- und E-FAST-Untersuchung wird zumeist parallel zur Stabilisierung des Patienten nach Airway und Beatmung ein Durchmustern definierter Anlotungspunkte durchgeführt. Dies wird durch mindestens ein 2. qualifiziertes Teammitglied geleistet, welches neben dem Traumaleader im Schockraumteam mitwirkt. Zeitbedarf für die Untersuchung: Weniger als 2 min. Dennoch ist die Echtzeitbildgebung in diesem komplexen Ablauf als Methode so wichtig, dass sie für die Erstuntersuchung („primary survey") des ATLS eingeordnet wurde.

Damit ist die FAST- oder E-FAST-Untersuchung in den komplexen Ablauf des ATLS personell und fachlich integriert worden und erzeugt Entscheidungsdruck (◘ Abb. 2.5). Ebenso eignet sich die FAST-Untersuchung ausgezeichnet für die Verlaufskontrollen auf einer Überwachungsstation bei Patienten, die nach genauer Abwägung der klinischen Situation nicht zwingend erneut einer CT-Diagnostik, insbesondere aufgrund der Strahlenbelastung (junge Menschen und Kinder, Schwangere) ausgesetzt werden sollen.

> **Jeder Schockraum muss über ein sofort einsetzbares Ultraschallgerät und in E-FAST geschultes Personal verfügen.**

2.6.1 Reanimation – ALS: Einpassen der FEEL-Funktionsbeurteilung

Ziel der FEEL-Untersuchung ist es, während eines Advanced Life Support (ALS, Reanimationsalgorithmus) struk-

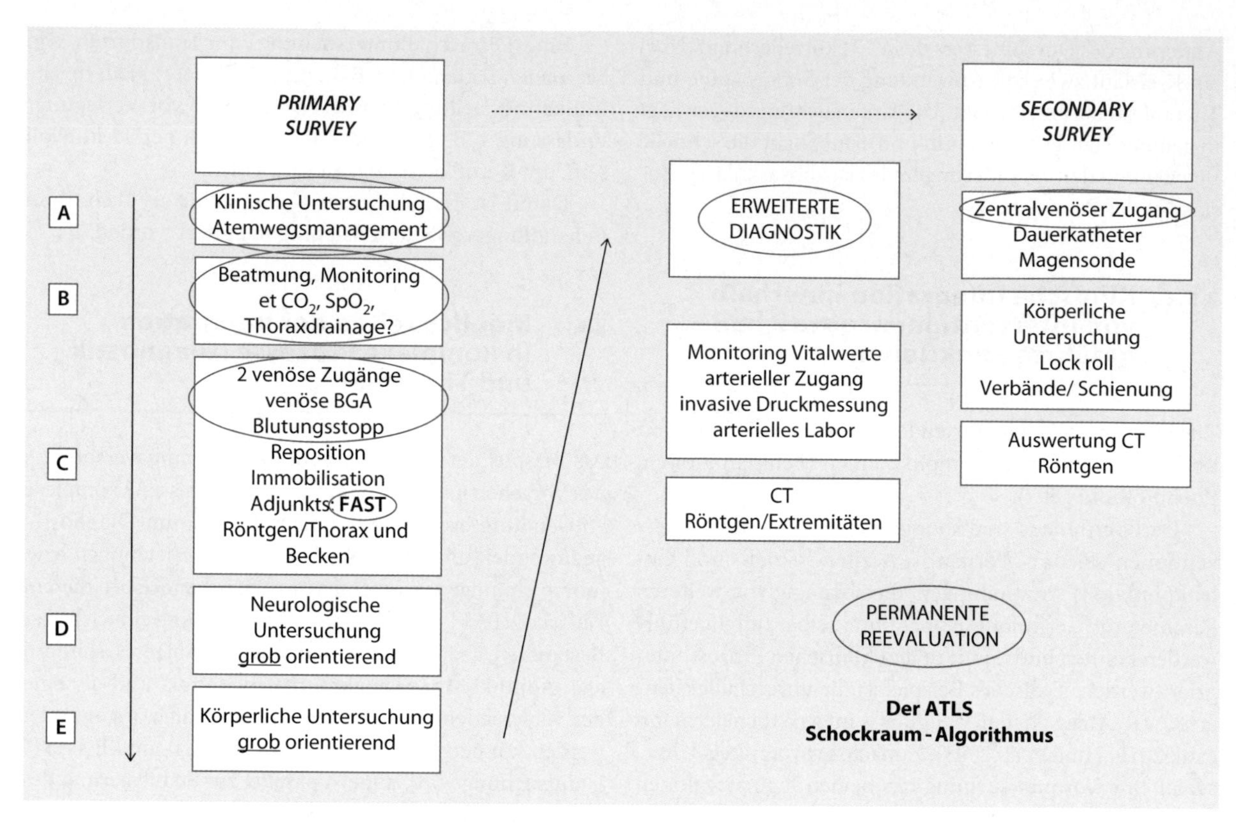

Abb. 2.9 Das ATLS-Schockraumprotokoll enthält die FAST-Ultraschalluntersuchung als Adjunkt in der Erstuntersuchung (*ATLS*: Advanced Trauma Life Support, *FAST*: fokussiertes Assessment mit Sonographie bei Trauma)

turiert behandelbare Ursachen eines Herz-Kreislauf-Stillstandes oder Schocks ALS-konform zu identifizieren und Therapieentscheidungen abzuleiten (Breitkreutz et al. 2007 und 2010). Die FEEL-Untersuchung wird in den ALS dann eingepasst, wenn dieser vollständig etabliert ist und funktioniert. Dieses Vorgehen gleicht einem technischen Verzahnen mit dem ALS, weil die FEEL-Untersuchung nach und nach während einer Rhythmuskontrolle wiederholt werden kann und ist trainierbar (Price et al. 2010). Dabei wird nahezu rhythmisch während Reanimationspausen, aber noch unter Herzdruckmassage der Schallkopf subxiphoidal aufgesetzt, während der Pause eine Funktionsbeurteilung und Beurteilung grober Pathologien (nach Eyeballing) gemacht und über Kommandos eine Wiederaufnahme der Herzdruckmassagen eingeleitet (Abb. 2.10). Die Zeiten der eigentlichen Ultraschalluntersuchung betragen dabei wenige Sekunden. Dadurch ist der komplexe Ablauf des Workflows des ALS strukturiert mit der Funktionsbeurteilung nach FEEL verschmolzen worden. Darüber hinaus gibt die Methode nach FEEL zusätzliche (kommunikative) Handlungsempfehlungen, wie im Rahmen des ALS die Befunde innerhalb des Teams als Informationen und Entscheidungen eingeordnet werden können. Dadurch wird eine vollständige Integration einer sonographischen Methode, d. h. hier der FEEL-Untersuchung in den dynamischen Prozess des ALS erreicht.

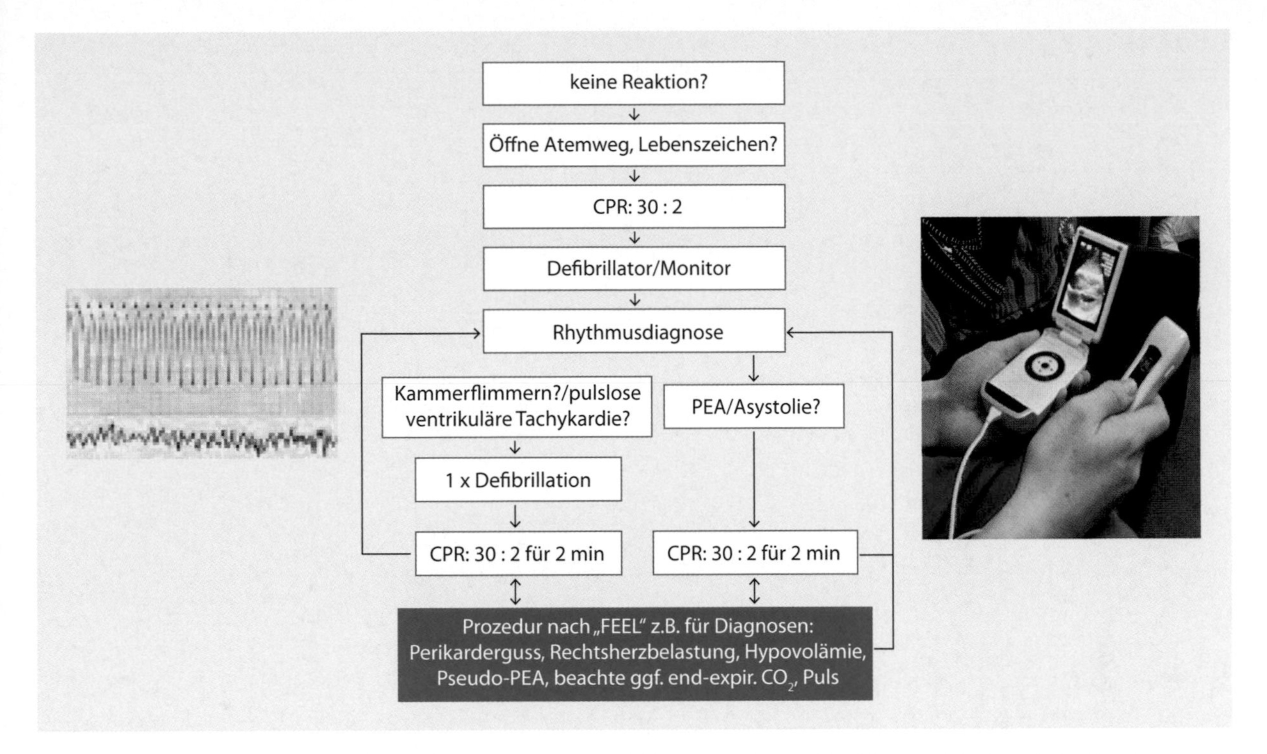

Abb. 2.10 Integration einer kurzen Ultraschalluntersuchung in eine klinische Prozedur am Beispiel von FEEL in den ALS. Der Einsatz der Echokardiographie basiert auf Blickdiagnosen oder dem Ausschluss grob pathologischer Befunde. Priorität hat aber immer die Durchführung korrekter Herzdruckmassagen. Unterbrechungen sollten maximal 10 sec für einen Blick auf das Herz sein. Beachten Sie, dass hier das Konzept sowohl eine diagnostische Maßnahme beinhaltet, aber diese bei Identifikation einer behandelbare Ursache (akute Rechtsherzbelastung bei Verdacht auf Lungenembolie, Hyperkontraktilität, leerschlagende Kammern bei Hypovolämie, der Perikarderguss oder eines Pseudo-PEA Status bei globaler eingeschränkter LV-Funktion) unbedingt auch eine Entscheidung getroffen und das Team für die Behandlungskonsequenzen vorbereitet werden sollte (z. B. Lyse, großlumiger venöser Zugang, Punktion und Drainage oder fertig aufgezogene Katecholamine mit adäquater Verdünnung). Damit stellt diese Form der Integration die zeitkritischste Variante dar (*FEEL*: fokussierte echokardiographische Evaluation bei life support, *CPR*: cardiopulmonale Reanimation, *PEA*: pulslose elektrische Aktivität)

Literatur

Breitkreutz R, Price S, Steiger HV, Seeger FH, Ilper H, Ackermann H, Rudolph M, Uddin S, Weigand MA, Müller E, Walcher F (2010) Focused echocardiographic evaluation in life support and peri-resuscitation of emergency patients: a prospective trial. Resuscitation 81:1527–1533

Breitkreutz R, Walcher F, Seeger FH (2007) Focused echocardiographic evaluation in resuscitation management: concept of an advanced life support-conformed algorithm. Crit Care Med 35(5 Suppl):S150–61

Hind D, Calvert N, McWilliams R, Davidson A, Paisley S, Beverley C, Thomas S (2003) Ultrasonic locating devices for central venous cannulation: meta-analysis. BMJ 327(7411)::361 (Aug 16)

Jayaraman S, Sethi D (2009) Advanced trauma life support training for hospital staff. Cochrane Database Syst Rev. Apr 15;(2):CD004173. doi: 10.1002/14651858.CD004173.pub3

Lichtenstein D (2012) Fluid administration limited by lung sonography: the place of lung ultrasound in assessment of acute circulatory failure (the FALLS-protocol). Expert Rev Respir Med 6(2):155–62 (Apr)

Moore CL, Copel JA (2011) Point-of-care ultrasonography. N Engl J Med 364(8):749–57 (Feb 24)

Price S, Ilper H, Uddin S, Steiger HV, Seeger FH, Schellhaas S, Heringer F, Rüsseler M, Ackermann H, Via G, Walcher F, Breitkreutz R (2010) Peri-resuscitation Echocardiography: training the novice practitioner. Resuscitation 81:1534–1539

Roelandt J, Wladimiroff JW, Baars AM (1978) Ultrasonic real time imaging with a hand-held-scanner. Part II – initial clinical experience. Ultrasound Med Biol 4(2):93–7

Scheiermann P, Seeger FH, Breitkreutz R (2010) Ultraschallgestützte zentrale Venenpunktion bei Erwachsenen und Kindern: Verfahren und pathologische Befunde. Anästhesist 16:1–9

Zechner PM, Breitkreutz R (2011) Ultrasound instead of capnometry for confirming tracheal tube placement in an emergency? Resuscitation 82:1259–61

E-FAST

Alexander Dinse-Lambracht, Eberhard Reithmeier, Armin Seibel, Raoul Breitkreutz

G. Michels, N. Jaspers (Hrsg.), *Notfallsonographie,*
DOI 10.1007/978-3-642-36979-7_3, © Springer-Verlag Berlin Heidelberg 2014

Die Anwendung eines speziell definierten Untersuchungsalgorithmus zum fokussierten Assessment mit Sonographie bei Trauma (FAST) ermöglicht bei verunfallten Patienten die rasche Erkennung von einigen akut lebensbedrohenden Unfallfolgen an allen präklinischen oder klinischen akutmedizinischen Arbeitsplätzen. Durch Erweiterung der FAST-Untersuchung (extended FAST, E-FAST) um 2 thorakale und 1 kardiale Anlotung lassen sich zusammen folgende Pathologien rasch erkennen oder ausschließen:

- freie Flüssigkeit im Abdomen als Zeichen einer Verletzung von Gefäßen oder parenchymatöser Organe,
- Hämatothorax,
- Perikarderguss- und -tamponade,
- Pneumothorax.

3.1 Allgemeine Grundlagen

3.1.1 Einführung und Stellung im Schockraum-Algorithmus

Das Akronym E-FAST beschreibt die Erweiterung der FAST-Untersuchung um eine orientierende Sonographie der Lunge.

Die FAST-Untersuchung kann zur raschen Erkennung freier Flüssigkeit intraperitoneal, intrathorakal und intraperikardial im Schockraum-Algorithmus bereits vor Anfertigung weiterer aufwändiger apparativer Diagnostik, wie der Spiral-Computertomographie (sog. Trauma-Scan), durchgeführt werden. Bei positivem Befund und Vorliegen zusätzlicher Kriterien (Nachweis freier intrabdomineller Flüssigkeit bei hämodynamischer Instabilität), kann dies zum Abbruch der Diagnostik zugunsten einer operativen Intervention (hier: explorative Laparotomie) führen.

Die FAST-Untersuchung kann nach kurzer Unterweisung erlernt werden. Bereits nach einem 1-Tageskurs kann ein Hämatoperitoneum mit hoher Sicherheit erkannt werden (Walcher et al. 2010). Technische Schwierigkeiten wie suboptimale Bildeinstellung in Bezug auf Tiefe, Verstärkung oder inkomplette Untersuchungen treten insbesondere innerhalb der ersten 10 Untersuchungen auf (Jang et al. 2012).

Die FAST-Sonographie ist für die Fragestellung „freie Flüssigkeit" der Computertomographie vergleichbar sensitiv (Kendall et al. 2007). Hierbei ist die Anlotung aller FAST-Punkte mit einer Detektion von Flüssigkeitsmengen ab ca. 100 ml gegenüber einer Anlotung eines einzelnen Punktes (ab 400–1000 ml) überlegen (Branney et al. 1995; Abrams et al. 1999; von Kuenssberg Jehle et al. 2003).

Die Sensitivität zum Nachweis eines Pneumothorax ist bei der Sonographie höher, als bei der konventionelle a.p.-Röntgenaufnahme (sog. Bettaufnahme; Zhang et al. 2006; Soldati et al. 2008; Nagarsheth und Kurek 2011). Bei der präklinischen Versorgung des polytraumatisierten Patienten müssen Fragen, die hohe Relevanz für die weitere Versorgung des Patienten haben, zeitnah beantwortet werden, z. B. die Entlastung eines Spannungspneumothorax oder Auswahl einer geeigneten Zielklinik bei Patienten mit freier abdomineller Flüssigkeit. Hier könnte eine orientierende präklinisch durchgeführte Sonographie wertvolle Hinweise geben (Walcher et al. 2010; Kirschning et al. 2009; Knudsen und Sandberg 2001). Eine negative FAST-Untersuchung schließt ein abdominelles Trauma nicht aus. Fehlt allerdings der Nachweis freier abdomineller Flüssigkeit beim Trauma-Patienten auch in der Kontrolluntersuchung, so ist eine Laparotomie auch zu einem späteren Zeitpunkt nur sehr selten notwendig (Moylan et al. 2007).

Zur Diagnostik traumabedingter Milz- oder Leberlazerationen kann zusätzlich die kontrastmittelgestützte Sonographie herangezogen werden (Nicolau und Ripollés 2012; Cokkinos et al. 2012; Valentino et al. 2009).

Bei hypotensiven Patienten mit abdominellem Trauma erhöht sich die Wahrscheinlichkeit in der Notaufnahme zu versterben alle 3 min um 1 % (Clarke et al. 2002).

3.1.2 Schallkopfwahl, Schallkopfpositionen

Geeignet ist insbesondere der Konvexschallkopf zur Darstellung abdomineller Organe. Ebenso ist eine subxiphoidale Anlotung mit der Fragestellung Perikarderguss ja-nein gut möglich. Aufgrund der geringen Bildwiederholrate bei gängigen Voreinstellungen für abdominelle Untersuchungen kann hierbei allerdings die orientierend beurteilte Pumpfunktion des Herzens unterschätzt werden.

Eine Alternative in der Schallkopfauswahl ist der Sektorschallkopf.

Die pulmonalen Anlotungen können mit dem Konvexschallkopf, aber auch mit dem Sektorschallkopf vorgenommen werden. Vor dem Hintergrund einer besseren Nahfeldauflösung könnte auch ein Linearschallkopf verwendet werden. Da im E-FAST-Algorithmus allerdings zeitkritisch vorgegangen werden muss, ist ein Wechsel des Schallkopfes während des Untersuchungsganges nicht zu empfehlen. Bei entsprechend angepasster Eindringtiefe (z. B. 6–8 cm für Lungengleiten) ist die Beurteilung relevanter pulmonaler Pathologien mit einem Konvex- oder Sektorschallkopf vergleichbar.

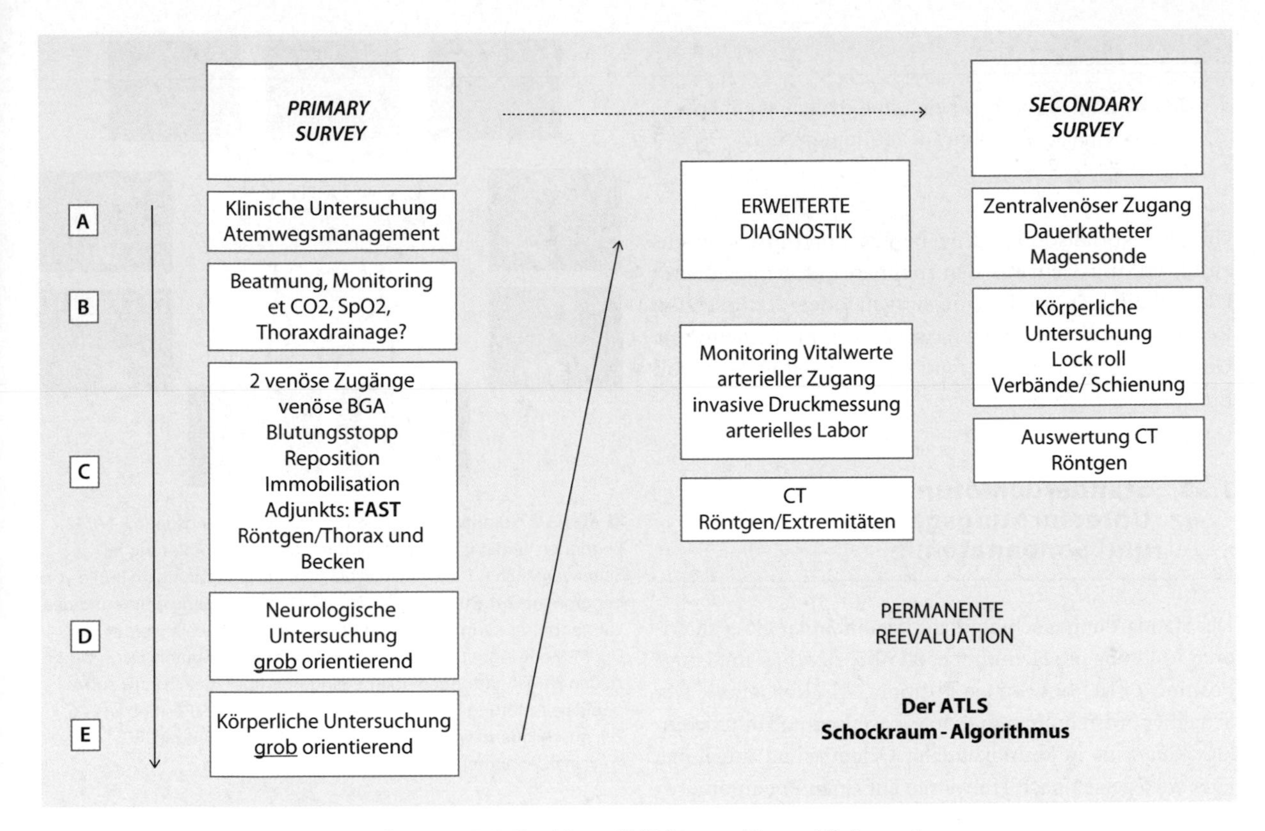

Abb. 3.1 Stellung der E-FAST-Untersuchung im ATLS-Algorithmus (*ATLS* Advanced Trauma Life Support)

3.2 Untersuchungsablauf

3.2.1 Allgemeines

Da die E-FAST-Untersuchung normalerweise in Rückenlage durchgeführt wird, sind für die Suche nach freier Flüssigkeit Anlotungen möglichst weit dorsal (mittlere bis hintere Axillarlinie) zu bevorzugen. Gleichermaßen gilt es bei der Suche nach einem Pneumothorax zu beachten, dass freie Luft im Thorax in aller Regel nach oben steigt, sodass für diese Untersuchung eine möglichst ventrale Anlotung durchzuführen ist.

Tipp

Wird der Patient, beispielsweise in der Präklinik, in einer anderen als einer liegenden Position untersucht, so gilt es sich zu vergegenwärtigen, dass auch die gängigen Pathologien durch die Lagerung beeinflusst werden.

Während der Zeitpunkt der E-FAST-Untersuchung im Schockraum-Algorithmus innerhalb der Erstuntersuchung definiert ist, so gilt dies nicht für den präklinischen Einsatz. Hier erscheint eine möglichst rasche Durchführung unter optimierten Bedingungen, z. B. nach Verbringen des Patienten in den Rettungswagen und vor weiterer Diagnostik oder Therapie (z. B. Thoraxdrainage) sinnvoll. Ebenso wäre eine Ordnung der Transportpriorität bei vielen Verletzten als Triagehilfe denkbar.

3.2.2 Vorbereitungen

Die E-FAST-Untersuchung im Schockraum sollte algorithmuskonform (Abb. 3.1) frühzeitig im Rahmen des „primary survey" stattfinden. Während bei kreislaufstabilen Patienten die Wertigkeit der FAST-Untersuchung kontrovers diskutiert wird (Natarajan et al. 2010), ist diese insbesondere beim instabilen Patienten zum frühest möglichen Zeitpunkt (z. B. parallel zur Kreislaufuntersuchung in Phase C der Erstuntersuchung im Schockraum) durchzuführen. Sie gilt als ergänzende Maßnahme, wie das konventionelle Röntgen.

Die Untersuchung erfolgt fachunabhängig durch entsprechend qualifiziertes Personal und sollte baldmöglichst und, insbesondere bei hypotensiven Patienten, vor Beginn weiterführender Diagnostik (z. B. Computertomographie) durchgeführt werden.

Tipp

Dies bedingt, dass immer ein Ultraschallgerät mit Konvexsonde im Schockraum zur Verfügung steht.

Um die Notfallsonographie bereits präklinisch durchzuführen, muss ein für den mobilen Einsatz geeignetes Ultraschallgerät im Rettungswagen oder arztbesetzten Rettungsmittel vorgehalten werden. Eine gemeinsame Unterbringung des Gerätes mit Ultraschallkontaktgel und Einmaltüchern ist ratsam.

3.2.3 Standardanlotungen, Untersuchungsgang und Sonoanatomie

Der Standarduntersuchungsgang beginnt mit je einer anterioren Anlotung pro Hemithorax (◻ Abb. 3.2a, hier mit Lunge Position 1 [L1] und Lunge Position 2 [L2] benannt). Der Schallkopf wird im 3. oder 4. Interkostalraum in der Medioklavikularlinie in kraniokaudaler Orientierung aufgesetzt. Hier wird gezielt nach Hinweisen auf einen Pneumothorax gesucht (► Abschn. 11.4). Dargestellt werden sollten 2 Rippen mit klarer Identifikation der Pleuralinie (das sog. bat-sign). Zur Erhöhung der Sensitivität der Untersuchung kann der Schallkopf nach kaudal und lateral bewegt werden. In den thorakalen Anlotungen sollte eine geringere Eindringtiefe (z. B. 6–10 cm) gewählt werden. Zur Befunddokumentation eignet sich die Darstellung im M-Mode (◻ Abb. 3.2b). Beide Anlotungen werden im Seitenvergleich untersucht.

In der Folge wird im E-FAST-Algorithmus das Herz von subxiphoidal untersucht (Position FAST 6, ◻ Abb. 3.2c). Hierbei wird der Schallkopf mit höherer Eindringtiefe (20 cm) unterhalb des Rippenbogens mit der Schallkopfmarkierung zur rechten Seite des Patienten aufgesetzt (Beachte: Schallkopfmarkierung am Bildschirm im Gegensatz zur Echokardiographie ebenfalls rechts!). Zur Darstellung des Herzens muss nun in einem flachen Winkel nach kranial, evtl. in Richtung der linken Schulter geschallt werden. Hierbei wird der linke Leberlappen als Schallfenster genutzt. Bei korrekter Darstellung wird ein in etwa senkrecht zur apikalen Anlotung stehender Vierkammerblick erzielt. Hauptziel im Rahmen der FAST-Untersuchung ist der Nachweis von Flüssigkeit im Perikard. Der Versuch einer Abschätzung der kardialen Kontraktilität und des Größenverhältnisses beider Ventrikel als Zeichen einer akuten Rechtsherzbelastung sollte in dieser Situation nicht erfolgen (► Kap. 8).

In der Anlotung FAST 1 wird der Schallkopf mit der Markierung nach kranial in der rechten Flanke sagittal aufgesetzt und aus der kraniokaudalen Ausrichtung mit dem kranialen Schallkopfende um etwa 30–45° nach dorsal rotiert (gegen den Uhrzeigersinn). Hier kann ein gutes Schallfenster zwischen 2 Rippen etwa im 8.–10. ICR in der mittleren bis hinteren Axillarlinie gefunden werden (◻ Abb. 3.2d). Dargestellt wird das Zwerchfell mit darunter liegender Leber. Die Eindringtiefe ist so zu wählen, dass der Recessus costodiaphragmaticus vollständig erfasst wird (in der Regel 15–20 cm). Besonderes Augenmerk wird auf die klare Identifizierung des Zwerchfells gelegt, da die Differenzierung in supra- (= intrathorakal) und subphrenische (= intraabdominell) freie Flüssigkeit erfolgen muss. Ein subphrenischer Flüssigkeitssaum ist häufig noch vor Auftauchen der freien intraabdominellen Flüssigkeit im Morison-Pouch (s. Position FAST 2) sichtbar und könnte bei bloßer Beachtung des Leberoberrandes als Hämatothorax fehlgedeutet werden. Ist die Lunge gut entfaltet und nicht überwässert, gleitet sie in der Inspiration wie ein Vorhang vor die Leber.

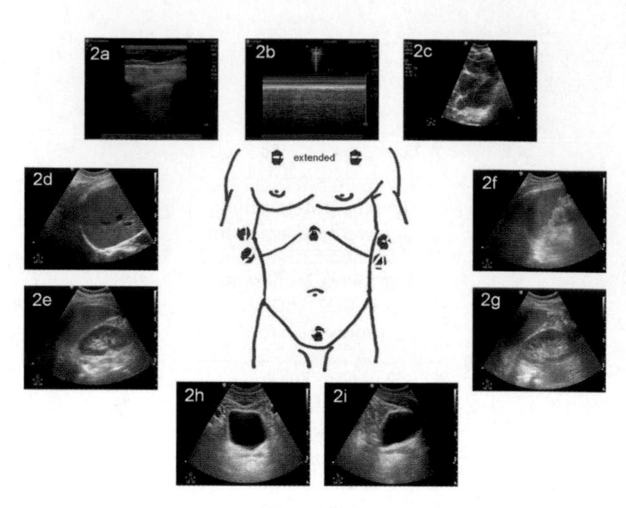

◻ **Abb. 3.2** Standardanlotungen und Untersuchungsgang E-FAST. Begonnen wird mit je einer anterioren thorakalen Anlotung im Seitenvergleich (*L1* und *L2*). Hierbei wird die Beurteilung im B-Bild vorgenommen (*2a*). Zum sicheren Nachweis des Lungengleitens und des Lungenpulses kann der Befund im M-Mode dargestellt werden (*2b*). Der M-Mode eignet sich auch zur Befunddokumentation. Dann wird zu den FAST-Anlotungen übergegangen, wobei zunächst die subxiphoidale Anlotung des Herzens durchgeführt wird (Position FAST 6, *2c*). Anschließend werden die abdominellen Anlotungen (FAST 1–5, *2d–i*) in ihrer numerischen Reihenfolge untersucht

Für die Position FAST 2 wird der Schallkopf nach kaudal verschoben, bis am schallkopffernen Bildrand die Niere darstellbar ist. Um diese möglichst in ihrer Längsachse darzustellen, wird der Schallkopf zurück in eine kraniokaudale Ausrichtung gebracht. Dann wird der Raum zwischen Leber und Niere, der sog. Morison-Pouch, durch eine Kippbewegung des Schallkopfes auf das Vorliegen freier Flüssigkeit durchmustert (◻ Abb. 3.2e).

Die Positionen FAST 3 und 4 untersuchen die vergleichbaren anatomischen Regionen auf der linken

Körperseite. Im Gegensatz zur rechten Seite wird der Schallkopf hier aus der kraniokaudalen Ausrichtung (Markierung wieder nach kranial zeigend) zunächst mit dem Uhrzeigersinn zwischen 2 Rippen rotiert, um ohne störende dorsale Schallauslöschung durch die Rippen, den Bereich ober- und unterhalb des Zwerchfells und um die Milz herum nach freier Flüssigkeit untersuchen zu können (FAST-Position 3, ◘ Abb. 3.2f).

Anschließend wird auch hier der Schallkopf nach kaudal bewegt, wieder eher kraniokaudal (in Nierenlängsachse) ausgerichtet und der Bereich zwischen Milz und Niere, der sog. Koller-Pouch, dargestellt (FAST-Position 4, ◘ Abb. 3.2g).

Eine weitere Prädilektionsstelle für freie Flüssigkeit befindet sich im perivesikalen Bereich. In der Position FAST 5 wird der Schallkopf quer zur Körperlängsachse direkt oberhalb der Symphyse aufgesetzt. Die Schallkopfmarkierung zeigt dabei zur rechten Seite des Patienten. Eine gefüllte Harnblase lässt sich ebenso wie perivesikale Flüssigkeit durch eine Kippung der Schallkopfebene hinter die Symphyse in Richtung kleines Becken gut darstellen. Zur Komplettierung muss der Schallkopf dann erneut in die Längsachse gebracht werden, um den Bereich zwischen Blase und Uterus, bzw. Blase und Rektum darzustellen (◘ Abb. 3.2h, ◘ Abb. 3.2i). Auch in diesen Schnitten wird der Zielbereich, analog zu den Positionen FAST 1–4, durch Kippbewegung des Schallkopfes jeweils von einem Ende zum anderen durchgefächert.

Selbstverständlich können alle Anlotungen auch in einer modifizierten Reihenfolge vorgenommen werden. Zu beachten ist, dass alle Pathologien der Schwerkraft folgen, freie Flüssigkeit also in abhängigen Regionen besser dargestellt werden kann, während Luft im Pleuraspalt beim Patienten in Rückenlage am besten anterior nachweisbar ist.

3.3 Pathologien in der Bilddarstellung

In der E-FAST-Untersuchung wird nach akutmedizinisch relevanten Pathologien gesucht. Neben freier Flüssigkeit im Abdomen und im Thorax, sind dies der (Spannungs-) Pneumothorax und die Perikardtamponade. Einige dieser Pathologien werden im Algorithmus zur Herz-Lungen-Wiederbelebung des European Resuscitation Council (ERC) als reversible Ursachen eines Herz-Kreislauf-Stillstandes genannt, entsprechend interessiert äußert sich das ERC in Bezug auf die zukünftige Integrierung der orientierenden Sonographie als Bestandteil des Advanced-Life-Support-Algorithmus (ALS-Algorithmus). Freie Flüssigkeit stellt sich in der Sonographie an- oder hypoechogen, im B-Bild also schwarz, dar.

3.3.1 Freie Flüssigkeit im Abdomen

Prädilektionsstellen: Freie intraabdominelle Flüssigkeit sammelt sich typischerweise in den tiefstgelegenen intraabdominellen Arealen. An welcher dieser Prädilektionsstellen sich die freie Flüssigkeit zuerst nachweisen lässt, hängt nur z. T. vom Ort der Blutung, also der Organ- oder Gefäßverletzung ab. Einen relevanten Einfluss haben die anatomischen Beziehungen, die sich in Rückenlage hauptsächlich aus dem Zusammenspiel von Wirbelsäule und peritonealen Umschlagfalten ergeben. Durch die sich mittig nach anterior vorwölbende Wirbelsäule fließt freie Flüssigkeit zu den Seiten, durch die zusätzliche Lendenlordose sammelt sie sich schließlich unterhalb des Zwerchfells und im kleinen Becken. Die Ausbreitung der freien Flüssigkeit erfolgt über die parakolischen Rinnen, von denen die rechte tiefer als die linke liegt. Entsprechend ergeben sich die Prädilektionsstellen für freie Flüssigkeit unter dem Zwerchfell, im Morison- und Koller-Pouch sowie im kleinen Becken. Größere Mengen freier Flüssigkeit können auch interenterisch nachgewiesen werden. Zur Übersicht über die anatomischen Prädilektionsstellen und Ausbreitungswege freier Flüssigkeit, ◘ Abb. 3.3.

Eine der abdominellen Prädilektionsstellen ist perihepatisch und somit in der Anlotung FAST 1 oder 2 subphrenisch oder im Bereich zwischen Leber und Niere (Morison-Pouch, ◘ Abb. 3.4). Eine weitere Prädilektionsstelle findet sich im linken Oberbauch perilienal (◘ Abb. 3.5). Gelegentlich kann in dieser Anlotung auch eine Milzruptur direkt nachgewiesen werden.

Bei Patienten mit führender Traumatisierung des Beckens, bei Untersuchung in aufrechter Position, z. B. beim eingeklemmten Patienten, oder wenn eine abdominelle Blutung bereits ein größeres Ausmaß angenommen hat und nach kaudal ausgelaufen ist, findet sich freie Flüssigkeit auch perivesikal (◘ Abb. 3.6). Dabei kann die freie Flüssigkeit lateral neben der Blase, zwischen Blase und Rektum beim Mann und zwischen Blase, Uterus und Rektum (Douglas-Raum) bei der Frau nachweisbar sein. Am einfachsten gelingt der Flüssigkeitsnachweis bei gefüllter Blase. An dieser Position sollte auch nach freier Flüssigkeit interenterisch gesucht werden. Nach initialer Anlotung quer zur Körperachse sollte der Schallkopf in die Körperlängsachse rotiert werden, da die longitudinale Anlotung sensitiver zum Nachweis freier Flüssigkeit ist. In beiden Anlotungen sollte die Blase komplett durchgefächert werden, um auch kleine Blutungen zu entdecken. Gelegentlich kann bei katheterisierten Patienten der Cuff-Ballon des Blasenkatheters dargestellt werden.

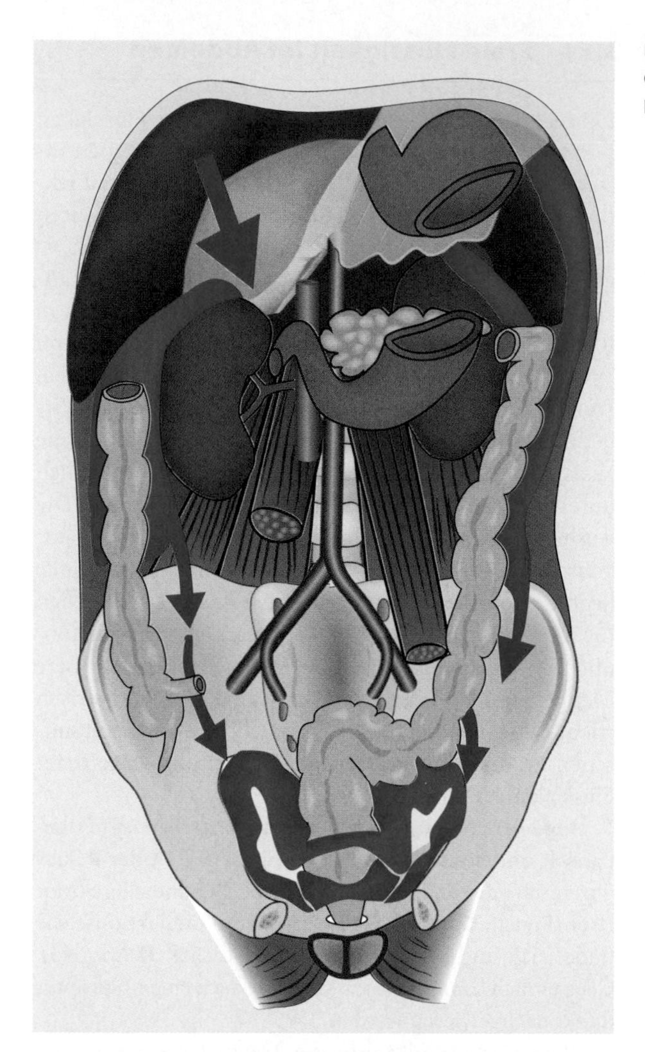

Abb. 3.3 Prädilektionsstellen und Ausbreitungswege freier intraabdomineller Flüssigkeit (blau eingezeichnet) Morison- und Kollerpouch, parakolische Rinnen und suprapubische Region

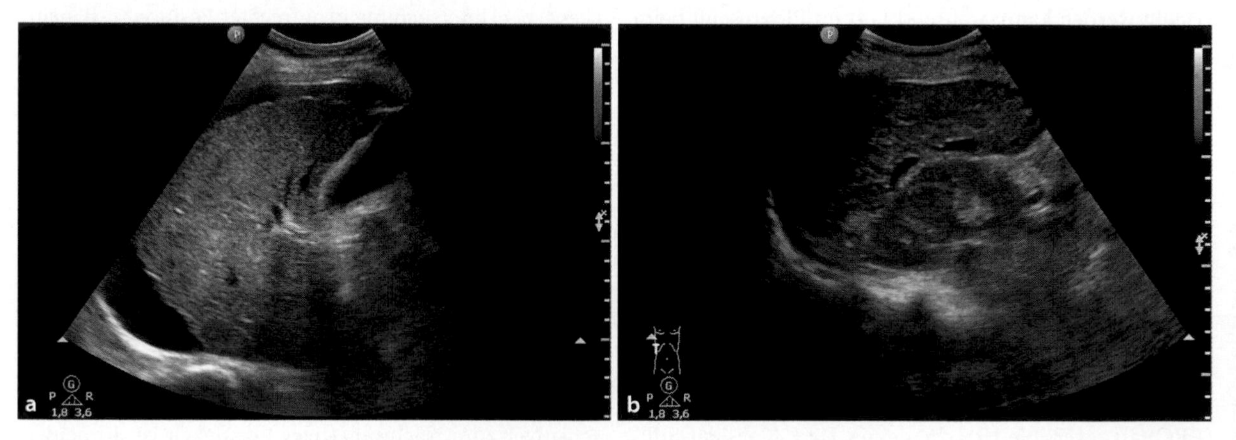

Abb. 3.4 **a** Anlotung FAST 1 und **b** FAST 2. Freie Flüssigkeit perihepatisch

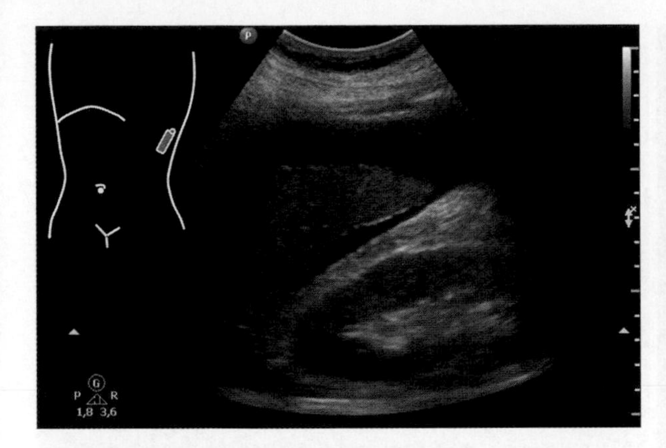

■ **Abb. 3.5** Freie Flüssigkeit perilienal

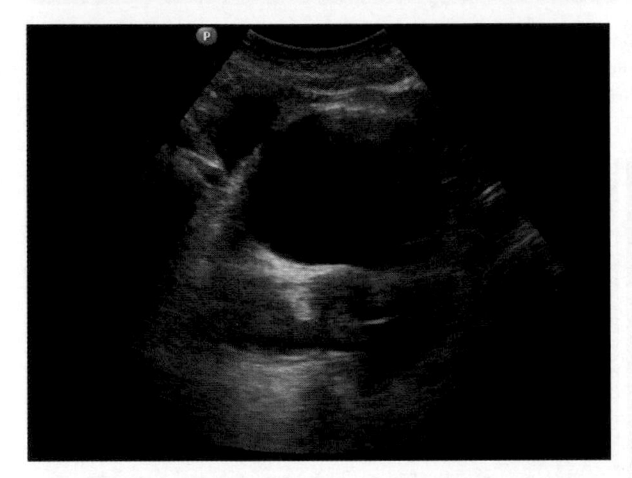

■ **Abb. 3.6** Freie Flüssigkeit perivesikal

3.3.2 Hämatothorax, Pleuraerguss

In den Positionen FAST 1 und 3 kann neben dem subphrenischen Bereich auch der Bereich oberhalb des Zwerchfells eingesehen werden. Hier lässt sich die Ansammlung freier Flüssigkeit mit hoher Sensitivität nachweisen (Sisley et al., 1998, Ma und Mateer 1997, ■ Abb. 3.7). Zugleich kann in dieser Anlotung das Volumen eines Pleuraergusses oder Hämatothorax abgeschätzt werden (▶ Kap. 11). Die Indikation zur Drainage eines solchen Ergusses wird in der Regel klinisch gestellt und ist insbesondere nach Trauma nicht direkt vom Volumen des Ergusses abhängig.

3.3.3 Perikarderguss, Perikardtamponade

Im Rahmen der E-FAST-Untersuchung soll eine kardiale Anlotung von subxiphoidal durchgeführt werden. In dieser Position kann Flüssigkeit im Perikard nachgewiesen werden (■ Abb. 3.8).

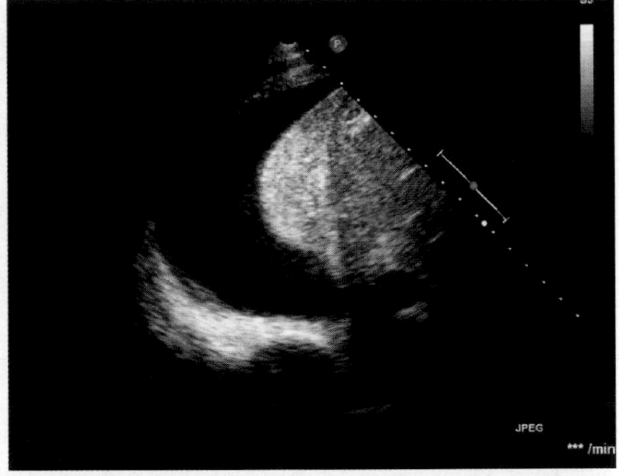

■ **Abb. 3.7** Hämatothorax

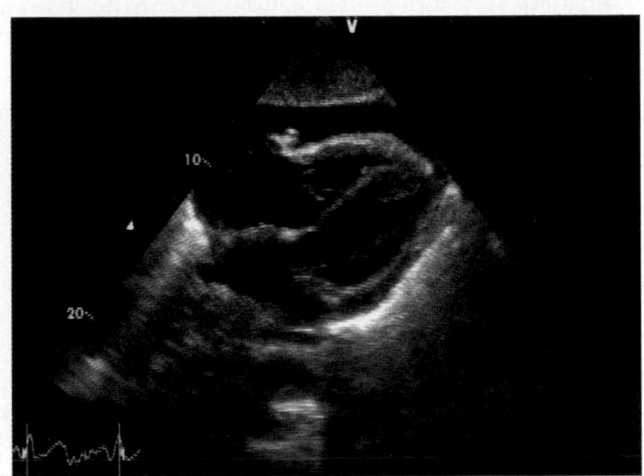

■ **Abb. 3.8** Perikarderguss, Perikardtamponade

3.3.4 Pneumothorax

Eine akutmedizinisch bedeutsame Erweiterung der FAST-Untersuchung ist die Anlotung von 2 anterioren thorakalen Positionen zum Ausschluss oder Nachweis eines Pneumothorax. Gelingt der Nachweis eines Pneumothorax, so ist die Entscheidung über das Vorliegen eines Spannungspneumothorax und die Indikationsstellung zur Drainage im klinischen Kontext zu stellen. Aus dieser Fragestellung ergibt sich das Potential der E-FAST-Untersuchung gerade auch im präklinischen Einsatz. Zum einen kann die Diagnose eines Pneumothorax mit hoher Sicherheit gestellt (Zhang et al. 2006; Soldati et al. 2008; Nagarsheth und Kurek 2011) und der Patient damit einer möglicherweise lebensrettenden Intervention, der Thoraxdrainage, zugeführt werden. Zum anderen kann aber auch im Falle des Ausschlusses eines Pneumothorax auf eine potenziell komplikationsträchtige und zeitraubende Intervention verzichtet werden (Aufmkolk et al. 2003).

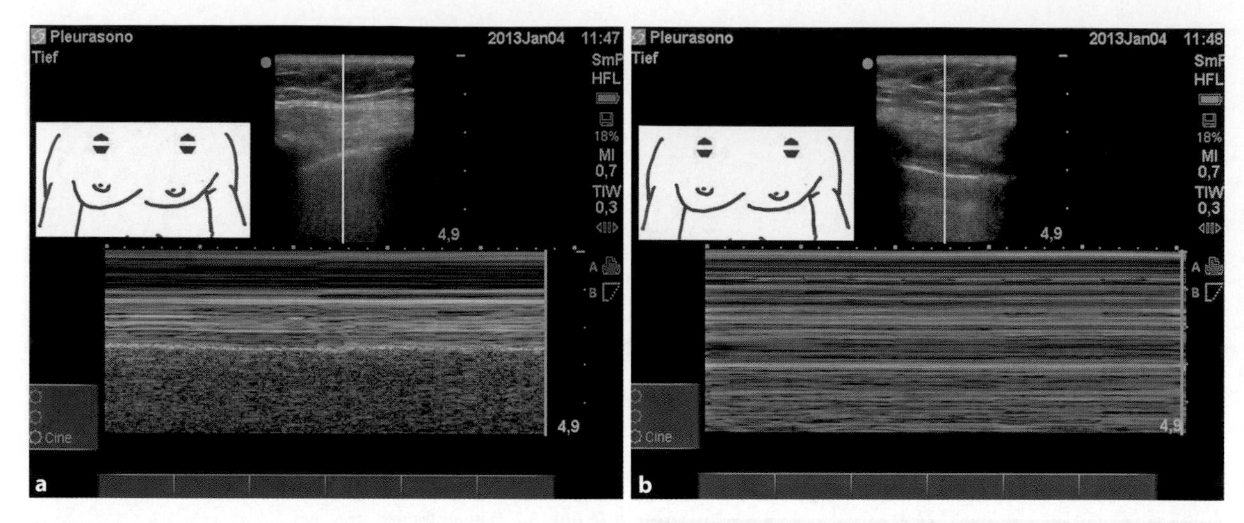

Abb. 3.9 Darstellung von Lungengleiten und Pneumothorax im M-Mode. **a** Bei anliegenden Pleurablättern lässt sich das Lungengleiten als Artefakt im M-Mode darstellen, sog Seashore-Zeichen **b** Liegt dagegen ein Pneumothorax vor, können nur noch Reverberationen von Thoraxwand und Pleura parietalis dargestellt werden, sog. Barcode- oder Stratosphäre-Zeichen

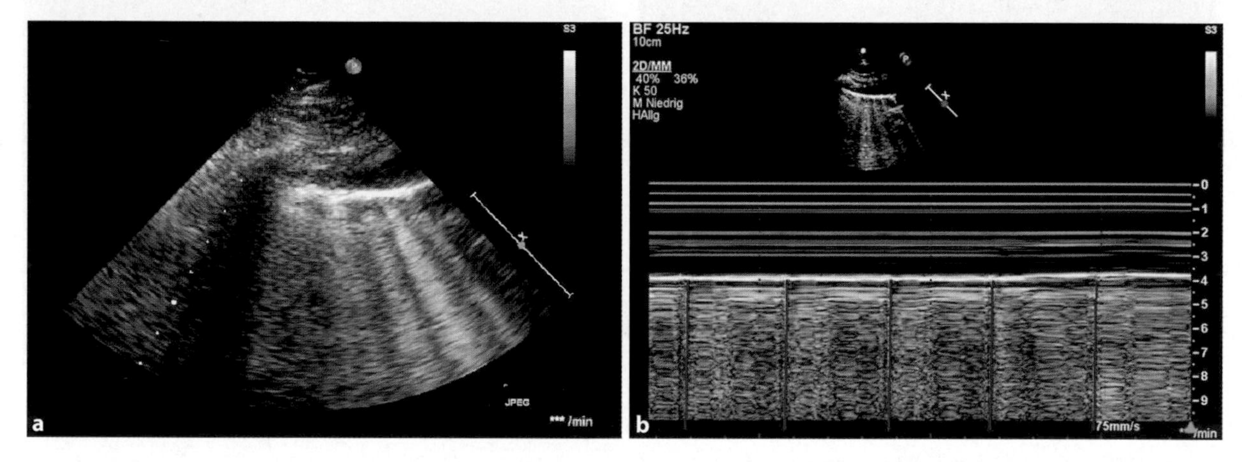

Abb. 3.10 B-Linien und Lungenpuls. **a** Liegt eine Flüssigkeitsvermehrung im Lungenparenchym oder interlobulär vor, so sind B-Linien nachweisbar. Da B-Linien als Artefakt an der Grenze von Pleura parietalis und Pleura viszeralis entstehen, schließt ihre Existenz einen Pneumothorax aus. **b** Lassen sich weder Lungengleiten noch B-Linien nachweisen, kann ein Pneumothorax dennoch ausgeschlossen werden, wenn im M-Mode der sog. Lungenpuls darstellbar ist (*rote Markierung*). Er entsteht dadurch, dass die Lunge durch den pulssynchronen Einstrom des Blutes aus dem rechten Ventrikel oder direkte Bewegungen des Herzens minimal bewegt wird. Der Lungenpuls ist im M-Mode als vertikales, pulssynchrones und an der Pleuralinie beginnendes Artefakt zu erkennen. Er muss unbedingt von extrapleuralen Artefakten, z. B. durch Bewegungen des Untersuchers oder Atemtätigkeit des Patienten differenziert werden

In den folgenden Abbildung ist ein kurzer Untersuchungsablauf zum Ausschluss oder Nachweis eines Pneumothorax wiedergegeben, Abb. 3.9, Abb. 3.10, Abb. 3.11, Abb. 3.12.

- Beim Patienten in Rückenlage wird in einer anterioren Anlotung je Hemithorax zunächst nach dem Gleiten von Pleura parietalis an Pleura viszeralis gesucht. Zur korrekten Beurteilung wird zunächst die Pleuralinie anhand des sog. bat-signs identifiziert. Liegen beide Pleurablätter an, kann im B-Bild das **Lungengleiten** dargestellt werden. Stellt man das Lungengleiten im M-Mode dar (Abb. 3.9a), so ergibt sich ein Bild, das einem Sandstrand mit Meer dahinter ähnelt, das sog. seashore-sign (Seashore-Zeichen, ► Kap. 11). Lässt sich das Lungengleiten beobachten, kann das Vorhandensein eines Pneumothorax an dieser Stelle ausgeschlossen werden. Lässt sich im Gegensatz dazu an der Pleuragrenze kein Lungengleiten nachweisen und findet sich im M-Mode ein strichcodeartiges Muster (Abb. 3.9b, sog. stratosphere-sign, Stratosphären-Zeichen), so ist das Vorhandensein eines Pneumothorax wahrscheinlich.
- Der nächste Untersuchungsschritt ist nun, nach dem Vorhandensein von sog. **B-Linien** zu suchen

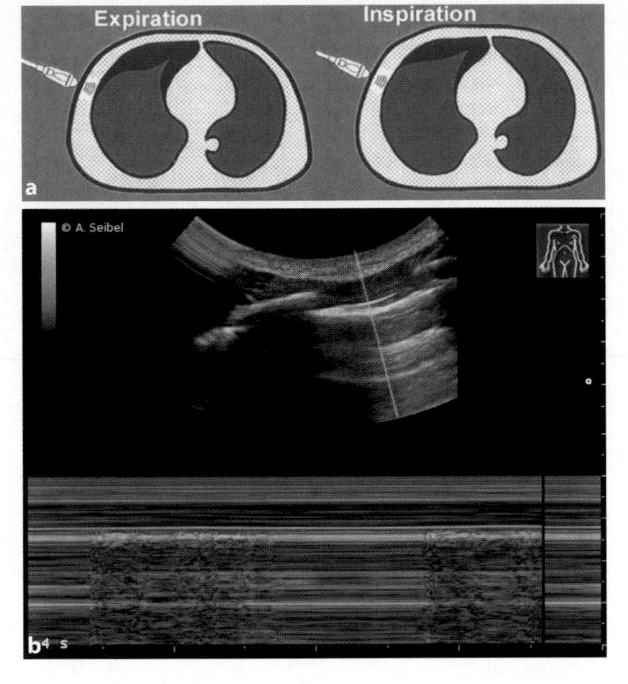

Abb. 3.11 Lungenpunkt. **a** Der Lungenpunkt entsteht an der Stelle im Thorax, an der anliegende und dehiszente Pleura im Wechsel in den Schallstrahl bewegt werden. Folglich lässt sich im M-Mode atemsynchron Lungengleiten nachweisen oder nicht. Das entstehende Sonogramm zeigt Seashore- und Stratosphären-Zeichen im Wechsel. Aus Lichtenstein (2010) Whole Body Ultrasonography in the Critically, Ill. Springer, Heidelberg

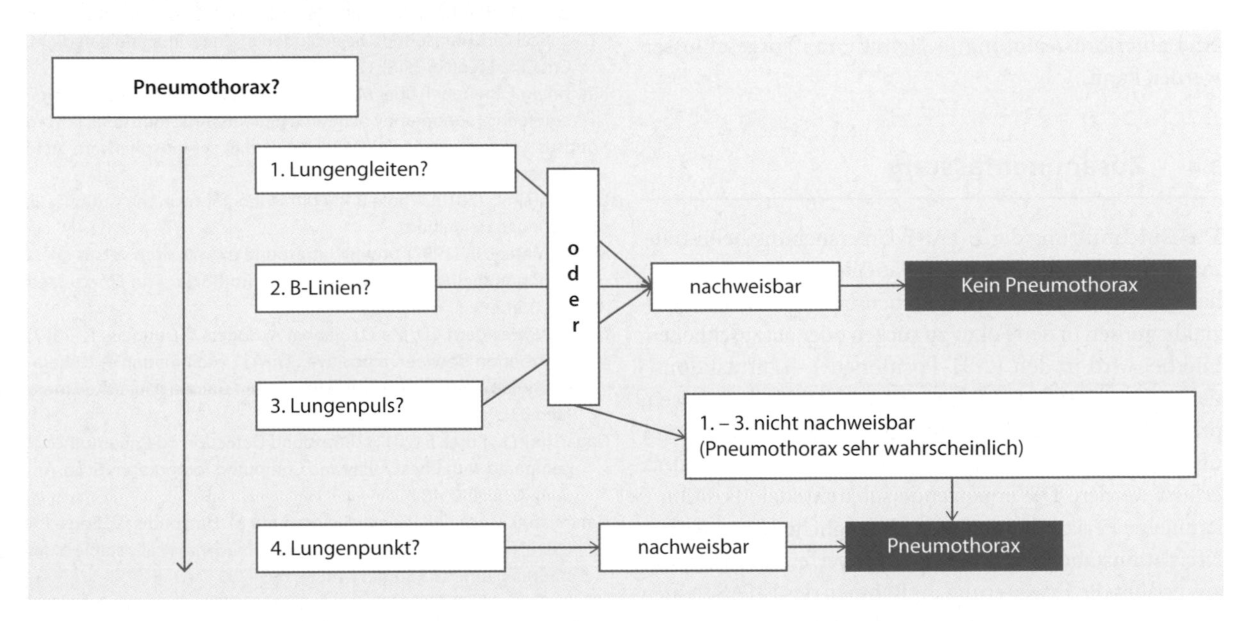

Abb. 3.12 Flussdiagramm Ausschluss oder Diagnose Pneumothorax

(Abb. 3.10). B-Linien sind pleuranahe Reverberationsartefakte, die durch pendelnde Schallwellenreflektionen an der Grenzfläche flüssigkeitsgefüllter Alveolen zu luftgefüllten Alveolen entstehen. Eine vermehrte Zahl und Breite von B-Linien spricht für eine Überwässerung des Lungengewebes (▶ Kap. 11). Im Kontext der E-FAST-Untersuchung bedeutet das Vorhandensein von B-Linien egal in welcher Zahl oder Ausdehnung vor allem, dass die Pleurablätter anliegen und somit ein Pneumothorax auszuschließen ist.

- Sind weder Lungengleiten noch B-Linien nachweisbar, wird im M-Mode weiter untersucht. Ist die Lunge nicht ventiliert, liegt aber der Thoraxwand an (z. B. bei einseitiger Intubation oder Einlungenventilation), so kann man den **Lungenpuls** als pulssynchrones Bewegungsartefakt, der durch die Übertragung der mechanische Herzaktion auf das Lungengewebe entstehen, im M-Mode darstellen (◘ Abb. 3.10b). Dieses Artefakt endet in der Regel an der Pleuralinie und schließt das Vorhandensein eines Pneumothorax aus.

- Sind weder Lungengleiten, noch B-Linien und Lungenpuls nachweisbar, so liegt der Verdacht auf einen Pneumothorax nahe. Zum definitiven sonographischen Beweis eines Pneumothorax muss allerdings der **Lungenpunkt** dargestellt werden. Der Lungenpunkt ist diejenige Stelle am Thorax, an der anliegende und dehiszente Pleura atemsynchron abwechselnd im Schallfenster sind (◘ Abb. 3.11a). Im B-Bild finden sich Lungengleiten und dehiszente Pleura im Wechsel. Der Lungenpunkt lässt sich im B-Bild gut erkennen, zur Bestätigung sollte der Befund allerdings im M-Mode dargestellt und gespeichert werden. Hierbei findet sich alternierend ein seashoresign (Seashore-Zeichen, ◘ Abb. 3.11b).

Ausschluss und Nachweis eines Pneumothorax gelten in der Lungensonographie jeweils nur an der angeloteten Stelle. Beim Traumapatienten ist jedoch davon auszugehen, dass das Vorliegen eines relevanten Pneumothorax durch eine anteriore Anlotung je Hemithorax ausgeschlossen werden kann.

3.4 Zusammenfassung

Die Durchführung der E-FAST-Untersuchung beim traumatisierten kreislaufinstabilen Patienten ermöglicht innerhalb sehr kurzer Zeit wichtige lebensbedrohliche Differenzialdiagnosen in den Fokus zu rücken oder auszuschließen. Hierbei wird in den FAST-Positionen 1–5 intraabdominelle freie Flüssigkeit mit gutem positivem und negativem prädiktiven Wert nachgewiesen, parallel kann in Position 1 und 3 das Vorhandensein eines relevanten Hämatothorax erfasst werden. Die ergänzende subxiphoidale Position 6 kann eine Perikardtamponade als mögliche Ursache einer Kreislaufinstabilität sichern oder verwerfen. Darüber hinaus erlaubt die Erweiterung im Rahmen des E-FAST einen sicheren Ausschluss oder den hochgradigen Verdacht auf einen Pneumothorax.

Beim kreislaufstabilen Traumapatienten ergeben sich durch die einfache Durchführbarkeit von engmaschigen seriellen Kontrollsonographien neue Möglichkeiten im Vergleich zur Röntgen oder CT-Diagnostik.

Literatur

Abrams BJ, Sukumvanich P, Seibel R, Moscati R, Jehle D (1999) Ultrasound for the Detection of Intraperitoneal Fluid: The role of Trendelenburg Positioning. Am J Emerg Med 17:117–120

Aufmkolk M, Ruchholtz S, Hering M, Waydhas C, Nast-Kolb D (2003) Wertigkeit der subjektiven Einschätzung der Thoraxverletzungsschwere durch den Notarzt. Unfallchirurg 106:746–753

Branney SW, Wolfe RE, Moore EE, Albert NP, Heinig M, Mestek M, Eule J (1995) Quantitative Sensitivity of Ultrasound in Detecting Free Intraperitoneal Fluid. J Trauma 39(2):375–380

Clarke JR, Trooskin SZ, Doshi PJ, Greenwald L, Mode CJ (2002) Time to laparotomoy for intra-abdominell bleeding from trauma does affect survival for delays up to 90 minutes. J Trauma 52(3):420–425

Cokkinos D, Antypa E, stefanidis K, Tserotas P, Kostaras V, Parlamenti A, Tavernaraki K, Piperopoulos PN (2012) Contrast-enhanced ultrasound for imaging blunt abdominal trauma-indications, description of he technique and imaging review. Ultraschall Med 33(1):60–67

Hoffmann M, Ma OJ, Matteer JR, Blaivas M (2008) Emergency Ultrasound. McGraw Hill, NY (Chapter 5)

Jang T, Kryder G, Sineff S, Naunheim R, Aubin C, Kaji AH (2012) The Technical Errors of Physicians Learning to Perform Focused Assessment With Sonography in Trauma. Academic emergency Medicine 19:98–101

Kendall JL, Hoffenberg SR, Smith RS (2007) History of emergency and critical care ultrasound; the evolution of a new imaging paradigm. Crit Care Medicin 35(5):126–S130

Kirschning T, Brenner F, Stier M, Weber CF, Walcher F (2009) Pre-hospital emergenca sonography of trauma patients. Anästhesist 58(1):51–6

Knudsen L, Sandberg M (2001) Ultrasound in pre-hospital care. Acta Anaesthesiol Scand 55(4):377–378

Lichtenstein D (2010) Whole Body Ultrasonography in the Critically Ill. Springer, Heidelberg

Ma OJ, Mateer JR (1997) Trauma ultrasound examination versus chest radiography in the detection of hematothorax. Ann Emerg Med 29(3):312–5

Moylan J, Newgard CD, Ma OJ, Sabbaj A, Rogers T, Douglass R (2007) Association between a positive ED FAST examination and therapeutic laparotomy in normotensive blunt trauma patients. J Emerg Med 33(3):265–271

Nagarsheth K, Kurek S (2011) Ultrasound Detection od Pneumothorax compared with Chest X-Ray and Computed Tomography Scan. Am Surg 77(4):480–484

Natarajan B, Gupta PK, Cemaj S, Sorenden M, Hatzoudis GI, Forse RA (2010) FAST scan: is it worth doing in hemodynamically stable blunt trauma patinets? J Surgery 148(4):695–700

Nicolau C, Ripolles T (2012) Contrast-enhanced ultrasound in abdominal imaging. Abdom imaging 37(1):1–19

Schellhaas S, Breitkreutz R (2012) Grundsätze der notfallsonographie: Verfahren und klinische Integration. Praxis 101(18):1153–1160

Sisley AC, Rozycki GS, Ballard RB, Namias N, Salomone JP, Feliciano DV (1998) Rapid detection of traumatic effusion using surgeon-performed ultrasonography. J Trauma 44(2):291–296

Soldati G, Testa A, Sher S, Pignataro G, La Sala M, Silveri NG (2008) Occult Traumatic Pneumothorax: Diagnostic Accuracy of Lung Ultrasound in the emergency Department. chest 133(1):204–2011

Valentino M, Ansaloni L, Catena F, Pavlica P, Pinna AD, Barozzi L (2009) Contrast-enhanced ultrasonography in blunt abdominal trauma: considerations after 5 years of experience. Radiol Med 114(7):1080–1089

von Kuenssberg Jehle D, Stiller G, Wagner D (2003) Sensitivity in Detecting Free Intraperitoneal Fluid With the Pelvic Views of the FAST Exam. Am J Emerg Med 21:476–478

Walcher F, Kirschning T, Müller MP, Byhahn C, Stier M, Rüsseler M, Brenner F, Braun J, Marzi I, Breitkreutz R (2010) Accuracy of prehospital focused abdominal sonography for trauma after a-1day hands-on training course. Emerg Med J 27:345–349

Walcher F, Weinlich M, Conrad G, Schweigkofler U, Breitkreutz R, Kirschning T, Marzi I (2006) Prehospital ultrasound imaging improves management of abdominal trauma. British Journal of Surgery 93:238–242

Zhang M, Liu ZH, YangJX, Gan JX, Xu SW, You XD, Jiang GY (2006) Rapid Detection of Pneumothorax by Ultrasonographyin Patients with multiple Trauma. Critical Care 10R112

FEEL

Daniel Kiefl, Armin Seibel, Guido Michels, Raoul Breitkreutz

G. Michels, N. Jaspers (Hrsg.), *Notfallsonographie,*
DOI 10.1007/978-3-642-36979-7_4, © Springer-Verlag Berlin Heidelberg 2014

Durch Integration einer fokussierten Echokardiographie in den Advanced Life Support (ALS) können behandelbare Ursachen des Kreislaufstillstandes nachgewiesen werden. Der trainierte Anwender kann dabei versuchen innerhalb von 10 sec während kurzer Unterbrechungen der Thoraxkompressionen folgende reversible Ursachen erkennen:

- Rechtsherzbelastung als Hinweis auf eine Lungenarterienembolie,
- Perikardtamponade,
- hochgradig eingeschränkte Pumpfunktion,
- Hypovolämie.

4.1 Allgemeine Grundlagen

4.1.1 Einführung

FEEL steht für fokussierte echokardiographische Evaluation bei Life Support und beinhaltet ein umfassendes Konzept mit Ausbildung der Bildgebung während der erweiterten Reanimationsmaßnahmen (ALS) oder bei Patienten im Schock (peri-resuscitation), dem Training von typischen Blickdiagnosen, unter Berücksichtigung der klinischen und pathophysiologischen Ursachen in zeitkritischen Situationen bis hin zur technisch-manuellen Integration der fokussierten Echokardiographie in den ALS (◘ Abb. 4.1).

Durch die zeitlich begrenzte Untersuchungsdauer der bildgebenden Diagnostik konzentriert sich FEEL auf den B-Mode und ggf. M-Mode. Anatomische und funktionelle Messungen erfolgen nicht. Dies unterscheidet FEEL von anderen Echokardiographie-Konzepten (z. B. FATE, focused assessed transthoracic echo). In jedem Fall sind eine Bild- oder Filmdokumentation und ein schriftlicher Befund nach der Versorgung des Patienten erforderlich.

Die aktuellen ERC-Leitlinien von 2010 zur kardiopulmonalen Reanimation weisen auf das Potential der bildgebende Unterstützung bei der Beurteilung der behandelbaren Differenzialdiagnosen in einer Reanimationssituation hin, indem Ultraschall an vielen Stellen als Hilfsmittel genannt wird.

In der Peri-Reanimationsphase müssen immer behandelbare Ursachen des Kreislaufstillstandes differenzialdiagnostisch bedacht werden. Vier dieser 4 „H"s und 4 „T"s, nämlich Hypovolämie, hoch- oder höchstgradig eingeschränkte Pumpfunktion sowie Rechtsherzbelastung (beides „Thrombosis") und Perikardtamponade (◘ Tab. 4.1), können schnell und effektiv mittels einer sonographischen Bildgebung während des ALS aufgedeckt und behandelt werden.

Es zeigt sich, dass eine längere Reanimationsdauer, verbunden mit der Möglichkeit einer weiterführenden Diagnostik und ggf. Intervention, ein verbessertes Outcome zur Folge haben kann.

Um die hohen Anforderungen, die sich in einer Reanimationssituation an die Anwendung von Ultraschall stellen, erfüllen zu können, sollte die fokussierte Echokardiographie in didaktisch hierauf ausgerichteten Kursen erlernt und in Szenarien mit klinischem Kontext trainiert werden.

> **Es gibt mindestens 4 reversible Ursachen des Kreislaufstillstandes, die mittels fokussierter Echokardiographie aufgedeckt werden können.**

4.1.2 Schallkopfwahl, -positionen und Sonoanatomie

Geeignet wäre insbesondere der Sektorschallkopf (Goldstandard). Es können aber auch eine Microkonvex Sonde und notfalls auch ein Abdomenschallkopf verwendet werden. Die Eindringtiefe sollte für die FEEL-Untersuchung als Preset fix auf 20 cm gesetzt werden.

Die im FEEL-Algorhythmus angewendeten Schallkopfpositionen sind hauptsächlich der Subxiphoidalschnitt, die parasternal lange und kurze Achse und weniger gut anwendbar die apikale Schallkopfposition.

Der Patient befindet sich bei der Untersuchung nach dem FEEL-Konzept immer in Rückenlage, da eine Lageveränderung des Patienten während einer Reanimation nicht leitlinienkonform und nicht praktikabel wäre. Hierdurch kann es im Vergleich zur Echokardiographie in Linksseitenlage zu Veränderungen in der Anlotung, Darstellbarkeit und auch der Bildqualität kommen. Daher sollten nur qualitative Aussagen getroffen werden.

Subkostaler Vierkammerblick (lange Achse, wichtigste FEEL-Position)

Die Sonde wird unter dem Processus xiphoideus in einem flachen Winkel mit Schallrichtung nach oben bzw. linke Schulter platziert. Die Sonde sollte dabei mit der Hohlhand umschlossen werden. Es wird die Leber als Schallfenster benutzt.

▪ **Sonoanatomie**

Leber (als „Vorlaufstrecke"), die 4 Herzkammern und die Funktion können dargestellt werden, das Interventrikularseptum (IVS) und weitere Strukturen können beurteilt werden, wie die Mitralklappe und die Trikuspidalklappe.

Mit wenig Übung kann aus dieser Position heraus auch die kurze Achse (Zweikammerblick) durch Rotation der Sonde erreicht werden. Dieser Blick zeigt das Herz dann wie beim parasternalen Kurzachsenblick.

Darstellung der herznahen V. cava inferior: Ebenso kann in diesem Bereich transkostal, transhepatisch die V. cava inferior gut dargestellt werden (transversal oder

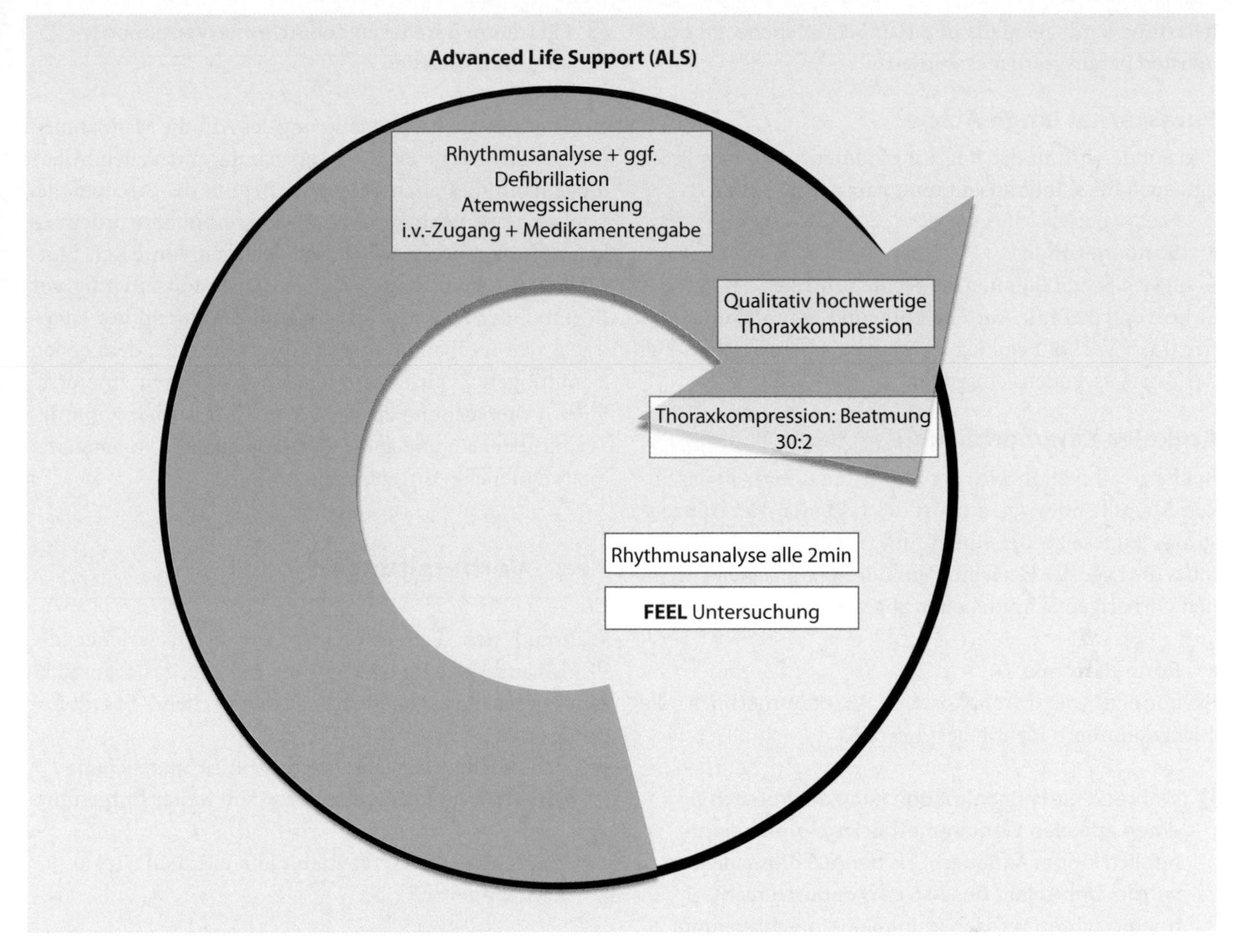

Abb. 4.1 Einbettung des FEEL-Konzeptes in den ALS

Tab. 4.1 Behandelbare Ursachen eines Kreislaufstillstandes

4„H"s	4„T"s
Hypoxie	**Thrombose (kardial oder pulmonal)**
Hypovolämie	Spannungspneumothorax
Hypothermie	**Perikardtamponade**
Hypo-/Hyperkaliämie	Intoxikation

Die fett und kursiv markierten Ursachen sind mittels FEEL-Untersuchung identifizierbar

longitudinal). Dabei wird die respiratorische Variabilität beurteilt (Kollaps bei Hypovolämie oder Stauung bei Herzinsuffizienz). Die Anlotung wird direkt durch lotrechtes Aufsetzen des Schallkopfes erreicht und ist schneller umsetzbar, als das alternative Vorgehen, wo aus der subkostalen langen Achse in die kurze Achse rotiert und gekippt wird.

Parasternal kurze Achse (1. alternative Position, falls subkostal nicht darstellbar)

Der Schallkopf wird im 2. Interkostalraum links parasternal platziert. Aus der parasternal langen Achse gelangt man durch eine 90°-Drehung des Schallkopfes im Uhrzeigersinn in die parasternal kurze Achse.

▪ Sonoanatomie

In der parasternal kurzen Achse kann v. a. der linke Ventrikel und seine Wandabschnitte beurteilt werden. Durch eine Veränderung des Aufsetzwinkels der Sonde kommt es zu unterschiedlichen Schnittbildern in der parasternal kurzen Achse. So kann sich ein Überblick von der Papillarmuskelebene, über die Mitralklappenebene bis in die Aortenklappenebene verschafft werden.

In der parasternal kurzen Achse kann v. a. sehr gut der rechte Ventrikel beurteilt werden (Größe im Verhältnis zum linken Ventrikel). Der rechte Ventrikel sollte deutlich kleiner sein als der linke Ventrikel (Verhältnis RV : LV = 0,6:1). Das D-Sign (paradoxe Septumbewegung) bei Verdacht auf Lungenarterienembolie mit Rechtsherzbelastung kann ebenfalls in dieser Schnittebene am deutlichsten herausgearbeitet werden.

Parasternal lange Achse

Die Sonde wird in der Regel im 2. Interkostalraum links, ggf. auch im 3. Interkostalraum, parasternal platziert.

- **Sonoanatomie**

In diesem Schnitt können der rechte Ventrikel, das IVS, der linke Ventrikel mit Aortenklappe und Mitralklappe und der linke Vorhof begutachtet werden. Ebenso ist ein Teil der Aorta ascendens einsehbar.

Apikaler Kammerblick

Bei Perireanimation wird der Schallkopf unterhalb der linken Mamille oder ggf. am Ort des tastbaren Herzspitzenstoßes aufgesetzt. Bei einem funktionellen Herzstillstand muss die Lage der Herzspitze aus der anatomischen Lage in den vorherigen Schnittebenen abgeschätzt werden.

- **Sonoanatomie**

Es können wie im subkostalen Vierkammerblick alle 4 Herzkammern identifiziert werden.

Während einer Reanimation kann der Versuch einen apikalen Vierkammerblick zu erreichen erheblich länger andauern, als der ALS dies zulassen würde. Der Ablauf des ALS darf dadurch nicht beeinträchtigt werden (minimale Unterbrechung der Thoraxkompressionen).

4.2 Untersuchungsablauf und Integration in den Advanced Life Support (ALS)

4.2.1 Allgemeines

Nach Etablierung eines effektiven ALS (Rhythmusanalyse und ggf. Defibrillation, mindestens 2 min Thoraxkompression, Sicherung der Atemwege, Medikamentenzugang und -gabe) müssen bei Vorliegen eines nicht schockbaren Eigenrhythmuses differenzialdiagnostische Überlegungen hinsichtlich der behandelbaren Ursachen eines Kreislaufstillstandes abgearbeitet werden.

Hierbei steht neben der Anamnese/Fremdanamnese eine bildgebende Technik mittels FEEL-Untersuchung zur Verfügung. Die fokussierte Echokardiographie kann dabei helfen, nach Aufdecken einer behandelbaren Ursache eines Kreislaufstillstandes die geeignete Therapie einzuleiten (z. B. Einsatz der Fibrinolyse bei Zeichen der Lungenarterienembolie oder Perikardpunktion bei relevantem Perikarderguss/-tamponade).

FEEL kann parallel zu den ALS-Interventionen eingesetzt werden.

Es bietet sich an, nach Etablierung des ALS die Maßnahmen für eine integrierte FEEL-Untersuchung einzuleiten. Allerdings kann dies auch bereits zu Beginn des ALS parallel erfolgen, falls noch keine Vitalwerte erhoben wurden. Es kann also zeitlich parallel zum Anlegen von EKG, Blutdruckmanschette und periphere Sauerstoffsättigung vor Beginn einer Herzdruckmassage und während der endotrachealen Intubation oder in Absprache nach dem ersten 2-minütigen Zyklus von Herzdruckmassagen eine erste FEEL-Untersuchung erfolgen. Der Untersucher kann der Teamleader sein und sollte dabei unabhängig von anderen interventionelle Aufgaben sein.

4.2.2 Vorbereitungen

Während des ALS informiert der Arzt, welcher die FEEL-Untersuchung durchführen möchte, das Team über sein Vorgehen und handelt auch entsprechend. Er teilt folgendes mit:

- „Ich möchte als nächstes eine FEEL-Untersuchung durchführen. Die Reanimation soll weiter fortgeführt werden".
- „Ich schalte das Gerät ein und bereite die Echokardiographie vor."

Der Arzt positioniert sich so, dass er direkt nach Beendigung der Thoraxkompressionen eines korrekten CPR-Zyklus mit der FEEL-Untersuchung beginnen kann und stellt die Eindringtiefe (20 cm) am Gerät ein, setzt mit Auftragen von Ultraschallgel ggf. schon während den Herzdruckmassagen die Ultraschallsonde subkostal auf, stellt das Herz ein und adjustiert den Gain für die Bildhelligkeit (◘ Abb. 4.2).

Tipp

Auch bei maschineller CPR (z. B. mittels LUCAS®-System) ist eine orientierende TTE möglich.

4.2.3 Untersuchungsgang

Die FEEL-Untersuchung darf die Thoraxkompression maximal für 10 sec unterbrechen! D. h. der untersuchende Arzt muss in dieser Zeitspanne das Herz identifizieren und den Befund versuchen zu analysieren (◘ Abb. 4.3). Eine Speicherung eines Clips ist günstig, um danach auch während des nächsten Hands-on-Zyklus noch mal eine Befundanalyse durchzuführen.

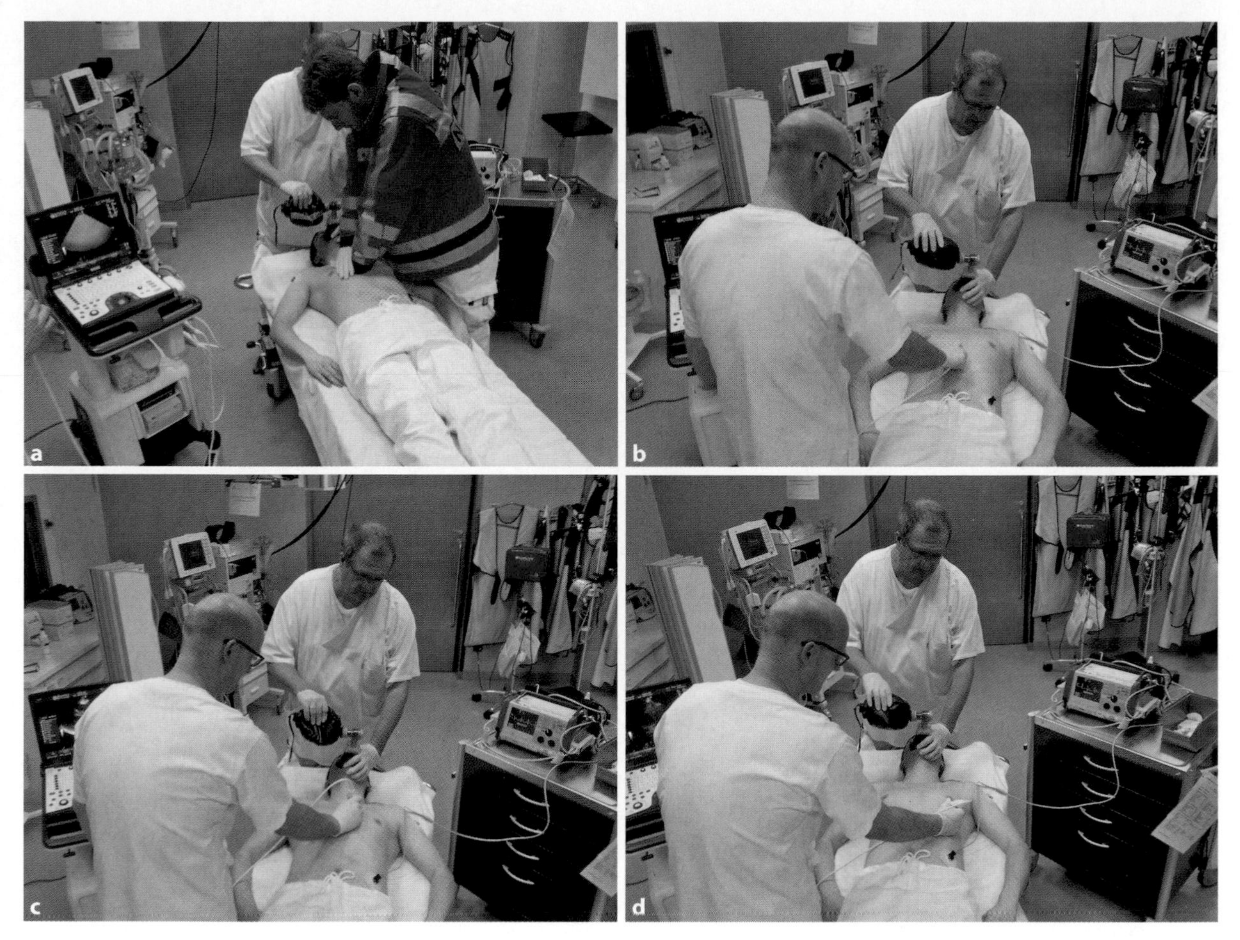

Abb. 4.2 a–d Untersuchungsbilder FEEL

Hat der Untersucher in den ersten 3 sec das Herz nicht eindeutig identifiziert bzw. dargestellt, muss er die Untersuchung abrechen und die Fortführung des ALS beauftragen. Nach den oben genannten Vorbereitungen führt der Arzt die FEEL-Untersuchung in der nächstfolgenden Zeitspanne der Rhythmusanalyse durch. Hierbei zählt er selber oder ein weiteres Teammitglied laut und für alle vernehmlich von 10 auf Null herunter (Dauer 10 sec).

Erste Schallkopfposition ist immer der Subxyphoidalschnitt in Rückenlage. Kann hier das Herz nicht identifiziert bzw. ausreichend dargestellt werden, wird der 1. Untersuchungsgang abgebrochen und die Reanimation fortgesetzt. In einem nachfolgenden Untersuchungsgang in der nächsten Rhythmusanalysezeit wird dann eine Darstellung von parasternal oder von axial durchgeführt.

Kommt der Countdown in die letzte Phase (zwischen 3 und 0 sec), bereitet sich das Team ab „3" zur Wiederaufnahme der Reanimationsmaßnahmen vor, und der FEEL-Untersucher beendet bei „0" die Untersuchung sofort. Die Reanimationsmaßnahmen werden damit ohne Unterbrechungen, die länger als 10 sec andauern, wieder aufgenommen.

Unter laufenden Reanimationsmaßnahmen kann der Untersucher dem Team den Befund und die daraus folgenden Konsequenzen (keine Änderung des Prozederes, Therapieerweiterung bzw. -änderung, Abbruch der Reanimationsmaßnahmen) erläutern. Damit hat der Untersucher in dieser Konzeption die Teamleader-Rolle und für die Bildgebung eine koordinierende Funktion, in der er sich v. a. darauf konzentriert, dass der ALS korrekt durchgeführt wird. Darüber hinaus verzahnt er die technischen Schritte der FEEL-Untersuchung mit dem ALS und dem Team.

4.3 Behandelbare Ursachen eines Kreislaufstillstandes

Eine Diagnostik in einer (Peri-)Reanimationssituation sollte auch immer eine Konsequenz (Therapie) zur Folge haben. Dazu müssen Medikamente und Material-Sets vorgehalten werden.

4

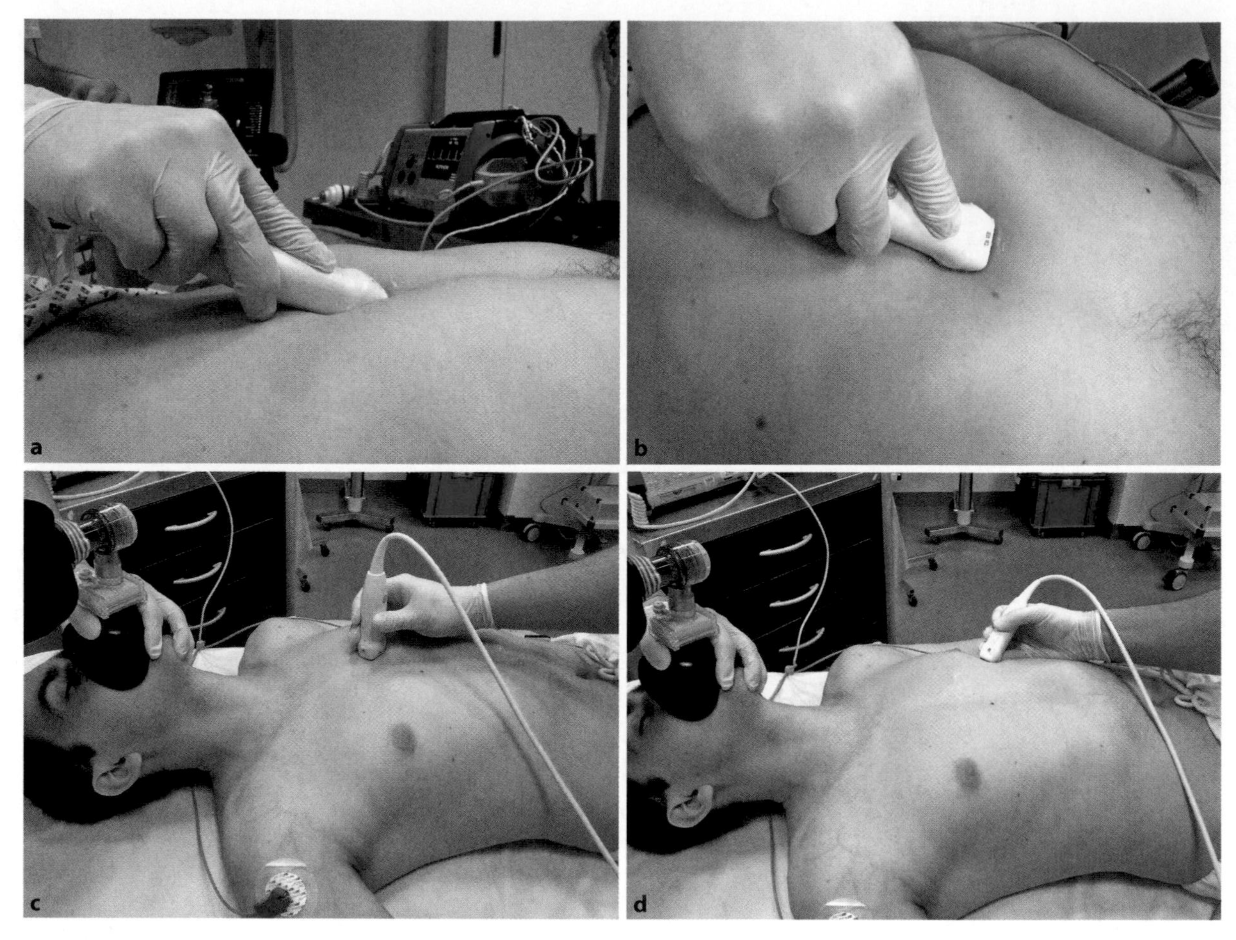

Abb. 4.3 a–d Schallkopfpositionen FEEL

4.3.1 Hypovolämie

Eine ausgeprägte Hypovolämie, welche eine Kreislaufdepression initiiert, kann an unterschiedlichen sonomorphologischen Kriterien diagnostiziert werden (Tab. 4.2):

- Der Durchmesser der V. cava inferior und das Verhalten bei Inspiration (prozentualer Kollaps der V. cava inferior in Bezug zum Ausgangsdurchmesser) lassen Rückschlüsse auf das intravasale Füllungsvolumen zu.
- In Extremfällen kann es auch zu einem angedeuteten Kollaps des rechten oder linken Ventrikels kommen.

Schallkopfposition

- Lotrechter transversaler Querschnitt im oberen mittleren bis rechten Quadranten des Abdomens, um einen Querschnitt der V. cava inferior zu erzeugen.
- Sagitaler Längsschnitt, ca. 1 cm paramedian rechts im oberen mittleren bis rechten Quadranten des Abdomens, um einen Längsschnitt der V. cava inferior zu erzeugen.

Der Querschnitt sieht unspektakulärer aus, ist allerdings für Messungen des Diameters und des prozentualen Kollapses deutlich genauer, da paramediane Anlotungsfehler der Schallkopfposition, die im Längsschnitt entstehen können, ausbleiben.

4.3.2 Perikardtamponade

Perikardtamponaden scheinen deutlich häufiger eine Reanimationssituation zu verursachen, als bisher angenommen (► Kap. 9). Eine Perikardtamponade zu diagnostizieren bedeutet damit allerdings, für die Therapie der Wahl, die Perikardpunktion, ein Set bereitzuhalten und auch für die Anwendung trainiert zu sein (► Kap. 23).

Schallkopfposition

- Subxiphoidaler Vierkammerblick: Der Schallkopf wird subxiphoidal/subkostal quer mit der Markierung nach links aufgesetzt und im 45°-Winkel unter dem Rippenbogen mit sanftem Druck nach kranial geschallt. Hier kann ein Perikarderguss mit einer

Tab. 4.2 Ableitung des ZVD aus sonographischen Befunden (adaptiert nach Nagdev et al. 2010)

V. cava inferior	Prozentualer Kollaps	ZVD (mmHg)
<1,5 cm	>50 %	0–5
1,5–2,5 cm	>50 %	5–10
1,5–2,5 cm	<50 %	10–15
>2,5 cm	Kaum Varianz	15–20

ggf. vorhandenen Komprimierung des rechten und ggf. linken Ventrikels am besten diagnostiziert werden.

- Alternativ prarasternal lange Achse: Schallkopf wird im 2.–3. ICR links parasternal aufgesetzt, mit der Markierung des Schallkopfes zur rechten Schulter zeigend.

4.3.3 Lungenarterienembolie

Eine (sub)akute zentrale Lungenarterienembolie, welche zu einer Kreislaufdepression führt, ist zwangsläufig mit einer akuten Rechtsherzbelastung assoziiert (▶ Kap. 8). Über die Erhöhung der Druckverhältnisse im rechten Herzen kommt es zu einer Beeinträchtigung der Funktionsfähigkeit des linken Herzens. Daher können folgende Phänomene beobachtet und zur Diagnosestellung herangezogen werden:

- Vergrößerte rechte Herzhöhlen (RA und RV),
- D-Sign (inverse Septumbewegung mit Abflachung des Septums in den linken Ventrikel hinein; in der parasternal kurzen Achse „imponiert" ein „D" anstatt der klassischen kreisrunden Form des linken Ventrikels im Querschnitt).

- **Schallkopfposition**
- Subxiphoidaler Vier- oder Zweikammerblick oder parasternal kurze Achse.

Bedeutet auch die Entscheidung für oder gegen eine Lysetherapie zu treffen und das Fibrinolytikum bereit zu halten.

4.4 Qualitative Beurteilung der linksventrikulären Funktion

4.4.1 LV-Pumpfunktion

Es gibt verschiedene Möglichkeiten, die linksventrikuläre Pumpfunktion mit Hilfe der Echokardiographie zu ermitteln (▶ Kap. 6).

In der Perireanimationssituation und unter dem Aspekt des minimalen Zeitverlustes kann eine Beurteilung der LV-Pumpfunktion nur qualitativ mit dem geschulten Auge per Eyeballing geschehen. Diese Beurteilung sollte die Myokarddicke, Wandbewegung und Dickenzunahme des Myokards in der Systole (wenn vorhanden) einschließen.

4.5 Kammerflimmern, PEA und Pseudo-PEA

4.5.1 Kammerflimmern

Wird Kammerflimmern in der oberflächlichen EKG-Ableitung in einer Reanimationssituation detektiert, ist eine umgehende Defibrillation notwendig. Es liegen Fallberichte vor, wo auch bei unklarem EKG eine fokussierte Echokardiographie diese ungeordneten Myokardbewegungen nachweisen kann oder z. B. bei Zittern oder tonisch-klonischem Krampf und „Kammerflimmern" im Oberflächen-EKG FEEL differenzialdiagnostisch Kammerflimmern abgrenzen kann.

4.5.2 Pulslose elektrische Aktivität: echte PEA

Bei der sog. echten PEA ist eine Wandbewegung des Myokards nicht nachweisbar, obwohl regelmäßige Aktivität im Oberflächen-EKG nachweisbar ist.

Eine sog. echte PEA ist mit einer deutlich verschlechterten Prognose hinsichtlich eines primären Überlebens der Reanimation behaftet.

4.5.3 Pulslose elektrische Aktivität: Pseudo-PEA

Bei einer Pseudo-PEA können im Ultraschall geordnete Wandbewegungen nachgewiesen werden. Dies ist insbesondere hilfreich, weil das Tasten des Pulses während der CPR unzuverlässig ist und noch keine invasive Blutdruckmessung etabliert wurde. Dabei kann bei schwachen Wandbewegungen mit gezielter Katecholamingabe therapiert werden bzw. bei guten Wandbewegungen ggf. auch der Versuch einer Unterbrechung von Herzdruckmassagen unternommen werden, falls man Informationen über den aktuellen mittleren arteriellen Druck hat oder diesen abschätzen kann.

Tipp

FEEL eignet sich demnach auch als Monitoring für die Effektivität der CPR.

Literatur

Breitkreutz R, Price S, Steiger HV, Seeger FH, Ilper H, Ackermann H, Rudolph M, Uddin S, Weigand MA, Müller E, Walcher F, Emergency Ultrasound Working Group of the Johann Wolfgang Goethe-University Hospital, Frankfurt am Main (2010) Focused echocardiographic evaluation in life support and peri-resuscitation of emergency patients: a prospective trial. Resuscitation 81(11):1527–33

Breitkreutz R, Walcher F, Seeger FH (2007) Focused echocardiographic evaluation in resuscitation management concept of an advanced life support-conformed algorithm. Crit Care Med 35(5):150–61 (May)

Campo dell' Orto M, Hamm C, Rolf A, Dill T, Seeger FH, Walcher F, Breitkreutz R (2010) Echokardiographie als Wegweiser in der Peri-Reanimation. Der Kardiologe 5:407–424

Querellou E, Meyran D, Petitjean F, Le Dreff P, Maurin O (2009) Ventricular fibrillation diagnosed with trans-thoracic echocardiography. Resuscitation 80(10):1211–3 (Oct)

Nagdev AD, Merchant RC, Tirado-Gonzalez A, Sisson CA, Murphy MC (2010) Emergency department bedside ultrasonographic measurement of the caval index for noninvasive determination of low central venous pressure. Ann Emerg Med 55(3):290–5 (Mar)

Nolan JP, Soar J (2012) Duration of in-hospital resuscitation: when to call time. Lancet 380(9852):1451–3 (Oct 27)

Price S, Ilper H, Uddin S, Steiger HV, Seeger FH, Schellhaas S, Heringer F, Ruesseler M, Ackermann H, Via G, Walcher F, Breitkreutz R (2010) Peri-resuscitation echocardiography: training the novice practitioner. Resuscitation 81(11):1534–9 (Nov)

Notfallsonographie von Herz, Lunge und Pleura

Echokardiographische Standardschnitte

Henrik ten Freyhaus, Volker Rudolph, Guido Michels

G. Michels, N. Jaspers (Hrsg.), *Notfallsonographie*,
DOI 10.1007/978-3-642-36979-7_5, © Springer-Verlag Berlin Heidelberg 2014

Zunächst wird ein Standard-Untersuchungsgang bei der transthorakalen Untersuchung (TTE) dargestellt. Anschließend wird die Durchführung der transösophagealen Echokardiographie (TEE) mit möglichen Schnittebenen und Beispielbildern sowie Indikationen und Kontraindikationen beschrieben. Es ist zu beachten, dass gelegentlich zur besseren Darstellung einer erkannten Pathologie leichte Abweichungen der vorgestellten Schnittebenen erforderlich sein können, die Untersuchung also je nach Befund einen eigenen Verlauf nehmen kann. In jedem Fall sollte eine (je nach Situation) möglichst vollständige Echokardiographie durchgeführt werden, um zusätzlich vorliegende Störungen bzw. sekundäre Veränderungen nicht zu übersehen.
In Kürze wird zudem eine Empfehlung von der Deutschen Gesellschaft für Kardiologie zur Notfallechokardiographie erscheinen, auf welche wir zusätzlich hinweisen möchten.

5.1 Transthorakale Echokardiographie (TTE)

Es folgt zunächst eine kurze Darstellung der gängigen Standardschnittebenen mit entsprechendem Bildmaterial. Links bzw. zentral in den Abbildungen ist jeweils die Schallkopfposition, rechts das entsprechende B-Bild dargestellt (◘ Abb. 5.1, ◘ Abb. 5.2, ◘ Abb. 5.3, ◘ Abb. 5.4, ◘ Abb. 5.5, ◘ Abb. 5.6, ◘ Abb. 5.7). Die unterschiedlichen Höhen der parasternalen kurzen Achse werden, ausgehend von der Darstellung der Aortenklappe (AK), durch Kippen des Schallkopfes in Richtung Herzspitze eingestellt, der Fünfkammerblick, ausgehend vom apikalen Vierkammerblick, durch Kippen des Schallkopfes in Richtung Aortenklappenebene.

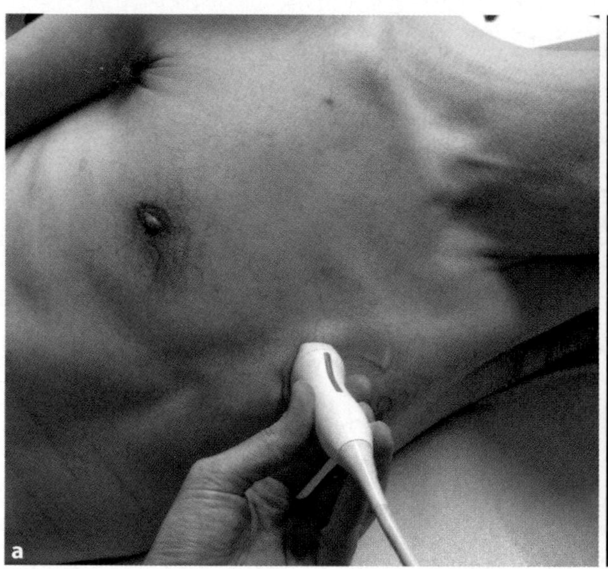

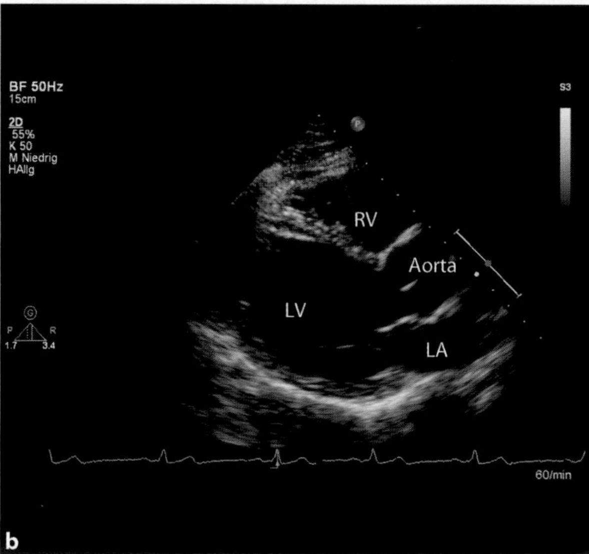

◘ **Abb. 5.1** Parasternale lange Achse (PLAX). **a** Schallkopfposition, **b** B-Bild. RV, rechter Ventrikel; LV, linker Ventrikel; LA, linkes Atrium

5.2 Transösophageale Echokardiographie (TEE)

Die TEE hat sich zu einer weit verfügbaren Methode entwickelt, mit der auch der „Echo-Anfänger" rasch konfrontiert wird. Aufgrund der in der Regel deutlich besseren Schallbedingungen, sowie der insgesamt geringen Komplikationsrate wird diese Untersuchungsmethode auch in der Notfallsituation oder auf der Intensivstation oft eingesetzt. Zumindest grundlegende Kenntnisse der TEE sind aus diesem Grund sehr hilfreich. Im Folgenden werden Durchführung und Standardschnittebenen mit einzelnen Beispielbildern sowie Hauptindikationen und -kontraindikationen kurz erörtert. Eine umfassende Darstellung der TEE würde den hier gesetzten Rahmen sprengen.

5.2.1 Untersuchung

▪ Vorbereitung

Die Anamneseerhebung (auch hinsichtlich der Indikation und potentieller Kontraindikationen, Allergien) und die schriftliche Aufklärung über die Untersuchung sowie potentielle Komplikationen (u. a. Perforation, Herzrhythmusstörungen, Bronchospasmus, Blutung, Aspiration) sollten am Vortag, außer bei einer Notfallsituation, erfolgen. Über die Notwendigkeit der Nahrungskarenz bis zum Nachlassen der Rachenanästhesie (bis etwa 2 h nach der Untersuchung) muss der Patient informiert werden. Am Untersuchungstag selbst ist nach Gabe von Sedativa u. a. keine aktive Teilnahme am Straßenverkehr und keine Bedienung komplizierter Maschinen mehr erlaubt!

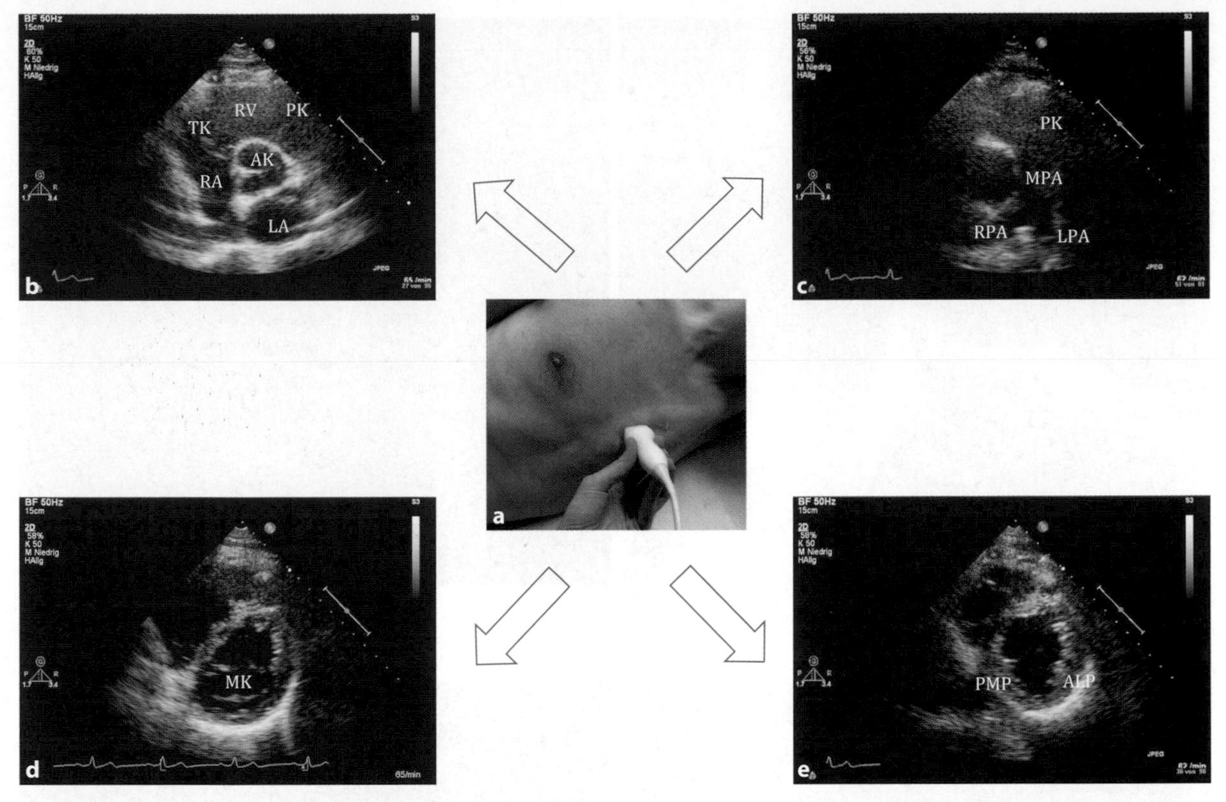

Abb. 5.2 Parasternale kurze Achse (PSAX). **a** Schallkopfposition, **b** Auf Höhe der Aortenklappe (AK), **c** Gekippte PSAX zur Darstellung der Pulmonalklappe (PK), des Pulmonalarterienhauptstamms (MPA) und der Bifurkation in rechte und linke Pulmonalarterie (RPA, LPA), **d** PSAX auf Höhe der (geöffneten) Mitralklappe (MK), **e** PSAX auf Höhe der Papillarmuskeln (anterolateraler und posteromedialer Papillarmuskel, ALP bzw. PMP)

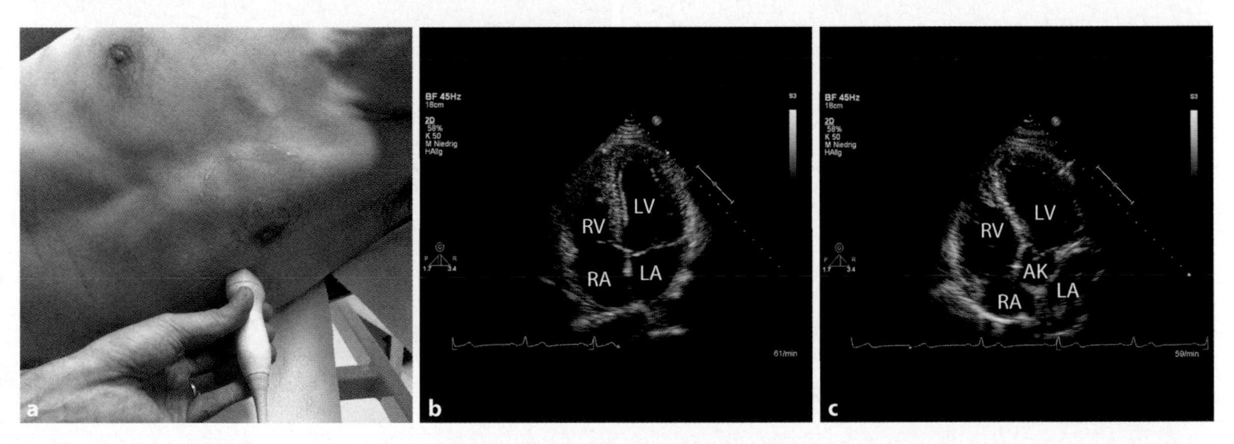

Abb. 5.3 Apikaler Vierkammerblick (AP4). **a** Schallkopfposition, **b** B-Bild, **c** Apikaler Fünfkammerblick (AP5), entstanden durch leichtes Kippen des Schallkopfs ausgehend vom AP4. RV, rechter Ventrikel; LV, linker Ventrikel; LA, linkes Atrium; AK, Aortenklappe

- **Hauptindikationen im Rahmen der Notfalluntersuchung**

Zu den wichtigsten Indikationen zählen:
- Verdacht auf Endokarditis,
- Verdacht auf Aortendissektion,
- Emboliequellensuche vor Kardioversion bzw. bei Zustand nach arterieller Embolie,
- exakte Beurteilung von Klappenprothesen,
- komplexes Vitium mit akutem chirurgischem Handlungsbedarf (z. B. Verdacht auf Sehnenfadenabriss Mitralklappe),
- Verdacht auf interatrialen Shunt bzw. persistierendes Foramen ovale (PFO),
- ggf. bei Verdacht auf (vor allem zentrale) Lungenembolie,
- Verdacht auf Komplikationen nach Myokardinfarkt, die von transthorakal unzureichend darstellbar sind,

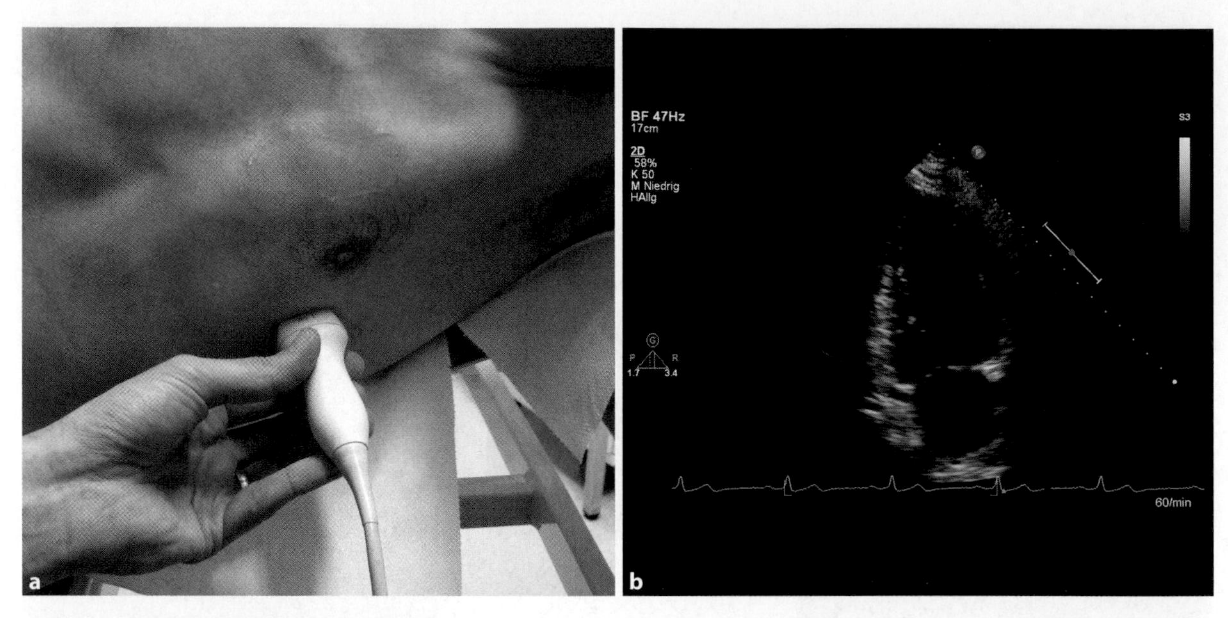

Abb. 5.4 Apikaler Zweikammerblick (AP2). **a** Schallkopfposition. **b** B-Bild

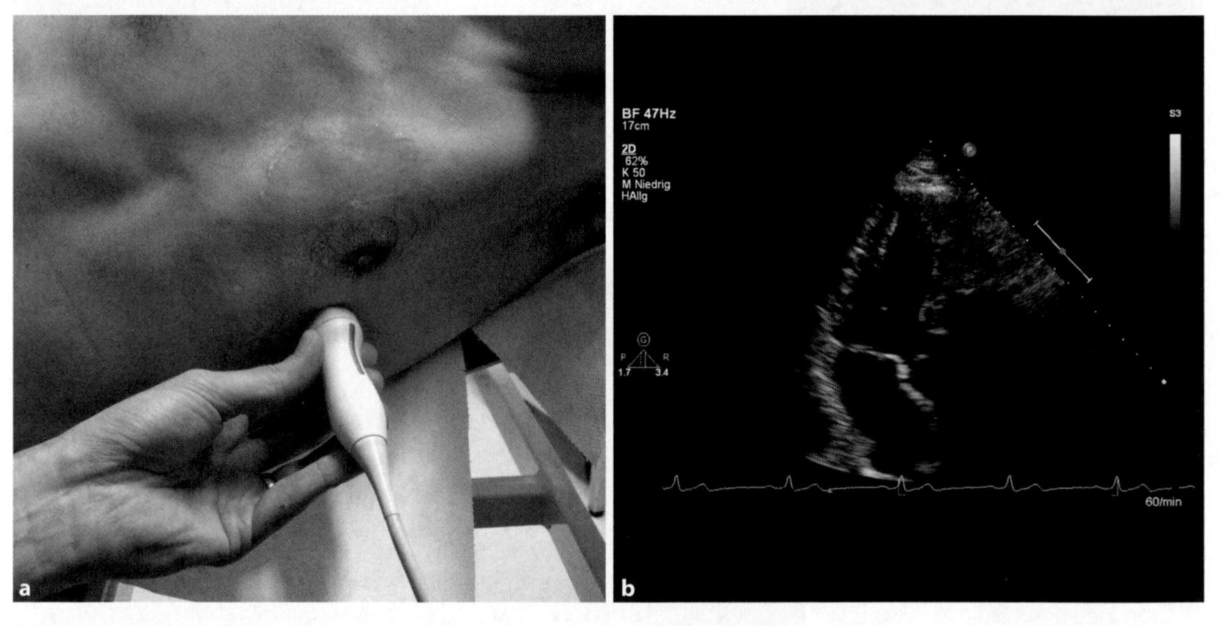

Abb. 5.5 Apikaler Dreikammerblick (AP3). **a** Schallkopfposition. **b** B-Bild

- sowie generell bei transthorakal unzureichenden Schallbedingungen bzw. nicht ausreichender Aussagekraft der Untersuchung.

▪ **Kontraindikationen**

Kontraindikationen der TEE sind

- Ösophagusdivertikel,
- stenosierende ösophageale Prozesse (Tumor, Striktur, etc.), ggf. bei Zustand nach OP in diesem Bereich,
- Ösophagusvarizen (insbesondere bei Zustand nach Blutung, Blutungsgefahr sinkt bei Verwendung von Latexschutzhüllen),
- Schluckstörung, Aspirationsgefahr,
- stark erhöhte Blutungsneigung (TEE prinzipiell auch unter Vollheparinisierung/bei oraler Antikoagulation durchführbar).

Bei unklaren ösophagealen Prozessen sollte vor geplanter TEE eine Ösophagogastroskopie veranlasst werden.

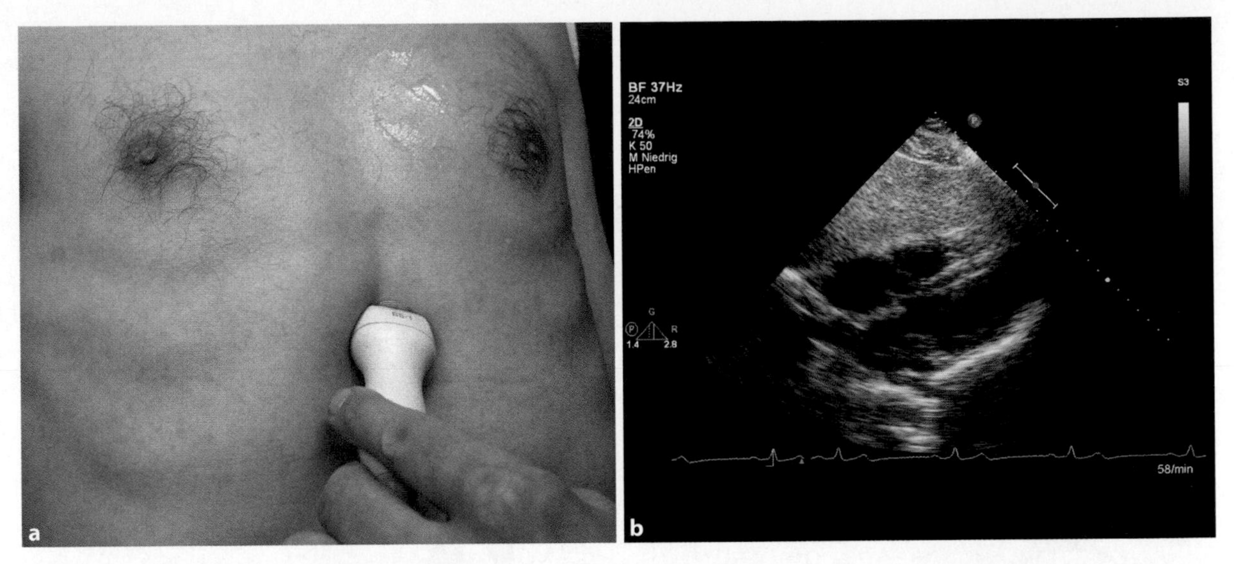

Abb. 5.6 Substernaler Vierkammerblick. **a** Schallkopfposition. **b** B-Bild

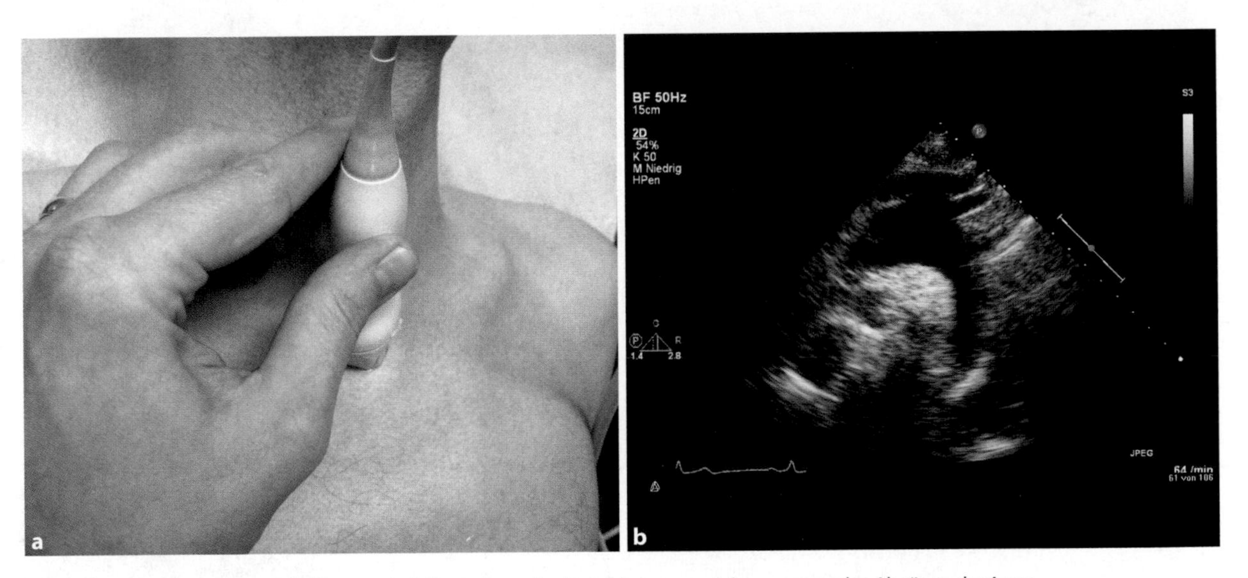

Abb. 5.7 **a** Suprasternales Schallfenster zur **b** Darstellung des Aortenbogens und der supraaortalen Abgänge der Aorta

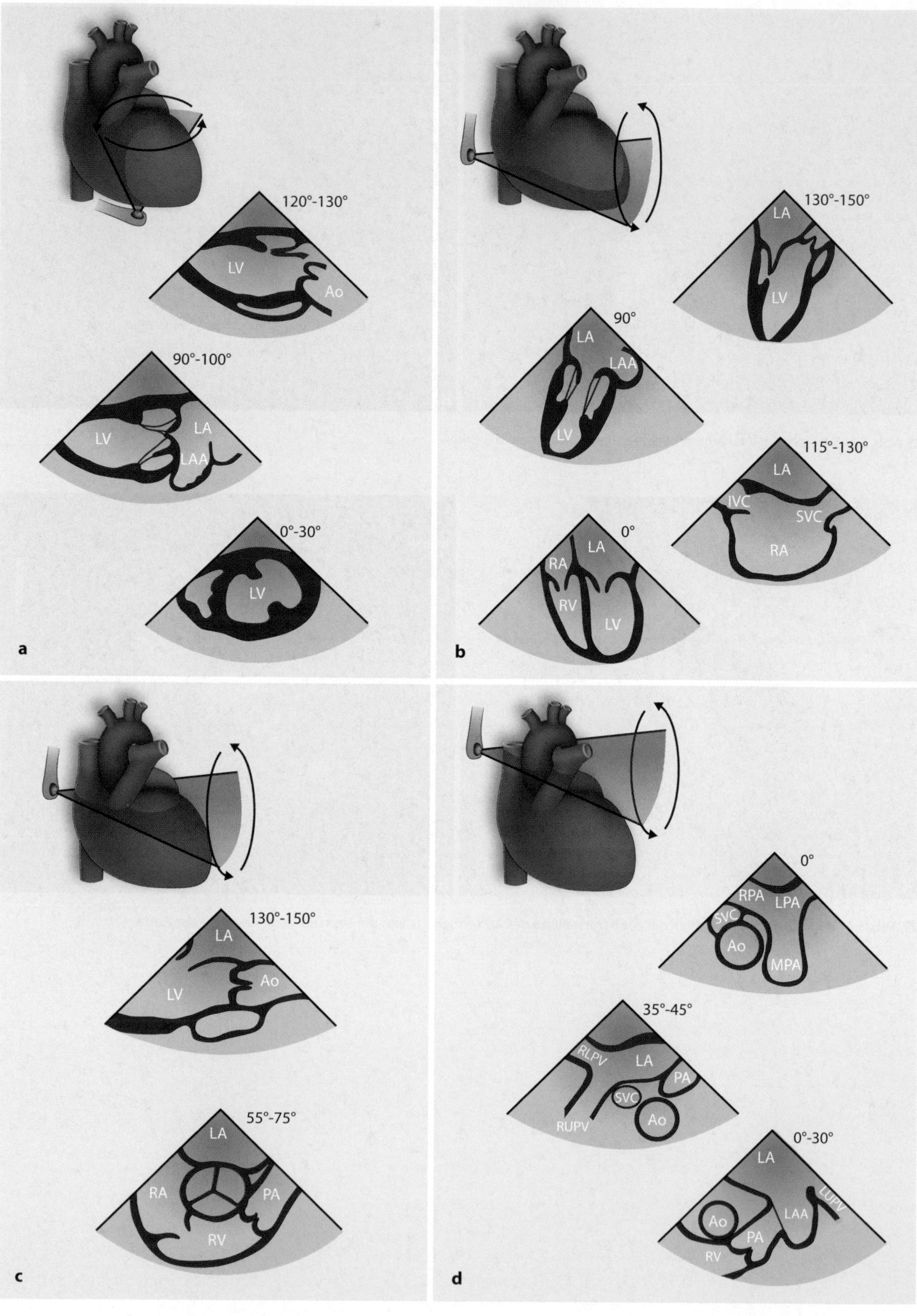

Abb. 5.8 Standardschnittebenen der TEE-Untersuchung

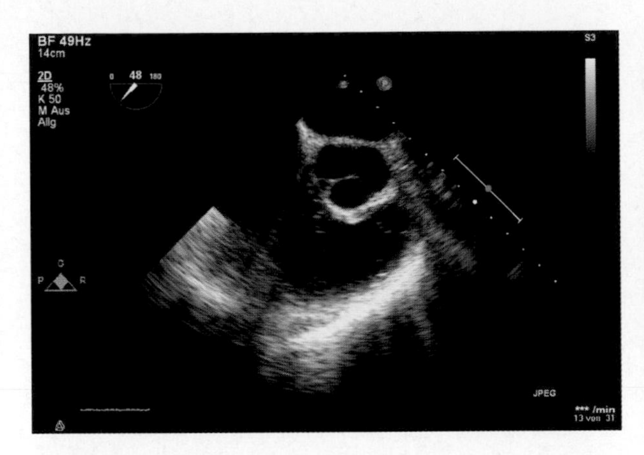

Abb. 5.9 TEE: Kurze Achse der Aortenklappe

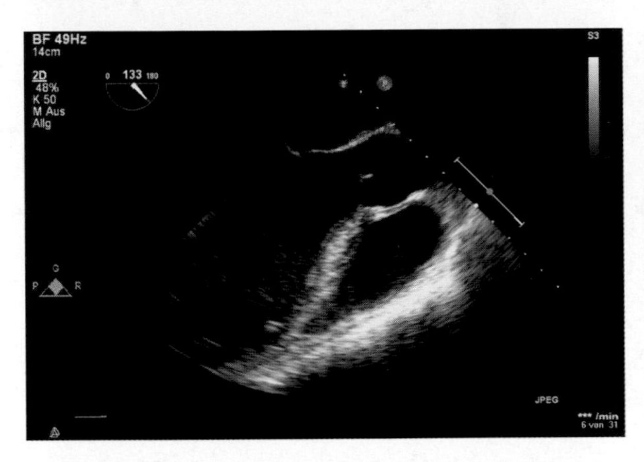

Abb. 5.10 TEE: Lange Achse der Aortenklappe

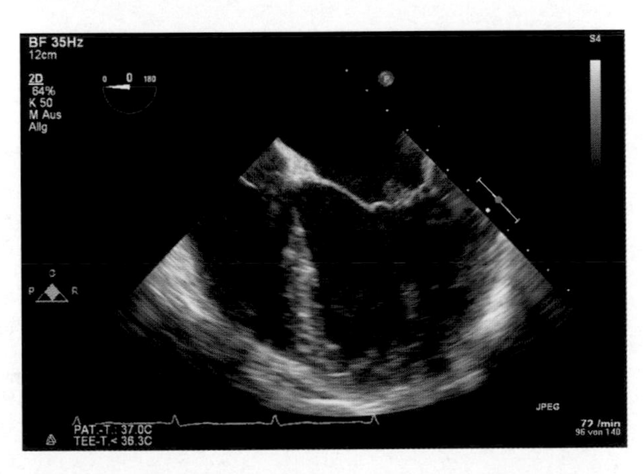

Abb. 5.11 TEE: Vierkammerblick

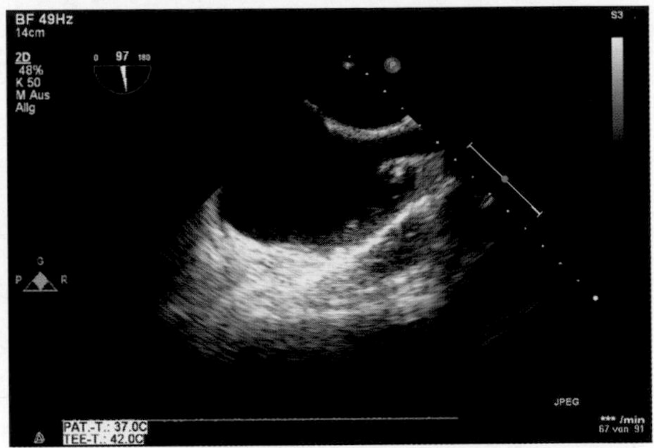

Abb. 5.12 TEE: Bikavaler Blick

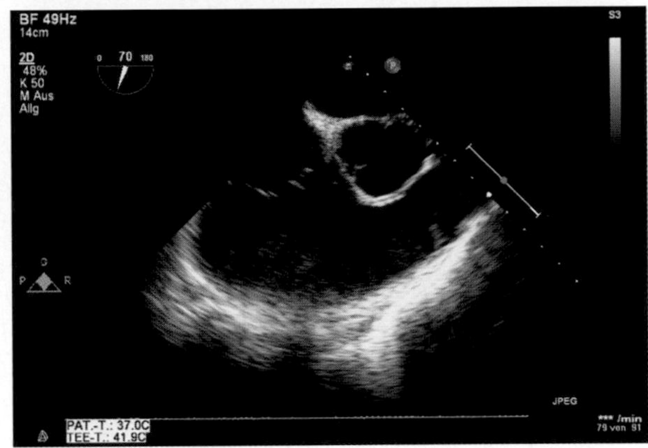

Abb. 5.13 TEE: Kurze Achse, Darstellung Trikuspidalklappe, Pulmonalklappe

- **Verlauf am Untersuchungstag**
  - Nahrungskarenz mindestens 4–6 h,
  - Entfernung von Zahnprothesen,
  - venöser Zugang (für Sedierung, Kontrastmittel, Notfallmedikamente),
  - Lagerung des Patienten möglichst in (Links-)Seitenlage (Speichelfluss), Anteflexion des Kopfes,
  - Überwachung: EKG, S_pO_2, Blutdruck
  - Lokalanästhesie des Rachens, Applikation von Lokalanästhetikum-Gel auf die TEE-Sondenspitze (Cave: Allergien),
  - Beißring zum Schutz der TEE-Sonde,
  - ggf. Gabe eines Sedativums, z. B. Midazolam 2–5 mg i.v. oder Propofol,
  - Ösophagusintubation, dazu Sonde leicht angulieren, ggf. Lateraldeviation blockieren, jedoch nie die Ante-/Retroflexion, vorsichtig vorschieben, ggf. aktiv anteflektieren, um den Ösophagusmund zu passieren.

Zu Standardschnittebenen, Abb. 5.8 (Flachskampf 2011). Zu Beispielbildern für die einzelnen Schnittebenen, Abb. 5.9, Abb. 5.10, Abb. 5.11, Abb. 5.12, Abb. 5.13.

Literatur

Flachskampf FA (2011) Praxis der Echokardiographie, 3. Aufl. Thieme Verlag,

Flachskampf FA et al. (2001) Guidelines from the Working Group. Recommendations for performing transesophageal echocardiography. Eur J Echocardiogr 2(1):8–21

Buck T et al. (2009) Manual zur Indikation und Durchführung der Echokardiographie. Clin Res Cardiol (Suppl. 4):3–51

Linkes Herz

Henrik ten Freyhaus, Guido Michels, Roman Pfister

G. Michels, N. Jaspers (Hrsg.), *Notfallsonographie*,
DOI 10.1007/978-3-642-36979-7_6,

In diesem Kapitel wird auf die Beurteilung der globalen und regionalen systolischen linksventrikulären Funktion (LV-Funktion) sowie kurz auf die diastolische LV-Funktion eingegangen. Zudem werden Klappenvitien des linken Herzens mit ihren echokardiographischen Merkmalen besprochen.

6.1 Beurteilung der systolischen und diastolischen linksventrikulären Funktion (LV-Funktion)

Henrik ten Freyhaus, Guido Michels, Roman Pfister

6.1.1 Systolische LV-Funktion

Der Herzzyklus wird in eine Systole (Anspannung und Auswurf) und in eine Diastole (Entspannung und Füllung) unterteilt (◘ Abb. 6.1). Eine verminderte Herzfunktion kann daher auf eine Einschränkung der systolischen und/oder der diastolischen Funktion zurückgeführt werden. Obwohl in der Notfallsonographie die Beurteilung der linksventrikulären (globalen und regionalen) systolischen Pumpfunktion primär im Vordergrund steht, so kann im Einzelfall die echokardiographische Beurteilung der diastolischen Funktion sinnvoll sein.

Globale systolische LV-Funktion und LV-Größe

Die globale systolische LV-Funktion wird im Wesentlichen durch die linksventrikuläre Ejektions- oder Auswurffraktion (EF) beschrieben. Hier findet in der Regel die modifizierte Volumetrie nach Simpson (mono- oder biplane Scheibchensummationsmethode in der 2D-Echokardiographie) Anwendung. Zur Abschätzung der linksventrikulären Pumpfunktion – insbesondere in Notfallsituationen – ist, einen ausreichend erfahrenen Untersucher vorausgesetzt, die Abschätzung mit bloßem Auge ausreichend (Eyeball- versus Trackball-Methode). Wichtig ist, dass zusätzlich der linke Ventrikel von verschiedenen Anlotpositionen beurteilt wird, um das Vorliegen regionaler Wandbewegungsstörungen (WBST) auszuschließen (► Abschn. 6.1.2, ► Kap. 7). Sollten WBST nachgewiesen werden, muss die EF nach Simpson biplan bestimmt werden (im Vier- und Zweikammerblick). Bei Ausschluss von WBST reicht die monoplane Bestimmung im Vierkammerblick aus. Voraussetzung zur verlässlichen EF-Bestimmung ist die klare Identifizierung der Endokardkontur. Bei schlechten Schallbedingungen kann keinesfalls aus der Bewegung des Perikards auf die LV-Funktion geschlossen werden. Sollte die Schallqualität nicht ausreichend sein, kann unter Berücksichtigung der Kontraindikationen der Einsatz eines Ultraschallkontrastmittels zur LV-Opazifikation (LVO) erfolgen. Abseits der EF-Bestimmung ist natürlich die Größenbestimmung des LV bedeutsam, u. a. da eine chronische Reduktion der systolischen LV-Funktion eine LV-Dilatation nach sich zieht.

Normwerte im Folgenden (nach Lang et al. 2005):

- Die **Ejektionsfraktion (EF)** stellt den wesentlichen Parameter (3-dimensionale Größe) zur Beurteilung der linksventrikulären Funktion dar (EDV, enddiastolisches Volumen; ESV, endsystolisches Volumen):
  $EF = (EDV - ESV)/EDV \times 100\ \%$
  Zu Normwerte und Gradeinteilung, ◘ Abb. 6.2, ◘ Abb. 6.3, ◘ Tab. 6.1. Im Gegensatz zu allen anderen Parametern in diesem Kapitel gelten die angegebenen EF-Grenzwerte für beide Geschlechter.
- **Zirkumferenzielle Verkürzungsfraktion** oder fractional shortening in der parasternalen langen oder kurzen Achse (FS, eindimensionale Größe; FS = 27–45 (♀), FS = 25–43 % (♂); LVEDD, linksventrikulärer enddiastolischer Diameter; LVESD, linksventrikulärer endsystolischer Diameter):
  $FS = (LVEDD - LVESD)/LVEDD \times 100\ \%$
  Anzumerken ist bei dieser Methode, dass vom Kontraktionsverhalten der regionalen Wandabschnitte auf die Funktion des gesamten linken Ventrikels geschlossen wird. Dies ist u. a. bei regionalen WBST nicht zulässig. Die Methode findet heute nur noch selten eine praktische Anwendung.
- **Linksventrikulärer enddiastolischer Diameter (LVEDD),** gemessen in der parasternalen kurzen oder langen Achse (B-Bild oder korrekt eingestellter M-Mode senkrecht zum interventrikulären Septum). Normwerte: <54 mm (♀), <60 mm (♂).
- **EDV** und **ESV** aus der Simpson-Methode sind ebenfalls geeignet zur Beschreibung der LV-Größe. Normwerte:
  - EDV: 56–104 ml (♀), 67–155 ml (♂),
  - ESV: 19–49 ml (♀), 22–58 ml (♂).
- **Diastolische Septumdicke/Dicke der Posterolateralwand** (parasternale lange oder kurze Achse) als Parameter der LV-Muskularisierung bzw. -Hypertrophie, auf die Berechnung der Myokardmasse (meist nach der Devereux-Formel) wird in der Notfallsituation verzichtet.
  Normwerte: 6–9 mm (♀), 6–10 mm (♂).

Regionale systolische LV-Funktion

Zur Beurteilung der regionalen Kontraktilität wird entweder das 16- oder 17-Segmentmodell verwendet. In der Notfallsituation ist allerdings die Berücksichtigung des „apical cap" als Segment 17 bedeutungslos, welches der Vergleichbarkeit mit radiologischen Schnittbildverfahren dient. Es werden insbesondere die 3 apikalen Schnitte, sowie der parasternale Kurzachsen- und ggf. auch Langachsenschnitt

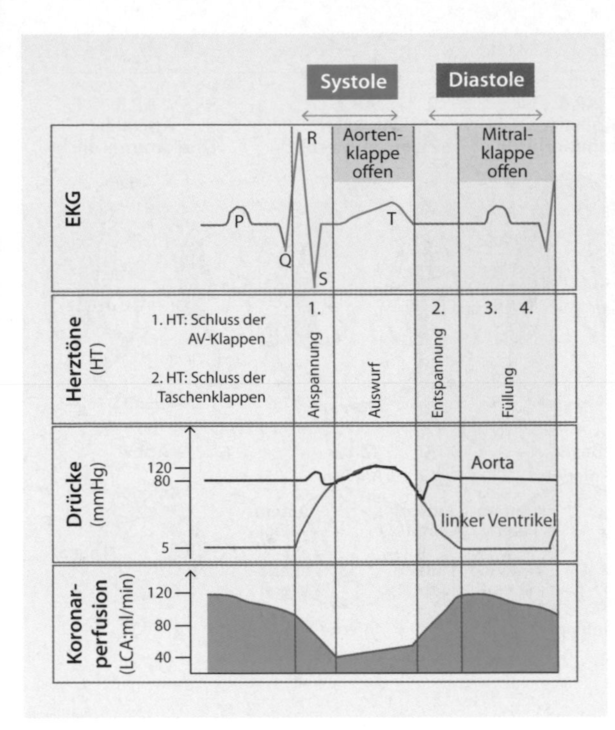

Abb. 6.1 Herzzyklus

LV-EF	LV-EF (%)
Normal	>55
Leicht eingeschränkt	45–54
Mäßig eingeschränkt	30–44
Schwer eingeschränkt	<30

Tab. 6.1 Einteilung der globalen linksventrikulären systolischen Funktion (LV-EF)

berücksichtigt (Abb. 6.4, Lang et al. 2005). Ursache regionaler WBST ist meist eine koronare Herzerkrankung, im Sinne eines akuten Myokardinfarkts oder eines Z. n. Myokardinfarkt (► Kap. 7). Jedoch können auch andere Krankheitsbilder wie beispielsweise eine Myokarditis oder eine dilatative Kardiomyopathie mitunter eine regionale linksventrikuläre Kontraktionsstörung hervorrufen. Die Stressechokardiographie hat eine große Bedeutung bei der Identifikation relevanter Koronarstenosen, ist jedoch in der Regel nicht Bestandteil der Notfalldiagnostik und wird hier nicht näher besprochen.

- **Durchführung**

Die qualitative Beschreibung der segmentalen Bewegung unter Berücksichtigung von systolischer Einwärtsbewegung **und** Wanddickenzunahme führt zur Klassifikation

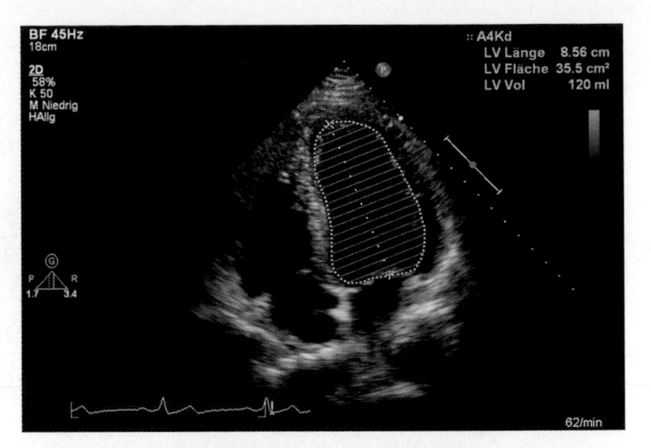

Abb. 6.2 EF-Quantifizierung nach Simpson, diastolische Messung

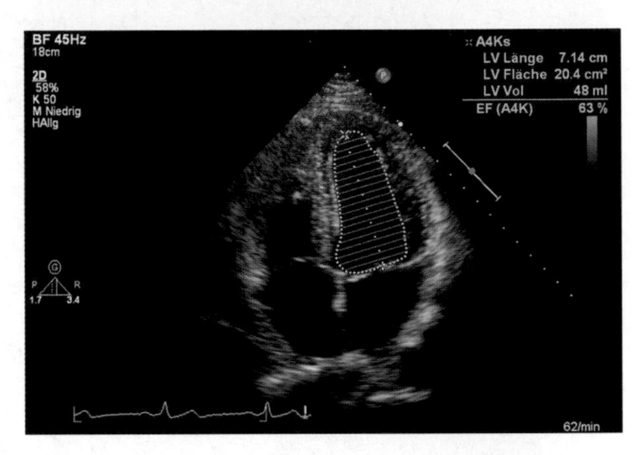

Abb. 6.3 EF-Quantifizierung nach Simpson, systolische Messung

als normo-, hypo-, a-, dyskinetisch oder aneurysmatisch (Abb. 6.5).

Die Positionierung eines Zeigers oder Pfeils im LV-Kavum an der Grenze zwischen basalen 2/3 und apikalem Kavum-Drittel kann zur Beurteilung hilfreich sein. Alle Myokardsegmente sollten sich auf diesen Punkt zubewegen.

Zur Einteilung gemäß 16- oder 17-Segment-Modell und Zuordnung zu einem Koronarterritorium, siehe Abb. 6.4.

6.1.2 Diastolische LV-Funktion

Obwohl die extensive Quantifizierung der diastolischen Funktion in der Notfallsituation nur eine untergeordnete Rolle einnimmt, möchten wir hier kurz darauf eingehen (Tab. 6.2).

Hämodynamisch gesehen führt eine diastolische Dysfunktion zu erhöhten linksatrialen und damit pulmonalkapillären Drucken (gestörte Füllungsphase). Im Rahmen eines hypertensiven Notfalls kann trotz erhaltener systolischer LV-Funktion aufgrund einer vorbestehenden dias-

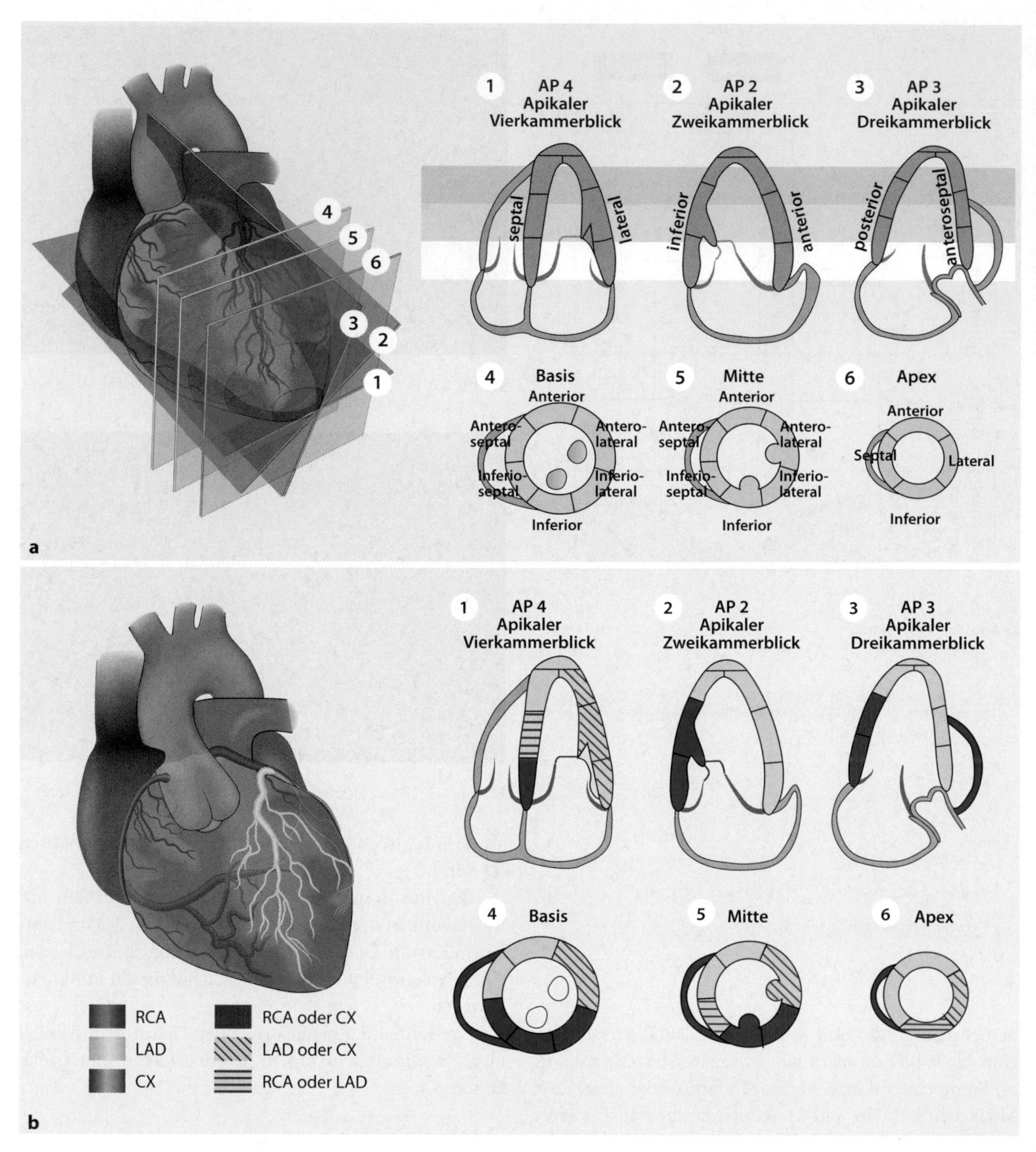

Abb. 6.4 a,b Segmenteinteilung des LV sowie Zuordnung zu Perfusionsterritorien (*AP4* apikaler Vierkammerblick, *AP2* apikaler Zweikammerblick, *AP3* apikaler Dreikammerblick)

tolischen Dysfunktion (heart failure with normal ejection fraction, HFNEF) eine akute Linksherzinsuffizienz mit Lungenödem auftreten. In der Regel ist eine Kombination aus morphologischen Kriterien und sekundären Veränderungen (LA >20 cm^2 bzw. LA-Volumen >28 ml/m^2 Körperoberfläche, apikaler Vierkammerblick, LV-Hypertrophie?, pulmonale Hypertonie?) und (Tissue)-Doppler-Parametern (E/e', e' Geschwindigkeit, E/A, DT, Tab. 6.3) ausreichend. Beispielsweise kann in Abwesenheit einer LA-Dilatation eine chronische Erhöhung des LV-Füllungsdrucks und LA-Drucks und damit eine relevante chronische diastolische Dysfunktion bereits ausgeschlossen werden.

Zu beachten ist, dass die Diagnose HFNEF in den allermeisten klinischen Studien auf dem Vorhandensein typischer Herzinsuffizienzsymptome bei (fast) normaler EF (meist echokardiographisch >50 %) beruhte. Der Großteil

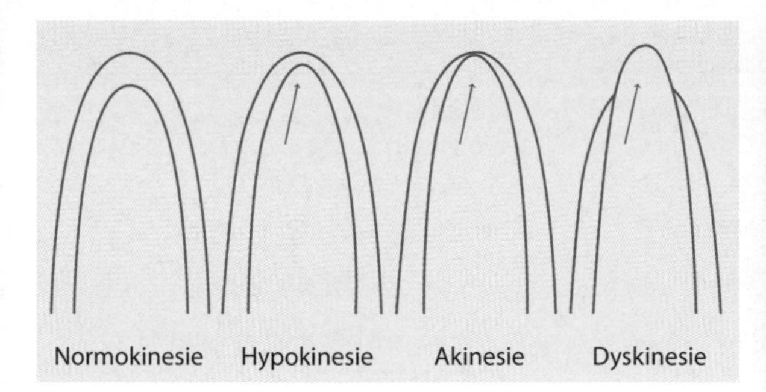

Abb. 6.5 Einteilung regionaler WBST

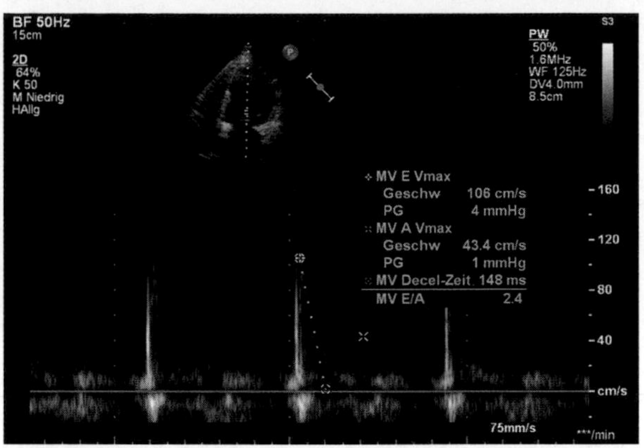

Abb. 6.6 Restriktives Mitraleinstromprofil: Messung von E, A, E/A, Dezelerationszeit der E-Welle, PW-Doppler, apikaler Vierkammerblick

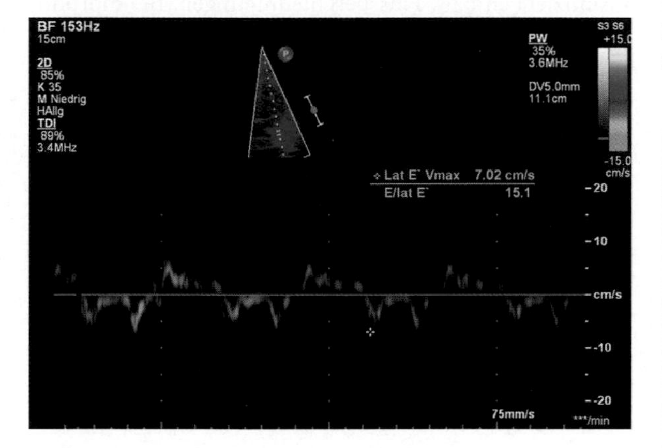

Abb. 6.7 Restriktives Mitraleinstromprofil: Messung von e' des lateralen Mitralklappenannulus und Berechnung von E/e', PW-/Tissue-Doppler, apikaler Vierkammerblick

Tab. 6.2 Echokardiographische Phasen der Diastole

Phase der Diastole	Beschreibung
Phase 1: Entspannung/Relaxation	Isovolumetrische Relaxationszeit (IVRT)
Phase 2: Füllung/Compliance	Schnelle früh-(Early)-diastolische Füllung (E-Welle)
Phase 3: Füllung/Compliance	Diastase (langsame Ventrikelfüllung)
Phase 4: Füllung/Compliance	Atriale Kontraktion (A-Welle)

Tab. 6.3 Wesentliche echokardiographische Parameter der diastolischen Funktion

Parameter	Normalbefund	Stadium I Relaxationsstörung (Cave: Alter, Tachykardie)	Stadium II Pseudonormalisierung	Stadium III Restriktives Füllungsmuster
Mitraleinstrom: **E/A-Verhältnis**	>1	<1	1–1,5	>1,5
Mitraleinstrom: **E-Wellen DT** (ms)	<220	>200	160–200	>160
E/lat e'	<8	<8	8–12	>12
e' (cm/s)	>8	<8	<8	<8

E E-Welle, *A* A-Welle, *DT* Dezelerationszeit der E-Welle, *lat e'* laterale Mitralklappenannulusgeschwindigkeit im PW-/Tissue-Doppler

der Patienten mit HFNEF weist eine arterielle Hypertonie auf, sodass das Zusammentreffen der typischen Klinik einer Herzinsuffizienz mit dem echokardiographischen Nachweis einer relevanten Myokardhypertrophie, einer Dilatation des linken Atriums bei EF >50 % (und Ausschluss anderer infrage kommender Pathologien) die Diagnose HFNEF sehr wahrscheinlich macht.

Zu beachten ist, dass ein eindeutig restriktives Einstromprofil (Abb. 6.6, Abb. 6.7, Tab. 6.3) häufig mit anderen Pathologien, wie z. B. einer hochgradigen Mitralklappeninsuffizienz oder einer relevant eingeschränkten systolischen LV-Funktion assoziiert ist (und prognostisch bedeutsam sein kann).

Tab. 6.4 Grenzwerte bei der Schweregradeinteilung der Aortenklappenstenose

Schweregrad	dP_{mean} (mmHg)	V_{max} (m/s)	AÖF (cm^2)
Mild	<25	<3	>1,5 (>1 cm^2/m^2)
Moderat	25–40	3–4	1–1,5 (0,6–1 cm^2/m^2)
Schwer	>40	>4	<1 (<0,6 cm^2/m^2)

dP_{mean} mittlerer Druckgradient über der Aortenklappe; *V_{max}* maximale Flussgeschwindigkeit; *AÖF* Aortenklappenöffnungsfläche

Eine kurze Anmerkung zum E/A-Verhältnis: Ein E<A ist im Alter über 60 Jahren und bei Tachykardie physiologisch und kann folglich nicht ohne weiteres als Relaxationsstörung gewertet werden. Dies verdeutlicht erneut, dass potentielle sekundäre Veränderungen (LA-Dilatation, pulmonale Hypertonie, etc.) bei der Diagnose einer diastolischen Dysfunktion berücksichtigt werden müssen. In der Tabelle (Tab. 6.3) sind einige wesentliche Parameter angegeben, auf die Möglichkeiten des Pulmonalvenendopplers (PV_s/PV_d-Verhältnis und insbesondere PV_{Ar}-Aduration) kann nicht eingegangen werden.

6.2 Aorten- und Mitralklappe

Henrik ten Freyhaus, Roman Pfister, Guido Michels

Die Beurteilung der Herzklappen ist auch in der Notfallsituation von großer Bedeutung und muss im Kontext der Symptomatik des Patienten erfolgen. Allgemein gilt, dass die echokardiographische Schweregradbeurteilung eines Vitiums nicht allein mit dem Farbdoppler erfolgt. Die zugrundeliegende Pathologie sollte immer zunächst im B-Bild gesucht werden; dann sind beispielsweise im Falle einer Insuffizienz meist vor der Benutzung des Farbdopplers Richtung und Ausdehnung des Jets abschätzbar (Abb. 9.4, Abb. 9.5). Zudem ist die morphologische Beurteilung der entsprechenden Herzklappe mit ihrem Annulus und ggf. Halteapparat zusammen mit weiteren Parametern (z. B. LV-Funktion, LV-Dilatation) entscheidend für das weitere Vorgehen.

Dennoch kann in der Notfallsituation die Zeit für eine umfassende echokardiographische Untersuchung der Klappen des linken Herzens fehlen, sodass nur eine orientierende Echokardiographie möglich ist. Auch dann gilt, dass möglichst viele Anlotpositionen verwendet werden sollten, um morphologische Klappenveränderungen darzustellen. Der Fokus kann hier auf die Detektion „großer" Koaptationsdefekte oder anderer offensichtlicher Ursachen einer Regurgitation, sowie auf eine Klappensklerose, ein Klappen-Doming oder eine eingeschränkte Öffnungsbewegungen gerichtet sein. Dann sollte eine Farbdopplerechokardiographie erfolgen, mit Suche nach (relevanten) Insuffizienzen bzw. Flussbeschleunigungen. Bei morphologischen Hinweisen auf eine Klappenstenose oder unzureichend beurteilbarem B-Bild sollte der CW-Doppler verwendet werden, um eine höhergradige Stenose nicht zu übersehen. Immer sind zudem potentiell bestehende sekundäre Veränderungen zu berücksichtigen (LA-/LV-Dilatation, LV-Funktion, LV-Hypertrophie, etc.). Sollte der Verdacht auf ein „relevantes" Vitium bestehen, muss nach initialer Stabilisierung des Patienten eine umfassende echokardiographische Untersuchung zur genauen Schweregradbeurteilung erfolgen, wie im Folgenden dargestellt (Buck et al. 2009; Lancelloti P et al. 2010).

6.2.1 Aortenklappenstenose

Die Aortenklappenstenose stellt das häufigste Vitium im (höheren) Erwachsenenalter dar. Bei älteren Patienten kann dieses Vitium anhand der typischen Symptomatik – Angina pectoris und/oder Dyspnoe – nicht von einem akuten Koronarsyndrom unterschieden werden, sodass insbesondere bei entsprechendem Auskultationsbefund eine zumindest orientierende transthorakale Echokardiographie unabdingbar ist.

Die Aortenklappenöffnungsfläche beträgt normalerweise 2,5–3,5 cm^2. Eine Klappenöffnungsfläche von <1 cm^2 entspricht in der Regel einer hochgradigen Aortenklappenstenose (Tab. 6.4). Bei Vorliegen einer deutlich eingeschränkten systolischen LV-Funktion kann die Schweregradbeurteilung eine Herausforderung darstellen, da aufgrund der Pumpfunktionsstörung sekundär die Klappenöffnung eingeschränkt sein kann, andererseits die Aortenstenose die Pumpfunktionsstörung bedingen kann. Hier kann abseits der Notfallsituation eine Low-dose-Dobutamin-Stressechokardiographie hilfreich sein.

Im Allgemeinen sollten verschiedene Parameter bei der klinischen Einschätzung des Vitiums berücksichtigt werden, die Klappenöffnungsfläche allein ist nicht ausreichend.

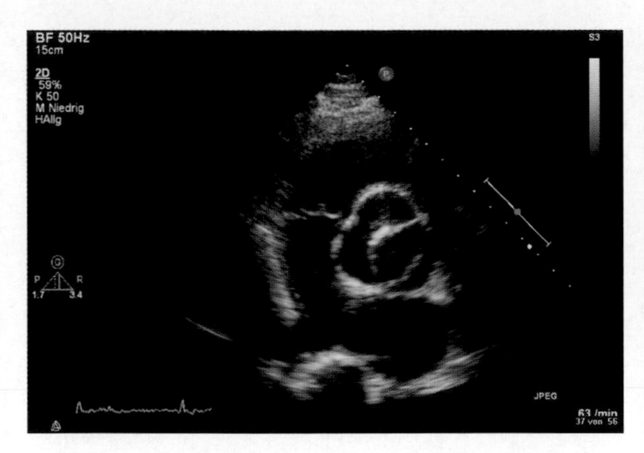

■ **Abb. 6.8** Bikuspide Aortenklappe, parasternale kurze Achse

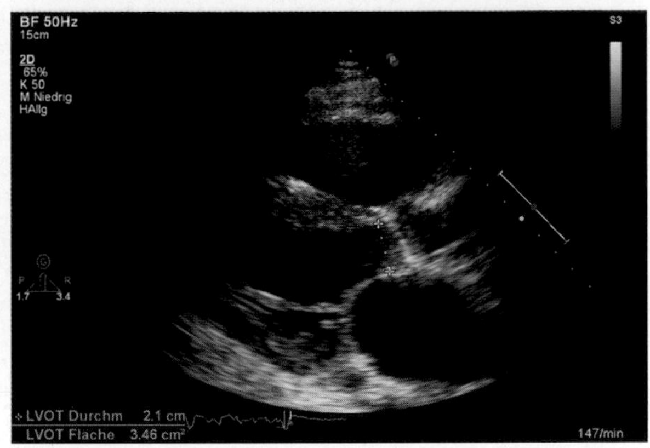

■ **Abb. 6.9** Messung des LVOT-Durchmessers zur Errechnung der LVOT-Fläche

Wichtige **Einflussgrößen** sind:
- Klappenöffnungsfläche,
- mittlerer Druckgradient,
- Maximalgeschwindigkeit,
- morphologische Parameter, insbesondere Kalzifizierungsgrad der Aortenklappe,
- (v. a. globale) systolische LV-Funktion, LV-Größe, Ausmaß der LV-Hypertrophie,
- nicht zuletzt Klinik, Blutdruck, Z. n. Synkope etc.

Ursachen und Einteilung der Aortenklappenstenose
- **Valvulär**: häufig, degenerative Genese (>75 % der Fälle)
- **Kommissuraler Typ:** Pathogenese ausgehend von den Klappenspitzen (postentzündlich)
- **Kuspidaler Typ:** Pathogenese ausgehend von der Klappenbasis (degenerativ)
- **Subvalvulär** (selten): hypertrophisch-obstruktive Kardiomyopathie, subaortale Membran
- **Supravalvulär** (selten): angeboren, z. B. Williams-Beuren-Syndrom, oberhalb des Sinus valvularis mit ins Lumen ragender Leiste, bedingt meist eine hochgradige Einengung

■ Echokardiographie der Aortenklappenstenose

Die Untersuchung umfasst:
- Beurteilung der **Morphologie**: Darstellung einer möglichen bikuspiden Aortenklappe (■ Abb. 6.8, ■ Tab. 6.4), Ausmaß und Lage der Verkalkungen, Doming, d. h. Immobilisation einzelner Segel bei Randverschmelzung, was zur Reduktion der Klappenöffnungsbeweglichkeit führen kann, ggf. poststenotische Dilatation der Aorta ascendens.
- Bestimmung der **Aortenklappenöffnungsfläche (AÖF)** nach der Kontinuitätsgleichung (bevorzugte Methode nach Joint Task force, 2012): $A1 \times V1 = A2 \times V2$, die besagt, dass das Produkt aus Geschwindigkeit und Querschnittsfläche in kommunizierenden Röhren an verschiedenen Orten gleich sein muss. Praktisch wird in der Regel das (genauere) Geschwindigkeits-Zeit Integral (VTI) anstelle der Geschwindigkeit verwendet.
  Für die AÖF gilt dann (AK, Aortenklappe; LVOT, linksventrikulärer Ausflusstrakt):
  LVOT-Fläche (A1) × LVOT-VTI (V1) = AÖF (A2) × AK-VTI (V2)
  Gemessen werden müssen also:
  - LVOT-Durchmesser zur Errechnung der LVOT-Fläche (= $\pi \times$ [LVOT-Durchmesser/2]^2), ■ Abb. 6.9),
  - AK-VTI (■ Abb. 6.10),
  - LVOT-VTI (■ Abb. 6.11),
  - ggf. Indexierung auf Körperoberfläche, insbesondere wenn diese klein ist,
  - Cave: Nicht verwendbar, wenn Strömungsgeschwindigkeit im LVOT nicht vernachlässigbar (z. B. Subaortenstenose, LVOT-Obstruktion) oder bei niedrigen transaortalen Geschwindigkeiten.
- Bestimmung des maximalen und insbesondere des mittleren **Druckgradienten** (■ Abb. 6.12) nach der vereinfachten Bernoulli-Gleichung ($\Delta P = 4 \times v^2$) im CW-Doppler. Die Gradienten sind nicht immer aussagekräftig, z. B. bei einer relevanten Aortenklappeninsuffizienz (Pendelfluss).
- Planimetrie der Aortenklappenöffnungsfläche in der kurzen Achse mittels TEE/TTE. Meist störungsanfällig, da in der Regel starke Verkalkung der Taschenränder. Methode (sogar mittels TEE) selten hilfreich zur Schweregradbeurteilung (Joint Task Force of the ESC und EACTS, 2012). TEE jedoch bei speziellen Fragestellungen indiziert, z. B. vor geplantem kathetergestütztem Klappenersatz (TAVI, dann als 3D-TEE).

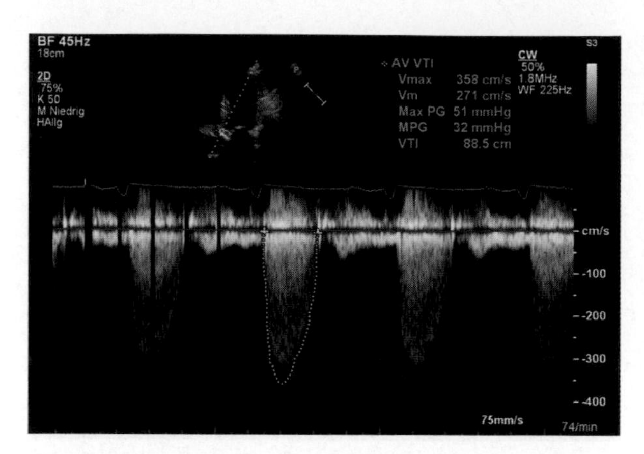

Abb. 6.10 Bestimmung des AK-VTIs und Messung von V_{max}, dP_{max} und dP_{mean}

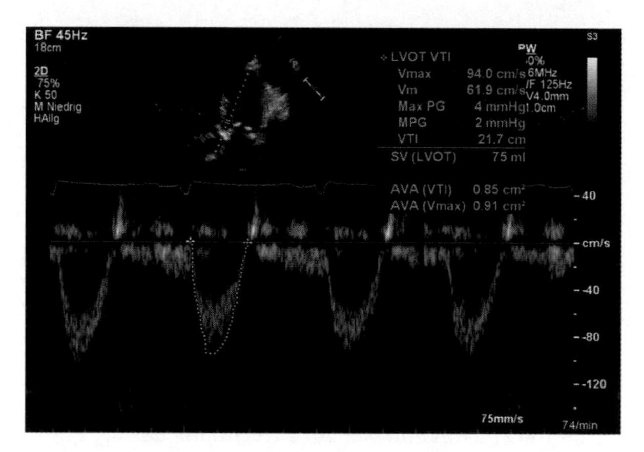

Abb. 6.11 Bestimmung des LVOT-VTIs und von LVOT-V_{max}, Errechnung der AÖF

Im Rahmen der Untersuchung muss die Möglichkeit sekundärer Veränderungen oder „Begleitumstände" immer berücksichtigt werden:

- globale und regionale systolische LV-Funktion,
- Zeichen der linksventrikulären Hypertrophie und der (sekundären) diastolischen Dysfunktion bzw. einer LA-Dilatation,
- (sekundäre) Mitralklappeninsuffizienz,
- pulmonale Hypertonie, rechtes Herz (▶ Kap. 8).

6.2.2 Aortenklappeninsuffizienz

Die akute Aortenklappeninsuffizienz tritt meist in Folge einer aggressiven Endokarditis oder einer Aortendissektion auf und kann eine akute Linksherzinsuffizienz verursachen.

Bei instabilen, nicht transportfähigen Patienten und Verdacht auf eine Aortendissektion sollte umgehend eine TEE veranlasst werden (Abb. 7.5). In der TTE sollte das Vorliegen eines Perikardergusses, insbesondere bei zusätzlich vorliegender Aortenklappeninsuffizienz, unbedingt an diese Differenzialdiagnose denken lassen. Wie bei der Aortenklappenstenose, sind auch bei der Insuffizienz verschiedene Faktoren bei der Schweregradbeurteilung zu berücksichtigen. Hilfreich bei der Diagnose einer hochgradigen Insuffizienz kann das Erfassen eines holodiastolischen Rückstroms in der Aorta descendens sein (suprasternales oder subkostales Schallfenster); zusätzlich ist der Nachweis einer LV-Dilatation bedeutsam. Zudem sollte immer eine ausreichende morphologische Beurteilung der Aortenklappe und der Aorta ascendens erfolgen, um akut vor allem die Ursache der Insuffizienz (z. B. Dissektion oder Dilatation der A. ascendens mit anulärer Dilatation) zu identifizieren und andererseits die Frage zu beantworten, ob eine operative Rekonstruktion möglich ist.

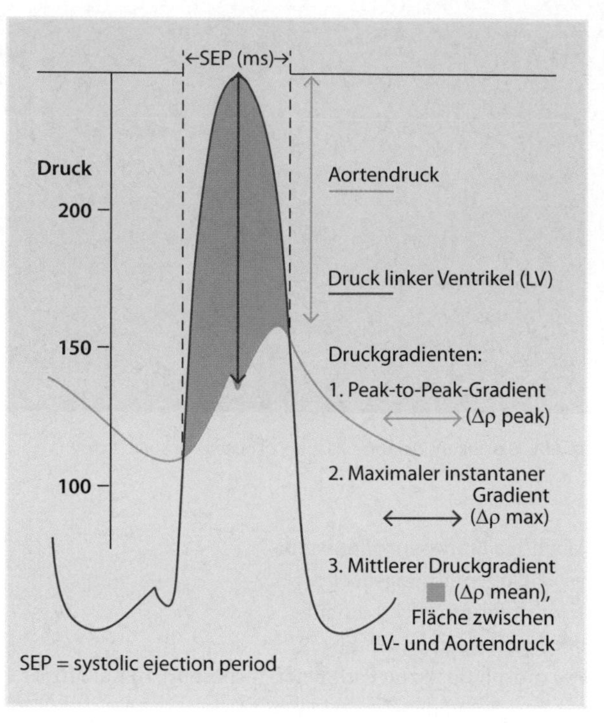

Abb. 6.12 Druckgradienten zur Quantifizierung der Aortenklappenstenose: 1. Maximaler instantaner Druckgradient (dP_{max}): Zwischen linkem Ventrikel und Aorta ascendens während der systolischen Austreibungsphase → höchster „zeitgleich" existierender Druckunterschied zwischen linkem Ventrikel und Aorta in der Systole. Der maximale instantane Gradient liegt immer höher als der invasiv bestimmte Peak-to-Peak Gradient. 2. Peak-to-Peak-Gradient (LV-Ao-Rückzugkurve): „nicht zeitgleich" existenter, jedoch einfach zu bestimmender Gradient durch Subtraktion des systolischen Aortenspitzendrucks vom systolischen Ventrikelspitzendruck. 3. Mittlerer Druckgradient: „Flächenintegral" zwischen linksventrikulärem Druck und Aortendruck über die „gesamte Systole", korreliert mit dem mittleren echokardiographischen Gradienten (dP_{mean})

Tab. 6.5 Grenzwerte bei der Schweregradeinteilung der Aortenklappeninsuffizienz

Schweregrad	Vena contracta (mm)	Druckabfallhalbwertzeit (pressure half time, ms)	Holodiastolischer Rückstrom in der Aorta descendens
Mild	<3	>350 (>500)	
Moderat	3–6	200–350 (500)	
Schwer	>6	<200	EDV >20 cm/s (PW-Doppler), s. Text

EDV end-diastolic velocity

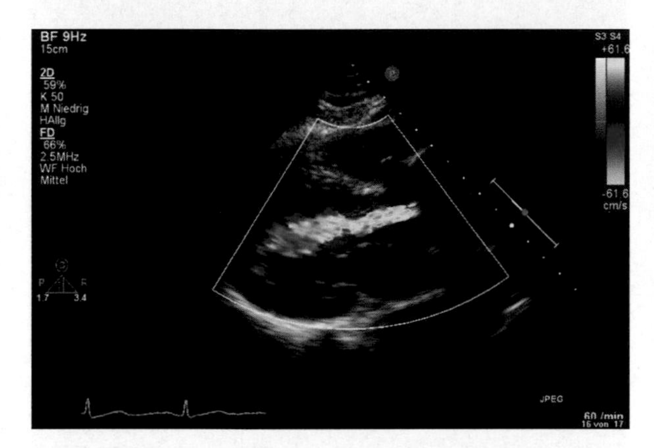

Abb. 6.13 Aortenklappeninsuffizienz, parasternale lange Achse

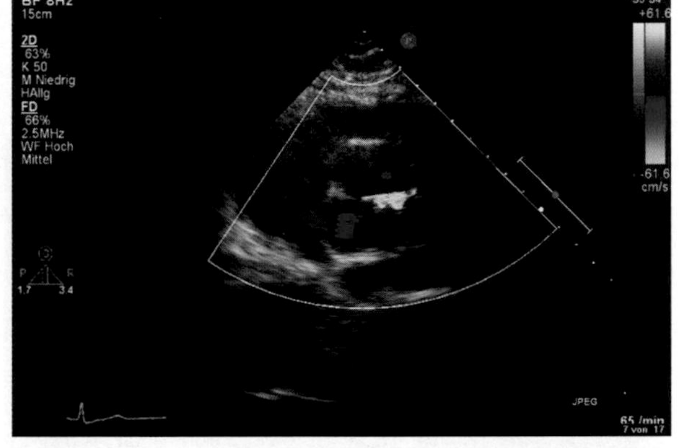

Abb. 6.14 Aortenklappeninsuffizienz, parasternale kurze Achse

Ursachen der Aortenklappeninsuffizienz
- **Akute Form**: bakterielle Endokarditis (Prädisposition: bikuspide Aortenklappe, etc.), Aortendissektion Typ Stanford A, Trauma, paravalvuläres Leck einer Aortenklappenprothese oder Spontanruptur
- **Chronische Form:** degenerativ (dann oft als kombiniertes Vitium), biskuspide Aortenklappe, Marfan-Syndrom, aortoannuläre Ektasie bei Dilatation der Aorta ascendens, rheumatisch, luetisch (Mesaortitis luetica)

Echokardiographie der Aortenklappeninsuffizienz

Die Untersuchung umfasst (Abb. 6.13, Abb. 6.14, Abb. 6.15, Abb. 6.16, Tab. 6.5):
- Beurteilung der **Morphologie:** bikuspide Klappenanlage, Koaptationsdefekt, diastolische Flatterbewegung, Vegetationen, degenerative Veränderungen, Hinweise auf Stenose, Aortendissektion oder Dilatation der Aorta ascendens (>4 cm, unterschiedliche Grenzwerte als OP-Indikation je nach Kollektiv, z. B. bei Marfan-Syndrom, bikuspider Aortenklappe, familiärer Disposition für Aortendissektion, je nach Ausmaß der Größenzunahme/Jahr, etc.), reversed doming des anterioren Mitralsegels infolge des Aorteninsuffizienz-Jets, frühzeitiger diastolischer Schluss der Mitralklappe.
- V. contracta (minimaler proximaler Jetdurchmesser des Regurgitationsjets).
- Bestimmung der **Druckabfallhalbwertzeit** (pressure half time, PHT) durch Anlegen einer Tangente an das Regurgitations-Jetprofil im CW-Doppler.
- **Qualitative Kriterien:** dichtes Regurgitationssignal im CW-Doppler, große proximale Konvergenzzone, großer Regurgitationsjet im Farbdoppler, diastolische Flatterbewegung der Aortenklappe sprechen für relevante Insuffizienz.
- Holodiastolische Flussumkehr in der Aorta descendens als Zeichen der schweren Insuffizienz (PW-Doppler, EDV [end-diastolic velocity] >20 cm/s).
- TEE: bei akuter Insuffizienz zum sofortigen Nachweis/Ausschluss einer Aortendissektion und endokarditischer Läsionen(!).

Entscheidend ist die zusätzliche Beurteilung auch der folgenden Parameter:
- (v. a. globale) systolische LV-Funktion, systolischer und diastolischer LV-Diameter,
- Weite der Aortenwurzel und der Aorta ascendens (Maximaldiameter von Annulus, Aortensinus, sinutubulär, Aorta ascendens).

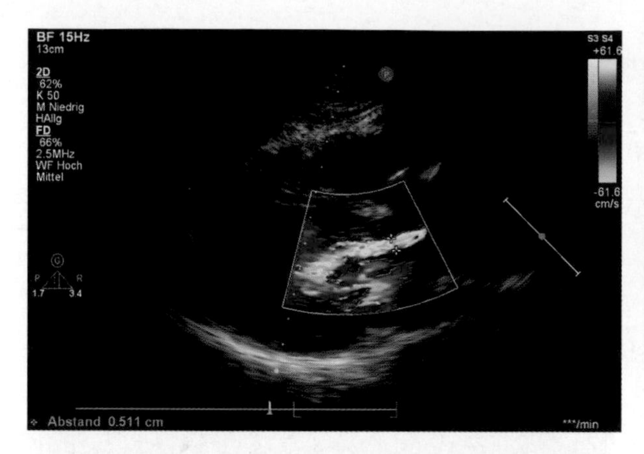

■ **Abb. 6.15** Aortenklappeninsuffizienz, V. contracta, parasternale lange Achse

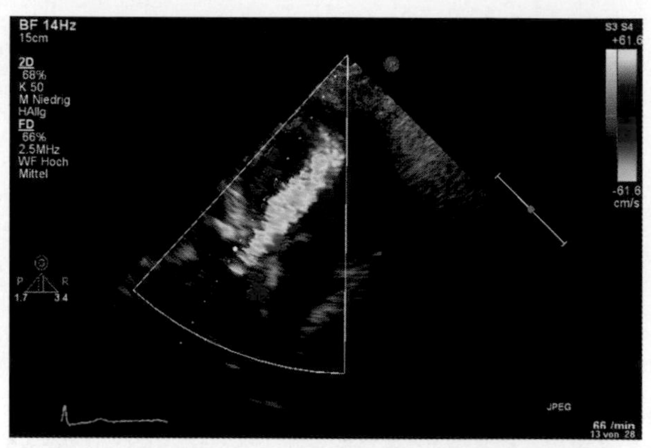

■ **Abb. 6.16** Aortenklappeninsuffizienz, apikaler Fünfkammerblick

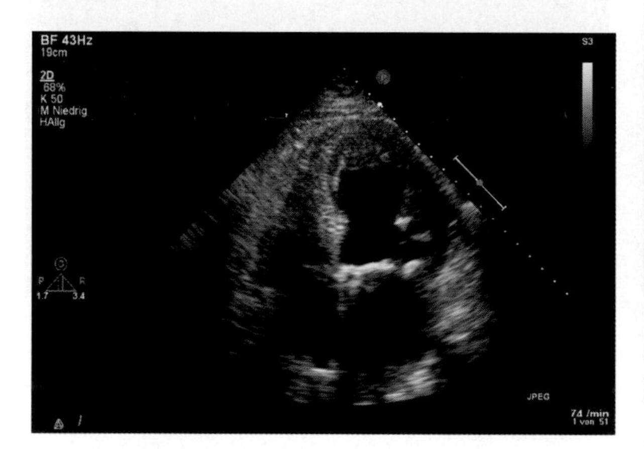

■ **Abb. 6.17** Mitralklappenstenose, apikaler Vierkammerblick

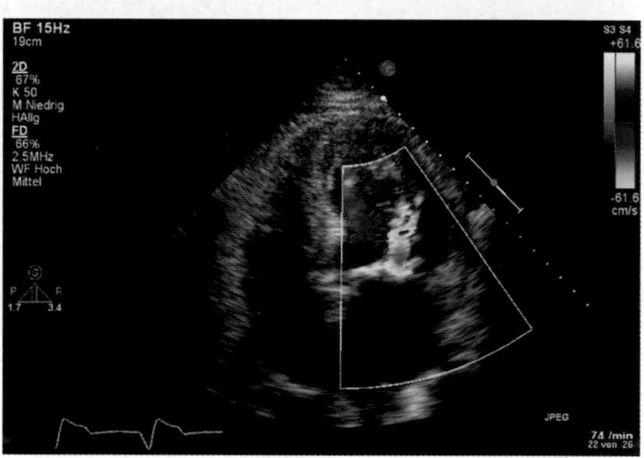

■ **Abb. 6.18** Mitralklappenstenose, Farbdoppler, apikaler Vierkammerblick

6.2.3 Mitralklappenstenose

Häufigste Ursache der Mitralklappenstenose ist ein rheumatisches Fieber, welches aufgrund des leitliniengerechten Einsatzes von Antibiotika eine abnehmende Inzidenz in industrialisierten Regionen aufweist. Dennoch handelt es sich um ein weltweit gesehen häufiges Vitium, welches oft mit einer jahrelangen Beschwerdefreiheit einhergeht, bevor belastungsabhängige Beschwerden auftreten. In der Regel handelt es sich um ein kombiniertes Vitium mit begleitender Insuffizienz.

Echokardiographisch ist die Messung der Klappenöffnungsfläche mittels Planimetrie die Methode der Wahl. Diese Methode kann jedoch bei eingeschränkten Schallbedingungen oder starker Verkalkung der Klappenränder an ihre Grenzen stoßen. Aus diesem Grund sollten in die klinische Entscheidung immer mehrere Verfahren zur Schweregradbestimmung, die Klappenmorphologie, (sekundäre) Veränderungen (z. B. pulmonale Hypertonie, Rechtsherzdilatation), das Vorhandensein von Begleitvitien und nicht zuletzt die Klinik des Patienten einfließen.

Ursachen der Mitralklappenstenose

- (Fast immer) Zustand nach rheumatischem Fieber
- Sekundär bei Zustand nach Klappenintervention (interventionell oder chirurgisch, z. B. nach Mitralklappenrekonstruktion)
- Selten angeboren (z. B. Parachute-Mitralklappe bei singulärem Papillarmuskel)

Echokardiographie der Mitralklappenstenose

Die Untersuchung umfasst:

- Beurteilung der **Morphologie** (■ Abb. 6.17, ■ Abb. 6.18, ■ Abb. 6.19, ■ Abb. 6.20, ■ Tab. 6.6): Doming der Segel, Fusion der Kommissuren, Chordae, Verlagerung der Papillarmuskeln (z. B. bei hypertropher Kardiomyopathie), Vegetation oder Raumforderung mit Behinderung des transmitralen Einstroms (z. B. Myxom, ■ Abb. 9.7).
- Die **Planimetrie** in der kurzen Achse (in der Regel TTE, ggf. TEE) ist die Methode der Wahl zur Bestimmung der Klappenöffnungsfläche (ausreichende

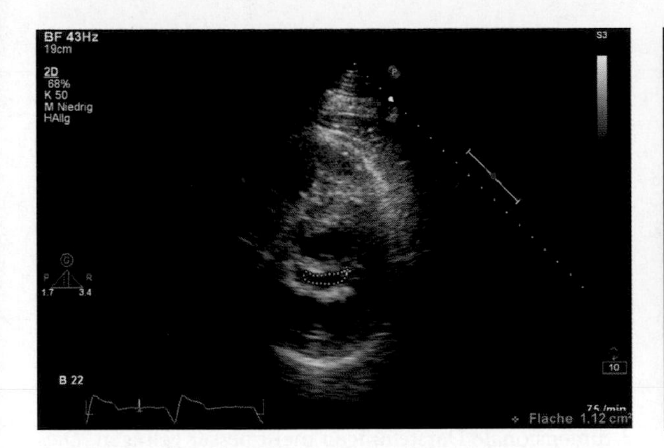

Abb. 6.19 Mitralklappenstenose, Planimetrie in der parasternalen kurzen Achse

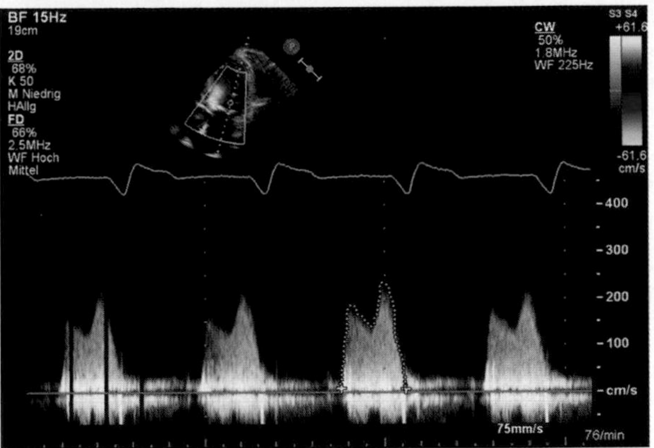

Abb. 6.20 Mitralklappenstenose, CW-Doppler, apikaler Vierkammerblick

Tab. 6.6 Grenzwerte bei der Schweregradeinteilung der Mitralklappenstenose

Schweregrad	MÖF (cm^2)	dP_{mean} (mmHg)
Mild	>1,5	<5
Moderat	1–1,5	5–10
Schwer	<1	>10

dP_{mean} mittlerer Druckgradient; *MÖF* Mitralöffnungsfläche

Schallbedingungen vorausgesetzt), Abb. 6.19. Sehr hilfreich ist es, zunächst in der parasternalen langen Achse die Klappenseparation an der engsten Stelle zu messen und dann in der kurzen Achse exakt diese Stelle aufzusuchen (Cave: nachmessen, sonst ggf. Überschätzung der Öffnungsfläche).

- CW-Doppler: Bestimmung des **mittleren Druckgradienten** (dP_{mean}, Abb. 6.20), ggf. Anwendung der Kontinuitätsgleichung analog zur Aortenklappenstenose bei Unklarheiten (Cave: Geschwindigkeiten/errechnete Gradienten im CW-Doppler und damit auch das Ergebnis der Kontinuitätsgleichung sind stark herzfrequenz- und flussabhängig, deswegen stark erschwerte Anwendung bei Vorhofflimmern). Praktische Empfehlung: Entweder Mittelwert verschiedener Schläge bilden, oder alternativ einen Schlag mit Herzfrequenz um 75/min verwenden.
- Berechnung der **Mitralöffnungsfläche (MÖF)** anhand der pressure half time (PHT) im CW-Doppler (Tangente an die absteigende E-Welle legen) → MÖF (cm^2) =220/PHT. Die Methode neigt zur Überschätzung der Öffnungsfläche, also Unterschätzung des Schweregrads, wenn aber die PHT >220 ms ist, so besteht stets eine Öffnungsfläche <1 cm^2.
- M-Mode in der parasternalen langen Achse: Das typische diastolische M-Muster des vorderen Mitralsegels ist aufgehoben, das posteriore Mitralsegel bewegt sich in der Regel gleichsinnig (also kein W-Muster).

Zusätzlich Berücksichtigung der folgenden Parameter:

- LA-Größe (ggf. „giant left atrium" = extreme LA-Dilatation),
- Vorliegen einer pulmonalen Hypertonie,
- Rechtsherzfunktion, -größe, Vorliegen einer relevanten Trikuspidalklappeninsuffizienz,
- LV-Funktion und -Größe (typischerweise kleiner linker Ventrikel durch unzureichende Füllung),
- Vorliegen eines zusätzlichen weiteren Vitiums (z. B. gehäuftes Auftreten einer begleitenden Aortenklappenstenose, jedoch auch rechtskardialer Vitien).

6.2.4 Mitralklappeninsuffizienz

Anhand des Verlaufs wird eine akute von einer chronischen Mitralklappeninsuffizienz unterschieden:

- Eine **akute** Insuffizienz, oft mit der Folge eines Lungenödems, tritt meist im Rahmen einer aggressiven Endokarditis, eines Papillarmuskelabrisses bei Zustand nach Myokardinfarkt oder durch Sehnenfadenabriss bei vorbestehenden degenerativen oder angeborenen Klappenveränderungen (z. B. Mitralklap-

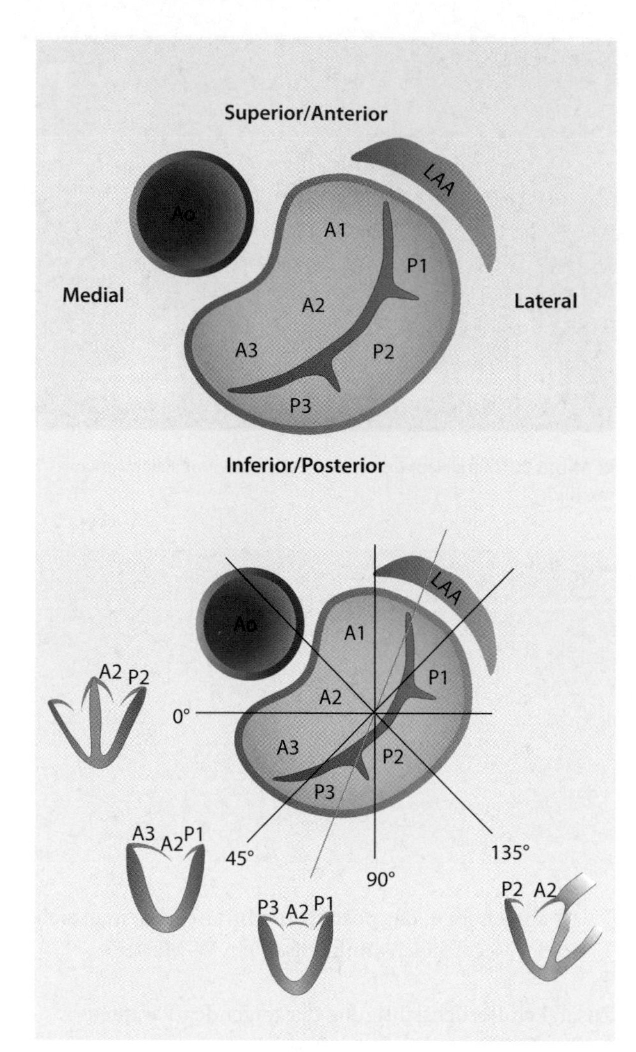

Abb. 6.21 Anatomie der Mitralklappe und Schnittebenen im TEE

penprolaps-Syndrom, Morbus Barlow) auf. In einem solchen Fall ist eine dringliche Echokardiographie, bei unklarem TTE-Befund (oder präoperativ) immer als TEE, indiziert.

- Bei **chronischen** Verläufen kann eine sekundäre, „relative" oder „funktionelle" Form von primären Veränderungen der Klappensegel und/oder -chordae unterschieden werden. Bei der sekundären Form liegt eine Veränderung in der Regel der Architektur des linken Ventrikels vor (u. a. dilatative Kardiomyopathie, Zustand nach Myokardinfarkt mit linksventrikulärem Remodeling und „ischämischer" Mitralklappeninsuffizienz). Folge kann eine direkte Dilatation des Klappenrings oder eine Verlagerung der Papillarmuskeln sein, die eine Restriktion eines Segels oder Segelanteils verursachen kann, mit systolischer Domstellung der Segel und unzureichender Koaptationsfläche.

Aufgrund der Vielzahl möglicher Ursachen der Mitralklappeninsuffizienz ist die exakte echokardiographische Beschreibung der zugrundeliegenden Pathologie (v. a. Klappenmorphologie, linker Ventrikel) von entscheidender Bedeutung für das weitere Vorgehen. Dies ist auch hinsichtlich der Schweregradbeurteilung von Bedeutung, da z. B. für die PISA-Methode (s. u.) unterschiedliche Grenzwerte zur Diagnose einer hochgradigen Insuffizienz angegeben werden (beruhend auf Daten zur Prognose). Die TEE hat einen hohen Stellenwert bei der Beurteilung der Mitralklappe, da die (2D)-Schallbedingungen in der Regel deutlich besser sind als im TTE und aus diesem Grund 3-dimensionale Darstellungen meist besser gelingen. Dies ist insbesondere wichtig, wenn eine Klappenrekonstruktion oder ein interventionelles Vorgehen (z. B. MitraClip) angestrebt wird. Allerdings kann oft bereits im TTE eine eindeutige Diagnose gestellt werden, was das Ziel dieser Untersuchung sein muss. Zur Schweregradbeurteilung ist die Integration verschiedener Parameter entscheidend, die Diagnose „hochgradige Mitralklappeninsuffizienz" sollte nie nur auf einem Messwert (also z. B. nur V. contracta oder nur EROA [effective regurgitation orifice area]) beruhen.

Ursachen der Mitralklappeninsuffizienz

- **Akut:** Papillarmuskelruptur, infektiöse Endokarditis, Sehnenfadenabriss, Trauma, Prothesendehiszenz (bei entsprechender Klinik starker Hinweis auf eine Endokarditis)
- **Chronisch:** Mitralklappenprolaps-Syndrom (idiopathisch, bei Marfan-Syndrom etc.), degenerativ, Chordaruptur, rheumatisch (dann meist kombiniertes Vitium)
- Relativ bzw. **sekundär**: ischämisch, linksventrikuläre Dilatation

Echokardiographie der Mitralklappeninsuffizienz

Die Untersuchung umfasst:

- Beurteilung der **Morphologie**: Exakte Beurteilung des anterioren und des posterioren Mitralsegels (AML, Lobi: A1–A3 bzw. PML, Lobi: P1–P3, Abb. 6.21) gemäß der Carpentier-Klassifikation anhand der Segelbeweglichkeit:
  - **normal:** meist Annulusdilatation, seltener Perforation oder Cleft (Spalt),
  - **exzessiv (hypermobil):** Prolaps (TTE: Abb. 6.22, Abb. 6.23, Abb. 6.24, TEE: Abb. 6.25, Abb. 6.26), Flail („Dreschflegel", Durchschlagen eines Segments, dessen Rand die systolisch am weitesten im LA gelegene Struktur ist und nicht dessen „Bauch", wie beim Prolaps), Papillarmuskelruptur etc.,

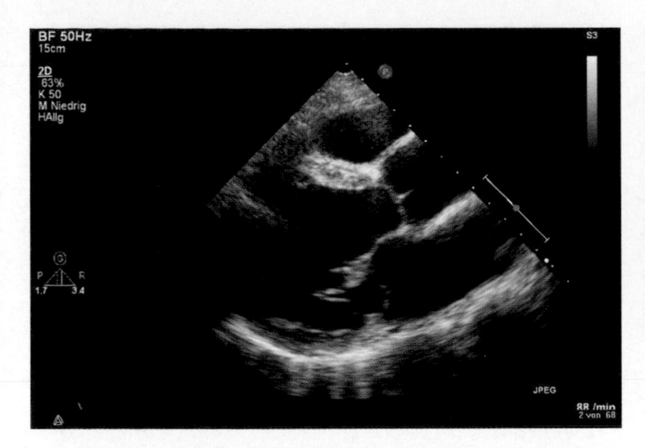

Abb. 6.22 P2-Prolaps, parasternale lange Achse

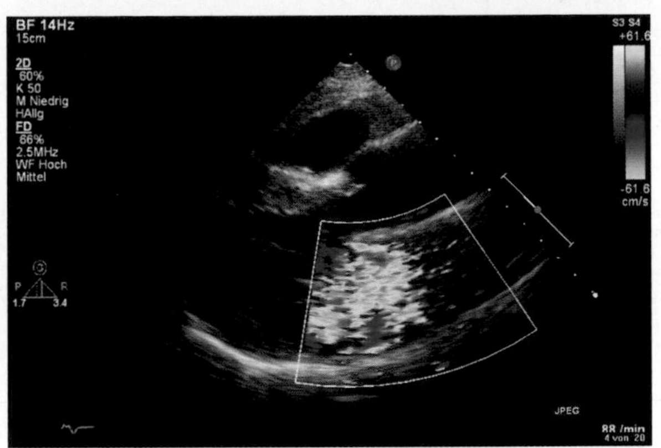

Abb. 6.23 P2-Prolaps, Farbdoppler, parasternale lange Achse

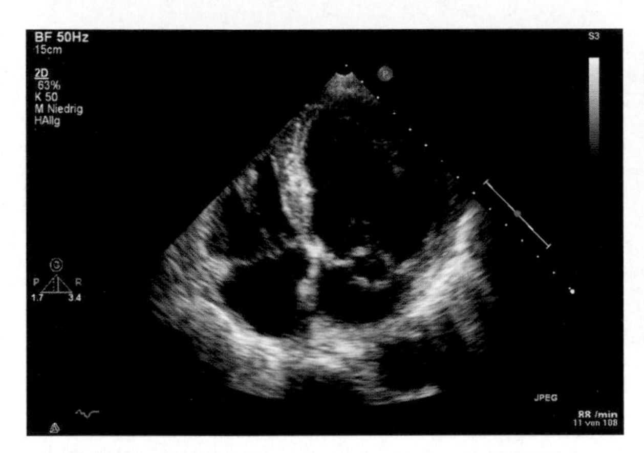

Abb. 6.24 P2-Prolaps, apikaler Vierkammerblick (zentral das prolabierende Segment P2)

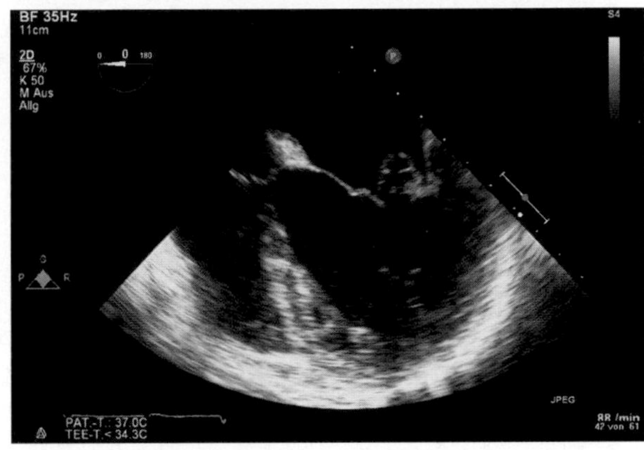

Abb. 6.25 P2-Prolaps, Vierkammerblick, TEE

- **restriktiv (eingeschränkt):** Adhäsionen, Verkalkungen, (myxomatöse) Segelverdickung, „ischämisch" durch Narbenbildung.
- Identifikation des/der beteiligten Segment(e), dazu Darstellung der einzelnen Abschnitte der Segel im TTE/TEE. TEE-Schnittebene (Abb. 6.21, Foster et al. 1998), Darstellung der Mitralklappe im TTE (Abb. 6.22, Abb. 6.23, Abb. 6.24):
  - parasternale lange Achse/apikaler Dreikammerblick: A2/P2,
  - parasternale kurze Achse: alle Segmente,
  - apikaler Vierkammerblick: A2/P2; im Fünfkammerblick zusätzlich P1,
  - apikaler Zweikammerblick: P3 und P1, zentral dazwischen A2 (Ausnahme: P2-Prolaps, dann häufig prolabierendes P2-Segment zentral).
- Beurteilung des **Mitralklappenannulus** (Dilatation?), der Segeldicke (diastolisch <3 mm) und des Vorhandenseins eines Prolaps (Beurteilung im parasternalen und apikalen Langachsenschnitt, nicht im Vierkammerblick, dort ist die Mitralklappenebene sattelförmig).

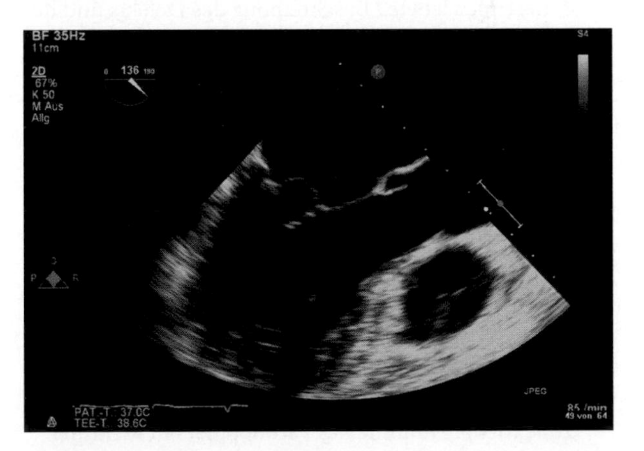

Abb. 6.26 P2-Prolaps, 135°, TEE

- Immer umfassende Untersuchung des LV (Dilatation, regionale Kontraktionsstörungen, Verlagerung der Papillarmuskeln (v. a. im parasternalen oder transgastrischen Kurzachsenschnitt).
- Großzügige Indikationsstellung zur TEE bei entsprechender therapeutischer Konsequenz.

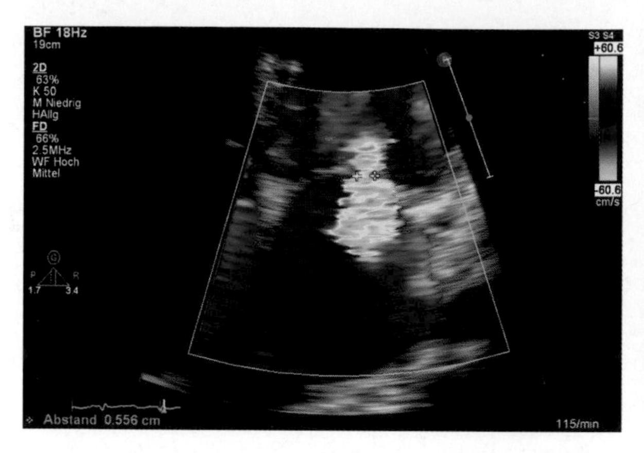

Abb. 6.27 Messung der V. contracta, apikaler Vierkammerblick

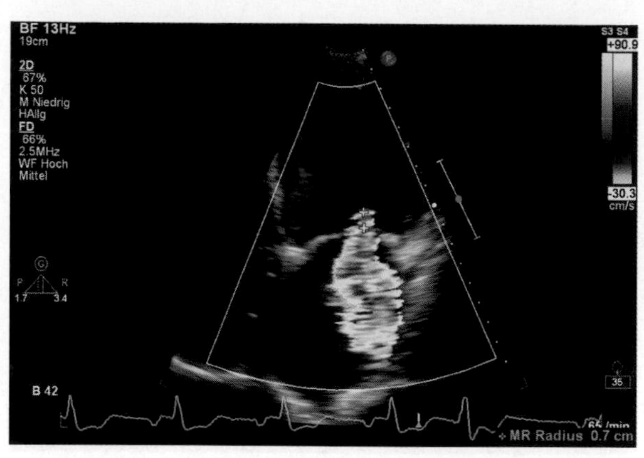

Abb. 6.28 Bestimmung des Radius der proximalen Konvergenzzone (MR-Radius), apikaler Vierkammerblick

Tab. 6.7 Grenzwerte bei der Schweregradeinteilung der Mitralklappeninsuffizienz

Schweregrad	V. contracta (mm)	EROA (cm^2)
Mild	<3	<0,2
Moderat	3–6	0,20–0,39
Schwer	≥7 (>8 biplan)	≥0,4 (>0,2 bei sekundärer Genese)

EROA effective regurgitation orifice area

- Charakterisierung der Insuffizienz (zentraler oder exzentrischer Jet, proximale Konvergenzzone, Ausdehnung bis zum Vorhofdach/in die Pulmonalvenen, rotierender Jet etc., Beschreibung des Defekts und der Defektgröße im B-Bild).
- Bestimmung der **V. contracta** (minimaler proximaler Jet-Durchmesser des Regurgitationsjets, Abb. 6.27, Tab. 6.7), ggf. in 2 Ebenen (Mittelwert aus Vier- und Zweikammerblick).
- Ggf. **PISA (proximal isovelocity surface area)**-Methode mit Bestimmung der EROA und/oder des Regurgitationsvolumens unter Berücksichtigung der Limitationen, u. a. nur bei hemisphärischer PISA (also Jet in Vier- und Zweikammerblick gleich breit, exakter Halbkreis der PISA) etc.: Im Farbdoppler Bestimmung des Radius der proximalen Konvergenzzone (dabei Nulllinie des Farbdopplers in Richtung auf den Reflux verschieben, sodass eine halbkreisförmige Konvergenzzone entsteht, Abb. 6.28, zur Errechnung der EROA anschließend die Maximalgeschwindigkeit der Regurgitation mittels CW-Doppler bestimmen, Abb. 6.29)
  EROA = $2\pi \times (\text{PISA-Radius})^2 \times$ Aliasinggeschwindigkeit/V_{max} der Regurgitation.

Hinweise auf hochgradige Insuffizienz: große proximale Konvergenzzone, großer Koaptationsdefekt, rotierender Jet oder Jetausdehnung bis zum Vorhofdach, Umkehrung des systolischen Vorwärtsflusses in den Pulmonalvenen, dominante E-Welle ≥1,5 m/s.

Tipp

Die Planimetrie des Regurgitationsjets wird nicht (mehr) empfohlen, da sie schlecht reproduzierbar und sehr abhängig z. B. von Herzfrequenz und Strömungsbedingungen ist.

Immer zusätzliche Berücksichtigung (erwarteter) sekundärer Veränderungen:
- LA-/LV-Größe. Cave: keine LA-Dilatation bei akuter Mitralklappeninsuffizienz!
- Systolische LV-Pumpfunktion. Cave: Bei hochgradiger Mitralklappeninsuffizienz ist eine EF <60 % bereits eingeschränkt!
- Vorliegen einer pulmonalen Hypertonie, Rechtsherzfunktion und -größe.

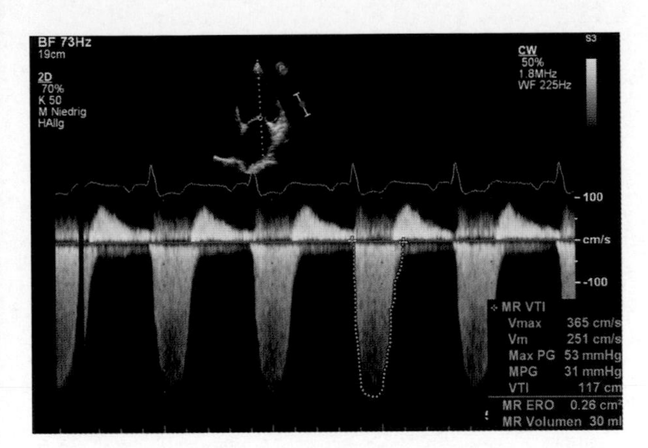

Abb. 6.29 Geschwindigkeits-Zeit-Integral der Mitralklappeninsuffizienz, Angabe der EROA, apikaler Vierkammerblick

Literatur

Buck T et al. (2009) Manual zur Indikation und Durchführung der Echokardiographie. Clin Res Cardiol (Suppl. 4):3–51

Foster GP et al. (1998) Accurate localization of mitral regurgitant defects using multiplane transesophageal echocardiography. Ann Thorac Surg 65(4):1025–31

Joint Task Force on the Management of Valvular Heart Disease of the European Society of Cardiology (ESC); European Association for Cardio-Thoracic Surgery (EACTS), Vahanian A, Alfieri O, Andreotti F, Antunes MJ, Barón-Esauivias G, Baumgartner H, Borger MA, Carrel TP, De Bonis M, Evangelista A, Falk V, Iung B, Lancellotti P, Pierard L, Price S, Schäfers HJ, Schuler G, Stepinska J, Swedberg K, Takkenberg J, von Oppell UO, Windecker S, Zamorano JI, Zembala M (2012) Guidelines on the management of valvular heart disease. Eur Heart Oct 33(19): 2451–96. doi: 10.1093/eurheartj/ehs109. Epub 2012 Aug 24

Lancellotti P et al. (2010) European Association of Echocardiography recommendations for the assessment of valvular regurgitation. Part 1: aortic and pulmonary regurgitation (native valve disease). Eur J Echocardiogr 11(3):223–44

Lang RM et al. (2005) Recommendations for chamber quantification: a report from the American Society of Echocardiography's Guidelines and Standards Committee and the Chamber Quantification Writing Group, developed in conjunction with the European Association of Echocardiography, a branch of the European Society of Cardiology. J Am Soc Echocardiogr 18(12):1440–63

Koronare Herzkrankheit, akute Dyspnoe, akuter Thoraxschmerz

Henrik ten Freyhaus, Guido Michels

G. Michels, N. Jaspers (Hrsg.), *Notfallsonographie*,
DOI 10.1007/978-3-642-36979-7_7, © Springer-Verlag Berlin Heidelberg 2014

Sowohl zur Differenzialdiagnostik eines akuten thorakalen Schmerzereignisses oder bei akuter Dyspnoe, wie auch bei gesichertem akutem Koronarsyndrom kann die Echokardiographie entscheidende Informationen liefern. In letzterem Fall, sowie bei bekannter koronarer Herzkrankheit (KHK), ist insbesondere die Erfassung der globalen links- und rechtsventrikulären Funktion (LV-Funktion, RV-Funktion) sowie die Detektion regionaler Wandbewegungsstörungen (WBST) erforderlich.

Das Vorliegen von WBST geht sowohl EKG-Veränderungen, als auch Veränderungen von Biomarkern voraus (Kontos et al. 2010). Insbesondere beim im EKG oft „stummen" streng posterioren Infarkt kann die Echokardiographie entscheidende Informationen liefern. Abgesehen von der Analyse der globalen Pumpfunktion und der regionalen Wandbewegung ist es wichtig, potentiell bestehende sekundäre Veränderungen, wie beispielsweise eine ischämische Mitralklappeninsuffizienz oder ein linksventrikuläres Aneurysma, zu erkennen. Auf die Bedeutung der ergometrischen bzw. pharmakologischen Stressechokardiographie bei Verdacht auf KHK kann nur hingewiesen werden. Es erfolgt die Vorstellung der echokardiographischen Hauptindikationen, sowie die Darstellung der Durchführung einer gezielten echokardiographischen Untersuchung (die eine vollständige Echokardiographie nicht ersetzen kann). Besonders wird auf die Rolle der Echokardiographie bei der Differenzialdiagnostik der akuten Dyspnoe bzw. des akuten Thoraxschmerzes eingegangen.

Hauptindikationen

Die wichtigsten Indikationen sind:
- Neue (typische) Symptomatik (akute Dyspnoe, akuter Thoraxschmerz).
- Beschwerdeverschlechterung und Verdacht auf Progress bei bekannter KHK.
- Bei Verdacht auf NSTEMI (Nicht-ST-Hebungsinfarkt) Echokardiographie bereits in der Notaufnahme bzw. der chest pain unit, insbesondere zur Erkennung eines isoliert posterioren Infarkts (IC-Empfehlung, ESC-Leitlinien [European Society of Cardiology]; Hamm et al. 2011).
- Aber: keine Verzögerung der invasiven Strategie bei STEMI (ST-Hebungsinfarkt) durch die Durchführung einer Echokardiographie. Hier ist die sofortige Koronarangiographie mit -intervention indiziert, ggf. kann eine Echokardiographie im Herzkatheterlabor erfolgen, während vorbereitet wird.
- Im weiteren stationären Verlauf bei Zustand nach Myokardinfarkt zur Erkennung von Infarktkomplikationen, z. B.
  - Pseudoaneurysma,
  - Ventrikelseptumdefekt (Es sollte immer das gesamte Septum im Vierkammerblick/von subkostal nach einem VSD abgesucht werden, ggf. Darstellung in der parasternalen kurzen Achse),
  - Perikarderguss als immunologisches Phänomen bzw. durch Myokardruptur (▶ Kap. 9),
  - Mitralklappeninsuffizienz durch Papillarmuskelabriss.
- Bei unzureichenden Schallbedingungen und Verdacht auf Infarktkomplikation großzügige Indikationsstellung zur TEE.
- Im chronischen Stadium zur Detektion sekundärer Veränderungen, z. B. ischämische Mitralklappeninsuffizienz (◘ Abb. 7.1, ◘ Abb. 7.2, ◘ Abb. 7.3), LV-Aneurysma, LV-Thrombus (◘ Abb. 7.4).

Durchführung

Die Beurteilung der globalen systolischen LV-Funktion sollte in 2 Ebenen (Vier- und Zweikammerblick) erfolgen. Auf die EF-Quantifizierung nach Simpson kann bei subjektiv eindeutiger Einschätzung (erfahrener Untersucher) in der Notfallsituation verzichtet werden. Die Evaluation der diastolischen LV-Funktion ist in der Akutsituation meist ohne klinische Relevanz.

Folgende **Differenzialdiagnosen** zum akuten Koronarsyndrom sind zu berücksichtigen, die mit einer ähnlichen Symptomatik (akuter Thoraxschmerz, akute Dyspnoe) einhergehen, z. B.
- (Typ Stanford A) Aortendissektion: Dringend hinweisend im TTE: Perikarderguss, typischerweise zusätzlich Aortenklappeninsuffizienz, ggf. Nachweis der Dissektionsmembran von suprasternal. Bessere Darstellung im TEE (◘ Abb. 7.5). Wenn dort der Aortenbogen nicht vollständig einsehbar ist eine alternative Bildgebung bei stabilem Patienten zu veranlassen.
- Lungenembolie (Rechtsherzbelastung, McConnell's Sign, ggf. Nachweis thrombotischen Materials im RV oder in den Pulmonalarterien) (▶ Kap. 8).
- Perikarditis oder hämodynamisch relevanter Perikarderguss (▶ Kap. 9).
- Myokarditis (variables Bild).
- Global stark eingeschränkte LV-Funktion mit akuter kardialer Dekompensation.
- (Dekompensierte) Aortenklappenstenose, akute Aortenklappeninsuffizienz, z. B. bei Endokarditis (▶ Kap. 9).
- (Akute) Mitralklappeninsuffizienz, z. B. bedingt durch Sehnenfadenabriss, oder Mitralklappenstenose, z. B. bei neu aufgetretenem Vorhofflimmern (▶ Kap. 6).
- Restriktive Kardiomyopathie (eher selten, ▶ Kap. 9).

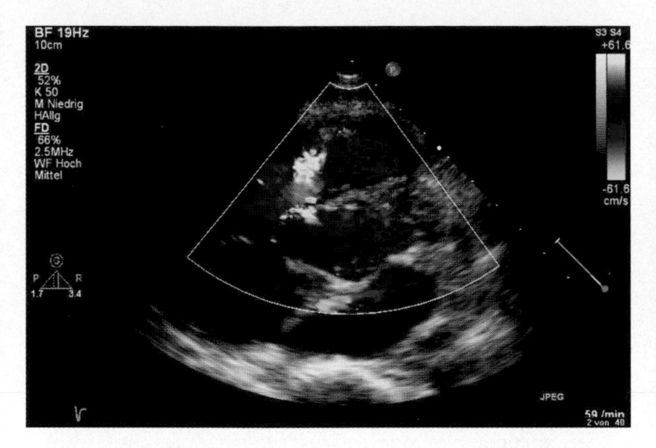

■ **Abb. 7.1** Ventrikelseptumdefekt in der parasternalen kurzen Achse

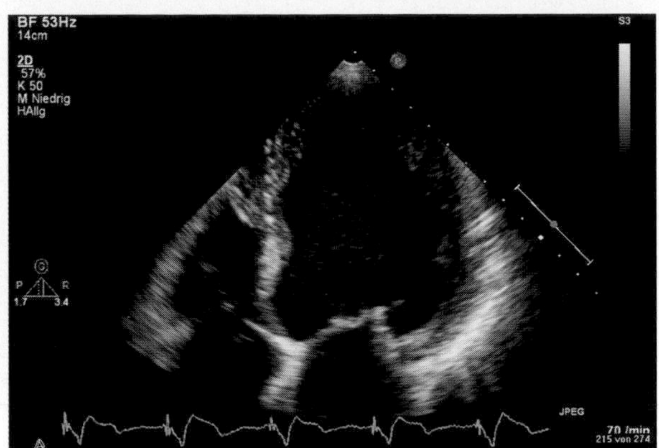

■ **Abb. 7.2** Ischämische Mitralklappeninsuffizienz, B-Bild, apikaler Vierkammerblick

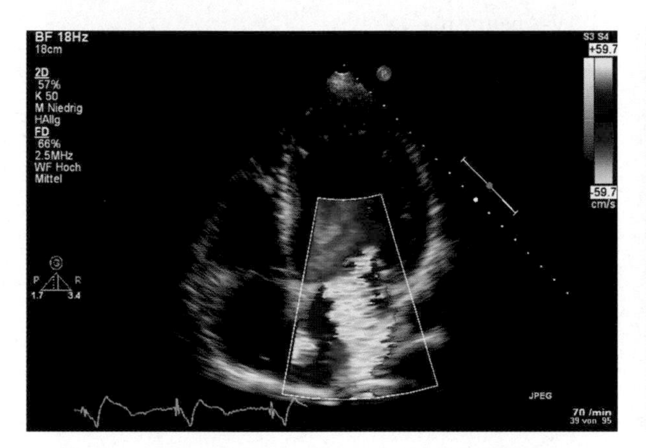

■ **Abb. 7.3** Ischämische Mitralklappeninsuffizienz, Farbdoppler, apikaler Vierkammerblick

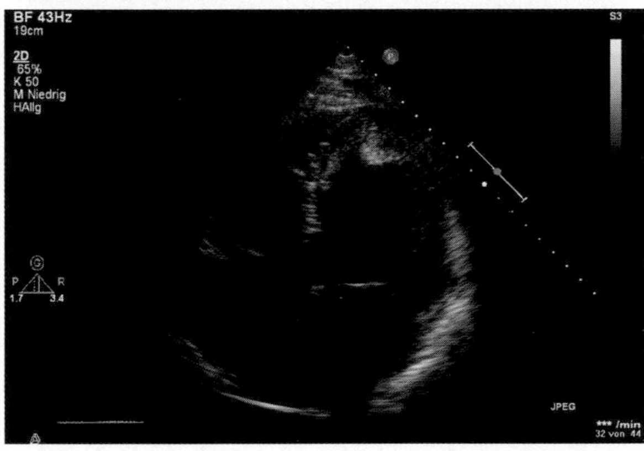

■ **Abb. 7.4** Großer apikaler LV-Thrombus, apikaler Vierkammerblick

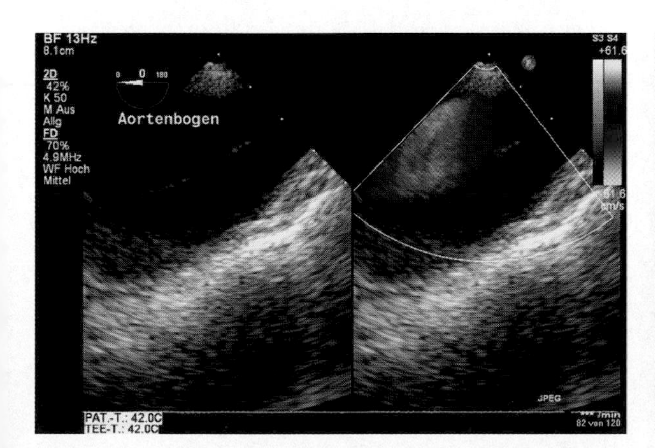

■ **Abb. 7.5** Dissektionsmembran, lange Achse der Aorta ascendens im B-Bild und mit Farbdoppler

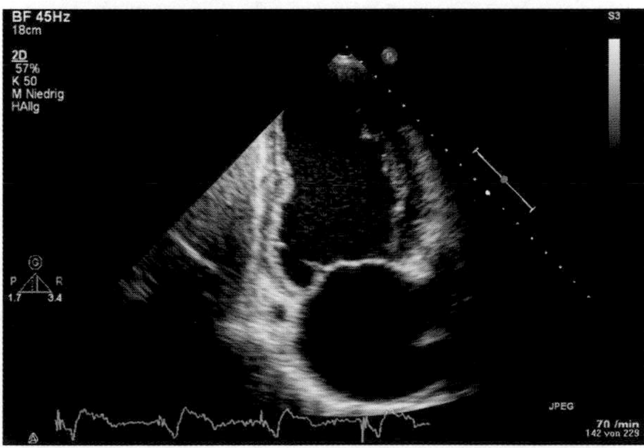

■ **Abb. 7.6** Inferobasale Infarktnarbe, apikaler Zweikammerblick

Die Beurteilung der regionalen systolischen LV-Funktion, der RV-Funktion und deren Korrelation mit EKG-Veränderungen sowie die Zuordnung zu einem Perfusionsterritorium (▶ Abschn. 6.1.2, regionale systolische LV-Funktion) gehört zur Untersuchung. Die Beurteilung der Myokardmorphologie erlaubt – in allerdings begrenztem Maße – eine Zuordnung als akute oder länger bestehende (reduzierte Myokarddicke, echoreiche Myokardtextur, ■ Abb. 7.6) Veränderung.

Literatur

Kontos MC, Diercks DB, Kirk JD (2010) Emergency department and office-based evaluation of patients with chest pain. Mayo Clin Proc 85(3):284–99

Hamm CW et al. (2011) ESC-Guidelines for the management of acute coronary syndromes in patients presenting without persistent ST-segment elevation: The Task Force for the management of acute coronary syndromes (ACS) in patients presenting without persistent ST-segment elevation of the European Society of Cardiology (ESC). Eur Heart J 32(23):2999–3054

Rechtes Herz

Henrik ten Freyhaus

G. Michels, N. Jaspers (Hrsg.), *Notfallsonographie*,
DOI 10.1007/978-3-642-36979-7_8, © Springer-Verlag Berlin Heidelberg 2014

Im Rahmen jeder Routine-Echokardiographie muss eine Evaluierung des rechten Herzens erfolgen. Insbesondere bei klinischem Hinweis auf eine Rechtsherzinsuffizienz oder Verdacht auf Rechtsherzinfarkt oder eine chronische oder akute pulmonale Hypertonie (z. B. bei Lungenembolie) ist es noch entscheidender u. a. die wesentlichen Parameter der Rechtsherzfunktion und die Dimensionen des rechten Herzens echokardiographisch zu erfassen. Umgekehrt gilt, dass das rechte Herz niemals isoliert betrachtet werden sollte. Häufigste Ursache einer pulmonalen Hypertonie mit Rechtsherzbelastung ist entweder eine linksventrikuläre Funktionsstörung (systolisch oder diastolisch) oder ein linksventrikuläres Vitium.

Die Evaluation der Rechtsherzfunktion wird durch die Geometrie des rechten Ventrikels erschwert. So ist echokardiographisch (außer – mit Einschränkungen – durch 3D-Echokardiographie) keine 3-dimensionale EF-Bestimmung analog zur Scheibchensummationsmethode nach Simpson möglich. Dennoch wurden verschiedene Parameter etabliert, die valide und reproduzierbare Messungen ermöglichen. Es empfiehlt sich, das rechte Herz systematisch zu untersuchen und sowohl morphologische, hämodynamische als auch funktionelle Parameter zu berücksichtigen. Wie für den linken Ventrikel gilt auch für das rechte Herz, dass es aus allen möglichen Anlotungen angeschallt werden sollte, um ein Maximum an relevanten Informationen zu erhalten. Falls die Schallbarkeit von transthorakal unzureichend ist, ist auch mit dieser Fragestellung eine TEE indiziert. Hier ist dann auch der Pulmonalarterienhauptstamm und die proximale rechte und linke Pulmonalarterie in der Regel besser beurteilbar als von transthorakal.

Am Ende des Kapitels wird eine praktische Empfehlung für ein Minimalprogramm gegeben.

8.1 Morphologische Parameter

Hier sind in erster Linie die Größenbestimmung des rechten Vorhofs und Ventrikels, die Beurteilung der Septumbewegung, sowie das Vorhandensein eines Perikardergusses und einer rechtsventrikulären Hypertrophie von Bedeutung.

Entscheidende Anlotpositionen sind die parasternale lange und kurze Achse, sowie der apikale Vierkammerblick. Letztere Einstellung sollte so gewählt werden, dass der rechte Ventrikel in seiner maximalen Ausdehnung und unverkürzt einsehbar wird. Dazu sollte das rechte Herz bevorzugt dargestellt werden („right ventricle-focussed view“ empfohlen von der American Society of Echocardiography), was durch Schallkopfrotation in optimal apikaler Position über der Herzspitze erzielt werden kann. Der Schallkopf darf weder zu weit nach sternal bewegt werden, noch darf der linksventrikuläre Ausflusstrakt sichtbar sein, da sonst eine Überschätzung insbesondere des basalen RV-Diameters (RV basal) und der rechtsatrialen (RA)-Größe möglich ist. Die optimale Darstellung ist insbesondere wichtig, um die Reproduzierbarkeit der Messwerte zu erhöhen.

Zu den Normalwerten der im Folgenden angegebenen Messwerte, ◘ Tab. 8.1 (Rudski et al. 2010).

8.1.1 Rechter Ventrikel (RV)

Die Untersuchung umfasst:

- Immer einen Vergleich der RV-Größe mit der LV-Größe: RV normalerweise maximal etwa 2/3 des LV.
- RV größer bzw. gleich groß dem LV spricht für eine RV-Dilatation, unabhängig vom Messwert (z. B. bei Underfilling des LV bei schwerer pulmonaler Hypertonie, ◘ Abb. 8.1).
- Welcher Ventrikel bildet die Herzspitze (normalerweise LV)?
- Enddiastolische Messung des basalen (größter Durchmesser im basalen Drittel des Ventrikels, nicht Durchmesser des TK-Annulus) und medialen Durchmessers (Höhe LV Papillarmuskeln, mittleres RV-Drittel), sowie der Länge des RV (◘ Abb. 8.2).
- Beste Reproduzierbarkeit für den basalen RV-Diameter.
- Die Messung des diastolischen Diameters des rechtsventrikulären Ausflusstrakts (RVOT) ist sinnvoll insbesondere bei Patienten mit angeborenen Vitien unter Beteiligung dieses Abschnitts und/oder bei Patienten mit RV-Arrhythmien oder bei Verdacht auf arrhythmogene RV-Dysplasie. Am besten validiert ist die Messung des distalen RVOT-Diameters in der parasternalen kurzen Achse proximal der Pulmonalklappe. Hier erfolgt auch die PW-Messung, falls das RV-Herzzeitvolumen bestimmt werden soll.

8.1.2 Rechtes Atrium (RA)

Zur Untersuchung gehören:

- endsystolisch planimetrische Flächenbestimmung im apikalen Vierkammerblick, RA-Fläche hat prognostische Bedeutung (Raymond et al. 2002),
- bei eingeschränkten Schallbedingungen alternativ Messung der RA-Länge und -Breite.

Tab. 8.1 Parameter-Normwerte Rechtsherzechokardiographie

Parameter	Grenzwert
RA-Größe	<18 cm^2
RA-Länge/-Breite	<53 mm/<44 mm
RV basal/medial/Länge	<42 mm/<35 mm/<86 mm
RVOT proximal/distal	<33 mm/27 mm
RV-Myokarddicke	<5 mm
PAP_{syst}/PAP_{mean}	<35 mmHg/<25 mmHg
V_{max} Trikuspidalinsuffizienz	<2,8 m/s
TAPSE	>16 mm
FAC	>35 %
Tei-Index (Tissue Doppler!)	<0,55
S'	>10 cm/s
RAP, abgeschätzt anhand der Weite und Atemvariabilität der V. cava inferior	VCI <21 mm, >50 % atemvariabel → ZVD 3 mmHg VCI >21 mm, <50 % atemvariabel → ZVD 15 mmHg Zwischensituation → ZVD 8 mmHg, alternativ Lebervenendoppler etc. zur besseren Einschätzung

RA rechter Vorhof, *RV* rechter Ventrikel, *RVOT* rechtsventrikulärer Ausflusstrakt, *PAP* pulmonalarterieller Druck, *TAPSE* tricuspid annular plane systolic excursion, *FAC* fractional area change, *RAP* rechtsventrikulärer Druck, *VCI* V. cava inferior

8.1.3 Septumbeweglichkeit

Bei der Untersuchung wird geachtet auf:

- D-Shape (also D-Form) des linken Ventrikels in der parasternalen kurzen Achse durch RV-Druckerhöhung, die zu einer Abflachung des Septums führt (Qualitative Beurteilung ausreichend. Es kann quantitativ ein Exzentrizitätsindex bestimmt werden, hier nicht dargestellt, Abb. 8.3).
- Abnorme Septumbeweglichkeit im Vierkammerblick (in Richtung LV).

Ursachen einer abnormen Beweglichkeit können sein Volumenüberladung oder pulmonale Hypertonie.

8.1.4 RV-Hypertrophie

Zur Bestimmung einer RV-Hypertrophie gehört die Messung enddiastolisch am besten im subkostalen Schnitt auf

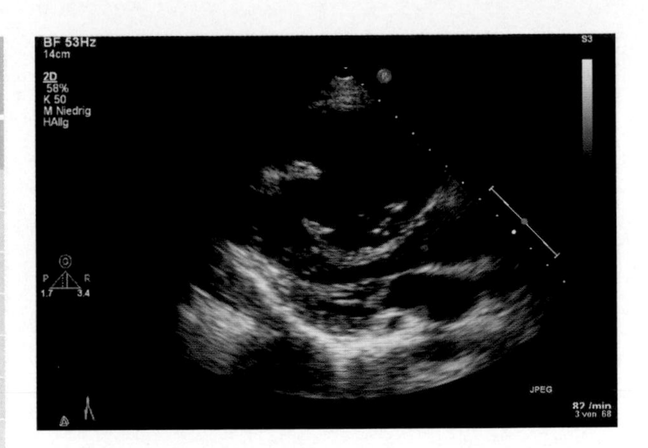

Abb. 8.1 Massive Dilatation des RV mit konsekutiv ausgeprägtem Underfilling des LV bei chronischer pulmonaler arterieller Hypertonie in der parasternalen langen Achse

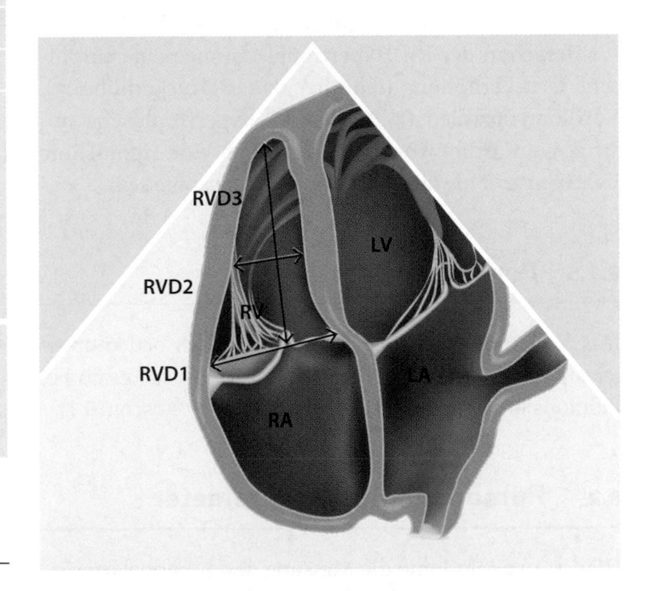

Abb. 8.2 Messung der RV-Dimensionen

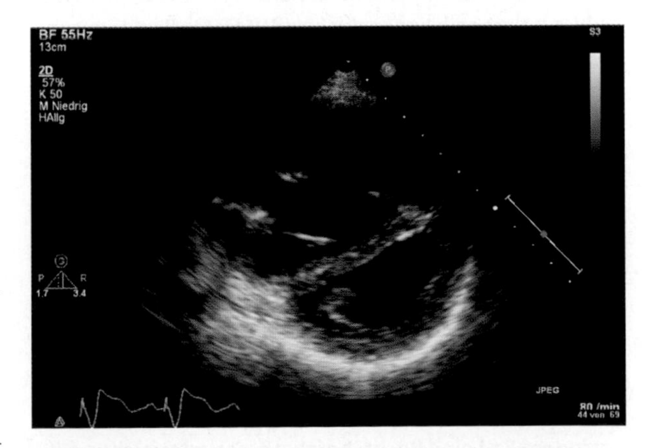

Abb. 8.3 D-Shape des LV durch RV-Druckerhöhung in der parasternalen kurzen Achse

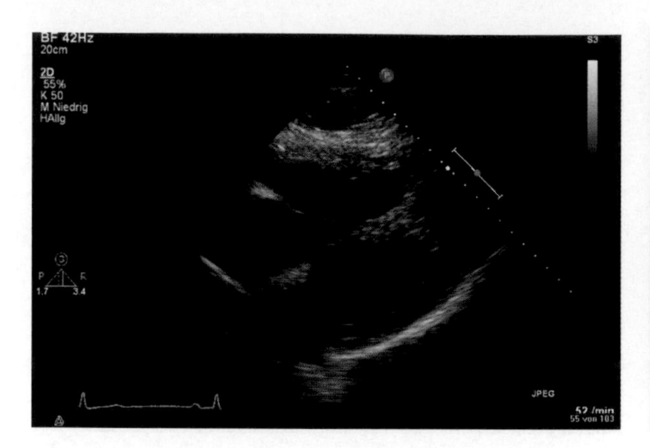

Abb. 8.4 RV-Hypertrophie im Subkostalschnitt

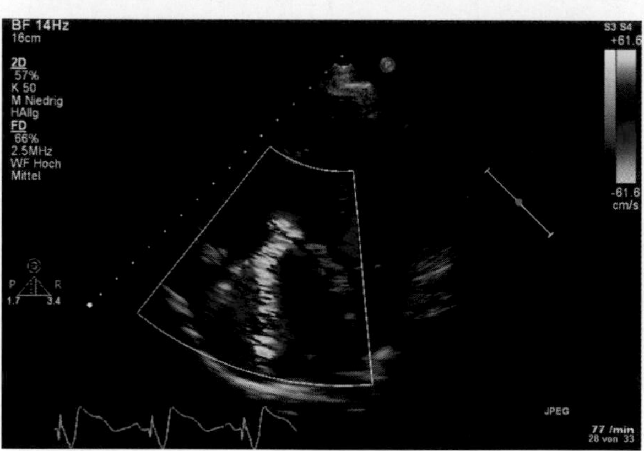

Abb. 8.5 Trikuspidalklappeninsuffizienz, Farbdoppler, apikaler Vierkammerblick

Höhe der anterioren Trikuspidalklappenspitze (unter Aussparung von Trabekeln/Papillarmuskeln, Abb. 8.4).

Ursachen der RV-Hypertrophie können eine chronische Druckerhöhung (fehlt bei akuter Druckerhöhung), Kardiomyopathien (z. B. HOCM, hypertrophische obstruktive Kardiomyopathie), ggf. auch eine signifikante LV-Hypertrophie ohne pulmonale Hypertonie sein.

8.1.5 Perikarderguss

Das Vorhandensein eines (hämodynamisch bedeutungslosen) Perikardergusses wird prognostisch bedeutsam bei pulmonaler Hypertonie (Raymond 2002; ► Abschn. 9.1).

8.2 Hämodynamische Parameter

Hier ist in erster Linie die Messung des pulmonalarteriellen systolischen Drucks (PAP_{syst}) anhand von CW-Doppler der Trikuspidalklappeninsuffizienz (Voraussetzung: Ausschluss Pulmonalklappenstenose/RVOT-Obstruktion) und Bestimmung des rechtsatrialen Drucks (RAP) mittels Beurteilung der Weite und Atemvariabilität der V. cava inferior zu nennen. Falls der CW-Doppler der Trikuspidalklappeninsuffizienz nicht durchführbar ist, kann alternativ der mittlere pulmonalarterielle Druck (PAP_{mean}) anhand des CW-Dopplers der Pulmonalklappeninsuffizienz und des RAP bestimmt werden. Mittels dieser beiden Methoden können die Druckverhältnisse im Lungenkreislauf recht gut abgeschätzt werden.

> **Es sei jedoch darauf hingewiesen, dass bei Verdacht auf eine pulmonale Hypertonie (PH) in jedem Fall eine Rechtsherzkatheteruntersuchung zur Diagnosesicherung erforderlich ist und diese in keinem Fall durch eine Echokardiographie ersetzt werden kann.**

8.2.1 Bestimmung des PAP_{syst} und Beurteilung der Trikuspidalklappe

Die Methode ist nicht verwendbar bei Pulmonalklappenstenose bzw. RVOT-Obstruktion. Sie umfasst:

- Zunächst farbdopplerechokardiographisch Darstellung der Trikuspidalklappeninsuffizienz, meist im apikalen Vierkammerblick.
- Mittels Farbdoppler geleitet exakt winkelgetreue Positionierung des CW-Dopplers in den Refluxjet und Messung der maximalen Regurgitationsgeschwindigkeit und des Gradienten nach der vereinfachten Bernoulli-Gleichung, entsprechend dem RVP_{syst} (systolischer Druck im RV, Abb. 8.5, Abb. 8.6).

Fehlerquellen: u. a. Wandfilter falsch eingestellt, Verstärkung zu hoch, Verwechslung mit Klappenschlussartefakt. Problematisch ist die Verwendung von Ultraschallkontrastmitteln (dadurch Überschätzung der Maximalgeschwindigkeit möglich). CW-Doppler nicht möglich, falls TI (Trikuspidalklappeninsuffizienz) zu gering, falsch niedrige Werte bei hochgradiger TI durch frühen Druckangleich RA/RV mit „Abreißen" des Refluxsignals.

- Anschließend Abschätzung des RA-Drucks (RAP) anhand der Weite und Atemabhängigkeit der V. cava inferior unmittelbar proximal der Einmündung der Lebervenen im Subkostalschnitt (Abb. 8.7). Die Addition der Werte (RVP_{syst} + RAP) ergibt den systolischen Pulmonalarteriendruck (PAP_{syst}).

Trikuspidalklappenstenose: selten. Eine grobe Abschätzung der Öffnungsfläche über 190/PHT analog zur Mitralklappenstenose (dort 220/PHT) ist möglich.

Trikuspidalklappeninsuffizienz: Echokardiographische Kriterien für eine hochgradige Insuffizienz sind

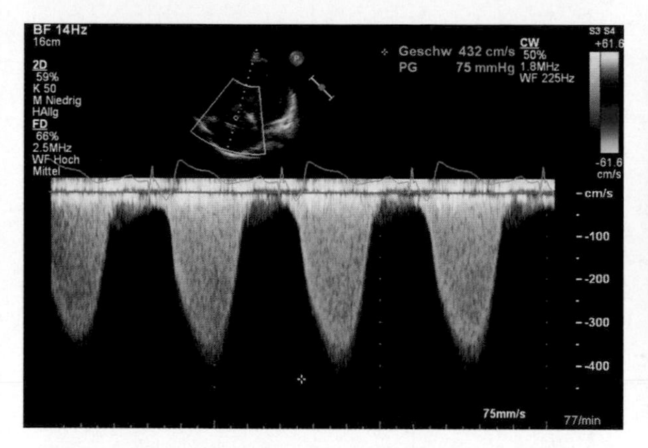

Abb. 8.6 Trikuspidalklappeninsuffizienz, CW-Doppler, apikaler Vierkammerblick

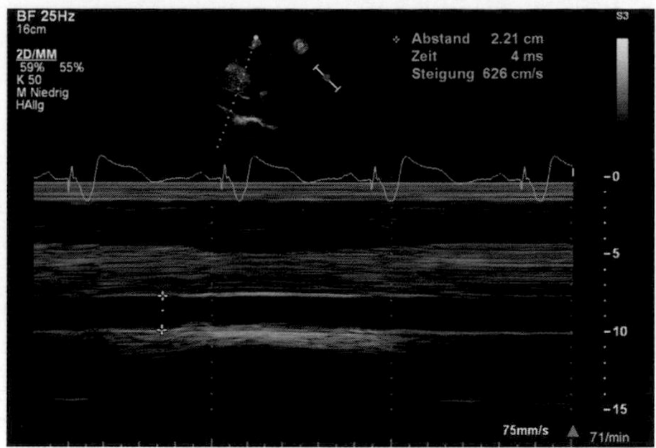

Abb. 8.7 V. cava inferior im Subkostalschnitt, M-Mode

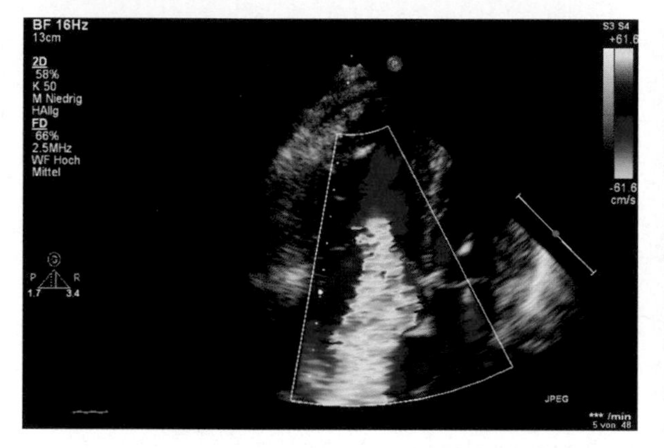

Abb. 8.8 Hochgradige Trikuspidalklappeninsuffizienz, Farbdoppler

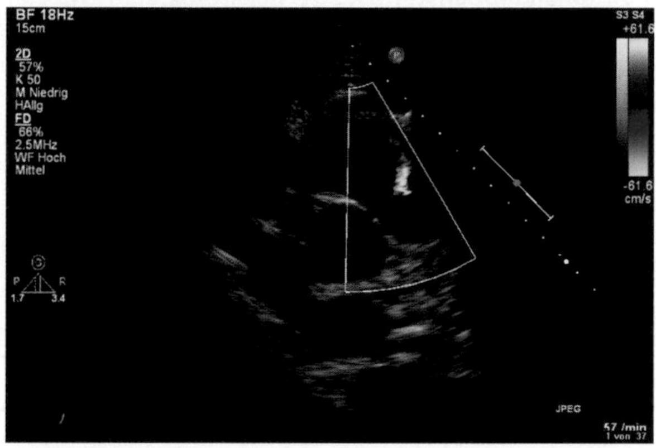

Abb. 8.9 Pulmonalklappeninsuffizienz, Farbdoppler, parasternale kurze Achse

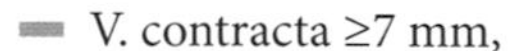

- V. contracta ≥7 mm,
- dominante E-Welle >1 m/s,
- Umkehrung des systolischen Lebervenenflusses,
- großer Koaptationsdefekt.

Bei der Beurteilung der Trikuspidalklappeninsuffizienz müssen immer die RA-Größe und die Klinik berücksichtigt werden (Abb. 8.8).

8.2.2 Bestimmung des PAP_{mean} und Beurteilung der Pulmonalklappe

Die Bestimmung des PAP_{mean} wird nur empfohlen, wenn der PAP_{syst} nicht valide bestimmt werden kann.

- Vom Farbdoppler geleitet winkelgerechte Positionierung des CW-Dopplers in die Pulmonalklappeninsuffizienz (Abb. 8.9), Messung der (frühen) Maximalgeschwindigkeit der Regurgitation und des Gradienten (Abb. 8.10). Addition des Gradienten mit rechtsatrialem Druck ergibt PAP_{mean}.

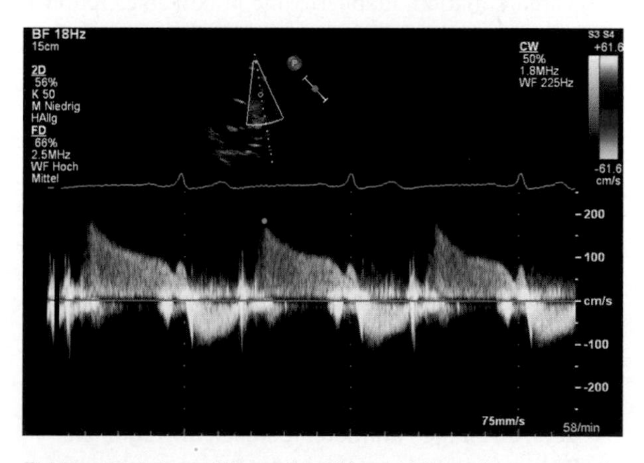

Abb. 8.10 Pulmonalklappeninsuffizienz, CW-Doppler, parasternale kurze Achse

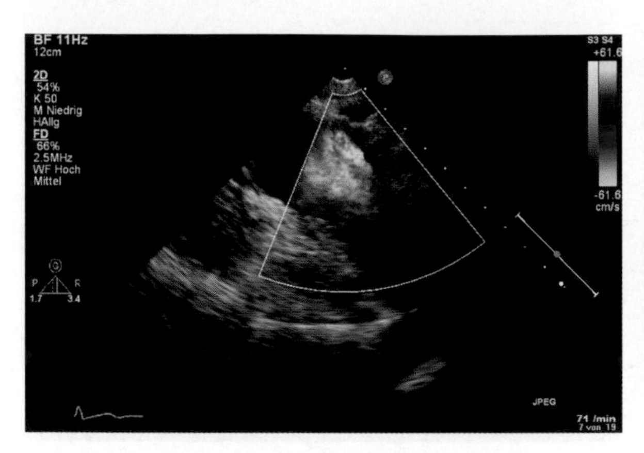

Abb. 8.11 Hochgradige Pulmonalklappeninsuffizienz

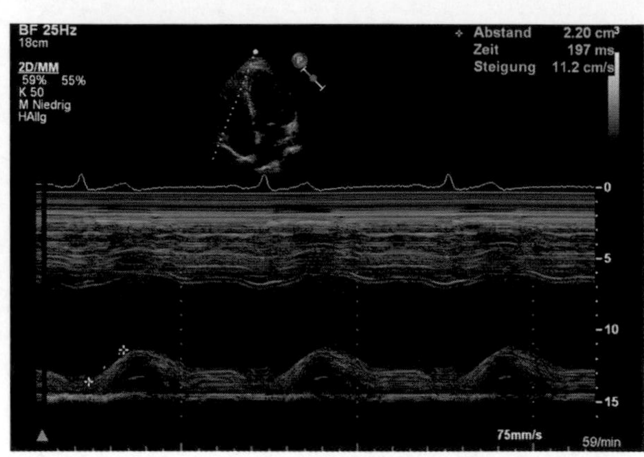

Abb. 8.12 Messung der TAPSE im M-Mode, apikaler Vierkammerblick

Pulmonalklappenstenose: echokardiographisch nur orientierende Schweregradeinteilung nach dem Gradienten, d. h. leicht- (<30 mmHg), mittel- (30–50 mmHg), schwergradig (>50 mmHg).

Pulmonalklappeninsuffizienz: keine etablierte Schweregradeinteilung, Einschätzung gemäß Jetfläche, V. contracta, Dauer der Regurgitation, ggf. TEE zur besseren morphologischen Beurteilung. Zusammen mit RVOT-Dilatation prognostisch bedeutsam bei entsprechenden angeborenen Vitien (Abb. 8.11).

8.3 Funktionelle Parameter

Diese Parameter dienen der Einschätzung der rechtsventrikulären Funktion. Etablierte und praktikable Optionen sind: Die Bestimmung der TAPSE (tricuspid annular plane systolic excursion), des FAC (fractional area change), des Tei-Index und der S'-Geschwindigkeit im Tissue-Doppler. Von diesen Parametern ist die TAPSE der am einfachsten zu bestimmende und am besten reproduzierbare Messwert. Die diastolische RV-Funktion kann analog zum LV anhand des transtrikuspidalen Einstromprofils, so wie der Messung des e' im Tissue-Doppler abgeschätzt werden und kann insbesondere bei früher und geringer RV-Funktionseinschränkung sinnvoll sein.

Abgesehen von diesen Parametern (und insbesondere, da einige Parameter lediglich die regionale Bewegung an einem Punkt des RV messen) sollte immer eine visuelle, qualitative Analyse der regionalen Wandbewegung erfolgen.

Dies kann differenzialdiagnostisch bedeutsam sein. Bei akuter Lungenembolie besteht z. B. typischerweise eine Hypo- bis Akinesie der basalen und medialen freien RV-Wand bei erhaltener apikaler regionaler Wandbewegung (McConnell's Sign, McConnell et al. 1996).

8.3.1 TAPSE (tricuspid annular plane systolic excursion)

Mittels M-Mode des lateralen Trikuspidalklappenannulus erfolgt die Messung der maximalen longitudinalen systolischen Bewegung (Abb. 8.12). Wichtig ist die winkelgetreue Einstellung, sodass der M-Mode exakt in der basoapikalen Hauptbewegungsrichtung liegt.

Hauptnachteil: Ein regionaler Parameter dient der Funktionsbeurteilung des gesamten RV (Cave: regionale Wandbewegung, RVOT-Abnormität).

Dennoch ist die TAPSE auch ein prognostisch relevanter Parameter (Forfia et al. 2006).

8.3.2 FAC (fractional area change)

Im Vierkammerblick erfolgt zunächst enddiastolisch und -systolisch die Planimetrie des RV, dann die Berechnung der FAC in Prozent:

$$\text{FAC}\ (\%) = 100 \times (\text{enddiastolische Fläche} - \text{endsystolische Fläche}) / \text{enddiastolische Fläche}$$

Es handelt sich um eine 2-dimensionale Messung, nicht um eine 3D-EF (nicht das Simpson-Programm für die LV-EF-Bestimmung verwenden). Die FAC ist ein prognostisch relevanter Parameter.

8.3.3 Tei-Index

Zur Bestimmung des Tei-Indexes wird hier die PW-Messung im Tissue-Doppler empfohlen (Aufzeichnung analog zur e'-Bestimmung an der Mitralklappe), da so zumindest der Einfluss unterschiedlicher RR-Intervalle wie bei traditioneller Aufzeichnung der RV-Ejektionszeit und der

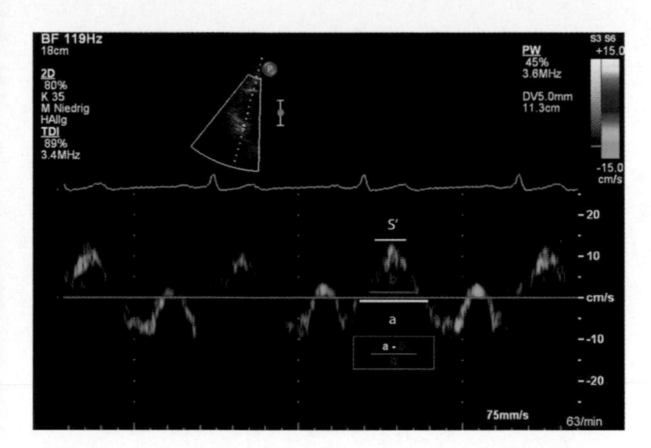

Abb. 8.13 Bestimmung des Tei-Index und des S' mittels Tissue-Doppler

Dauer der Trikuspidalklappen-Regurgitation mittels PW-/CW-Doppler entfällt (Abb. 8.13; Cave: anderer [höherer] Grenzwert für diese Methode verglichen mit der konventionellen Bestimmung, Tab. 8.1).

$$\text{Tei-Index} = a - b/b$$

Nachteile: Der Tei-Index ist vor- und nachlastabhängig und nicht verlässlich bei erhöhtem RA-Druck.

8.3.4 S'-Geschwindigkeit (S')

Die Messung aus derselben Schleife wie beim Tei-Index ist möglich (Abb. 8.13). Der Parameter ist einfach und gut reproduzierbar.

Nachteil: Wie die TAPSE ist auch die S'-Geschwindigkeit ein regionaler Parameter.

8.4 Minimalprogramm Rechtsherzechokardiographie

Es wird in der Regel nicht möglich sein, „alle" Rechtsherzparameter zu erheben. Aus diesem Grund wird hier ein Vorschlag gemacht, der natürlich an die spezielle Situation angepasst werden muss und aus diesem Grund nicht in jedem Fall ausreichend sein kann. Als „Minimalprogramm" empfiehlt sich die Erhebung der folgenden Parameter:

- **Morphologie:**
  - Größenbestimmung RA, RV (RA-Fläche, RV basaler Diameter).
  - Vergleich der RV- mit der LV-Größe.
  - Welcher Ventrikel bildet die Herzspitze?
  - Beurteilung der Septumkinetik (Vorliegen einer paradoxen Septumbewegung, am besten visualisierbar im parasternalen Kurzachsenschnitt).
  - Vorliegen eines Perikardergusses?
  - Nachweis von Vitien der Trikuspidal-/Pulmonalklappe
  - Beurteilung der V. cava inferior (Weite, Atemabhängigkeit).
- **Hämodynamik:**
  - Bestimmung des PAP_{syst} anhand der Trikuspidalklappeninsuffizienz und der Abschätzung des RAP.
- **Funktionelle Parameter:**
  - TAPSE,
  - Beurteilung der regionalen Wandbewegung des RV.

Literatur

Forfia PR et al. (2006) Tricuspid annular displacement predicts survival in pulmonary hypertension. Am J Respir Crit Care Med 174(9):1034–41

McConnell MV et al. (1996) Regional right ventricular dysfunction detected by echocardiography in acute pulmonary embolism. Am J Cardiol 78(4):469–73

Raymond RJ et al. (2002) Echocardiographic predictors of adverse outcomes in primary pulmonary hypertension. J Am Coll Cardiol 39(7):1214–9

Rudski LG et al. (2010) Guidelines for the echocardiographic assessment of the right heart in adults: a report from the American Society of Echocardiography endorsed by the European Association of Echocardiography, a registered branch of the European Society of Cardiology, and the Canadian Society of Echocardiography. J Am Soc Echocardiogr 23(7):685–713 (quiz 786–8)

Perikarderkrankungen, Endokarditis, kardiale Emboliequellen

Henrik ten Freyhaus, Guido Michels, Roman Pfister

G. Michels, N. Jaspers (Hrsg.), *Notfallsonographie*,
DOI 10.1007/978-3-642-36979-7_9,

In diesem Kapitel werden drei Krankheitsbilder besprochen, die im Rahmen der Notfallechokardiographie hochrelevant sind. Dies betrifft zunächst perikardiale Erkrankungen, also in erster Linie das Vorliegen und die Beurteilung der hämodynamischen Bedeutung eines Perikardergusses. Weiterhin wird die echokardiographische Diagnostik bei Verdacht auf Endokarditis, sowie bei Verdacht auf ein kardioembolisches Ereignis (u. a. bei Schlaganfall) besprochen.

9.1 Perikarderkrankungen

Henrik ten Freyhaus, Guido Michels, Roman Pfister

Hier sind insbesondere der Perikarderguss und die Perikarditis constrictiva zu nennen. In der Notfallsituation ist vor allem die Diagnose eines Perikardergusses relevant und es stellt sich die Frage nach der hämodynamischen Bedeutung. Eine konstriktive Perikarditis mit dem Leitsymptom einer Rechtsherzinsuffizienz ohne Herzvergrößerung ist echokardiographisch hinsichtlich einer Reihe von Parametern einer Perikardtamponade ähnlich (Atemvariabilität des ventrikulären Einstroms, Dilatation der V. cava inferior), zusätzlich sollte nach Perikardverkalkungen (oft jedoch schlecht darstellbar), ggf. einem lokalisierten Perikarderguss sowie nach manchmal vorliegenden regionalen WBST, angrenzend an morphologisch auffälliges Perikard, gesucht werden. Im Einzelfall kann die echokardiographische Differenzialdiagnose zur restriktiven Kardiomyopathie schwierig sein.

9.1.1 Perikarderguss und konstriktive Perikarditis

Ein akuter Perikarderguss kann bereits ab einer Größe von ca. 150 ml von hämodynamischer Relevanz sein, während ein chronischer Perikarderguss von bis zu 1 l oft mit keiner Beeinflussung der Hämodynamik einhergeht. Die Beurteilung der hämodynamischen Bedeutung ist sehr wichtig, da sie für die Indikation zur therapeutischen akuten Perikardpunktion entscheidend ist. In die Beurteilung gehen echokardiographische und natürlich auch klinische Kriterien (z. B. Tachykardie, Hypotonie, Halsvenenstauung) ein. Echokardiographisch können bereits kleine Ergussmengen (ab ca. 50 ml) nachgewiesen werden. Die Echokardiographie ist auch bei der Perikardpunktion von großer Bedeutung, u. a. um die korrekte Lage der Kanüle und des Pigtailkatheters nachzuweisen.

Echokardiographie des Perikardergusses

Die Untersuchung umfasst (Abb. 9.1):

- Beurteilung in allen Anlotpositionen, da auch lokalisierte Ergüsse vorkommen, insbesondere allerdings im Subkostalschnitt (Abb. 9.1).
- Lokalisation: lokaler, gekammerter oder zirkulärer Perikarderguss.
- Abklärung einer Perikardverdickung/-schwiele/-verkalkung, dann ggf. angrenzende regionale LV- oder RV-Wandbewegungsstörung.
- Differenzialdiagnosen des Perikardergusses: peri-/epikardiales Fett, Zyste, Aszites, linksseitiger Pleuraerguss.
- Echokardiographische Beurteilung der **hämodynamischen Relevanz**:
  - Bei zirkulären Ergüssen als erstes (zunächst diastolische) Kompression des rechten Atriums, dann Kompression des rechten Ventrikels (Cave: Lokalisierte Ergüsse können auch lokalisierte Beeinträchtigungen verursachen, z. B. von LA/LV).
  - Atemvariabilität des transmitralen und -trikuspidalen Einstroms im PW-Doppler (transmitral inspiratorische Abnahme der E-Wellen-Geschwindigkeit >25 %, transtrikuspidal exspiratorische Abnahme der E-Wellengeschwindigkeit >40 %), „konstriktives" Einstromprofil (E>>A, kurze DT, E/lat. e'>12, ▶ Abschn. 6.1.2).
  - Dilatation der V. cava inferior mit verminderter bis fehlender atemabhängiger Kaliberschwankung.

Echokardiographie der konstriktiven Perikarditis

Die Untersuchung umfasst (Abb. 9.2):

- Beurteilung der Atemvariabilität des ventrikulären Einstroms und „konstriktives" Einstromprofil und Beurteilung der V. cava inferior wie oben.
- Suche nach Perikardverdickungen, -verkalkungen und ggf. sekundären angrenzenden „regionalen WBST".
- Typischerweise ist die Geschwindigkeit des medialen e' größer als die des lateralen e' (physiologisch umgekehrt), e' >8 cm/s.
- Differenzialdiagnostische **Charakteristika der Restriktion** im Gegensatz zur konstriktiven Perikarditis:
  - Keine Atemvariabilität des ventrikulären Einstroms.
  - e'<8 cm/s.
  - Dilatation in der Regel beider Vorhöfe.
  - (Biventrikuläre) ausgeprägte Myokardhypertrophie, ggf. typisches echokardiographisches Bild einer Amyloidose (Abb. 9.2).
  - Meist Nachweis einer pulmonalen Hypertonie.
  - Kein Nachweis von Perikardverdickungen. Ein in der Regel kleiner Perikarderguss ist allerdings typisch für die Amyloidose.

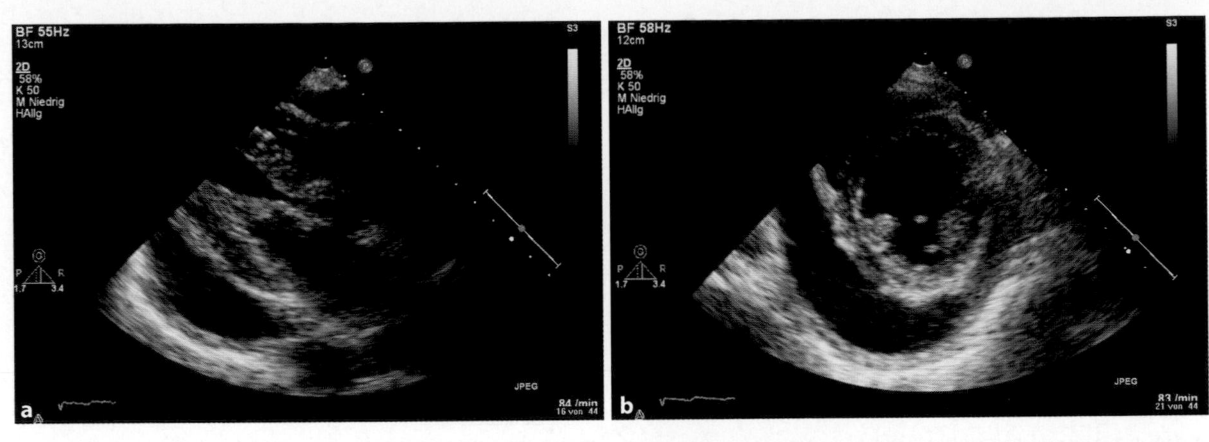

Abb. 9.1 Perikarderguss: **a** parasternale lange Achse, **b** parasternale kurze Achse

9.2 Endokarditis

Guido Michels, Henrik ten Freyhaus, Roman Pfister

Die infektiöse Endokarditis besitzt eine hohe Letalität, die sich je nach Erreger deutlich unterscheidet: durchschnittlich ca. 20 % (jedoch 40 % bei einer Staphylokokken-Endokarditis und 50 % bei einer Pilzendokarditis), sodass eine umgehende Abklärung bereits bei begründetem Verdacht in die Wege geleitet werden muss. Hier sind in erster Linie die gründliche körperliche Untersuchung, die repetitive Abnahme von Blutkulturen und die Echokardiographie zu nennen. Weiterhin sollte nach potentiellen Embolien gefahndet werden (klinische Untersuchung inklusive Neurologie und Sonographie des Abdomens).

Duke-Kriterien der infektiösen Endokarditis

2 **Hauptkriterien:**

- **Positive Blutkultur**
  - Nachweis endokarditistypischer Erreger in 2 unabhängigen Blutkulturen:
    Viridans-Streptokokken, Streptococcus bovis, HACEK-Gruppe (folgende gram-negative Stäbchen werden darunter zusammengefasst: Haemophilus aphrophilus/Aggregatibacter aphrophilus, Aggregatibacter actinomycetemcomitans, Cardiobacterium hominis, Eikenella corrodens, Kingella kingae), Staphylococcus aureus oder ambulant erworbene Enterokokken bei Abwesenheit eines Primärfokus.
  - Mikroorganismen vereinbar mit einer infektiösen Endokarditis in persistierend positiven Blutkulturen:
    mindestens 2 positive Blutkulturen aus Blutentnahmen mit mindestens 12 Stunden Abstand oder jede von 3 oder eine Mehrzahl von ≥4 separaten Blutkulturen (erste und letzte Probe in mindestens 1 h Abstand).

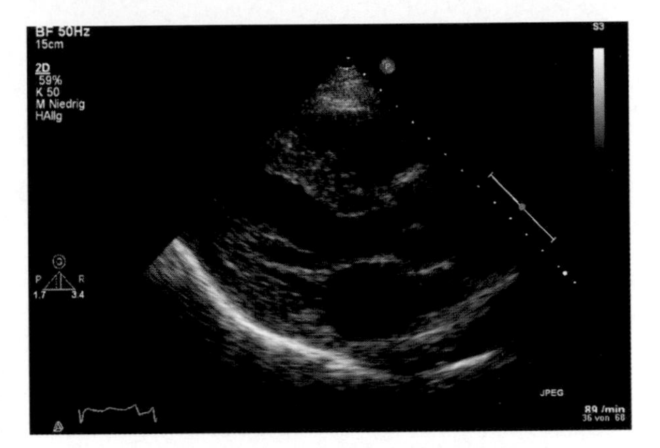

Abb. 9.2 Kardiale Amyloidose, parasternale lange Achse

  - Eine einzelne positive Blutkultur mit Coxiella burnetii oder Phase-I-IgG-Antikörper-Titer >1:800.
- **Echokardiographischer Nachweis der Endokardbeteiligung**

6 **Nebenkriterien:**

- **Prädisposition:** prädisponierende Herzerkrankung oder i.v.-Drogenabusus,
- **Fieber:** >38 °C (meist mit Sturzsenkung),
- **vaskuläre Phänomene:** arterielle Embolien, septisch-pulmonale Infarkte, mykotisches Aneurysma, intrakranielle / konjunktivale Blutungen, Janeway-Läsionen,
- **immunologische Phänomene:** Glomerulonephritis/ Löhlein-Herdnephritis, Osler-Knötchen, Roth-Flecken, positiver Rheumafaktor,
- **Echokardiographie:** Hinweis auf Endokarditis (jedoch nicht ausreichend für Hauptkriterium),
- **Mikrobiologie:** positive Blutkultur, die nicht einem Hauptkriterium entspricht, oder serologischer Nach-

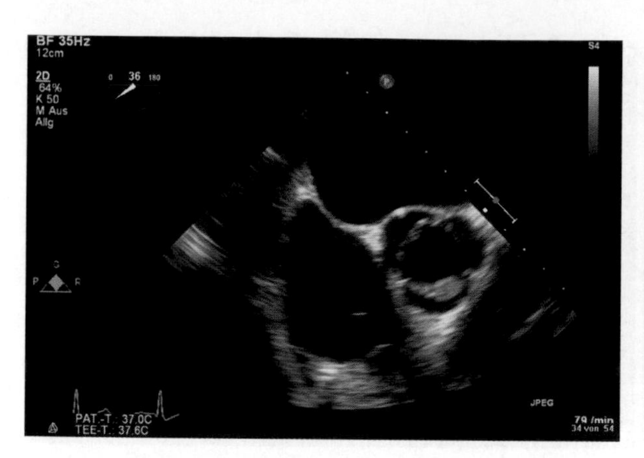

Abb. 9.3 Aortenklappenendokarditis, kurze Achse Aortenklappe, TEE

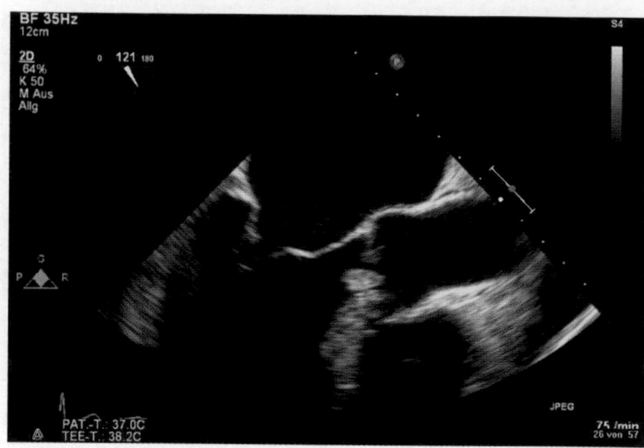

Abb. 9.4 Aortenklappenendokarditis mit resultierendem Koaptationsdefekt, lange Achse Aortenklappe, TEE

weis einer aktiven Infektion mit einem als Auslöser einer infektiösen Endokarditis infrage kommenden Organismus.

Beurteilung der Duke-Kriterien

- Definitive Endokarditis: 2 Hauptkriterien oder 1 Haupt- und 3 Nebenkriterien oder 5 Nebenkriterien
- Mögliche Endokarditis: 1 Haupt- und 1 Nebenkriterium oder 3 Nebenkriterien.
- Endokarditis ausgeschlossen: keine Kriterien, sichere alternative Diagnose, Wirksamkeit einer antibiotischen Therapie innerhalb von 4 Tagen

Echokardiographie der Endokarditis

Die Untersuchung umfasst:

- Beginn mit TTE, bei unzureichenden Schallbedingungen und immer bei mehr als geringem Verdacht auf Endokarditis gefolgt von einer TEE.
- Nachweis von Vegetationen (bestehend aus Bakterien, destruiertem Gewebe, thrombotischem Material), oft mit ausgeprägter Eigenbeweglichkeit (im Blutstrom „flottierend", durch das Klappenostium prolabierend, Abb. 9.3, Abb. 9.4, Abb. 9.5), auch assoziiert mit Schrittmacherelektroden (Abb. 9.6) oder anderem Fremdmaterial.
- Nachweis eines paravalvulären Abszesses.
- Nachweis eines (neu aufgetretenen) paravalvulären Lecks an einer Klappenprothese (Dehiszenz).
- Bevorzugt sind vorgeschädigte Klappen betroffen, was ggf. die Beurteilbarkeit erschwert (z. B. ausgeprägte Klappensklerose).
- In der Regel Nachweis einer Klappeninsuffizienz aufgrund des entstandenen Koaptationsdefekts (Abb. 9.4, Abb. 9.5).
- Immer alle Herzklappen und Herzhöhlen untersuchen (ggf. Übergreifen als „Abklatsch"-Endokarditis).
- Bei fortbestehendem klinischem Verdacht und initial nicht eindeutigem echokardiographischem Befund Wiederholung der Untersuchung im Verlauf.
- Immer Mitbeurteilung sekundärer Veränderungen (z. B. LV-Funktion/-Größe bei relevanter Aortenklappeninsuffizienz).

Differenzialdiagnosen endokarditischer Vegetationen:

Abgegrenzt werden müssen:

- Klappenverkalkung.
- Sehnenfaden- bzw. Papillarmuskelabriss.
- Lambl-Exkreszenzen („valvular strands", fadenförmiges Material, welches vor allem an der Aortenklappe anhaftet, degenerative Klappenveränderungen).
- Mitralklappenprolaps, myxomatöse Segelveränderungen.
- traumatische Klappenschäden.
- Tumoren:
  - papilläres Fibroelastom: häufig gestielte, echoinhomogene, mobile, der Herzklappe aufgelagerte Struktur mit Embolisationspotenzial,
  - Myxom: von ovalärer bis kugeliger Form, bei villösem Myxom mobile kleinere Oberflächenstrukturen, Lokalisation meist am interatrialen Septum (Fossa ovalis), seltener an einer Herzklappe (Abb. 9.7).
- Thrombotische Auflagerungen:
  - häufig breitbasig,
  - im Falle mobiler Thromben morphologisch oft nicht sicher von endokarditischen Vegetationen zu unterscheiden (Klinik des Patienten, Duke-Kriterien).

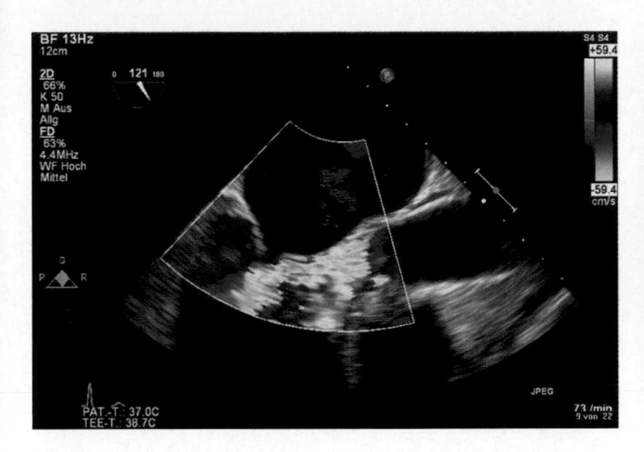

Abb. 9.5 Aortenklappenendokarditis mit -insuffizienz, lange Achse, TEE

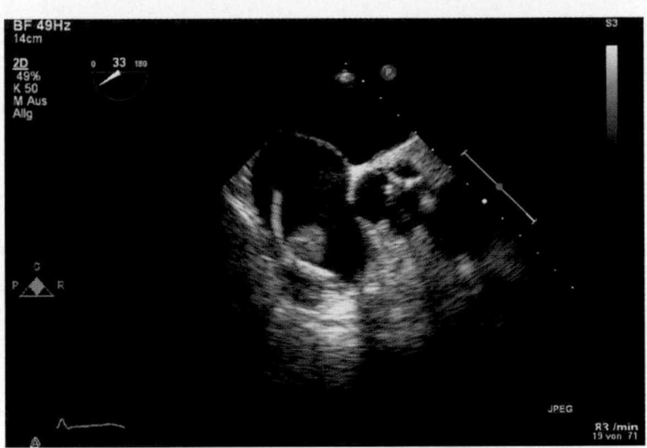

Abb. 9.6 Schrittmachersonden-Endokarditis, kurze Achse, TEE

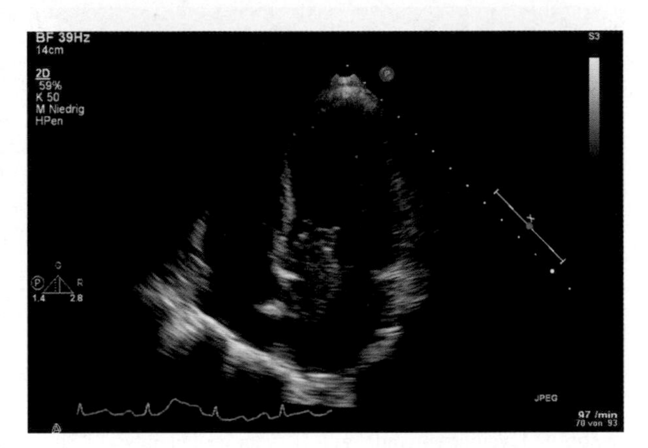

Abb. 9.7 Myxom, apikaler Vierkammerblick

- Marantische Endokarditis: nicht bakterielle, sterile, thrombotische Endokarditis bei Leukämien oder anderen Tumorerkrankungen
- Endokardfibrosen, z. B. Endokarditis parietalis fibroplastica Löffler (Hypereosinophilie mit biventrikulärer ausgeprägter Endokardverdickung); Hedinger-Syndrom bei Karzinoid mit Endokardfibrose des rechten Herzens mit Trikuspidalklappeninsuffizienz und Pulmonalklappenstenose.
- Kollagenosen und Erkrankungen des rheumatischen Formenkreis, wie z. B. Endokarditis Libmann-Sacks bei systemischem Lupus erythematodes.

9.3 Kardiale Emboliequellensuche

Henrik ten Freyhaus, Roman Pfister, Guido Michels

Die dringliche Suche nach einer kardialen Emboliequelle wird nach Diagnose einer arteriellen Embolie (zerebral oder in Extremitäten, viszerale Arterien etc.) durchgeführt. Eine weitere Indikation speziell zur Thrombensuche im linken Vorhof besteht bei geplanter Kardioversion und entsprechender Dauer des Vorhofflimmerns. Zu beachten ist, dass bei einem zerebralen arteriell-embolischen Ereignis die Karotiden als weitere wesentliche Emboliequelle ebenfalls untersucht werden müssen. Zudem ist natürlich auf das Auftreten von Arrhythmien, allen voran das (intermittierende) Vorhofflimmern als häufigste Ursache einer kardialen Embolie, zu achten. Im Falle von Vorhofflimmern mit Z. n. embolischem Ereignis ist, unter Berücksichtigung der Kontraindikationen, eine orale Antikoagulation angezeigt und eine kardiale Emboliequellensuche erübrigt sich meist. Ausnahmen sind u. a. der Verdacht auf Endokarditis, ein Z. n. Myokardinfarkt mit potentieller Emboliequelle im linken Ventrikel oder natürlich eine geplante Kardioversion bei Vorhofflimmern. Technisch erfordert die Beurteilung des linken Vorhofs und hier insbesondere des linken Vorhofohrs (LAA) eine TEE. WBST des linken Ventrikels mit Aneurysma und Thrombus sind in der Regel in der TTE ausreichend gut darstellbar.

Durchführung

Zur echokardiographischen Untersuchung gehören:

- Vollständige Darstellung des linken Vorhofs und des LAA in mehreren Ebenen zur Suche nach einem Thrombus (Abb. 9.8) oder anderer Raumforderungen, wie z. B. Myxom, ggf. Flussmessung im LAA mittels PW-Doppler (Flussgeschwindigkeiten <25 cm/s unabhängig von der Flussrichtung und die Darstellung von Spontankontrast (s. u.) sind Hinweise auf ein thrombogenes Milieu, ggf. Anwendung von LV-Kontrastmittel bei Unklarheiten.
- Darstellung des LV, Suche nach regionalen Wandbewegungsstörungen, nach einem Aneurysma und nach Thromben/anderen Raumforderungen, Suche nach spontanem Echokontrast („Schlierenbildung" durch Geldrollenbildung der Erythrozyten bei langsamer

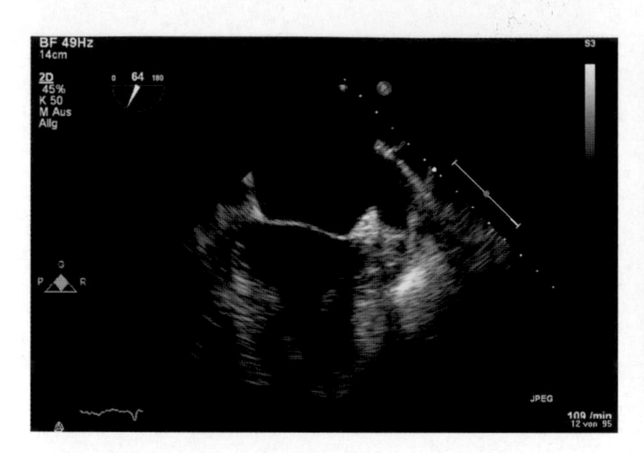

■ **Abb. 9.8** Thrombotisches Material im LAA, TEE

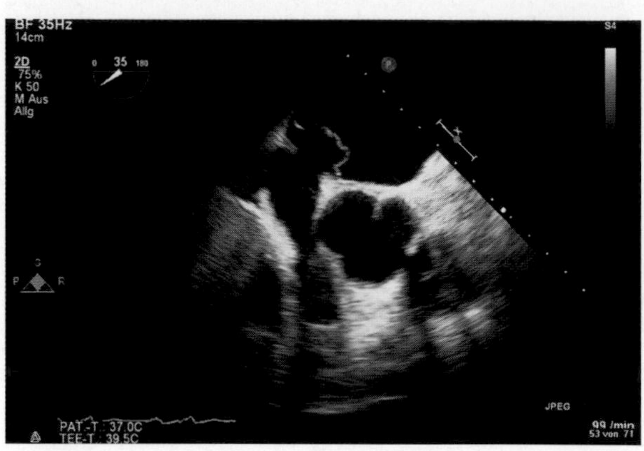

■ **Abb. 9.9** Atriales Septumaneurysma, bikavaler Blick, TEE

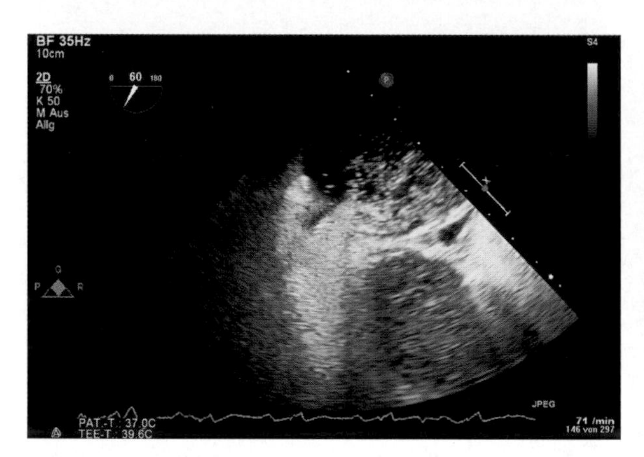

■ **Abb. 9.10** PFO, Darstellung des Rechts-Links-Shunts unter Valsalva nach Gabe von agitiertem Gelifundol als Rechtsherzkontrastmittel, bikavaler Blick, TEE

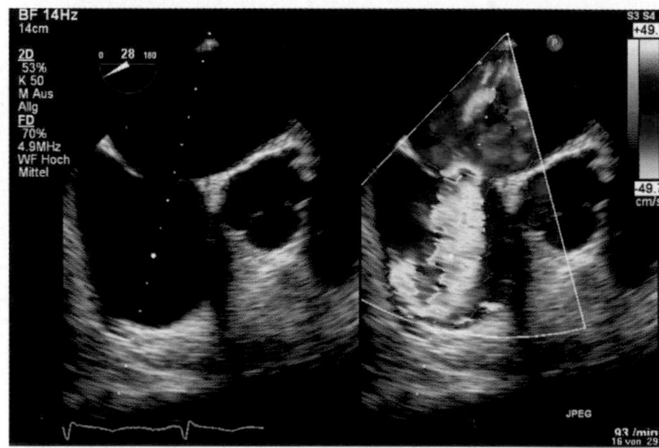

■ **Abb. 9.11** Vorhofseptumdefekt (ASD) vom Sekundumtyp, B-Bild bzw. Farbdoppler mit Links-Rechts-Shunt, kurze Achse der Aortenklappe, TEE

Flussgeschwindigkeit, zeigt ein thrombogenes Milieu an, zur Darstellung muss der Gain ausreichend hoch eingestellt sein).

- Schwierig kann die Darstellung eines ganz apikalen LV-Thrombus sein, andererseits kann durch das Nahfeldartefakt ein apikaler Thrombus vorgetäuscht werden. Voraussetzung für die Entstehung eines Thrombus ist eine (in der Regel erhebliche) regionale WBST (nach der gesucht werden sollte). Zudem sollten bei unklarem Befund atypische Anlotungen (z. B. von weit dorsal) zum Einsatz kommen, um die Herzspitze besser darzustellen.
- Ausführliche Beurteilung der Herzklappen (Endokarditis?, Thrombus?, andere Auflagerungen?), insbesondere auch von Klappenprothesen.
- Suche nach einem persistierenden offenen Foramen ovale (PFO) und nach einem atrialen Septumaneurysma (ASA, ■ Abb. 9.9, ■ Abb. 9.10) bzw. einem Vorhofseptumdefekt (■ Abb. 9.11, ■ Abb. 9.12).
- Beurteilung der Aorta (Thromben, Atherome).

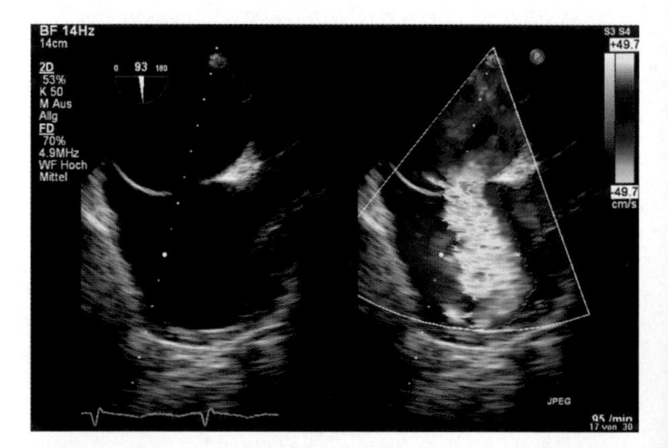

■ **Abb. 9.12** Vorhofseptumdefekt (ASD) vom Sekundumtyp, B-Bild bzw. Farbdoppler mit Links-Rechts-Shunt, bikavaler Blick, TEE

Transthorakale Echokardiographie – Minimalprogramm

Henrik ten Freyhaus, Guido Michels

G. Michels, N. Jaspers (Hrsg.), *Notfallsonographie*,
DOI 10.1007/978-3-642-36979-7_10, © Springer-Verlag Berlin Heidelberg 2014

Für die Notfalluntersuchung wird das folgende TTE-Minimalprogramm vorgeschlagen, welches naturgemäß je nach echokardiographischem Befund und je nach Fragestellung angepasst werden muss. In der Praxis kann im Notfall oft nur eine gezielte Untersuchung erfolgen, da die zur Verfügung stehende Zeit begrenzt ist.

Sollte sich beispielsweise eine relevante Mitralklappeninsuffizienz zeigen, welche die Symptomatik des Patienten erklärt, so muss nach Diagnose bei schwer luftnötigem Patienten zunächst eine entsprechende Therapie eingeleitet werden. Die genaue Charakterisierung des Vitiums erfordert die Erhebung einer Reihe echokardiographischer Parameter und kann dann nach initialer Stabilisierung des Patienten erfolgen. Der folgende Vorschlag kann deswegen nur als „Grundgerüst" einer Notfallechokardiographie dienen und ist nicht als vollständige Untersuchung zu verstehen. Aufgrund des Zeitmangels in der Notfallsituation werden in der Regel nur die absolut notwendigen Messungen durchgeführt (z. B. bei Verdacht auf Aortenklappenstenose, u. a. Gradient) oder Lungenembolie (u. a. RVP_{syst} durch CW-Doppler der Trikuspidalklappeninsuffizienz). Immer sollte – einerseits auf rechtlichen Gründen, andererseits zur retrospektiven Auswertung – eine (digitale) Speicherung der Untersuchung erfolgen.

- **Parasternale lange Achse**
  - Morphologische Beurteilung der Aorten- und Mitralklappe (Sklerose, Koaptationsdefekt, Vegetation, Prolaps etc., danach in allen Anlotungen suchen),
  - Beurteilung der regionalen LV-Funktion,
  - Abklärung Myokardhypertrophie, LV-Hypertrophie, LV-Dilatation, Dilatation der Aortenwurzel oder der Aorta ascendens, Dissektionsmembran,
  - Farbdoppler der Aorten- und Mitralklappe zur Abklärung Insuffizienz, turbulenter Ein- bzw. Ausstrom.
- **Parasternale kurze Achse**
  - Beurteilung der Aortenklappe, Farbdoppler der Pulmonal-/Trikuspidalklappe, ggf. CW-Doppler der Trikuspidalklappe (s. apikaler Vierkammerblick),
  - Beurteilung der Mitralklappe,
  - auf Papillarmuskelhöhe Beurteilung der regionalen Wandbewegung des LV, Ausschluss von paradoxer Septumbewegung, Perikarderguss.
- **Apikaler Vierkammerblick**
  - Beurteilung der Mitral- und Trikuspidalklappe,
  - Beurteilung der Herzhöhlen (spontaner Echokontrast, Raumforderungen etc.),
  - Analyse der regionalen Wandbewegung des LV (septal, lateral) und des RV,
  - Abklärung einer RA-/RV-/LA-Dilatation, ggf. Planimetrie/Volumenbestimmung RA, LA, Messung RV basal,
  - qualitativer Größenvergleich RV mit LV,
  - Eyeballing oder Messung der TAPSE und der LV-Ejektionsfraktion,
  - wenn in der Akutsituation relevant, Beurteilung der diastolischen LV-Funktion,
  - Farbdoppler der Mitral- und Trikuspidalklappe, bei Nachweis einer Trikuspidalklappeninsuffizienz ggf. CW-Doppler zur Messung des RVP_{syst}.
- **Apikaler Fünfkammerblick**
  - Farbdoppler Aortenklappe, CW-Doppler der Aortenklappe (wenn morphologisch Verdacht auf Aortenklappenstenose und immer bei schlechten Schallbedingungen).
- **Apikaler Zweikammerblick**
  - Beurteilung der Mitralklappe, ggf. Farbdoppler,
  - Analyse der regionalen Wandbewegung des LV (inferior, anterior).
- **Apikaler Dreikammerblick**
  - Beurteilung der Aorten- und Mitralklappe,
  - Analyse der regionalen Wandbewegung des LV (posteriore, anteroseptale Segmente),
  - ggf. Farbdoppler der Mitral- und Aortenklappe, ggf. CW-Doppler Aortenklappe.
- **Subkostalschnitt**
  - Ausschluss eines Perikardergusses, allerdings sollte in jeder Anlotung darauf geachtet werden,
  - bei Verdacht auf Einflussstauung oder erhöhten RAP Beurteilung der Weite und Atemvariabilität der V. cava inferior, dann ggf. Errechnung PAP_{syst},
  - bei schlechten Schallbedingungen entsprechende Ausweitung der Fragestellung in dieser Anlotung, z. B. globale/regionale LV-Funktion in langer/kurzer Achse, Beurteilung der Aortenklappe und sogar (mindestens orientierend) CW-Doppler bei Verdacht auf Stenose auch im Subkostalschnitt möglich.

Lunge und Pleura

Peter Michael Zechner, Armin Seibel, Raoul Breitkreutz

G. Michels, N. Jaspers (Hrsg.), *Notfallsonographie*,
DOI 10.1007/978-3-642-36979-7_11,

Die Sonographie der Lunge und Pleura hat sich im letzten Jahrzehnt als wichtige Untersuchungstechnik in der Notfall- und Intensivmedizin etabliert. Die Tatsache, dass in der Lungensonographie neben wenigen einfachen sonomorphologischen Strukturen vor allem Artefakte dargestellt und interpretiert werden, führt dazu, dass diese Untersuchungsmodalität auch für ultraschallunerfahrene Untersucher relativ schnell und einfach zu erlernen ist. Im folgenden Kapitel sollen die Grundlagen der Lungensonographie, der Untersuchungsgang sowie typische Befunde akutmedizinisch relevanter Krankheitsbilder anhand von Originalbefunden dargestellt werden.

11.1 Sonoanatomie und Artefakte

11.1.1 Weichteilgewebe und knöcherner Thorax

Die Anlotung der Lunge/Pleura erfolgt typischerweise transthorakal in einem interkostalen Schallfenster. Kutis, Subkutis und Interkostalmuskulatur stellen sich als echoarme bis echogleiche Strukturen dar. Faszien erscheinen echoreich. Knöcherne Rippen stellen sich als echoreiches Reflexband mit dorsaler Schallauslöschung dar, knorpelige Rippen können zumindest teilweise vom Ultraschall durchdrungen werden und gewähren Sicht auf darunter liegende Strukturen (◘ Abb. 11.1).

11.1.2 Pleuralinie und Lungengleiten

Unterhalb der Interkostalmuskulatur kommt die **Pleuralinie** zur Darstellung. Diese wird von Pleura parietalis und Pleura visceralis gebildet und stellt sich als dünnes echoreiches Reflexband dar (◘ Abb. 11.1).

Das atemsynchrone Gegeneinandergleiten von Pleura visceralis und Pleura parietalis heißt **Lungengleiten** und kann im bewegten B-Bild dargestellt werden. Lungengleiten kann objektiviert werden, indem ein M-Mode zwischen 2 benachbarten Rippen durch die Pleuralinie gelegt wird. Lungengleiten stellt sich im M-Mode-Bild als sog. Seashore-Zeichen dar. Im Bereich des subkutanen Gewebes und der Zwischenrippenmuskulatur zeigen sich horizontale Linien („sea" = ruhige See). Im Bereich der Pleuralinie und unterhalb der Pleuralinie zeigt sich ein granuliertes Muster („beach" = unebener Strand), das durch die Bewegung der Lunge im Bereich der Pleuralinie zustande kommt (◘ Abb. 11.2). Lungengleiten ist der Beweis für das Aneinanderliegen von Pleura parietalis und Pleura visceralis.

11.1.3 Lungenpuls

Als Lungenpuls wird die mit jedem Herzschlag synchron auftretende Bewegung im Bereich der Pleuralinie bezeichnet, die durch die Übertragung der Herzkontraktionen auf die Lunge zustande kommt. Der Lungenpuls kann sowohl im B-Mode, als auch im M-Mode dargestellt werden (◘ Abb. 11.3). Besonders gut lässt sich der Lungenpuls bei Apnoe darstellen oder bei pathologischen Situationen, die zu einer mangelhaften oder fehlenden Ventilation eines Lungenflügels führen (endobronchiale Tubusfehllage, bronchialer Bolusverschluss etc.).

11.1.4 Reverberationsartefakte

Aufgrund des Luftgehaltes der Lunge kommt es an der Pleura zur Totalreflexion der Ultraschallwellen. Dies führt dazu, dass unterhalb der Pleuralinie im Normalzustand „nur" Wiederholungsartefakte dargestellt werden können. Diese Wiederholungsartefakte werden auch Reverberationsartefakte genannt und stellen sich als horizontale, sich wiederholende echoreiche Linien dar (◘ Abb. 11.1).

Reverberationsartefakte kommen bei belüfteter Lunge immer zur Darstellung, werden jedoch in Abhängigkeit von der Intensität der Ventilation und damit des darstellbaren Lungengleitens mehr oder weniger überlagert. Beim Pneumothorax fällt das Lungengleiten jedoch weg, sodass die Reverberationen deutlicher sichtbar sind.

Bei Vorliegen eines Lungenödems oder subpleuraler Lungenkonsolidierungen fehlen Reverberationsartefakte typischerweise.

11.1.5 B-Linien

B-Linien sind vertikale, echoreiche Artefakte, die von der Pleuralinie ausgehen und sich bis zum Ende des Bildschirmrandes fortsetzen (◘ Abb. 11.4). Sie folgen atemsynchron dem Lungengleiten.

B-Linien entstehen durch vermehrte Flüssigkeitsansammlungen in pleuranahen Alveolen bzw. im Lungeninterstitium. Der hohe Impedanzsprung der Grenzfläche von Luft und Flüssigkeit in diesen Alveolarbereichen gilt als Auslöser der B-Linien. Vereinzelt können B-Linien vor allem posterobasal auch bei gesunden Probanden zu finden sein.

Da B-Linien ihren Ursprung an der Pleura visceralis haben, schließt deren Anwesenheit das Vorhandensein eines Pneumothorax aus.

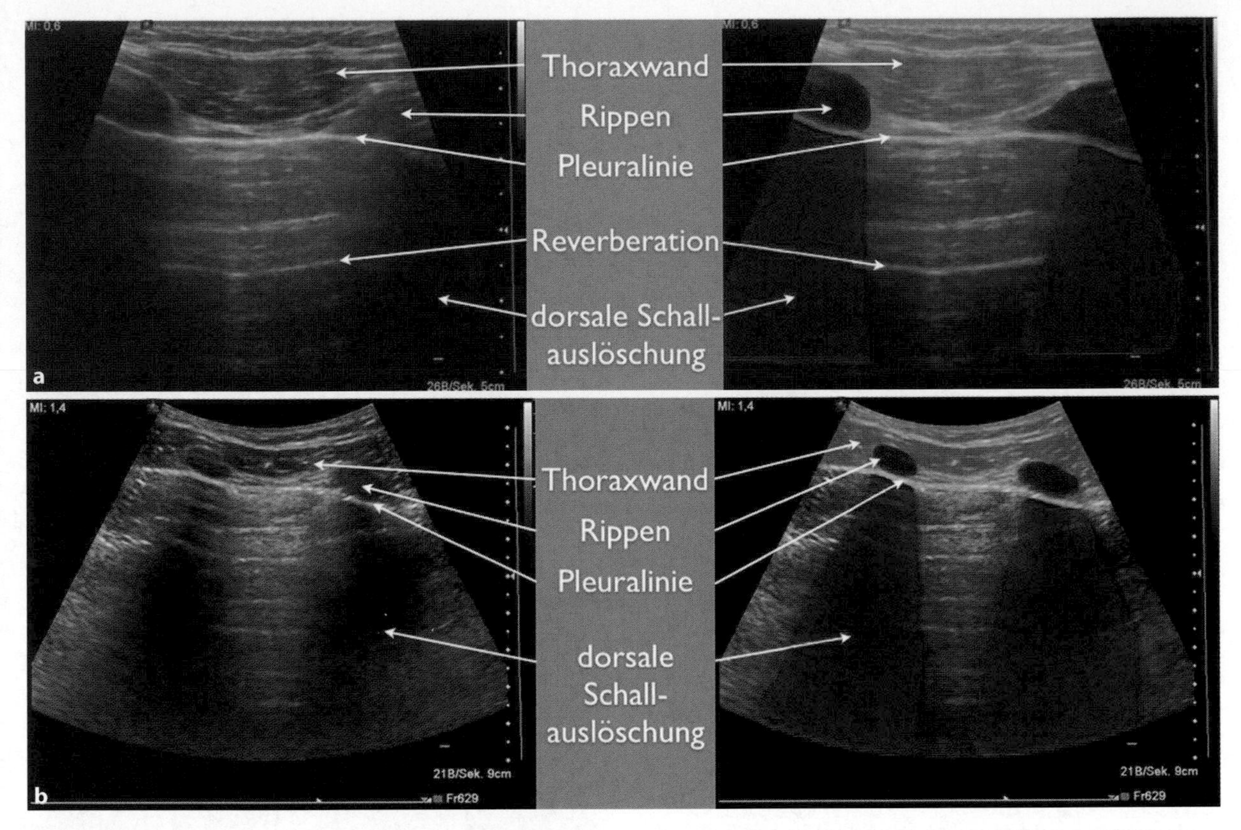

Abb. 11.1 a, b Sonoanatomie des Thorax. B-Mode, Linearschallkopf (**a**) und Konvexschallkopf (**b**). Zwei benachbarte Rippen mit dazugehörigem Schallschatten und die dazwischen liegende Pleuralinie bilden das Fledermauszeichen. Weiterhin sind das Weichteilgewebe der Thoraxwand sowie Reverberationsartefakte (▶ Abschn. 11.1.4) dargestellt

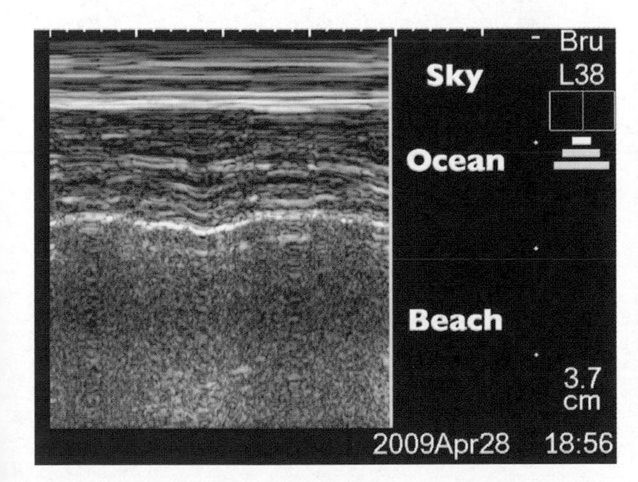

Abb. 11.2 Darstellung des Lungengleitens – Normalbefund. M-Mode, Linearschallkopf. Seashore-Zeichen: Oberhalb der Pleuralinie entsteht ein lineares Muster („sky" und „ocean"), während unterhalb der Pleuralinie durch die atemabhängige Verschiebebewegung der Pleurablätter ein granuliertes, sandartiges Muster entsteht („beach")

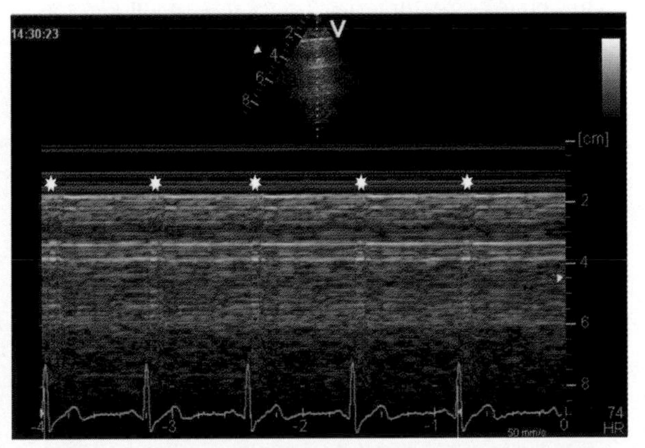

Abb. 11.3 Lungenpuls. M-Mode, Sektorschallkopf. Übertragung der Herzkontraktion auf das Lungengewebe (*). Besonders gut lässt sich der Lungenpuls bei Apnoe darstellen oder bei Vorliegen von pathologischen Situationen, die zu einer mangelhaften oder fehlenden Ventilation eines Lungenflügels führen: endobronchiale Tubusfehllage, bronchialer Bolusverschluss etc.

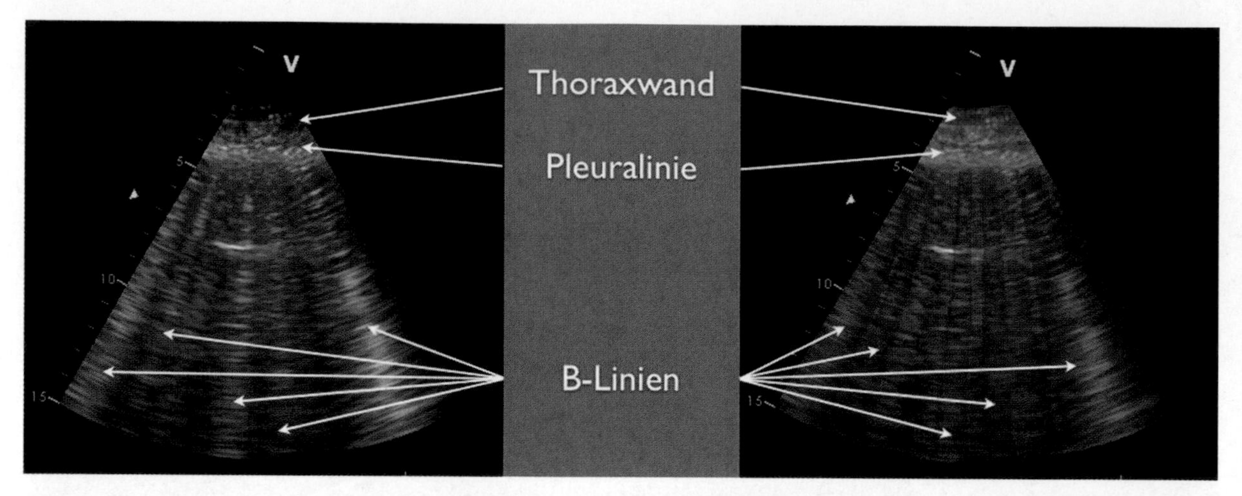

■ **Abb. 11.4** B-Linien. B-Mode, Sektorschallkopf. Multiple B-Linien (vertikale, laserartige Artefakte) bei kardialem Lungenödem

11.1.6 Schallkopfwahl

Die Sonographie der Lunge bzw. Pleura kann je nach klinischer Fragestellung mit Konvex-, Linear- und Sektorschallköpfen erfolgen:

- Bei gezielter Untersuchung hinsichtlich Pneumothorax oder zur genaueren Beurteilung subpleuraler Lungenkonsolidierungen bietet der Linearschallkopf aufgrund der guten Nahauflösung einen hohen Informationsgehalt.
- Bei unklarer klinischer Situation bietet das größere und tiefere Schallfenster des Konvexschallkopfes Vorteile für Übersicht und Orientierung.
- Auch zur Diagnostik eines Pleuraergusses oder eines interstitiellen Syndroms sollte ein Konvex- oder Sektorschallkopf gewählt werden.

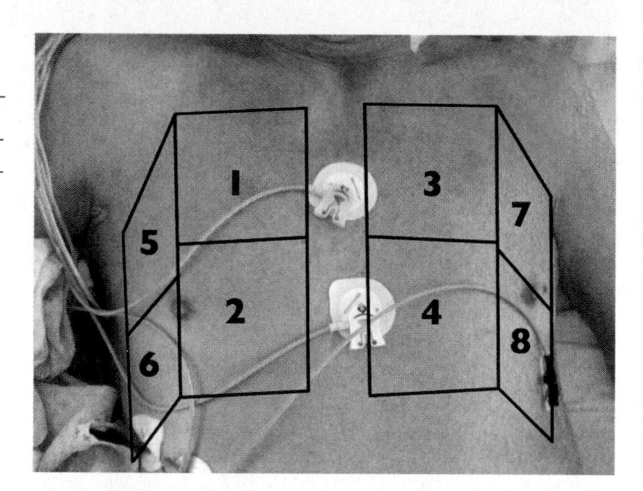

■ **Abb. 11.5** Anlotungspunkte zur Untersuchung der anterioren und lateralen Thoraxwand in Anlehnung an die internationale Konsensuskonferenz zur Lungensonographie. Unterteilung jedes Hemithorax in 2 anteriore und 2 laterale Areale zur systematischen Untersuchung

11.2 Untersuchungsablauf

Als Ausgangspunkt der sonographischen Untersuchung der Lunge sollte der Schallkopf im rechten Winkel zu den Rippen positioniert werden, sodass 2 benachbarte Rippen quer geschnitten werden. Dabei wird der Schallkopf senkrecht zur Hautoberfläche oder zur Körpermittelachse gehalten. Ein Kippen ist zunächst zu vermeiden.

An den Bildrändern kommen die obere und untere Rippe mit den dazugehörigen Schallschatten und dazwischen direkt unter den Rippen die echoreiche Pleuralinie zur Darstellung (■ Abb. 11.1). Dieses Bild wird **Fledermauszeichen** genannt, da es an die Silhouette einer fliegenden Fledermaus erinnert.

Zur besseren Darstellung der Pleura, kann der Schallkopf danach um 90° in eine interkostale Schnittebene gedreht werden.

Jeder Hemithorax sollte in 4 Quadranten unterteilt werden (■ Abb. 11.5) die je nach klinischer Fragestellung systematisch untersucht werden. Die vordere Axillarlinie (vertikal) und Verbindungslinie zwischen den Mamillen (horizontal) sowie die unteren Rippenbögen (untere Begrenzung) helfen die Quadranten zu definieren.

11.3 Pleuraerguss

Die Sonographie weist in der Diagnostik eines Pleuraergusses eine deutlich höhere Sensitivität und Spezifität auf als die konventionelle Röntgenaufnahme des Thorax.

Ein Pleuraerguss stellt sich typischerweise als echofreie bis echoarme intrapleurale Flüssigkeitsansammlung dar (■ Abb. 11.6). Die Größe des Ergusses ändert sich atemsynchron. Häufig entstehen innerhalb größerer Ergüsse

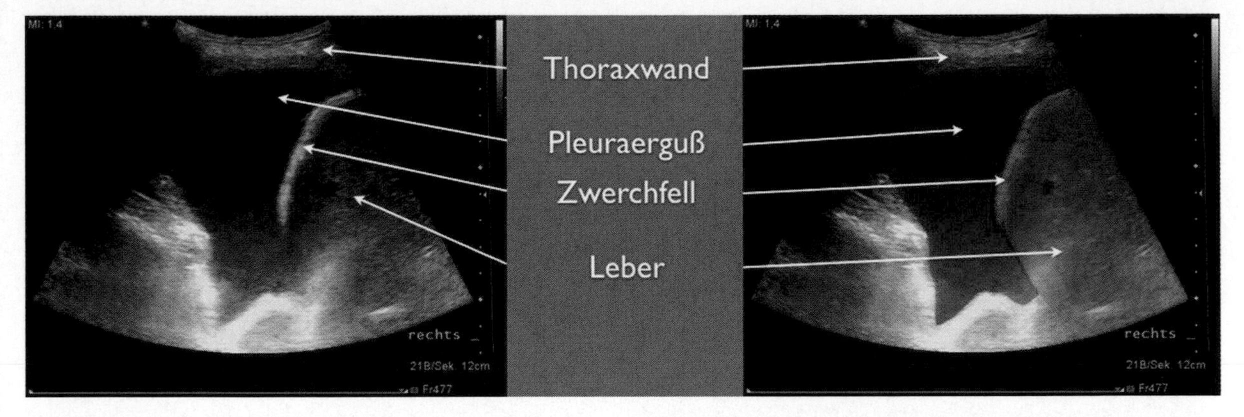

Abb. 11.6 Großer Pleuraerguss. B-Mode, Konvexschallkopf

aufgrund des erhöhten intrathorakalen Druckes Kompressionsatelektasen, welche sonographisch sehr gut darstellbar sind. Ebenso können je nach Beschaffenheit des Ergusses kleine echoreiche Strukturen innerhalb des Pleuraergusses zur Darstellung kommen. Diese Strukturen entsprechen meist Fibrinfäden oder Blutkoageln.

Die Untersuchung bei Verdacht auf Pleuraerguss erfolgt primär in den posterobasalen bzw. beim liegenden Patienten in den laterobasalen Bereichen der Thoraxwand.

11.4 Pneumothorax

Die Sonographie weist auch hinsichtlich der Diagnostik eines Pneumothorax im Vergleich zur Thoraxröntgenaufnahme eine deutlich höhere Sensitivität bei annähernd gleicher Spezifität auf. Sonographisch können selbst sehr kleine, ventrale Pneumothoraces diagnostiziert werden.

Bei klinischem Verdacht auf das Vorliegen eines Pneumothorax sollte die Untersuchung, wenn möglich, in flacher Rückenlage erfolgen, da in dieser Position auch kleinste, ventrale Pneumothoraces zur Darstellung kommen. Der sensitivste Punkt zur Diagnostik eines Pneumothorax ist der 3. oder 4. Interkostalraum in der Medioklavikularlinie. Um die Treffsicherheit der Untersuchung zu erhöhen, sollte bei stabilen Patienten jedoch die systematische Untersuchung der anterioren und lateralen Thoraxwand erfolgen.

Primär erfolgt die Beurteilung des **Lungengleitens**.

Tipp

Das Vorhandensein von Lungengleiten, B-Linien oder des Lungenpulses gilt als Beweis für das Aneinanderliegen der Pleura visceralis und Pleura parietalis und schließt einen Pneumothorax an der untersuchten Stelle aus.

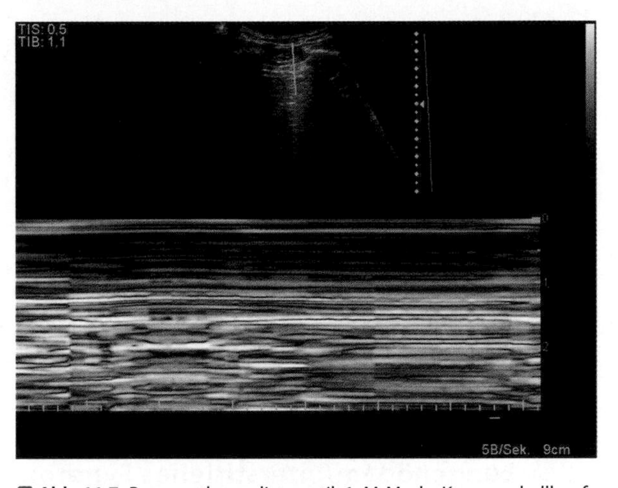

Abb. 11.7 Pneumothoraxdiagnostik 1: M-Mode, Konvexschallkopf. Durchgehend lineares Muster – Fehlen des Lungengleitens und des Lungenpulses als Zeichen für einen Pneumothorax im M-Mode

Kann Lungengleiten nicht beobachtet werden, muss an das Vorliegen eines Pneumothorax gedacht werden.

Bei aufgehobenem Lungengleiten kommt im M-Mode ein Bild aus durchgehend horizontalen Linien zur Darstellung. Dieses Bild wird auch als Stratosphären-Zeichen bezeichnet (Abb. 11.7, Abb. 11.8). Das typische Seashore-Zeichen fehlt. Bei fehlendem Lungengleiten sollte in weiterer Folge nach B-Linien gesucht werden. Da B-Linien ihren Ursprung stets an der Pleura visceralis haben, schließt ihre Anwesenheit einen Pneumothorax ebenso aus.

Gelingt die Darstellung des sog. **Lungenpunktes**, ist das Vorliegen eines Pneumothorax nahezu sicher bewiesen. Der Lungenpunkt ist der Übergang zwischen an der Thoraxwand anliegender Pleura visceralis und Beginn des Pneumothorax (Abb. 11.8). Dieses sonographische Phänomen kann im B-Bild und im M-Mode dargestellt werden und zeigt sich als abwechselndes Auftreten von regelrechtem Lungengleiten und aufgehobenem Lungengleiten. Bei großen Pneumothoraces kommt es zu ei-

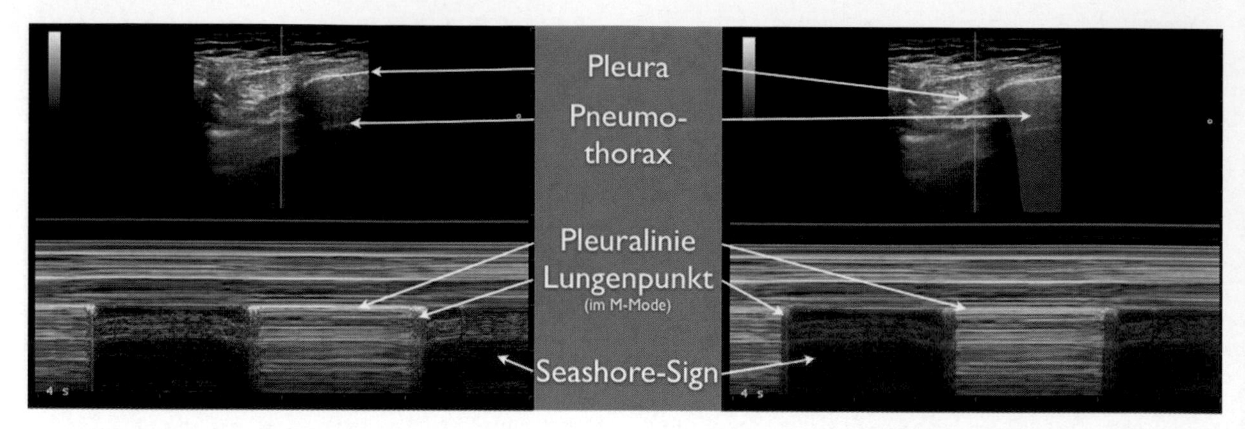

Abb. 11.8 Pneumothoraxdiagnostik 2: Nachweis eines Pneumothorax durch Darstellung des Lungenpunktes. Abwechselndes Auftreten des Seashore-Zeichens und des Stratosphären-Zeichens

ner zirkulären Ablösung der beiden Pleurablätter voneinander, sodass in dieser Situation der Lungenpunkt nicht immer zu finden ist.

- **Differenzialdiagnosen**

Auch bei entzündlichen oder malignen Erkrankungen der Lunge oder Pleura, wie auch bei stattgehabter Pleurodese kann das Lungengleiten aufgehoben sein. Jedoch sind bei diesen Erkrankungen meist B-Linien zu finden, sodass der Ausschluss eines Pneumothorax über diesen Weg möglich ist.

11.5 Lungenödem/interstitielles Syndrom

Die Unterscheidung zwischen pulmonal und kardial bedingter Atemnot stellt oftmals eine große Herausforderung für den Akutmediziner dar. In einer Vielzahl von Arbeiten konnte der diagnostische Stellenwert der B-Linien in der Differenzierung zwischen Asthma kardiale und Asthma pulmonale gezeigt werden. Während bei Patienten mit akut exazerbierter COPD ebenso wie bei Lungengesunden keine oder nur vereinzelte B-Linien (meist posterobasal) zu finden sind, ist der Nachweis von multiplen B-Linien (≥3 pro Interkostalraum in longitudinaler Anlotung) über der anterioren und lateralen Thoraxwand typisch für das Vorliegen eines interstitiellen Syndroms.

Die Sonographie besitzt in der Diagnostik eines interstitiellen Syndroms eine deutlich höhere Treffsicherheit verglichen mit der Auskultation und der Thoraxröntgenaufnahme.

- **Untersuchungsgang/Befunde**

Am sitzenden oder liegenden Patienten erfolgt die Untersuchung der anterioren und lateralen Thoraxwand. Jeder Hemithorax wird in 4 Areale unterteilt und systematisch untersucht:

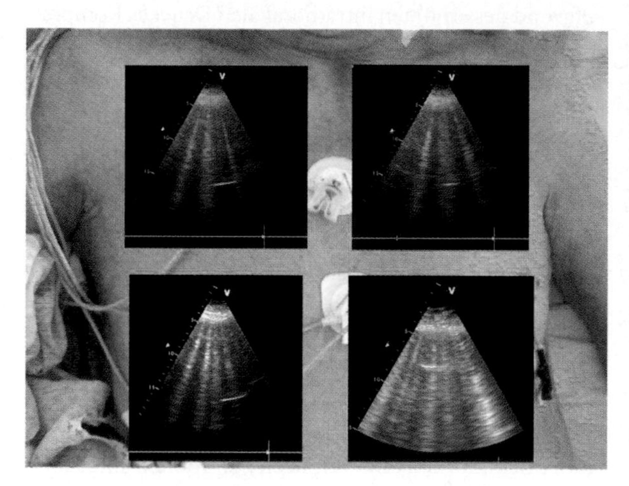

Abb. 11.9 Lungenödemdiagnostik. B-Mode, Sektorschallkopf. Multiple, diffus verteilte B-Linien über der gesamten anterioren Thoraxwand bei kardialem Lungenödem

- Ein Areal gilt als positiv, wenn bei longitudinaler Anlotung pro Interkostalraum ≥ 3 B-Linien zu finden sind.
- Sind 2 oder mehr positive Areale pro Hemithorax zu finden, ist das Vorliegen eines Lungenödems sehr wahrscheinlich (Abb. 11.9).

Wenn die positiven Areale bilateral, also über beiden Lungenflügeln nachweisbar sind, ist eine kardiale Genese des Lungenödems hochwahrscheinlich. Bei Patienten mit kardialem Lungenödem bei chronischer Herzinsuffizienz ist zusätzlich häufig ein Pleuraerguss zu finden.

- **Differenzialdiagnosen**

Bei Vorliegen einer Lungenfibrose, fluid lung bei Niereninsuffizienz oder einer bilateralen interstitiellen Pneumonitis sind ebenso bilaterale, diffus auftretende B-Linien zu finden. In diesen Fällen ist eine sonographische Abgrenzung zum kardialen Lungenödem kaum möglich.

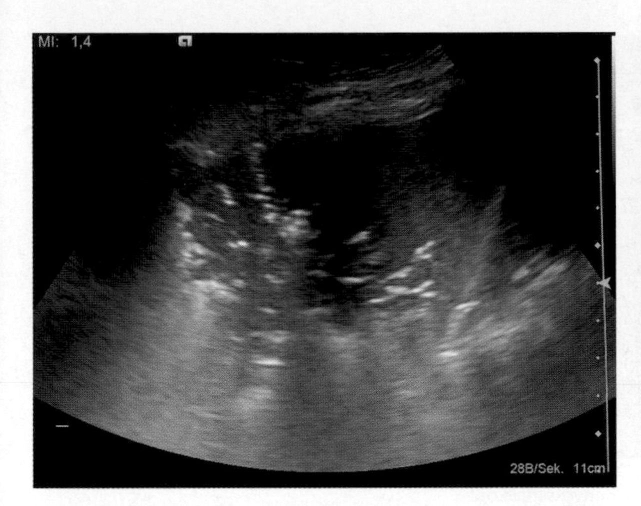

Abb. 11.10 Lungenkonsolidierung: Pneumonie. B-Mode, Konvexschallkopf. Großes, subpleurales Konsolidierungsareal mit leberartiger Echotextur (Hepatisation) und Bronchopneumogramm (baumartige Lufteinschlüsse) bei bakterieller Pneumonie

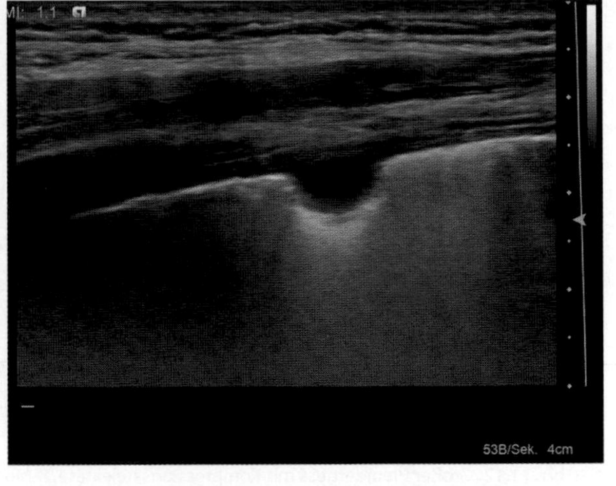

Abb. 11.11 Lungenkonsolidierung: Pulmonalarterienembolie. B-Mode, Linearschallkopf. Kleine, scharf begrenzte, echoarme Lungenkonsolidierung bei Pulmonalarterienembolie

Beim ARDS kommt es ebenfalls zum bilateralen Auftreten von multiplen B-Linien. Während bei kardialem Lungenödem jedoch eine diffuse, homogene Verteilung der B-Linien zu finden ist, so sind beim ARDS neben subpleuralen Konsolidierungen inhomogen verteilte B-Linien zu finden. Neben sonographisch unauffälligen Arealen finden sich Areale mit multiplen B-Linien.

Unilateral können multiple B-Linien auch bei entzündlichen oder malignen Erkrankungen der Lunge oder bei Lungenkontusionen zu finden sein.

Tipp

Vereinfacht gesagt ist der Nachweis von multiplen B-Linien ein einfacher Hinweis auf einen vermehrten Flüssigkeitsgehalt der Lungen („feucht"), wohingegen das Fehlen auf eine „trockene" Lunge, zumindest in den pleuranahen Parenchymabschnitten hinweist.

11.6 Lungenkonsolidierungen

Durch Zunahme des alveolaren Flüssigkeitsgehaltes bei gleichzeitiger Verminderung der alveolaren Luft kommt es zum Entstehen von pulmonalen Konsolidierungen. Akutmedizinisch relevante Lungenkonsolidierungen sind meist auf entzündliche, maligne oder embolische Prozesse, sowie Kompressionsatelektasen und Lungenkontusionen bei Trauma zurückzuführen.

Pulmonale Konsolidierungen stellen sich sonographisch typischerweise als subpleurale, echoarme oder gewebeartige Areale dar.

11.6.1 Pneumonie

Die diagnostische Treffsicherheit der Lungensonographie ist in der Pneumoniediagnostik vergleichbar mit der des Thoraxröntgen in 2 Ebenen.

Pneumonische Infiltrate werden sonographisch immer dann darstellbar, wenn sie bis an die Pleura reichen. Das typische sonographische Bild von pneumonischen Infiltraten sind subpleurale, unscharf begrenzte Konsolidierungsareale mit leberähnlicher Echotexur (Hepatisation der Lunge, Abb. 11.10). Häufig sind baumartige oder linsenförmige Lufteinschlüsse im Sinne eines Bronchopneumogramms zu finden (Abb. 11.10). Ein parapneumonischer Begleiterguss ist ebenso regelmäßig vorhanden.

In der Farbdoppleruntersuchung zeigt sich ein normales, baumartiges Durchblutungsmuster.

11.6.2 Pulmonalarterienembolie

Pulmonalembolische Prozesse (Lungeninfarkte) stellen sich sonographisch als kleine, echoarme, scharf begrenzte, dreieckförmige oder rundliche Konsolidierungen dar (Abb. 11.11).

In der Farbdoppleruntersuchung kann typischerweise keine zentrale Durchblutung der Konsolidierungsareale nachgewiesen werden. Das Vorhandensein von 2 oder mehreren solcher Konsolidierungsareale spricht für das Vorliegen einer Pulmonalarterienembolie.

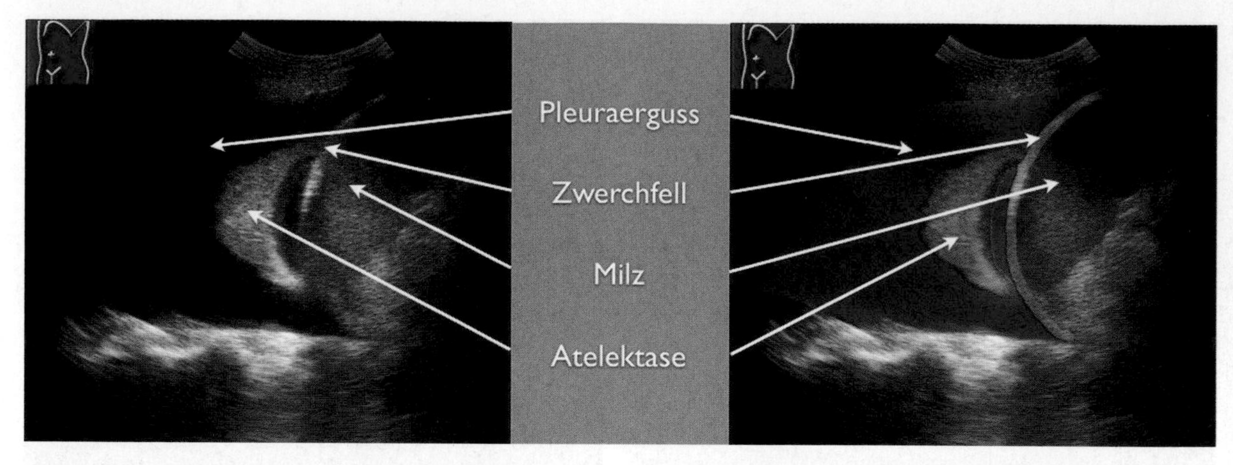

Abb. 11.12 Großer Pleuraerguss mit Kompressionsatelektase. B-Mode, Konvexschallkopf

11.6.3 Kompressionsatelektase

Aufgrund der Zunahme der intrapleuralen Durckverhältnisse kommt es im Rahmen von großen Pleuraergüssen (Abb. 11.12) häufig zum Auftreten von Kompressionsatelektasen. Diese stellen sich anfänglich als trianguläre, im Erguss „schwimmende" Konsolidierungsareale mit normaler Durchblutung dar und bewegen sich atemabhängig. Bei weiterer Zunahme des Ergusses imponieren die Atelektasen nur noch als schmale, echoreiche Sicheln (Plattenatelektase).

Literatur

Agricola E, Bove T, Oppizzi M et al. (2005) Ultrasound comet-tail images: a marker of pulmonary edema: a comparative study with wedge pressure and extravascular lung water. Chest 127:1690–1695

Blaivas M, Lyon M, Duggal S (2005) A prospective comparison of supine chest radiography and bedside ultrasound for the diagnosis of traumatic pneumothorax. Acad Emerg Med 12:844–849

Breitkreutz R, Seibel A, Zechner PM (2012) Ultrasound-guided evaluation of lung sliding for widespread use? Resuscitation 83:273–274

Gryminski J, Krakowka P, Lypacewicz G (1976) The diagnosis of pleural effusion by ultrasonic and radiologic techniques. Chest 70:33–37

Lichtenstein DA, Lascols N, Prin S, Mezière G (2003) The „lung pulse": an early ultrasound sign of complete atelectasis. Intensive Care Med 29:2187–2192

Lichtenstein DA, Menu Y (1995) A bedside ultrasound sign ruling out pneumothorax in the critically ill. Lung sliding. Chest 108:1345–1348

Lichtenstein DA, Meziere GA (2008) Relevance of lung ultrasound in the diagnosis of acute respiratory failure: the blue protocol. Chest 134:117–125

Lichtenstein D, Meziere G (1998) A lung ultrasound sign allowing bedside distinction between pulmonary edema and COPD: the comet-tail artifact. Intensive Care Med 24:1331–1334

Lichtenstein D, Meziere G, Biderman P et al. (2000) The „lung point": an ultrasound sign specific to pneumothorax. Intensive Care Med 26:1434–1440

Lichtenstein D, Meziere G, Biderman P et al. (1999) The comet-tail artifact: an ultrasound sign ruling out pneumothorax. Intensive Care Med 25:383–388

Mathis G (2004) Thoraxsonographie – Teil 1: Brustkorb und Pleura. Praxis 93:615–621

Mathis G, Blank W, Reissig A et al. (2005) Thoracic ultrasound for diagnosing pulmonary embolism: a prospective multicenter study of 352 patients. Chest 128:1531–1538

Reissig A, Copetti R, Mathis G et al. (2012) Lung ultrasound in the diagnosis and follow-up of community-acquired pneumonia. A prospective multicentre diagnostic accuracy study. Chest 142(4):965–972

Reuss J (2010) Sonography of the pleura. Ultraschall Med 31:8–22

Röhrig S, Seibel A, Zechner PM et al. (2011) DGAI-zertifizierte Seminarreihe Anasthesie Fokussierte Sonografie – Modul 5: Thorakoabdominelle Sonografie (E-FAST plus). Anasthesiol Intensivmed Notfallmed Schmerzther 46:772–781

Volpicelli G, Elbarbary M, Blaivas M et al. (2012) International evidenced-based recommendations for point-of-care lung ultrasound. Intensive Care Med 38:577–591

Notfallsonographie des Abdomens

Leber

Natalie Jaspers

G. Michels, N. Jaspers (Hrsg.), *Notfallsonographie*,
DOI 10.1007/978-3-642-36979-7_12, © Springer-Verlag Berlin Heidelberg 2014

Die Sonographie ist sowohl bei diffusen Hepatopathien als auch in der Differenzialdiagnostik fokaler Leberläsionen sowie in der Erkennung vaskulärer Lebererkrankungen das primäre und wichtigste Untersuchungsverfahren. Ohne wesentliche Zeitverzögerung kann sie in der Hand des ambitionierten Ultraschallers entweder direkt zur korrekten Diagnose führen oder richtungsweisende Informationen für die Einleitung weiterer diagnostischer oder therapeutischer Schritte geben. Insbesondere in der Leberdiagnostik – sowohl in der Routineuntersuchung als auch in der Notfallsituation – stellt die KM-Sonographie ein etabliertes und wesentliches diagnostisches Verfahren dar. Indikationen und Möglichkeiten für den Einsatz von CEUS (contrast enhanced ultrasound) in der Notfallsonographie werden an anderer Stelle (▶ Kap. 22) dargestellt. Nicht selten sind Malignome ursächlich für abdominelle Schmerzen. Tumoren werden jedoch in diesem Kapiteln ausgelassen, um den Umfang des Buches nicht zu sprengen.

12.1 Sonoanatomie und Normalbefunde

12.1.1 Lebertopographie

Die Leber liegt im rechten Oberbauch. Nachbarstrukturen wie gastroösophagealer Übergang, Kardia, Magen, Duodenum, rechte Niere und Nebenniere, rechte Kolonflexur, Bursa omentalis grenzen direkt an die Leber und können diese imprimieren. Die Leber hat eine Zwerchfellseite (**Facies diaphragmatica**, ◻ Abb. 12.1) und eine Eingeweideseite (**Facies visceralis**). Die ventrokraniale und ventrokaudale Fläche der Leber ist mit der vorderen Bauchwand über die **Ligg. falciforme** et **teres hepatis** verbunden. Das Lig. teres hepatis enthält die obliterierte Nabelvene (Verlauf: von der Bauchdecke zur ventralen Leberkontur, weiter zwischen den Segmenten III und IV zum linken Pfortaderast). Mit den viszeralen Organen ist die Leber über das **Lig. hepatogastrale** (Omentum minus) und das **Lig. hepatoduodenale** verbunden.

Ligamentum hepatoduodenale
- Zieht schräg über die V. cava hinweg in die Leberpforte (◻ Abb. 12.8)
- Enthält Pfortader, A. hepatica und Gallengang
- Pfortaderhauptstamm verläuft dorsal des DHC (Ductus hepatocholedochus) und der A. hepatica; nach Aufzweigung unterkreuzt A. hepatica dexter den DHC

12.1.2 Segmenteinteilung der Leber

Einteilung der Leber nach Couinaud in **8 Segmente** (◻ Abb. 12.2, ◻ Abb. 12.3, ◻ Abb. 12.4, ◻ Abb. 12.5, ◻ Abb. 12.6):
- **linker Leberlappen:** Segment I (Lobus caudatus), II, III und IV (Lobus quadratus),
- **rechter Leberlappen:** Segmente V,VI, VII und VIII.

12.1.3 Gefäßstrukturen der Leber

Die Leber weist eine doppelte Blutversorgung auf: Pfortader (70 %), A. hepatica (30 %), ◻ Abb. 12.7, ◻ Abb. 12.8:
- **Pfortader:** Zusammenfluss der V. lienalis und V. mesenterica superior im Konfluens. Intrahepatische Pfortaderäste vom Hilus bis in die Peripherie mit abnehmendem Kaliber, echoreiche „Uferbegrenzung".
  Normale Gefäßweite: im Hilus <13 mm, intrahepatisch <11 mm.
- **A. hepatica** entspringt normalerweise aus Truncus coeliacus, Aufzweigung in der Leberpforte in Arterien des rechten und linken Leberlappens.
- **Lebervenen** münden nahe des rechten Vorhofes in die V. cava inferior (VCI), die an der Dorsalseite der Leber rechts lateral des Lobus caudatus verläuft. Meist Anlage von 3 Lebervenenstämmen. Venöser Abfluss des Lobus caudatus häufig über eigene Venen (→ Hypertrophie des Lobus caudatus bei Budd-Chiari-Syndrom). Normalerweise gestreckter, gradliniger Verlauf der Lebervenen ohne Konturschwankungen, sehr schmal in der Peripherie und nach zentral zum Lebervenenstern mit zunehmendem Kaliber.
  Normale Gefäßweite: 10 mm (gemessen an der mittleren Lebervene ca. 1 cm vom Zufluss in VCI entfernt). Kaliberschwankungen und Rarefizierungen der Lebervenen bei Leberparenchymschäden.

12.1.4 Morphologie der Leber

▪ Lebergröße

Die „Normwerte" der Lebergröße variieren stark und sind z. B. von der Konstitution (◻ Abb. 12.9) abhängig:
- **Längsdurchmesser:** 10–14 cm in der rechten Medioklavikularlinie (Diaphragmaoberrand bis Leberspitze).
- **Tiefendurchmesser** im Interkostalschnitt (Zwerchfellkuppel bis Leberunterrand): 12–16 cm.

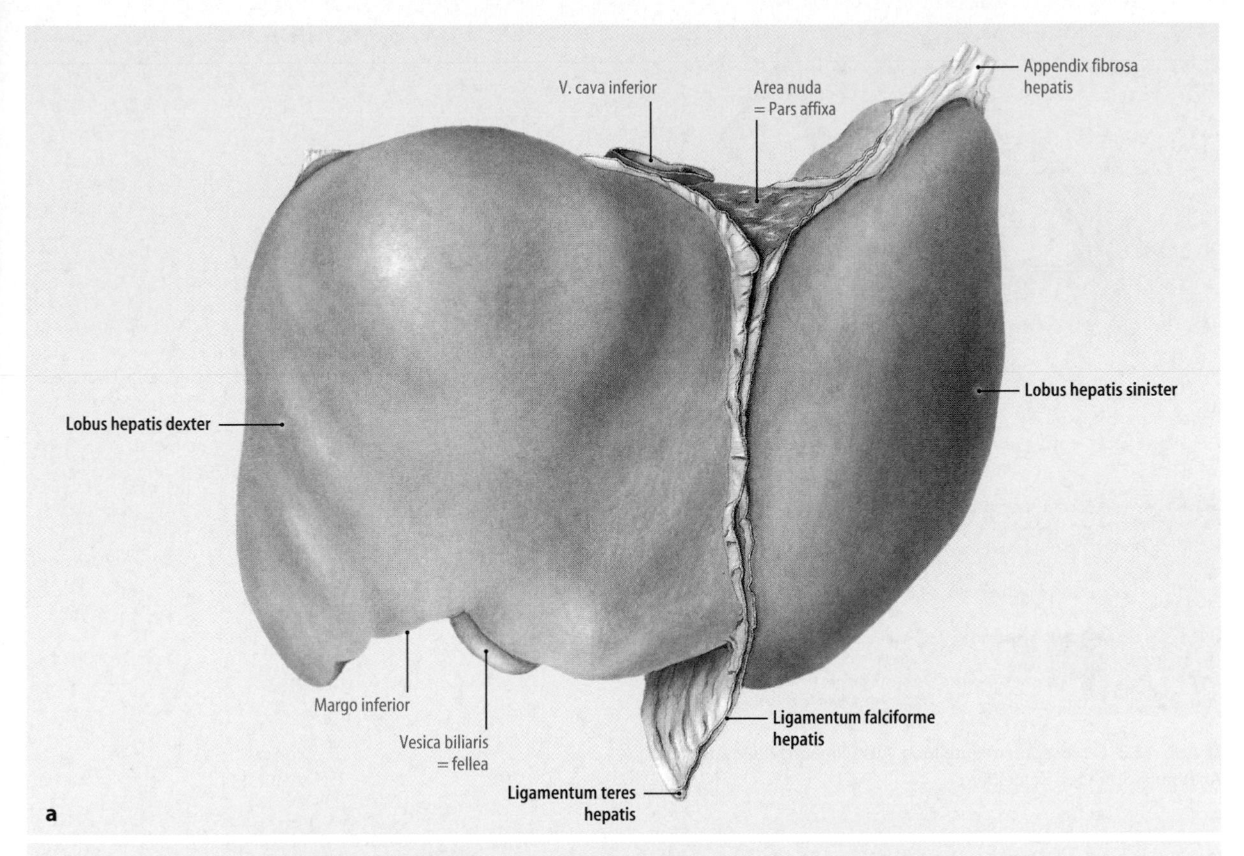

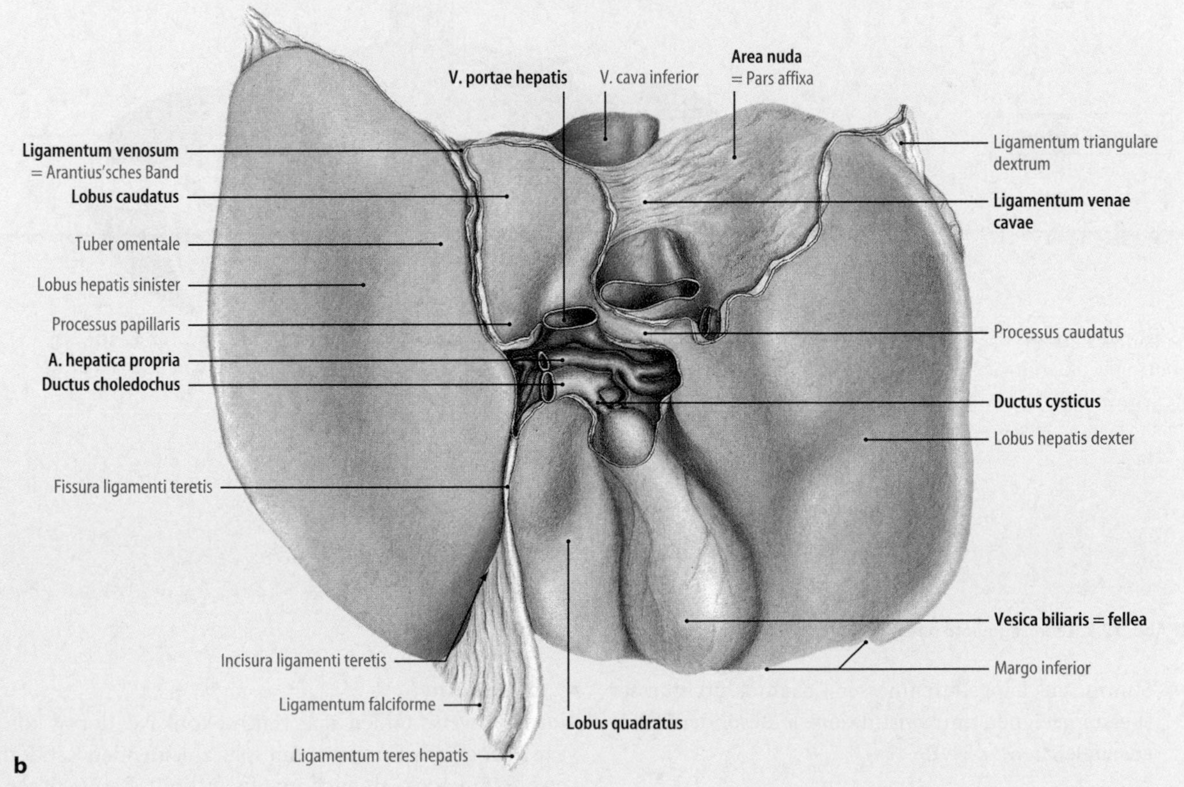

Abb. 12.1 Leber: **a** Facies diaphragmatica und **b** Facies visceralis. Aus Tillmann (2009) Atlas der Anatomie. Springer, Heidelberg

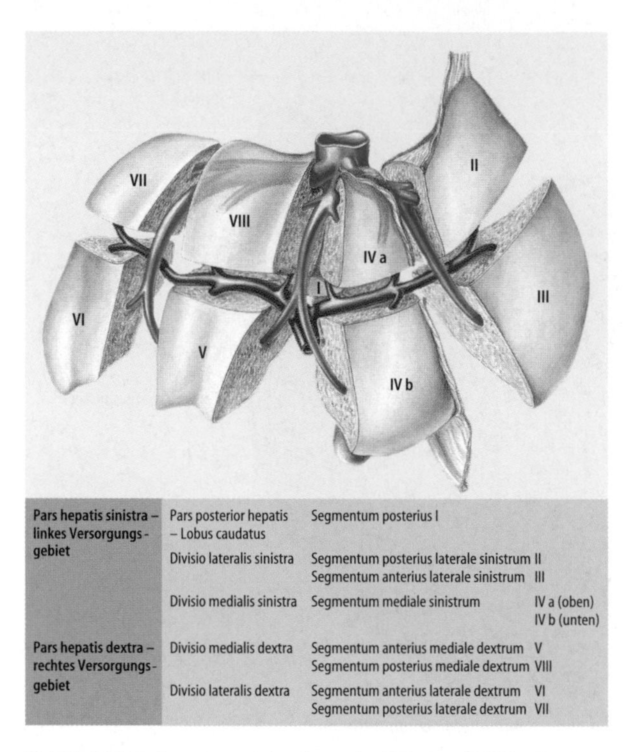

Pars hepatis sinistra – linkes Versorgungs-gebiet	Pars posterior hepatis – Lobus caudatus	Segmentum posterius	I
	Divisio lateralis sinistra	Segmentum posterius laterale sinistrum Segmentum anterius laterale sinistrum	II III
	Divisio medialis sinistra	Segmentum mediale sinistrum	IV a (oben) IV b (unten)
Pars hepatis dextra – rechtes Versorgungs-gebiet	Divisio medialis dextra	Segmentum anterius mediale dextrum Segmentum posterius mediale dextrum	V VIII
	Divisio lateralis dextra	Segmentum anterius laterale dextrum Segmentum posterius laterale dextrum	VI VII

Abb. 12.2 Lebersegmenteinteilung. Aus Tillmann (2009) Atlas der Anatomie. Springer, Heidelberg

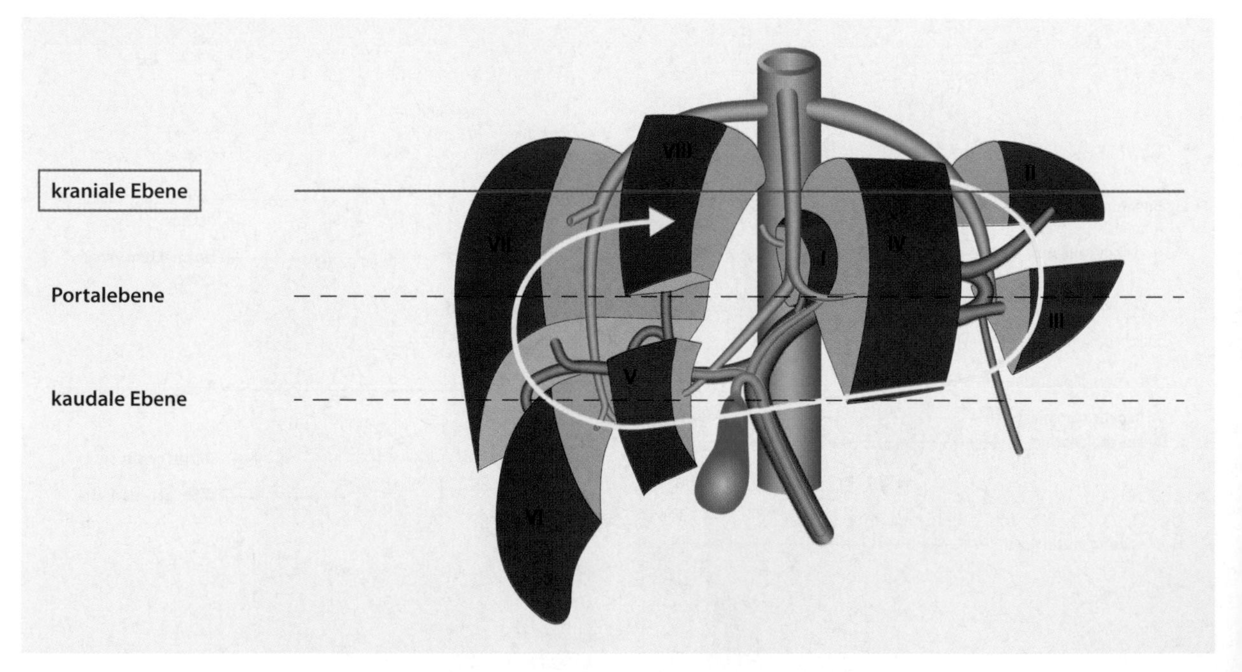

Abb. 12.3 Lebersegmente schematisch, kraniale Fläche

- Summe aus Längsdurchmesser + Sagittaldurchmesser (besser geeignet, um konstitutionelle Besonderheiten auszugleichen): <24–26 cm

Leberform

Normalerweise finden sich ventral konkave, dorsal konvexe oder gerade Konturen mit spitz zulaufenden Rändern sowohl im Längs- als auch im Querschnitt. Bei Volumenzunahme, z. B. bei Fettleber, sind die Konturen runder und der Leberrandwinkel stumpf (Abb. 12.10).

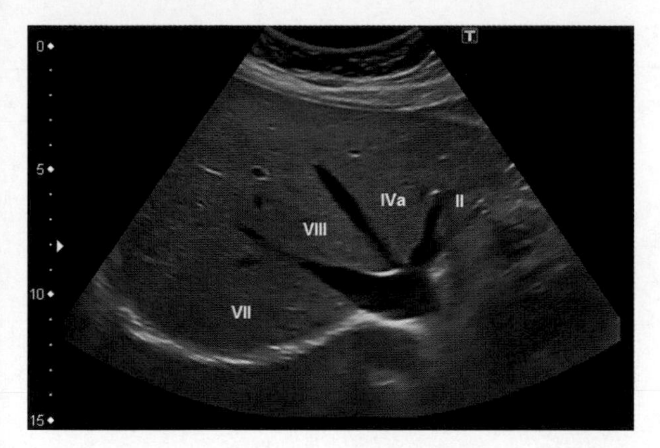

Abb. 12.4 Lebersegmente, kranialer Querschnitt

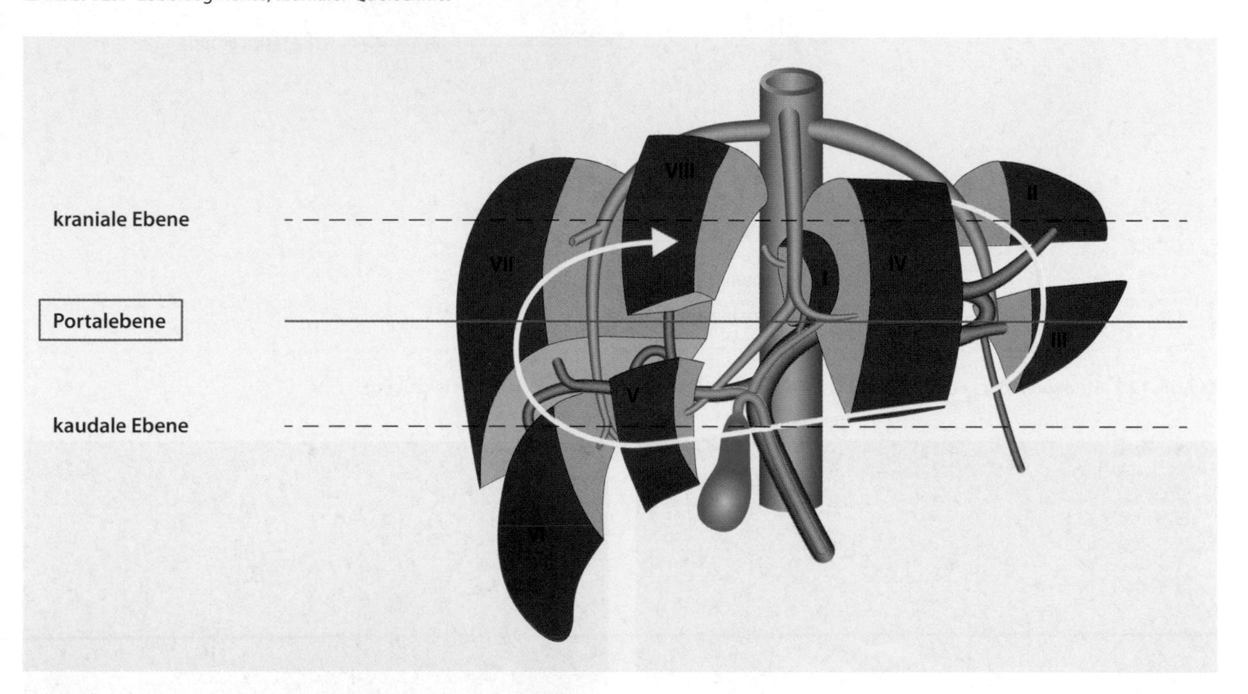

Abb. 12.5 Lebersegmente schematisch, portale Ebene

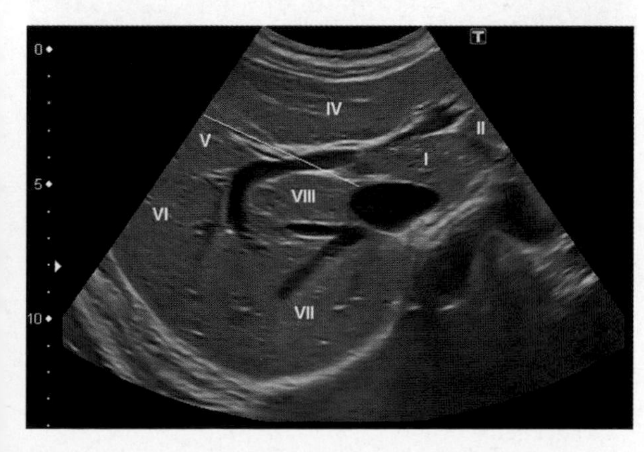

Abb. 12.6 Lebersegmente, Querschnitt in Höhe der Pfortadergabel. Zwischen Gallenblasenlager und V. cava inferior verläuft die Grenze zwischen rechtem und linkem Leberlappen (*weiße Linie*)

Leberkontur

Die gesunde Leber zeigt eine glatte Oberfläche mit physiologischen Einkerbungen, z. B. an der Interlobärfissur, im Gallenblasenbett und am Lig. venosum. Konturunregelmäßigkeiten, Randkonturverplumpung und inhomogener bzw. teils unterbrochener Kapselreflex treten bei zunehmendem Leberumbau auf. Kontureinziehungen oder -vorwölbungen im Rahmen von Neoplasien, nach Trauma oder Operation, im Bereich der Zwerchfellinsertionen (sog. Zahn-Furchen) oder akzessorischer Leberlappen sind möglich (Abb. 12.11, Abb. 12.12, Abb. 12.13).

Echomuster

Das Echomuster ist üblicherweise homogen. Die Echogenität ist gleich oder vergleichbar mit dem Nierenparenchym (sofern keine Nierenerkrankung vorliegt, Abb. 12.14).

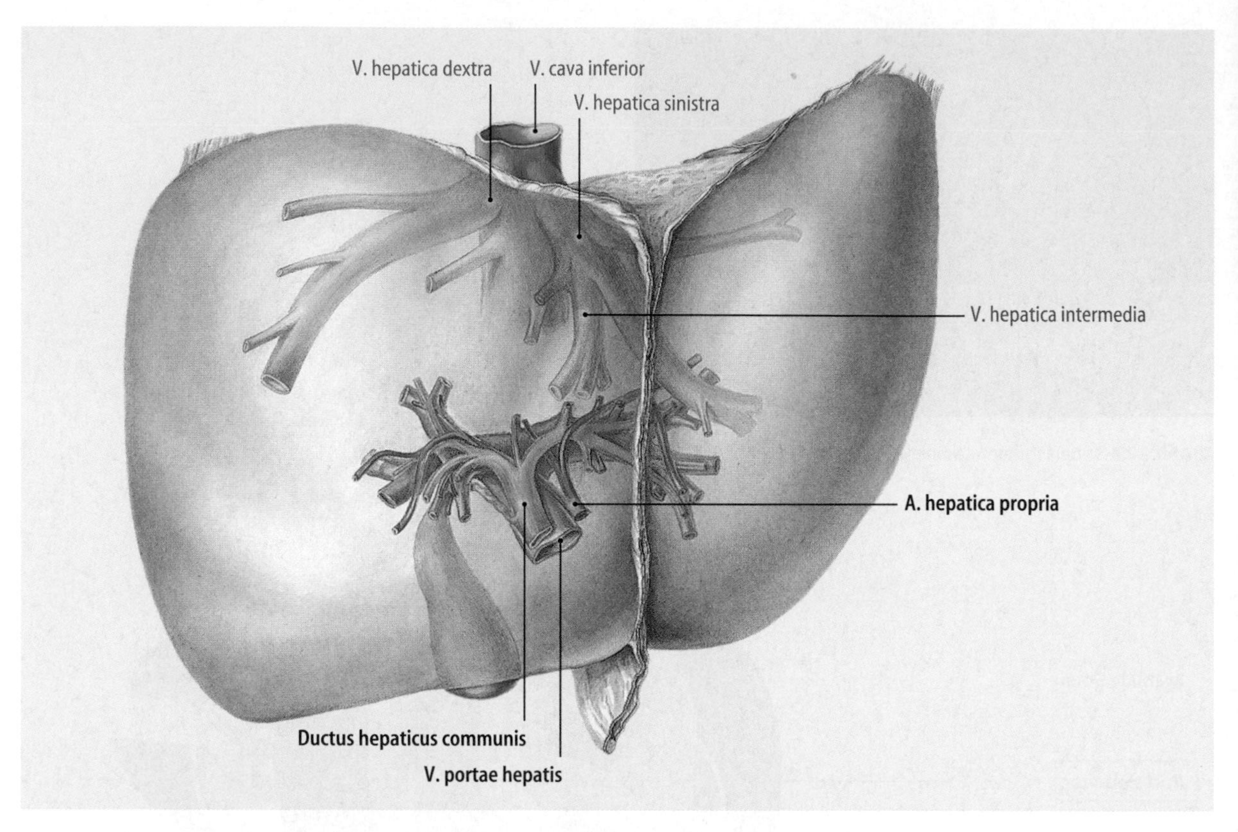

Abb. 12.7 Strukturen der Leberpforte. Aus Tillmann (2009) Atlas der Anatomie. Springer, Heidelberg

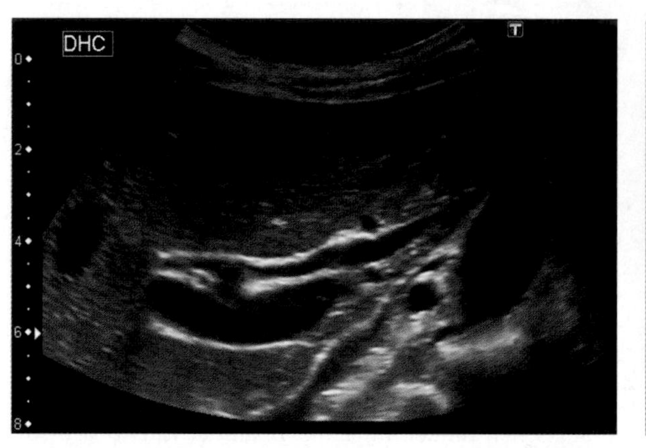

Abb. 12.8 Leberpforte im subkostalen Schrägschnitt. Strukturen von ventral nach dorsal: DHC, A. hepatica im Aufzweigungsbereich, V. portae, rechts unten im Bild VCI

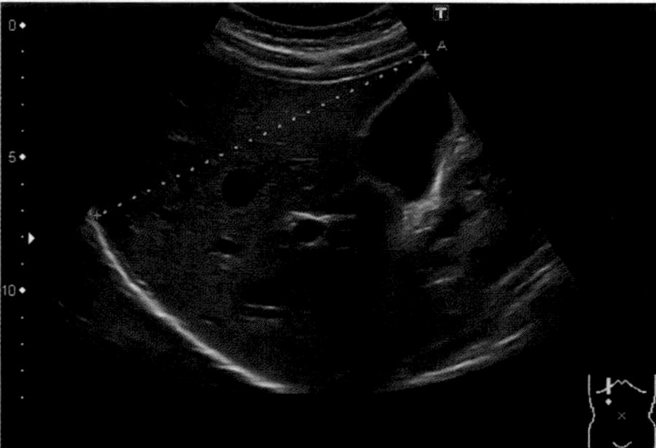

Abb. 12.9 Lebergröße in der Medioklavikularlinie (normale Leber)

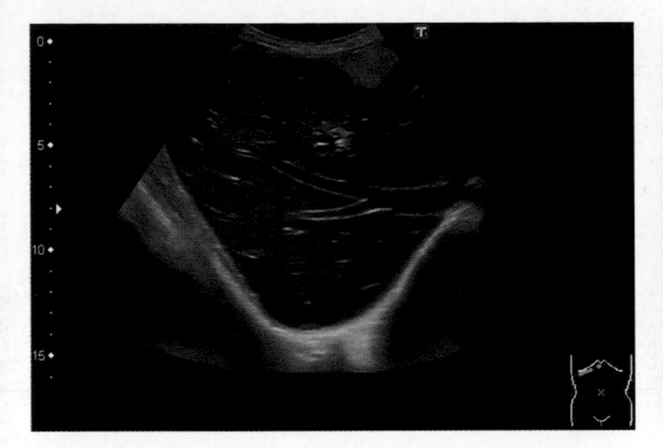

Abb. 12.10 Rechter Leberlappen von subkostal

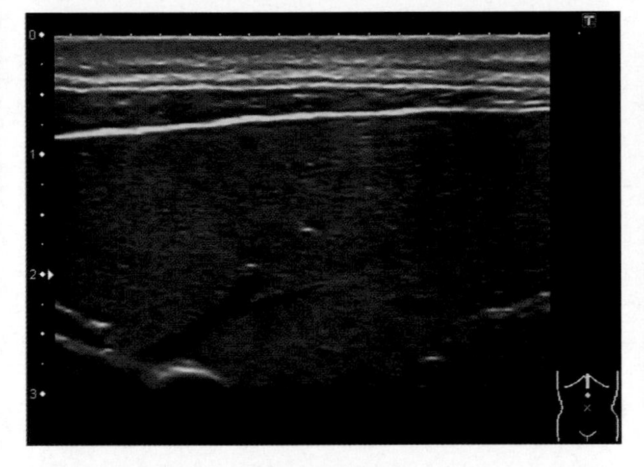

Abb. 12.11 Leberkapsel bei normaler Leber

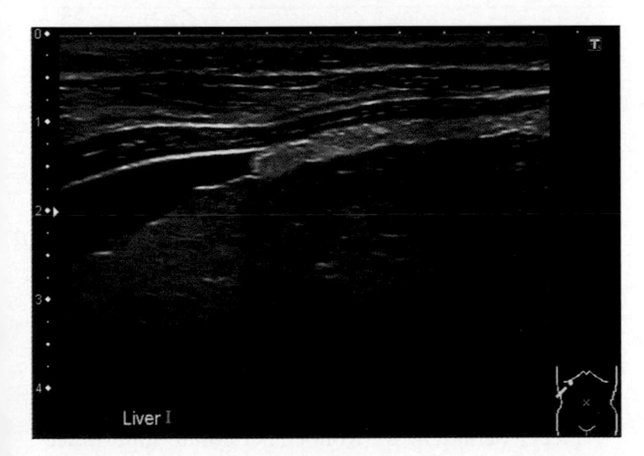

Abb. 12.12 Leberkapsel bei Zirrhose

Eine Echoverstärkung sowie ein inhomogenes oder vergröbertes Echomuster sind Hinweise auf Lebererkrankungen.

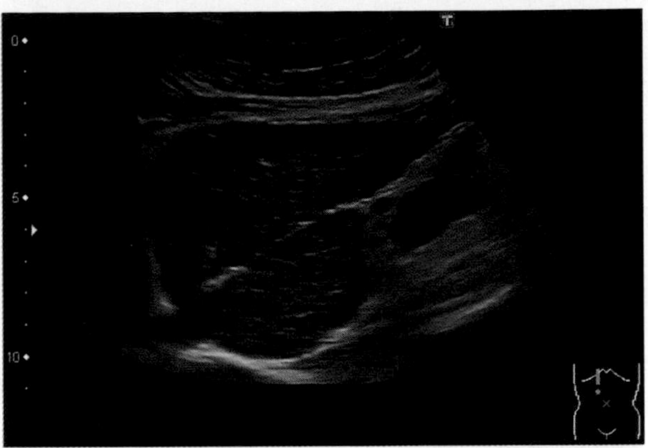

Abb. 12.13 Höckriger Leberunterrand und hypertrophierter Lobus caudatus bei Zirrhose

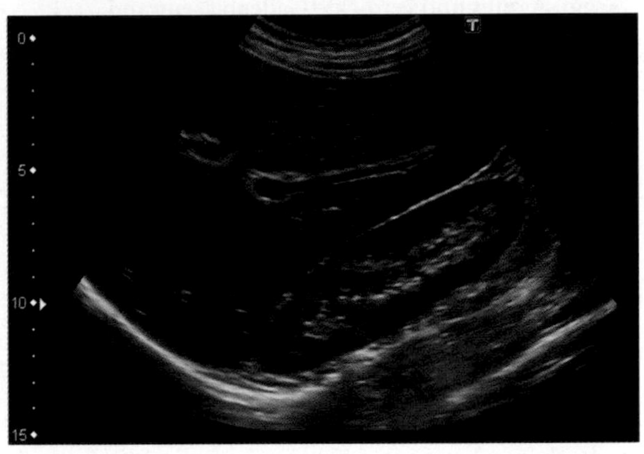

Abb. 12.14 Normale Leberechogenität, Vergleich mit rechter Niere

12.2 Wichtige pathologische Befunde

12.2.1 Akute Hepatitis

Vorbemerkungen

Diffuse Leberentzündung, häufig viraler Genese (seltener autoimmun- oder medikamenteninduziert, Hämochromatose, Morbus Wilson, α_1-Antitrypsinmangel).

Klinik

- Gastrointestinale Symptome wie rechtsseitige Oberbauchschmerzen, Appetitlosigkeit, Übelkeit,
- grippale Symptome,
- Ikterus und Pruritus sind möglich.

Sonographische Befunde

Meist unauffälliger Befund. Gelegentlich zeigt sich ein vergrößertes, diffus echoarmes, druckschmerzhaftes Organ. Zusätzliche bzw. häufig einzige sonographische Merkmale sind:

- vergrößerte Lymphknoten im Leberhilus,
- Splenomegalie,

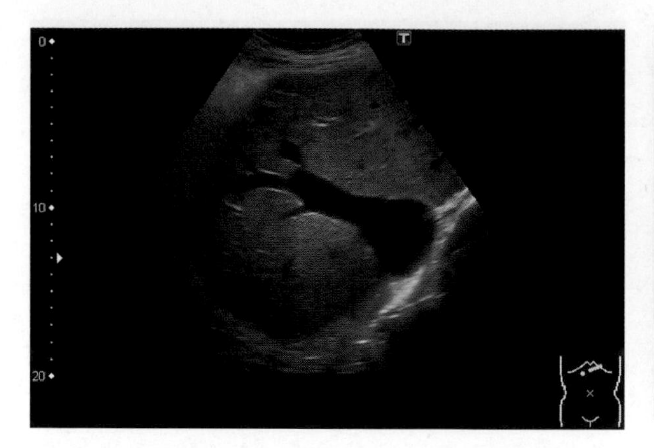

■ **Abb. 12.15** Stauungsleber: dilatierte rechte Lebervene

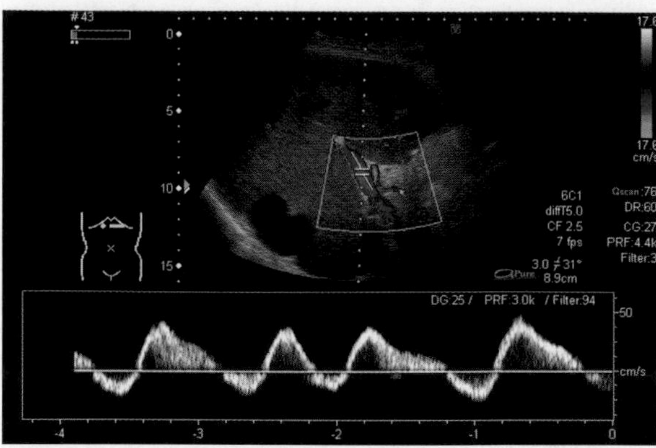

■ **Abb. 12.16** Stauungsleber: undulierender, teils retrograder Pfortaderfluss bei Trikuspidalinsuffizienz

- ggf. Aszites und verdickte Gallenblasenwand.

■ Sonographische Differenzialdiagnosen

Eine sonographische Unterscheidung der einzelnen Ursachen ist nicht möglich. Abzugrenzen ist die Leberfibrose.

■ Weiterführende Diagnostik

Gegebenenfalls muss eine LBP („Leberblindpunktion", sonographisch gesteuerte Punktion) durchgeführt werden.

12.2.2 Akute Stauungsleber

■ Vorbemerkungen

Bedingt wird die akute Stauungsleber durch einen deutlichen Blutrückstau in die VCI und Lebervenen bei Rechtsherzinsuffizienz.

■ Klinik

- Symptome der Rechtsherzinsuffizienz,
- rechtsseitige Oberbauchschmerzen (hervorgerufen durch Leberkapselschmerz bei Hepatomegalie, v. a. bei akuter Stauungsleber),
- Ikterus.

■ Sonographische Befunde

- Vergrößerte Leber,
- abgerundete Konturen,
- glatte Leberoberfläche,
- homogene, echoarme Parenchymstruktur,
- plumper, weiter Lebervenenstern und dilatierte, bis in die Peripherie darstellbare Lebervenen (Lumenweite >10 mm an Einmündung zur VCI am Lebervenenstern, ■ Abb. 12.15).
- Pfortader: in der FKDS (farbkodierte Dopplersonographie) undulierender Fluss mit evtl. retrogradem Rückfluss (■ Abb. 12.16, Flussprofil ähnelt dem der Lebervenen).

Zu den extrahepatischen sonographischen Befunden zählen:

- dilatierte, nicht atemvariable und schlecht komprimierbare, im Querschnitt runde VCI,
- Aszites,
- Pleuraerguss (vorwiegend rechtsseitig),
- Splenomegalie.

■ Weiterführende Diagnostik

Zur weiteren Abklärung können die Echokardiographie, ggf. eine Herzkatheteruntersuchung herangezogen werden.

12.2.3 Leberabszess

■ Vorbemerkungen

Beim Leberabszess handelt es sich um eine fokale Entzündung mit Einschmelzung (solitär oder multipel auftretende Herde) durch Bakterien, Pilze, Protozoen. In 50–60 % erfolgt eine Aszendierung über die Gallenwege, in 10–15 % eine Einschwemmung über die Pfortader, in 5–10 % über die A. hepatica.

Bei > 50 % Vorliegen einer biliopankreatischen Krankheit, hiervon etwa 50 % mit Neoplasie!

■ Klinik

- Fieber, Schüttelfrost (Können bei Immunsupprimierten fehlen!),
- Oberbauchschmerzen.

■ Sonographische Befunde

Der rechte Leberlappen ist häufiger betroffen. Typischerweise sind nachweisbar

- Initial echoarme oder gemischt echogene Areale mit oder ohne Septen und mit unscharfen Konturen (■ Abb. 12.17),

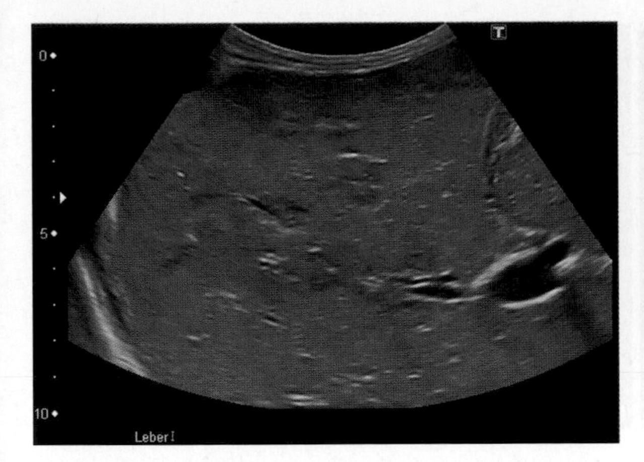

■ **Abb. 12.17** Kleine Leberabszesse bei HIV-Cholangiopathie

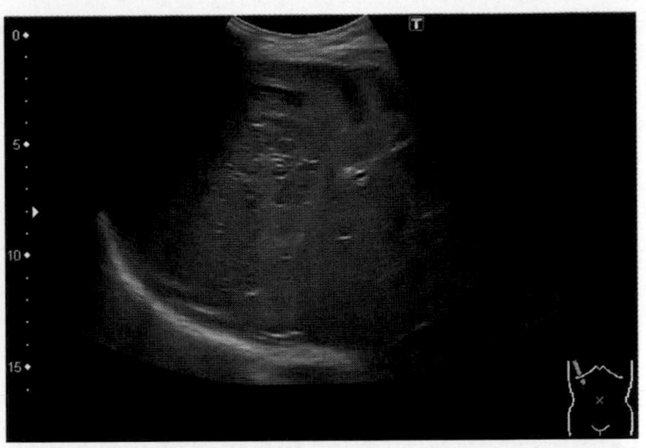

■ **Abb. 12.18** Leberabszess bei Cholangitis: reifer Abszess schon mit Ausbildung einer Kapsel

- relativ glatte Berandung erst nach Ausreifen der Abszesskapsel (■ Abb. 12.18),
- evtl. Nachweis von Gasbildung (echoreiche Reflexe mit Reverberationen, ■ Abb. 12.19),
- zunehmend echofreies Lumen durch Liquifizierung.

Pilzabszesse zeigen meist multiple echoarme, rundliche Läsionen in beiden Leberlappen mit flauer, unscharfer Begrenzung (■ Abb. 12.20). Häufig bietet das B-Bild keine Auffälligkeiten! Bei klinischem Verdacht sollte eine KM-Sonographie von Leber und Milz durchgeführt werden.

Amöbenabszesse hingegen sind gemischt echogen, selten komplett echofrei. Die Ränder sind unscharf und ausgefranst, teilweise im Verlauf Entstehung einer dicken Kapsel (bis 10 mm). Abszesse von bis zu 5–20 cm sind möglich und meist im rechten Leberlappen lokalisiert.

■ Sonographische Differenzialdiagnosen

Zu den Differenzialdiagnosen gehören Leberzysten, Hämatome/Biliome, infizierte Hämatome, Metastasen mit Einblutungen oder Einschmelzungen.

■ Weiterführende Diagnostik

Die Diagnose wird erhärtet durch Klinik, Labor, ggf. Aspiration/Drainage mit Erregerdiagnostik.

12.2.4 Leberhämatom, Leberbiliom

■ Vorbemerkungen

Zum Auftreten kommt es nach stumpfen oder penetrierenden Leberverletzungen bzw. iatrogen nach Leberpunktionen (■ Abb. 12.21), perkutanen Gallengangsdrainagen oder operativen Eingriffen.

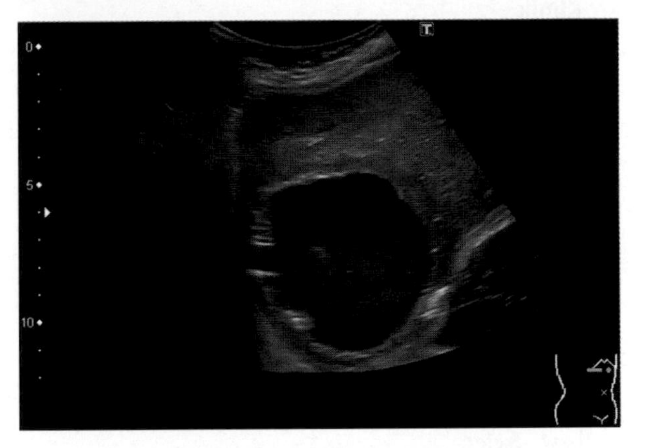

■ **Abb. 12.19** Großer Abszess mit Luftartefakten im rechten Leberlappen. Infizierte, nekrotische Metastase bei KRK (kolorektales Karzinom)

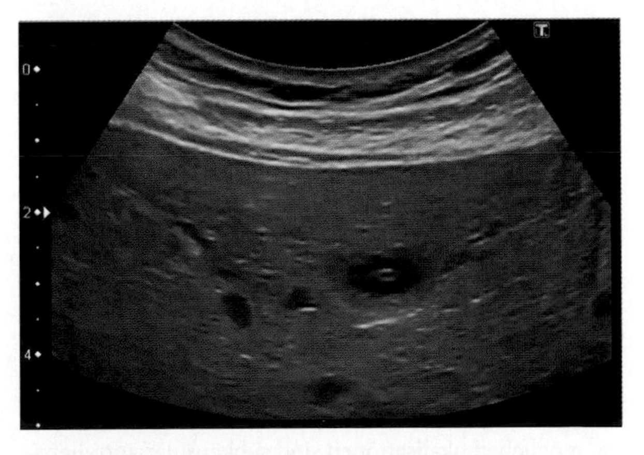

■ **Abb. 12.20** Hepatische Candidiasis bei HIV-Erkrankung

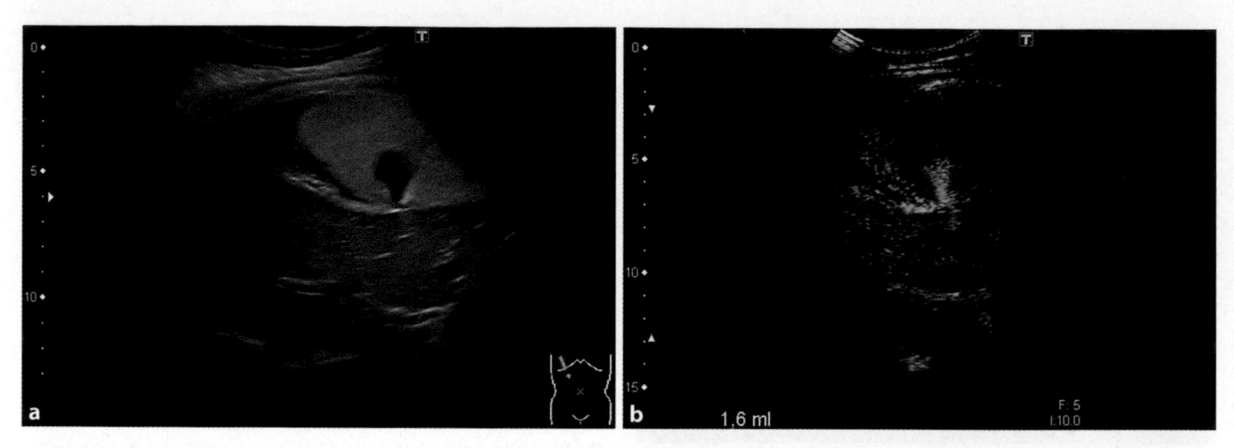

Abb. 12.21 **a** Frisches Hämatom nach Leberpunktion mit noch akuter Blutung. **b** Nachweis der frischen Blutung mit Ultraschallkontrastmittel

▪ **Klinik**

- Führend sind Schmerzen im rechten Oberbauch. Bei frischem Trauma oder aktiver Blutung zusätzlich Zeichen des Kreislaufkollaps/Schocks.
- Postoperativ oder nach länger zurückliegender Verletzung oft Beschwerdearmut oder -freiheit.

▪ **Sonographische Befunde**

Hämatome ändern die Sonomorphologie im zeitlichen Verlauf:

- initial scharf begrenzte, echoreiche oder gemischt echogene Raumforderung,
- innerhalb der ersten Tage zunehmend echoärmer bzw. -freier,
- Organisation des Hämatoms nach 2–3 Wochen, dann zunehmend echoreicher Inhalt durch bindegewebige Durchsetzung.

Hämatome und Biliome können auch nach Monaten noch sichtbar sein. Intrahepatische Verkalkungen können Residuen nach Gewebsverletzungen darstellen.

Subkapsuläre Hämatome sind (Abb. 12.22)

- echoreiche oder echoarme Raumforderungen unter der Kapsel mit Kompression des angrenzenden Leberparenchyms und dadurch konkaver Begrenzung der komprimierten Leber und
- verschwinden meist nach einigen Wochen.

Biliome

- entstehen durch Wandruptur eines Gallenganges,
- mögliche Lokalisationen sind subkapsulär, intrahepatisch oder extrahepatisch,
- weisen Binnensepten auf (Abb. 12.23).

▪ **Sonographische Differenzialdiagnosen**

Auszuschließen sind Abszesse, infizierte Hämatome, Metastasen mit Einschmelzungen.

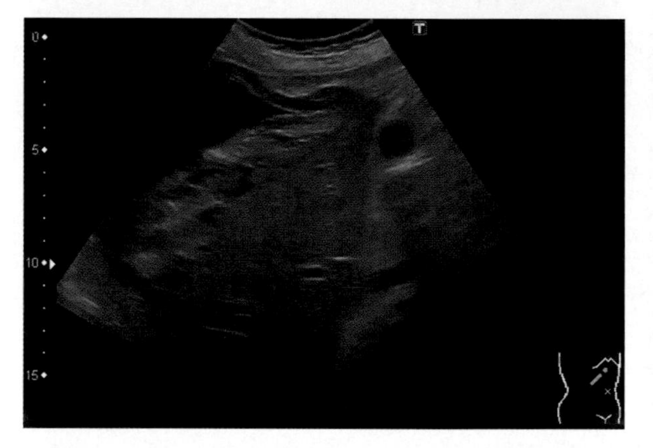

Abb. 12.22 Einriss der Leber und intrahepatisches bzw. subkapsuläres Hämatom. Sturz von einer Untersuchungsliege bei antikoaguliertem Patienten

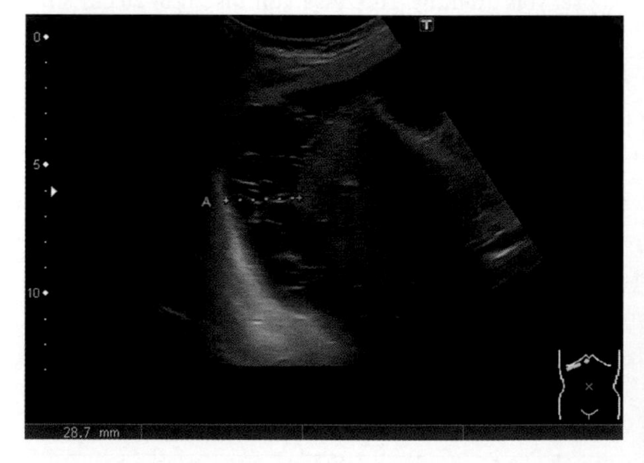

Abb. 12.23 Subkapsuläres Bilicom nach PTCD (perkutane transhepatische Cholangiodrainage)

Weiterführende Diagnostik
Dazu zählen Anamnese, Klinik, KM-Sonographie, ggf. CT.

12.2.5 Leberinfarkt

Vorbemerkungen
Ein Leberinfarkt tritt wegen der dualen Blutversorgung der Leber eher selten auf, meist besteht zusätzlich ein Strömungshindernis im portalvenösen Kreislauf. Dies kann eine Embolie oder Thrombose der Leberarterie bzw. ihrer Äste (Risikofaktoren: Arteriosklerose, Koagulopathie, myeloproliferative Erkrankungen, Sichelzellanämie, nach Lebertransplantation, iatrogen z. B. nach Tumorembolisation, Schockzustand z. B. bei Varizenblutung, Kokainintoxikation etc.) sein.

Klinik
- Oberbauchschmerzen, evtl. mit Ausstrahlung in Schulter oder Rücken,
- Übelkeit, Erbrechen,
- Fieber.

Sonographische Befunde
Leberinfarkte treten bevorzugt im linken Leberlappen auf. Typisch sind:
- echoarme, keilförmige oder ovale Areale mit Basis zur Leberoberfläche (Abb. 12.24),
- in der Akutphase eher unscharfe Begrenzung zum umgebenden Lebergewebe, im weiteren Verlauf schärfere Demarkierung.

Mit der FKDS kann der Nachweis einer Minderperfusion des betroffenen Areals und evtl. die Detektion eines Gefäßverschlusses oder einer Stenose möglich sein.

Sonographische Differenzialdiagnosen
Abzugrenzen sind eine fokale Minderverfettung, Abszesse oder Metastasen mit zystischem/nekrotischem Anteil.

Für einen **Zahn'schen Pseudoinfarkt** sprechen
- Verschluss eines Pfortaderastes mit oder ohne akute Einschränkung der arteriellen Durchblutung,
- Vasokonstriktion der Lebervenen in der Umgebung,
- Hyperämie des Lebergewebes, keine Nekrosen (!),
- echoarme dreiecksförmige Bereiche mit Basis zur Leberkapsel,
- sowie im akuten Stadium eine Vorwölbung der Organkontur.

Weiterführende Diagnostik
Hilfreich können sein KM-Sonographie, CT oder MRT.

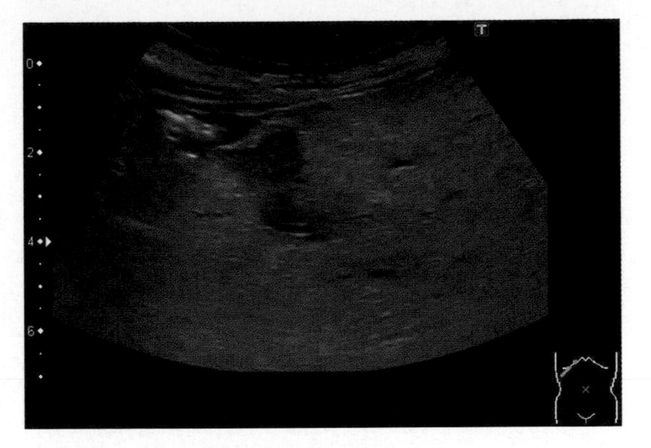

Abb. 12.24 Kleiner subkapsulärer Infarkt

12.2.6 Akute Pfortaderthrombose

Vorbemerkungen
Ursächlich können sein
- Thromboseneigung, z. B. bei myeloproliferativen Erkrankungen, Östrogeneinnahme, Schwangerschaft, paraneoplastisch bei Tumorleiden etc.,
- Leberzirrhose,
- Pfortaderkompression oder -infiltration (Tumoren, Pankreatitis/Pankreaszysten, Lymphknoten),
- Peritonitis, Pankreatitis,
- Verletzungen.

Klinik
- Starke Oberbauchschmerzen, Meteorismus, Aszites,
- evtl. akutes Abdomen mit möglicher Darmgangrän bei zusätzlicher Thrombose der V. mesenterica superior oder der V. lienalis.

Sonographische Befunde
- Verbreitertes Pfortaderlumen mit fehlender Komprimierbarkeit des Gefäßes (Abb. 12.25),
- Pfortaderlumen nicht ganz echofrei: perakut sehr echoarme, später echogenere Thromben, evtl. mit echoarmem Randsaum (Abb. 12.26, Abb. 12.27),
- bei kompletter Thrombose fehlendes Flusssignal in der FKDS, bei inkompletter Thrombose Restfluss mit Darstellung des umspülten Thrombus.

12.2.7 Budd-Chiari-Syndrom

Vorbemerkungen
Beim Budd-Chiari-Syndrom liegt ein kompletter oder unvollständiger Verschluss der großen Lebervenen vor. Risikofaktoren sind myeloproliferative Erkrankungen (Po-

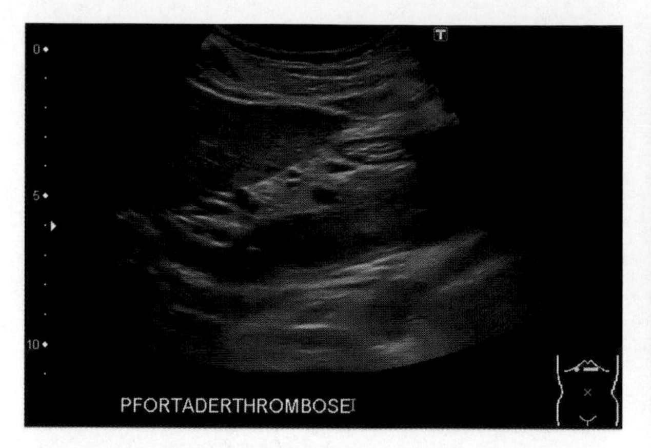

Abb. 12.25 Akute Pfortaderthrombose nach Splenektomie. Verbreitertes, nicht ganz echofreies Lumen mit fehlender Komprimierbarkeit der V. portae

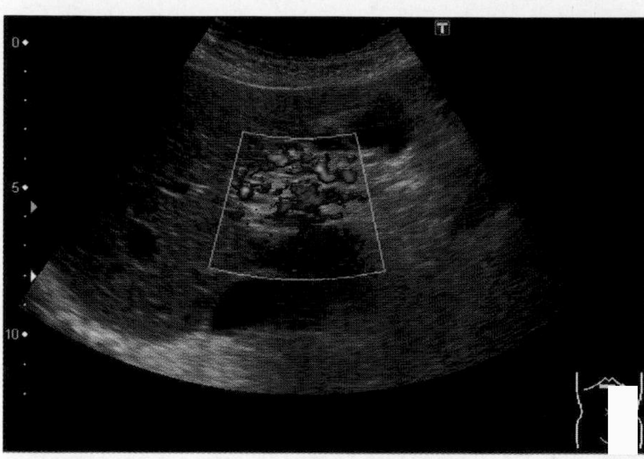

Abb. 12.27 Kavernöse Transformation bei alter Pfortaderthrombose

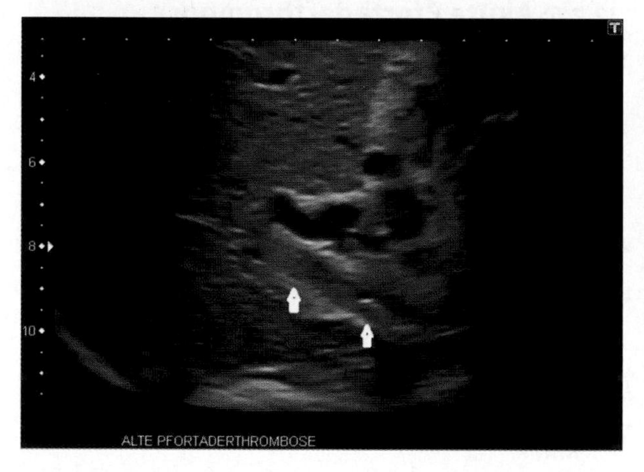

Abb. 12.26 Alte Pfortaderthrombose mit Umgehungskreisläufen im Leberhilus. Echoreiches Pfortaderlumen mit Verkalkungen (*Pfeile*)

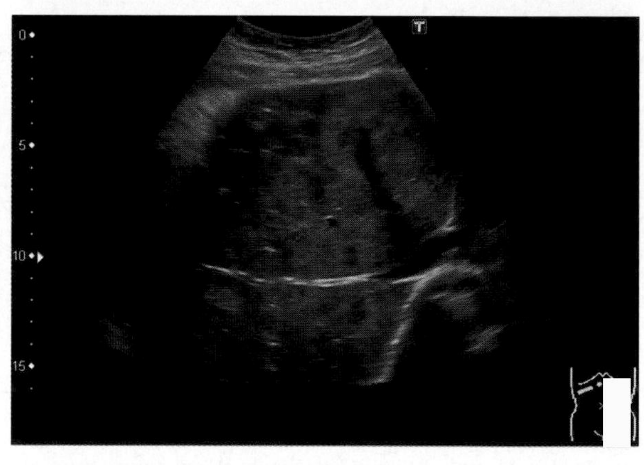

Abb. 12.28 Budd-Chiari-Syndrom bei Polyzythämia vera. Sklerosierte Lebervenenstränge, Leopardenfellmuster des Leberparenchyms

lycythämia vera etc.), Gerinnungsstörungen mit erhöhter Thromboseneigung, chronische Infektionen und Entzündungen, Schwangerschaft, Östrogene, Tumorleiden, Traumata.

Klinik

- Akute (Ober-)Bauchschmerzen,
- Aszites,
- bei Befall nur einer Lebervene meist asymptomatisch.

Sonographische Befunde

Sonographisch zeigen sich im akuten Krankheitsfall

- echoarme, aufgetriebene Lebervenen mit fehlender Komprimierbarkeit,
- fehlendes Dopplersignal in der FKDS,
- Hepatosplenomegalie,
- Aszites.

Das **chronische Budd-Chiari-Syndrom** ist zu erkennen an (Abb. 12.28)

- Hypertrophie des Lobus caudatus,
- inhomogenem Leberparenchym (sog. Leopardenfellmuster), evtl. Zeichen der Leberzirrhose,
- echoreichen, sklerosierten Lebervenensträngen,
- Kollateralgefäßen,
- fehlender oder monophasischer Flusskurve in den Lebervenen in der FKDS.

Literatur

Michels G, Jaspers N (2012) Sonographie organ- und leitsymptomorientiert. Springer, Heidelberg

Tillmann B (2009) Atlas der Anatomie. Springer, Heidelberg

Wermke W (2006) Sonographische Differentialdiagnose der Leber: Systematischer Atlas. B-Bild/Farb-/Power-Doppler-pw-Doppler-Echosignalverstärker. Deutscher Ärzteverlag,

Gallenblase und Gallenwege

Natalie Jaspers, Horst Kinkel

G. Michels, N. Jaspers (Hrsg.), *Notfallsonographie*,
DOI 10.1007/978-3-642-36979-7_13, © Springer-Verlag Berlin Heidelberg 2014

Die Gallenblase lässt sich aufgrund ihrer schallkopfnahen Lage optimal sonographisch untersuchen. Es sollten unbedingt auch höherfrequente Schallköpfe genutzt werden. In der Diagnostik der Cholezystolithiasis sowie bei entzündlichen Gallenblasenprozessen ist die Sonographie das bildgebende Verfahren der 1. Wahl. Zur Abklärung einer Gallenkolik oder Cholestase bietet die Sonographie wertvolle Hinweise für die Lokalisation der Abflussbehinderung und kann nicht selten Aufschluss geben über deren Ursache. Es können so auch in der Notaufnahme schon rasch und sicher die weiteren diagnostischen und therapeutischen Schritte eingeleitet werden.

13.1 Sonoanatomie und Normalbefunde

13.1.1 Topographie und Anatomie der Gallenblase und Gallenwege

Gallenblase

Die Gallenblase liegt in der Fossa vesicae biliaris an der Viszeralfläche der Leber. Nachbarorgane sind (medial angrenzend) Duodenum und Magen sowie (lateral angrenzend) die rechte Kolonflexur. Meist ist die Gallenblase birnenförmig konfiguriert. Die Blutversorgung erfolgt durch die A. cystica (entspringt in der Regel aus dem R. dexter der A. hepatica propria).

Das Gallenblasenlumen ist normalerweise echofrei. Das Fassungsvermögen im Nüchternzustand beträgt ca. 45 ml. Die dreischichtige, echoreiche Gallenblasenwand ist maximal 3 mm dick.

Intrahepatische Gallenwege

Die intrahepatischen Gallenwege verlaufen ventral der Pfortaderäste (◘ Abb. 13.1). Im Normalfall sind sie sonographisch nur als schmale echoreiche Bänder darstellbar. Rechter und linker Hauptgallengang vereinigen sich im Leberhilus zum gemeinsamen **Ductus hepaticus communis**.

Extrahepatische Gallenwege

Ductus hepaticus communis und Ductus cysticus vereinigen sich zum **Ductus hepatocholedochus** (**DHC**). DHC, Pfortader und A. hepatica propria verlaufen im **Lig. hepatoduodenale** ventrokaudalwärts nach retroduodenal (◘ Abb. 12.8). Der distale Abschnitt des DHC zieht durch den Pankreaskopf. Gemeinsam mit dem Ductus pancreaticus mündet der DHC im absteigenden Duodenum (**Papilla Vateri**).

Die maximale Weite des normalen DHC beträgt 6 mm (im Alter bis 7 mm). Nach einer Cholezystektomie sind allerdings auch Durchmesser bis 10 mm nicht selten.

13.2 Wichtige pathologische Befunde

13.2.1 Akute Cholezystitis

▪ **Vorbemerkungen**

In >90 % der Fälle entsteht die akute Cholezystitis durch permanenten oder vorübergehenden Verschluss des Ductus cysticus oder des Gallenblaseninfundibulums (◘ Abb. 13.2).

Eine Cholezystitis ohne Steine ist eine Seltenheit!

Eine **akalkulöse Cholezystitis** ist sehr selten, bei Intensivpatienten, postoperativen Zuständen, nach großen Traumen (z. B. Verbrennungen) oder Immunsupprimierten aber durchaus möglich.

Mögliche Verlaufsformen sind:

- Gallenblasenempyem,
- phlegmonöse Cholezystitis,
- emphysematöse Cholezystitis,
- Gallenblasenperforation.

▪ **Klinik**

- Rechtsseitige Oberbauchschmerzen, evtl. mit Ausstrahlung in den Rücken oder in die rechte Schulter,
- Fieber,
- Übelkeit, Erbrechen.

▪ **Sonographische Befunde**

Global oder auch nur partiell zeigt sich eine Gallenblasenwandverdickung (allerdings nicht pathognomonisch!) mit Dreischichtung der Gallenblasenwand. Konkremente und/oder Sludge sind nahezu immer nachweisbar.

Bei einer **Pericholezystitis** ist ein Flüssigkeitssaum um die Gallenblase herum erkennbar, das die Gallenblase umgebende Lebergewebe kann sich echoärmer darstellen.

> **Sonographisches Murphy-Zeichen**
> - Schmerzhaftigkeit bei gezieltem Druck mit dem Ultraschallkopf auf die Gallenblase
> - Positiver prädiktiver Wert des sonographischen Murphy-Zeichens >90 %, bei gleichzeitig verdickter Gallenblasenwand >99 %

Zeichen des **Gallenblasenempyems/emphysematöser Cholezystitis** sind ein echoreiches und inhomogenes Lumen neben Luftartefakten.

Die **Gallenblasenwandperforation** kann durch Lücken in der Gallenblasenwand nachgewiesen werden

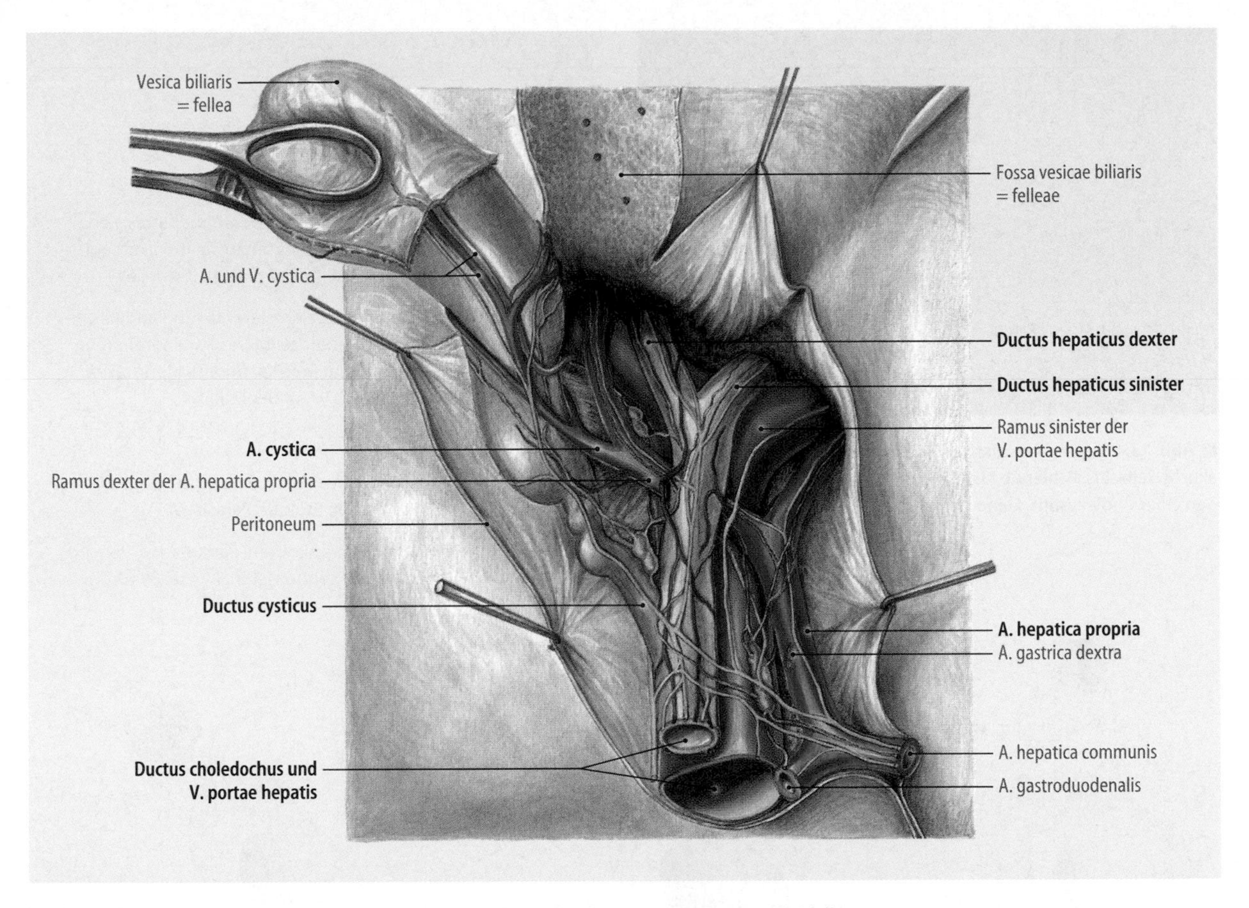

Abb. 13.1 Anatomie der Gallenwege. Aus Tillmann (2009) Atlas der Anatomie, Springer Heidelberg

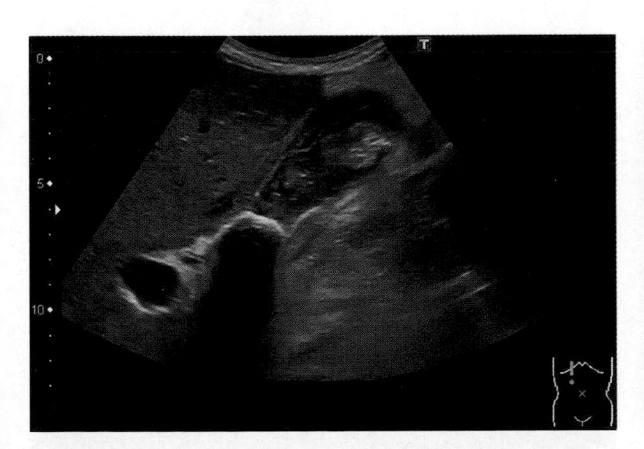

Abb. 13.2 Akute Cholezystitis. Verschließendes Konkrement, massiv verdickte Gallenblasenwand, perihepatischer Flüssigkeitssaum

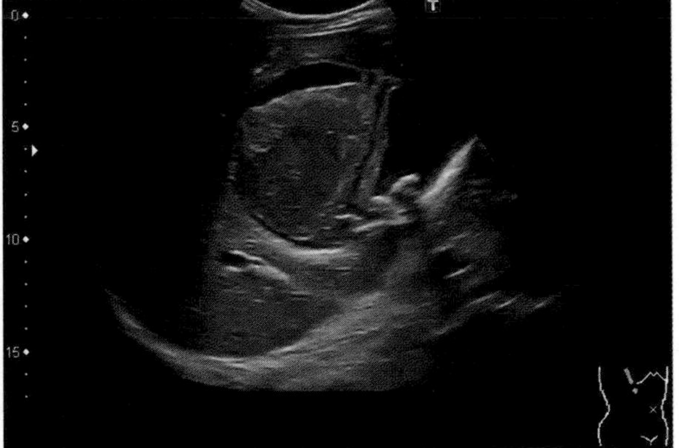

Abb. 13.3 Gedeckt perforierte Cholezystitis. Unterbrechung der Gallenblasenwand, angrenzender Leberabszess

(Abb. 13.3), evtl. ist ein Leberabszess (echoarmes, unscharf begrenztes, bizarres Areal) in der Nachbarschaft der Gallenblase darstellbar.

Sonographische Differenzialdiagnosen

Wichtigste Differenzialdiagnose ist der Gallenblasentumor. Eine nichtentzündliche Gallenblasenwandverdickung von >3 mm (hier allermeist fehlendes Murphy-Zeichen! Abb. 13.4) findet sich postprandial, bei Leberzirrhose, akuter Hepatitis, Rechtsherzinsuffizienz, Hypoproteinämie, Gallenblasensludge, Polypen, Adenomyomatose, Gallenblasenkarzinom, Metastasen, Abszesse.

Weiterführende Diagnostik

Dazu gehören die KM-Sonographie (z. B. deutliche Demarkierung einer Lücke in der Gallenblasenwand bei Per-

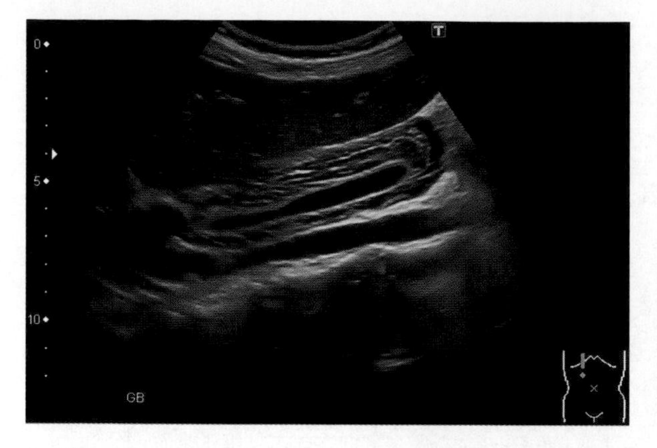

Abb. 13.4 Asymptomatische Gallenblasenwandverdickung bei akuter Hepatitis. Fehlende Klinik sowie laborchemische Veränderungen einer Cholezystitis, keine Konkremente, kein Murphy-Zeichen

Tab. 13.1 Formen der Cholestase

Cholestaseform	Ursachen
Intrahepatische Cholestase	
Ohne Gallengangdilatation	Virushepatitis, Autoimmunhepatitis, Leberzirrhose, Hämochromatose, medikamentös-toxisch, PBC (primär biliäre Zirrhose)
Mit Gallengangdilatation	PSC (primär sklerosierende Cholangitis), CCC (cholangiozelluläres Karzinom), HCC (hepatozelluläres Karzinom), Metastasen, Cholangitis, Hepatikolithiasis
Extrahepatische Cholestase	
Intrakanalikulär	Choledochussteine, Papillenstenose, Cholangitis, Tumor, Striktur, Parasiten
Extrakanalikulär	Tumor, Lymphknoten, Pankreatitis, Pericholezystitis, Pseudozysten, Mirizzi-Syndrom

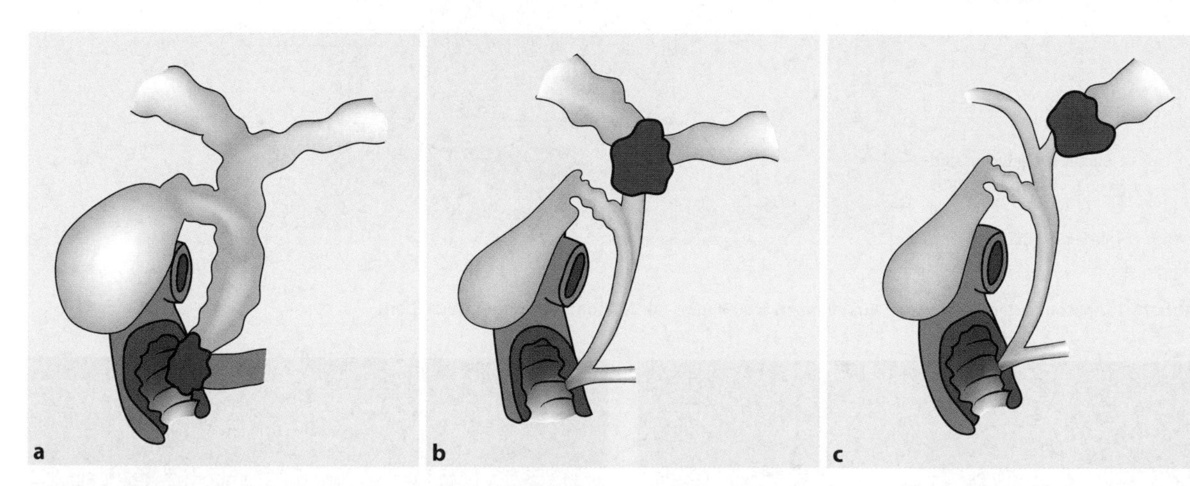

Abb. 13.5 Cholestase schematisch. **a** Distal gelegene Stenose, **b** Stenose in Bifurkationshöhe, **c** intrahepatisch lokalisierte Stenose mit einseitigem Aufstau der Gallenwege

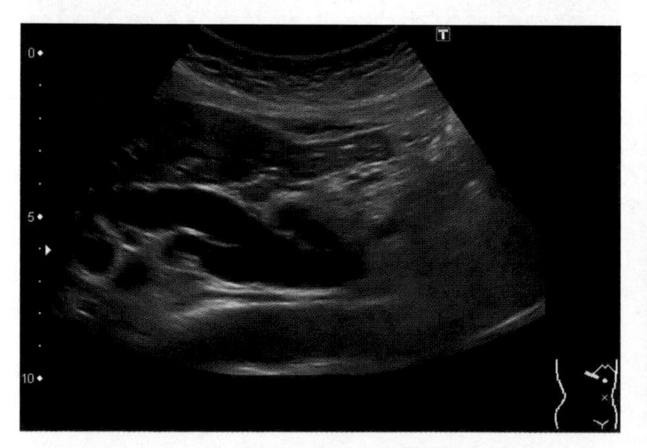

Abb. 13.6 Massive Dilatation des DHC und des Ductus cysticus bei Papillenkarzinom

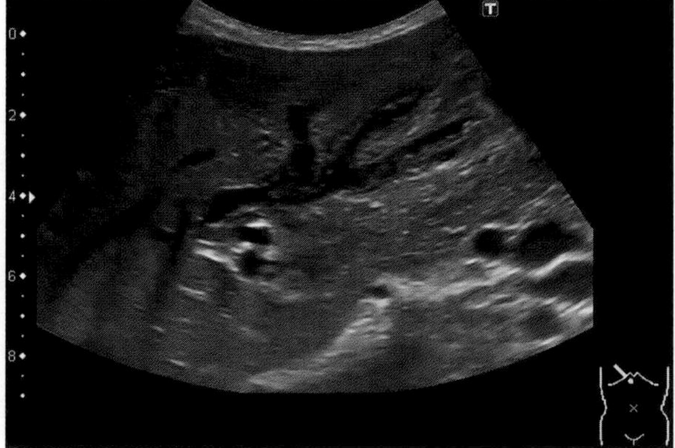

Abb. 13.7 Massive linksseitige Cholestase mit Sludge und Pus in den Gallengängen bei bekannter PSC

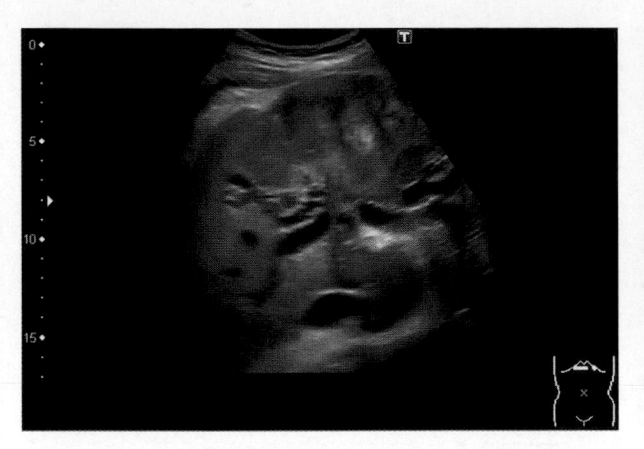

■ **Abb. 13.8** Multilobuläre Gallengangdilatation bei zentral sitzendem CCC

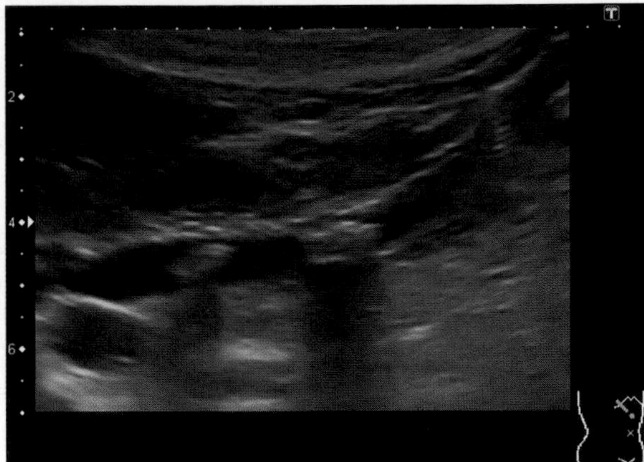

■ **Abb. 13.9** Choledocholithiasis

foration), Vorstellung in der Chirurgie und ERCP (endoskopische retrograde Cholangiopankreatikographie) bei Choledocholithiasis.

13.2.2 Cholestase

■ Vorbemerkungen

Zu Formen der Cholestase, ■ Tab. 13.1, ■ Abb. 13.5.

■ Klinik

- Ikterus,
- evtl. Pruritus,
- weitere Beschwerden je nach zugrundeliegender Ursache/Erkrankung.

■ Sonographische Befunde

Typische Befunde der **extrahepatischen Cholestase** sind:

- DHC-Erweiterung >6 (7) mm (außer bei Z. n. Cholezystektomie), ■ Abb. 13.6.
- Evtl. Kalibersprung des DHC, ggf. Wandverdickung.
- Ggf. Nachweis einer Abflussbehinderung (Konkremente, extrakanalikuläre Ursachen, ■ Tab. 13.1).
- Proximal gelegene Obstruktion des DHC führt zur beidseitigen intrahepatischen Cholestase, während eine sehr weit distal gelegene Obstruktion zunächst eine prall gefüllte Gallenblase und einen dilatierten Ductus cysticus zeigt, erst später auch hier intrahepatische Cholestase.

Die Sonographie der **intrahepatischen Cholestase** (■ Abb. 13.7) zeigt:

- **Doppelflintenphänomene** (echoarme- oder freie tubuläre Strukturen intrahepatisch parallel zu den Gefäßen),
- Bild der sog. **knorrigen Eiche** (zu viele geschlängelt verlaufende tubuläre Strukturen in der Leber bis weit in die Leberperipherie, ■ Abb. 13.8).

Zur Beurteilung der Sonographiebefunde gehört auch die Einschätzung der Ursache, der Lokalisation und des Schweregrades der Cholestase.

■ Sonographische Differenzialdiagnosen

Zu den Differenzialdiagnosen, ■ Tab. 13.1.

Mirizzi-Syndrom:

- Kompression des DHC durch ein Konkrement im Gallenblaseninfundibulum oder im Ductus cysticus,
- Dilatation der Gallengänge proximal der Verlegung.

Tumor:

- distaler Gallengangtumor (CCC/Klatskin-Tumor), Pankreaskopfkarzinom, Papillentumor,
- typisch: Courvoisier'sches Zeichen, d. h.schmerzloser Ikterus, prall elastische Gallenblase,
- Wandverdickung des DHC oder Tumor im Bereich des distalen DHC/Pankreaskopfes,
- Dilatation der Gallenwege proximal der Stenose,
- vergrößerte Lymphknoten im Lig. hepatoduodenale.

13.2.3 Choledocholithiasis

■ Vorbemerkungen

Die Prävalenz der Cholezystolithiasis liegt bei 10–15 %. 80–95 % der Steine sind sekundär, d. h. sie gelangen von der Gallenblase in den DHC. Sehr selten finden sich Steine isoliert im DHC, dann handelt es sich insbesondere um Pigmentsteine.

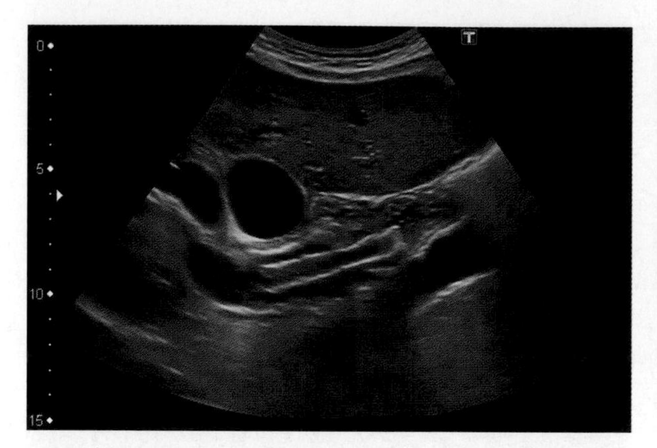

Abb. 13.10 Metallstent im DHC. Patient mit Pankreaskarzinom und Cholestase

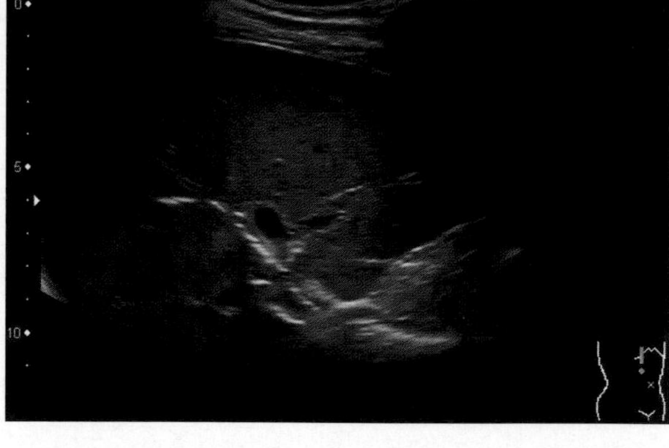

Abb. 13.11 Aerobilie. Luft im DHC und in den intrahepatischen Gallengängen nach Papillotomie

Klinik

- Kolikartige rechtsseitige Oberbauchschmerzen.
- In 50 % der Fälle rezidivierende Koliken, davon ¼ mit Komplikationen.
- Bei 20 % der asymptomatischen Fälle liegt ein spontaner Steinabgang vor.
- Ikterus.
- Übelkeit, Erbrechen, evtl. Fieber.
- Zu den Komplikationen zählen biliäre Pankreatitis, rezidivierende Cholangitiden und Leberabszesse.

Sonographische Befunde

Typischerweise zeigen sich

- echoreiche Strukturen intraluminal im DHC mit oder ohne Schallschatten (Abb. 13.9),
- intra- und extrahepatische Cholestase, ► Abschn. 13.2.2.

Positiver Steinnachweis ist beweisend, negativer Befund schließt Gallengangstein nicht aus!

Sonographische Differenzialdiagnosen

Zu den Differenzialdiagnosen, Tab. 13.1, Abb. 13.10.

Wichtige postinterventionelle Differenzialdiagnosen sind die Aerobilie (Abb. 13.11) und der Blutkoagel im DHC:

- **Aerobilie:**
  - pathologisch bei aufsteigender Entzündung durch gasbildende Bakterien,
  - physiologisch nach Interventionen (z. B Endoprotheseneinlage, Papillotomie der Papilla Vateri) oder nach Operationen (z. B. Choledochojejunostomie),
  - echoreiche, sich je nach Körperlage bewegende bzw. verteilende Reflexe mit Reverberationen,
  - davon abzugrenzen ist Gas im Pfortadersystem (z. B. bei schweren intestinalen Infekten, Darmgangrän).
- **Blutkoagel im Gallengang:**
  - seltener Befund, posttraumatisch oder nach Papillotomie (v. a. bei Antikoagulation oder bei Thrombozytenaggregationshemmung),
  - echoreiches, inhomogenes Material ohne Schallschatten im DHC.

Literatur

Michels G, Jaspers N (2012) Sonographie organ- und leitsymptomorientiert. Springer, Heidelberg

Murphy JB (1912) Five diagnosis methods of John B. Murphy. Surgical clinics of J B Murphy 1:459–466

Tillmann B (2009) Atlas der Anatomie. Springer, Heidelberg

Sturm A, Zidek W (2003) Differentialdiagnose Innere Medizin. Vom Leitsymptom zur Diagnose. Thieme, Stuttgart

13

Pankreas

Natalie Jaspers

G. Michels, N. Jaspers (Hrsg.), *Notfallsonographie*,
DOI 10.1007/978-3-642-36979-7_14,

Trotz der retroperitonealen Lage hinter Magen und teilweise auch Querkolon lässt sich das Pankreas – bei Beachtung mancher Tricks – fast immer ausreichend einsehen. Die Zeichen einer akuten Pankreatitis lassen sich, auch unter Zuhilfenahme höherfrequenter Schallsonden, sicher darstellen, mögliche Komplikationen können aufgezeigt und auch im Verlauf beurteilt werden.

14.1 Sonoanatomie und Normalbefunde

14.1.1 Topographie und Morphologie des Pankreas

Das Pankreas liegt retroperitoneal ventral des Konfluens bzw. der V. lienalis (**wichtigste Leitstruktur!**, ◘ Abb. 14.1). Der Pankreaskopf windet sich hakenförmig um die V. mesenterica superior. Nachbarorgane sind Leber, Magen, Duodenum und Milz.

Die Blutversorgung erfolgt durch Äste des Truncus coeliacus und der A. mesenterica superior (Rr. pancreatici der A. lienalis, Aa. pancreaticoduodenales superiores aus der A. hepatica communis und Aa. pancreatiocoduodenales inferiores aus der A. mesenterica superior). Der venöse Abfluss erfolgt in die V. portae.

Das Organ hat eine Wurst-, Hantel- oder Kaulquappenform und ist scharf begrenzt mit einem sonographisch homogenen, feinkörnigen Echomuster (◘ Abb. 14.2). Die Echogenität ist in etwa vergleichbar mit der der Leber und wird im Alter zunehmend echoreicher durch Fett- und Bindegewebseinlagerungen. Bei Lipomatose erscheint das Pankreas homogen echoreich, bei Fibrolipomatose (meist bei Adipositas mit/ohne Diabetes mellitus) echoreich und grobkörnig. Gelegentlich erscheint die ventrale Anlage (kaudaler Abschnitt des Pankreaskopfes) vermindert echogen.

Folgende **Größenmessungen** liegen im Normbereich:
- Pankreaskopf, sagittal: 2,5–3,0 cm (daran anschließend Processus uncinatus),
- Pankreaskorpus, sagittal: <1,8 cm,
- Pankreaskauda, sagittal: 2,5–3,5 cm,
- Pankreasgang (Ductus pancreaticus): ≤2 mm, im Alter zunehmend bis maximal 3 mm (pathologisch: >3 mm und/oder Kalibersprünge).

14.2 Wichtige pathologische Befunde

14.2.1 Akute Pankreatitis

Vorbemerkungen

Zu den häufigsten Ursachen zählen mit ca. 55 % Gallenwegserkrankungen (Choledochussteine, Stenose der Papilla Vateri) und ca. 35 % Alkoholabusus. Seltenere Ursachen sind mit insgesamt ca. 10 % Medikamente (wie Diuretika, Betablocker, Östrogene, Glukokortikoide, Antibiotika, Antikonvulsiva, NSAIDs, Zytostatika etc.), hereditäre Pankreatitis, ausgeprägte Hypertriglyzeridämie, Z. n. einer ERCP oder Bauchtrauma, Virusinfektionen, penetrierendes Ulcus ventriculi oder duodeni, Pankreas divisum, Hyperkalzämie bei primärem Hyperparathyreoidismus.

Klinik

- Gürtelförmige Oberbauchschmerzen (>90 % der Fälle), akutes Abdomen,
- Übelkeit, Erbrechen, Fieber, Ikterus, Ileussymptomatik,
- in 10–20 % schweres septisches Krankheitsbild.

Sonographische Befunde

Zunächst gilt es fragliche Ursachen abzuklären (Choledocholithiasis, Stenose im Bereich der Papilla Vateri, z. B. bei Tumor etc.). Typische Befunde sind bei
- **akuter ödematöser Pankreatitis** (◘ Abb. 14.3, ◘ Abb. 14.4):
  - diffuse Organschwellung (selten nur segmental),
  - Struktur echoarm, verwaschen oder scheckig mit noch relativ scharfer Abgrenzbarkeit zur Umgebung;
- **akuter nekrotisierender Pankreatitis** (◘ Abb. 14.5, ◘ Abb. 14.6):
  - Organgrenzen zunehmend unscharf bzw. aufgehoben,
  - Nekrosen oder Einblutungen (fokale oder ausgedehnte echoarme oder echofreie Areale im Parenchym),
  - Fettgewebsnekrosen, Koagel (echoreiche Strukturen).

Mögliche **Begleiterscheinungen und Komplikationen** sind erkennbar an:
- **Flüssigkeitssaum/-ansammlung:** peripankreatisch, in der Bursa omentalis (zwischen Magenhinterwand und Pankreasvorderfläche), pararenal, perisplenisch, perihepatisch, mesenterial, Douglasraum, linksseitiger Pleuraerguss.
- **Nekrosestraßen:** meist echoarme bis echofreie, inhomogene Areale, häufig mit echoreicher Binnenstruktur, Ausbreitung in präformierte Räume, z. B. vorderer oder hinterer Pararenalraum, mesenterial, mesokolisch, links subphrenisch (◘ Abb. 14.5).
- **Abszesse:** infizierte Nekrosen oder Pseudozysten, echoarme/echofreie, runde oder polyzyklische, inhomogene Struktur, Wandverdickung (Ausbildung einer Abszesskapsel), gelegentlich Nachweis von Luft oder Spiegelbildung.

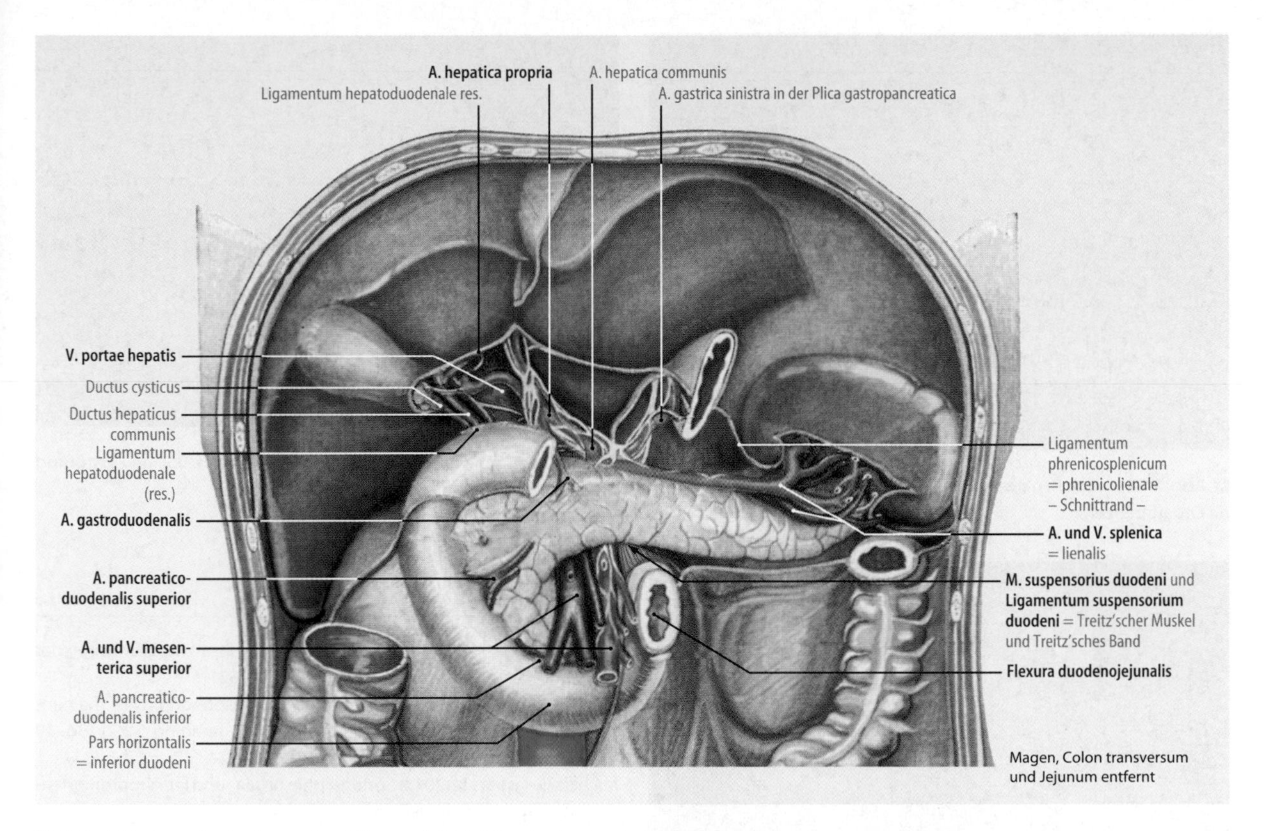

Abb. 14.1 Lage des Pankreas. Aus Tillmann (2009) Atlas der Anatomie. Springer, Heidelberg

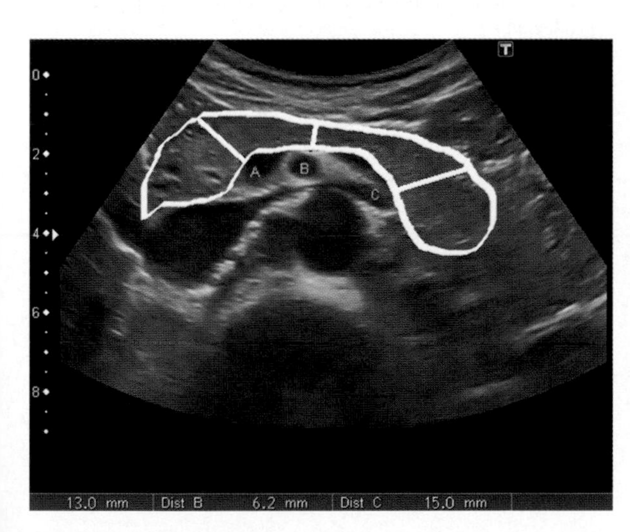

Abb. 14.2 Pankreas mit Messung

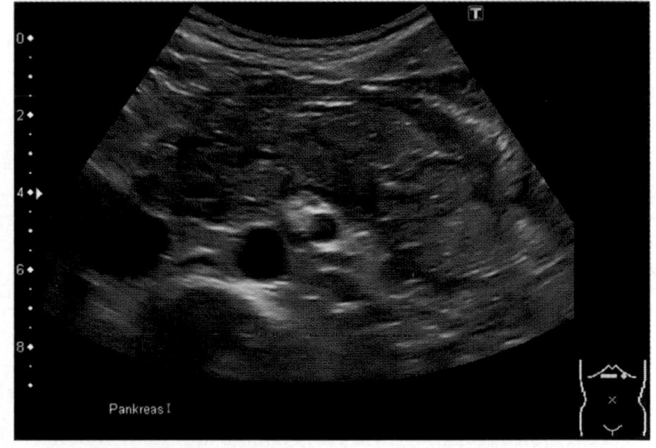

Abb. 14.3 Akute Pankreatitis

- **Thrombosen:** Milzvenen- und/oder Pfortaderthrombose (teilweise oder komplett).
- **Biliäre Abflussstörung**: Choledocholithiasis als wichtigste Ursache der akuten Pankreatitis! Umgekehrt auch DHC-Kompression infolge der Pankreaskopfschwellung möglich.
- **Einbruch in Nachbarorgane.**
- **Pankreaspseudozysten:** echoarme oder echofreie Läsionen, bei Einblutungen oder Infektion echoreiches und inhomogenes Zystenlumen, nach 6–8 Wochen Ausbildung einer Kapsel.

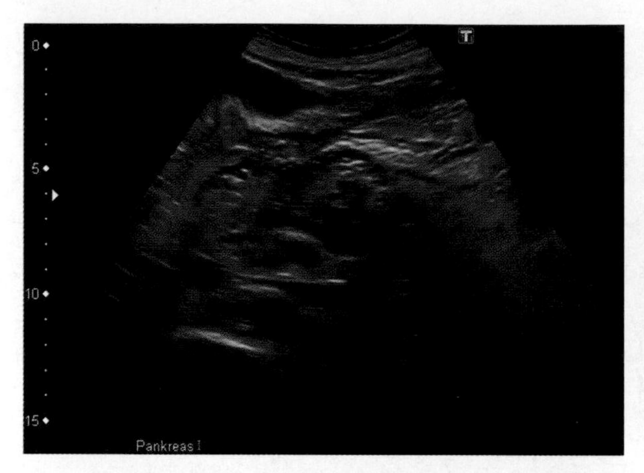

Abb. 14.4 Akute Pankreatitis: Schwellung des Organs, verwaschene Organgrenzen

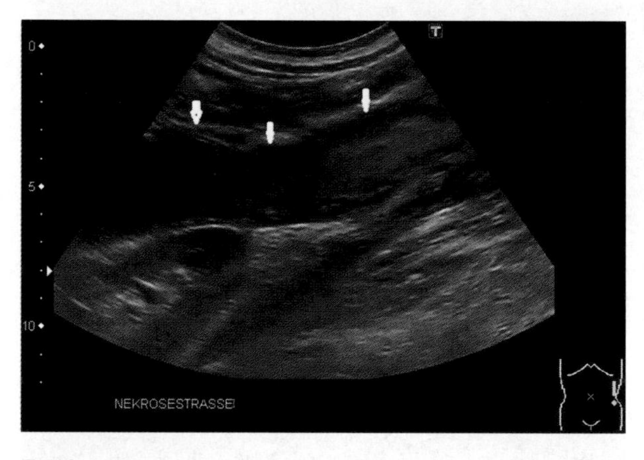

Abb. 14.5 Parakolische Nekrosestraße bei nekrotisierender Pankreatitis

Sonographische Differenzialdiagnosen

Auszuschließen sind akuter Schub einer chronischen Pankreatitis, akute Cholezystitis, Cholangitis, Ileus, Magen/Darmperforation.

Weiterführende Diagnostik

Dazu gehören:

- KM-Sonographie (gute Abgrenzbarkeit nekrotischer Areale und von Nekrosestraßen; gezielte Kontrolle der Drainagenlage sowie Ausdehnung des drainierten Areals nach KM-Gabe über Drainage),
- Endosonographie (mit Option der endosonographischen Punktion von Pseudozysten, Abszessen oder fraglichen Raumforderungen und Drainagenanlage),
- MRCP (Magnetresonanz-Cholangiopankreatikographie) oder ERCP (nur bei Hinweis auf Obstruktion des DHC!),
- CT.

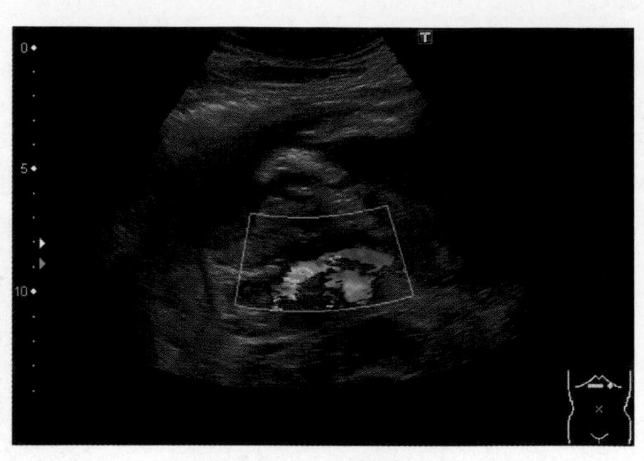

Abb. 14.6 Schwere nekrotisierende Pankreatitis. Völlige Zerstörung der Organstruktur durch ausgedehnte Nekrosen

Literatur

Dietrich CF, Jenssen C (2011) Evidenzbasierte Einsatzmöglichkeiten der Endosonografie. Z Gastroenterol 49:599–621

Martínez-Noquera A, D'Onofrio M (2007) Ultrasonography of the pancreas. 1. Conventional imaging. Abdom Imaging 32(2):136–49 (Mar–Apr)

Michels G, Jaspers N (2012) Sonographie organ- und leitsymptomorientiert. Springer, Heidelberg

Rickes S, Mönkemüller K, Malfertheiner P (2007) Acute severe pancreatitis: contrast-enhanced sonography. Abdom Imaging 32(3):362–4 (May–Jun)

Tillmann B (2009) Atlas der Anatomie. Springer, Heidelberg

Milz

Natalie Jaspers

G. Michels, N. Jaspers (Hrsg.), *Notfallsonographie*,
DOI 10.1007/978-3-642-36979-7_15, © Springer-Verlag Berlin Heidelberg 2014

Die Sonographie ist ein einfaches und hervorragendes Verfahren, die Milzgröße zu bestimmen und im intraindividuellen Verlauf wiederholt zu messen. Ebenso wie diffuse Milzveränderungen können auch einige fokale Milzläsionen mit Hilfe der fundamentalen B-Bild-Sonographie und der Farbdopplersonographie relativ sicher eingegrenzt werden. In der Traumatologie (bzw. auch bei Verdacht auf eine atraumatische Milzruptur) hat sich mittlerweise der Einsatz von Ultraschallkontrastmitteln bewährt.

15.1 Sonoanatomie und Normalbefunde

15.1.1 Topographie der Milz

Die Milz liegt intraperitoneal im linken oberen posterioren Bauchquadranten subdiaphragmal oberhalb der linken Niere (■ Abb. 15.1). Mit ihrer Facies visceralis grenzt sie an den Magenfundus, an die linke Kolonflexur und an die linke Niere. Der Pankreasschwanz reicht bis in den Milzhilus hinein. In bis zu 40 % der Fälle finden sich Nebenmilzen, d. h. rundliche echoisogene Strukturen im Milzhilus mit einer Größe von ca. 1–4 cm.

15.1.2 Morphologie der Milz

Die Milz hat eine glatte Oberfläche, im Hilus häufig mit Einkerbungen versehen. Formvarianten sind häufig und vielfältig. Die Milz hat eine sichel- bzw. bohnenförmige Gestalt im Längsschnitt mit einem oberen und einem unteren Pol. Die Längsachse verläuft parallel zur 10. Rippe.

> **Kenngrößen („4711"): Größe von ca. 11 cm (Länge) × 4 cm (Breite) × 7 cm (Tiefe).**

Das Echomuster der Milz ist homogen echoarm und ähnelt dem der Leber.

15.1.3 Gefäßstrukturen der Milz

Die A. lienalis entspringt aus dem Truncus coeliacus, verläuft am Oberrand des Pankreas bis in den Milzhilus. Die Milzvene zieht dorsal des Pankreas nach rechts, vereinigt sich mit der V. mesenterica superior im Konfluens dorsal des Pankreaskopfes zur V. portae.

15.2 Wichtige pathologische Befunde

15.2.1 Splenomegalie

Vorbemerkungen

Verschiedene Erkrankungen können zu einer Milzvergrößerung führen:
- infektiöse Erkrankungen, z. B. EBV-Erkrankung,
- Lymphombeteiligung,
- chronisch myeloproliferative Erkrankungen,
- hämolytische Anämien,
- portal-venöse Stauung, z. B. bei Leberzirrhose,
- Speichererkrankungen.

Klinik

Im Zusammenhang mit einer Splenomegalie treten auf:
- Organvergrößerung initial mit unspezifischen und nicht richtungsweisenden Symptomen.
- Bei starker Organvergrößerung sind Kapselspannungsschmerzen im linken Oberbauch möglich.
- Evtl. rezidivierende Infekte.

> **Jede Form der Splenomegalie kann zu einer atraumatischen Milzruptur führen: bei linksseitigen Flankenschmerzen oder Entwicklung eines hämorrhagischen Schocks bei bekannter Hypersplenie daran denken!**

Sonographische Befunde

Bei der Ultraschalluntersuchung ist darstellbar:
- Organvergrößerung mit zunehmend runderer Form,
- bei Lymphombeteiligung: einzelne oder mehrere größere oder auch kleinere bzw. multipelste kleinste, meist echoarme fokale Läsionen in der Milz,
- bei portaler Hypertension: kaliberstarke, nicht mehr ausreichend atemvariable Milzvene, ggf. Kollateralkreisläufe (■ Abb. 15.2).

Sonographische Differenzialdiagnosen

Wichtige Differenzialdiagnosen sind Milztrauma/Milzruptur bzw. Milzmetastasen.

Weiterführende Diagnostik

Ggf. ist eine KM-Sonographie zu veranlassen. CT/MRT dienen lediglich zur Umfelddiagnostik bzw. zum Staging bei hämatoonkologischen Erkrankungen.

15.2.2 Milzruptur

Vorbemerkungen

Bauchtraumata bei Unfällen können zur Verletzung der Milz mit lebensbedrohlichen Blutungen in die Bauchhöhle

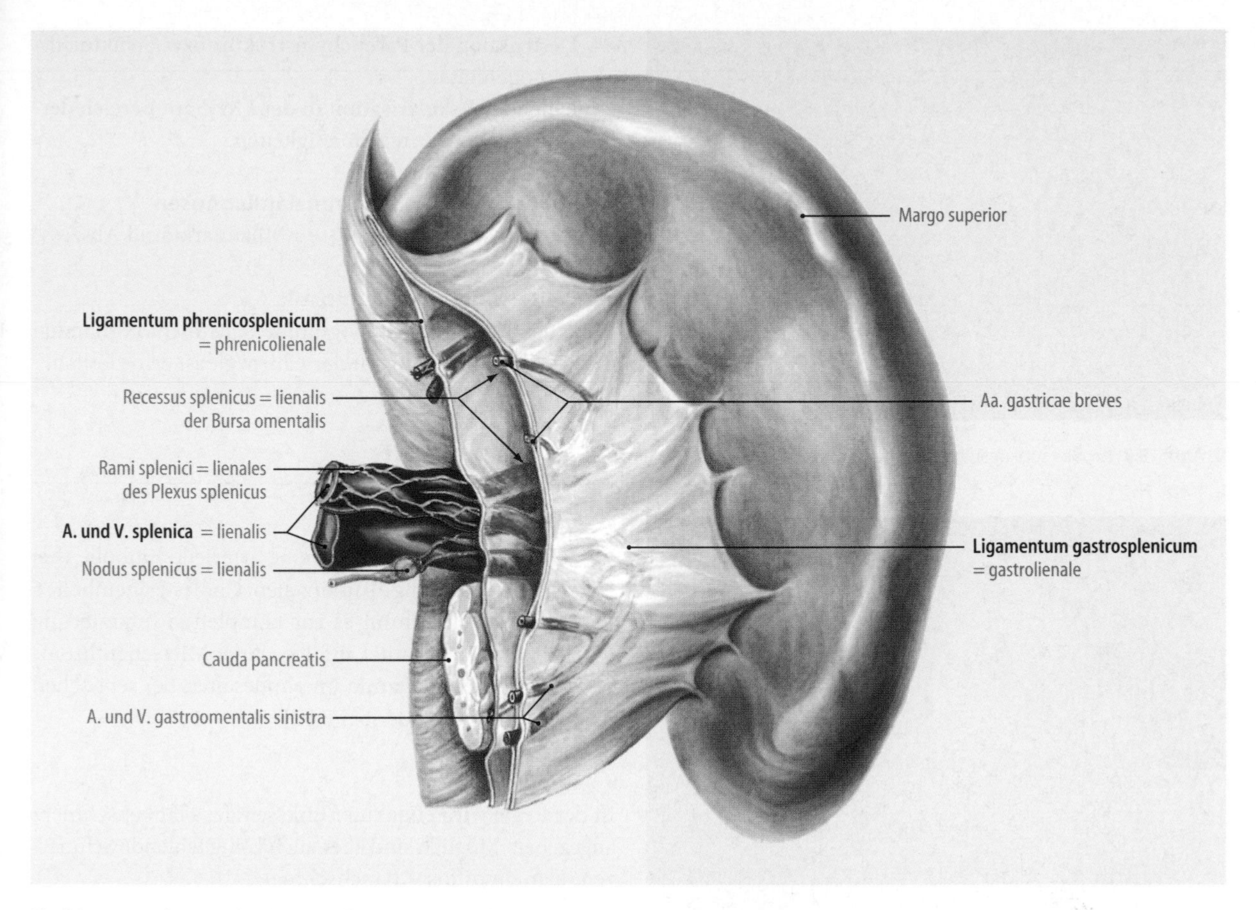

Abb. 15.1 Milz mit Milzhilus. Aus Tillmann (2009) Atlas der Anatomie, Springer Heidelberg

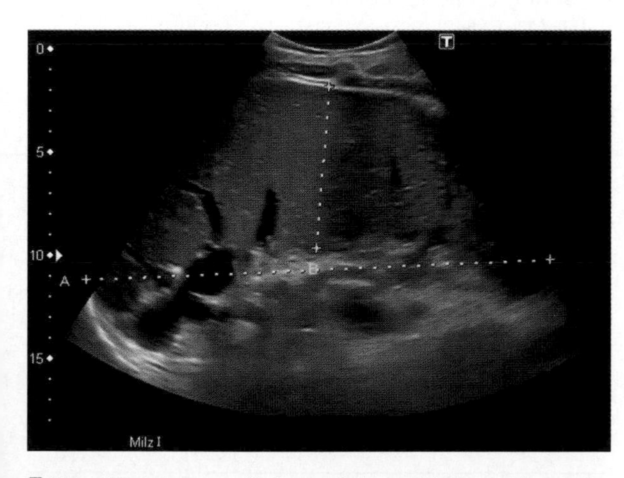

Abb. 15.2 Splenomegalie. Junger Patient mit Mukoviszidose und Splenomegalie auf dem Boden einer portalen Hypertension

führen! Bei der **zweizeitigen Milzruptur** bleibt die Milzkapsel nach dem Trauma zunächst erhalten. Durch Ausbildung eines progredienten subkapsulären Hämatoms (meist ohne Schmerzen!) wird die Milzkapsel nach Stunden bis Tagen gesprengt mit konsekutiver lebensbedrohlicher Blutung.

Tipp

Bei Splenomegalie können auch **atraumatische Milzrupturen** auftreten!

- **Klinik**
  - Linksseitige Flankenschmerzen,
  - Kreislaufkollaps.

Nach entsprechendem Trauma bei fehlender Symptomatik an Möglichkeit der zweizeitigen Milzruptur denken (Beobachtung und sonographische Verlaufskontrollen notwendig).

- **Sonographische Befunde**
  - **Hämatoperitoneum:** freie Flüssigkeit perisplenisch, perihepatisch und im Douglas oder auch intraabdominell,
  - echofreie, iso- oder hyperechogene Zonen zwischen Milzkapsel und Milzparenchym bei **subkapsulärer Blutung** (Abb. 15.3),
  - Konturunterbrechung/Einriss der Kapsel,

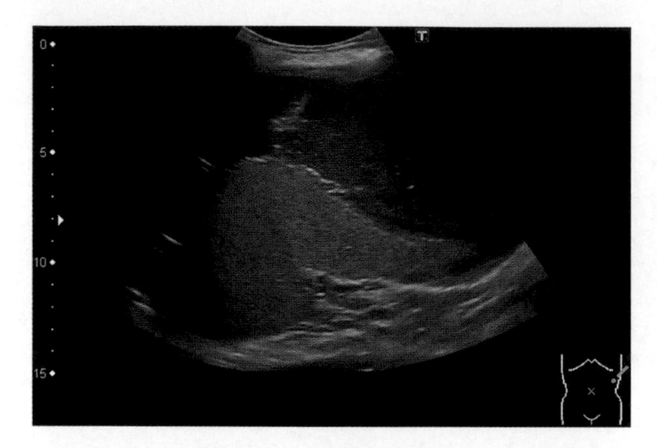

Abb. 15.3 Großes subkapsuläres Milzhämatom

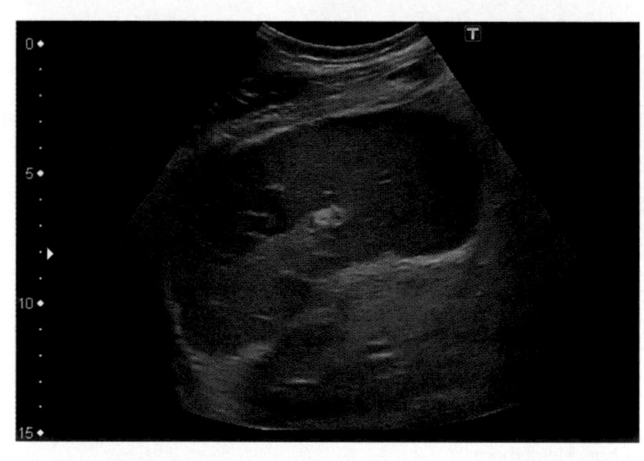

Abb. 15.4 Milzinfarkt bei Vorhofflimmern

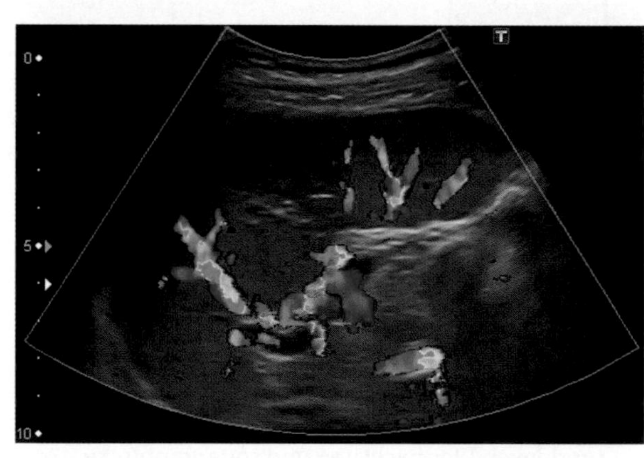

Abb. 15.5 Milzinfarkt in der FKDS

- Destruktion der Parenchymstruktur bzw. Strukturinhomogenitäten,
- fehlende Vaskularisation in der FKDS im Bereich der strukturellen Unregelmäßigkeiten.

Sonographische Differenzialdiagnosen
Ausgeschlossen werden müssen Milzinfarkt und Abszess.

Weiterführende Diagnostik
Dazu gehört die KM-Sonographie, falls nicht vorhanden die CT. Die Vorstellung in der Chirurgie ist erforderlich.

15.2.3 Milzinfarkt

Vorbemerkungen
Ursache des Milzinfarktes ist eine arterielle Embolie (bei Herzrhythmusstörung, Tumorzellen, Cholesterinembolien etc.). Sehr selten kommt es zur kompletten Infarzierung der Milz (bei Pankreatitis, infolge akuter Milzvenenthrombose, bei Sichelzellanämie im Kindesalter, bei septischen Krankheitsbildern oder bei DIC).

Klinik
In der Regel wird ein akuter linksseitiger Flankenschmerz angegeben. Möglich sind aber auch völlig fehlende Schmerzen oder ein diffuser Bauchschmerz.

Sonographische Befunde
Bei der Untersuchung zeigt sich ein
- unterschiedlich großes keilförmiges, echoarmes Areal mit Basis zur Milzoberfläche und Spitze zum Milzhilus (Abb. 15.4) sowie
- fehlende Flusssignale in der FKDS (Abb. 15.5).

Sonographische Differenzialdiagnosen
Milzabszess.

Weiterführende Diagnostik
KM-Sonographie.

15.2.4 Milzabszess

Vorbemerkungen
Meist ist der Milzabszess (Abb. 15.6) Folge eines Traumas, eines Infarktes oder entsteht bei hämatogener Streuung.

Klinik
- Fieber, AZ-Verschlechterung,
- Flankenschmerzen.

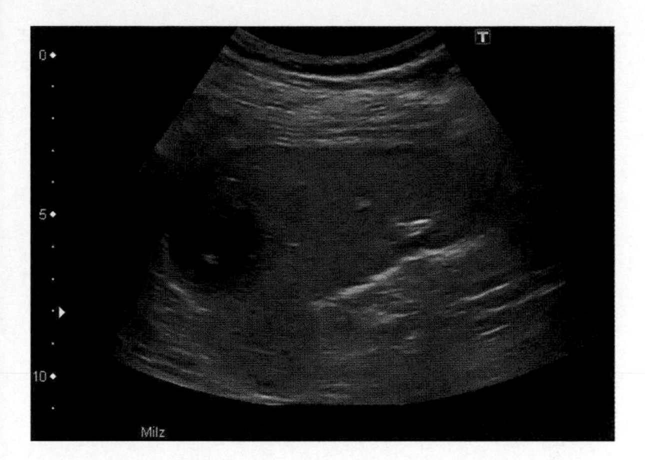

Abb. 15.6 Milzabszess. Komplikation nach einer Magen-OP

Sonographische Befunde

Die Sonographie zeigt einen

- echoarmen oder echofreien Herd.
- Ggf. ist eine echoreiche Abszesskapsel nachweisbar.
- Luftreflexe und bewegte Binnenechos.
- Keine Vaskularisation in der FKDS.

Sonographische Differenzialdiagnosen

Der Milzabszess muss abgegrenzt werden vom subphrenischen Abszess (meist Folge eines operativen Eingriffs, freie Flüssigkeit zwischen Zwerchfell und Milz mit Luftartefakten) sowie von Milzinfarkt, eingebluteter Milzzyste, einschmelzender Metastase.

Weiterführende Diagnostik

KM-Sonographie.

Literatur

Catalano O, Sandomenico F, Matarazzo I, Siani A (2005) Contrast-enhanced sonography of the spleen. AJR Am J Roentgenol 184(4):1150–6

Piscaglia F, Nolsøe C, Dietrich CF, Cosgrove DO, Gilja OH, Bachmann Nielsen M, Albrecht T, Barozzi L, Bertolotto M, Catalano O, Claudon M, Clevert DA, Correas JM, D'Onofrio M, Drudi FM, Eyding J, Giovannini M, Hocke M, Ignee A, Jung EM, Klauser AS, Lassau N, Leen E, Mathis G, Saftoiu A, Seidel G, Sidhu PS, ter Haar G, Timmerman D, Weskott HP (2012) The EFSUMB Guidelines and Recommendations on the Clinical Practice of Contrast Enhanced Ultrasound (CEUS): update 2011 on non-hepatic applications. Ultraschall Med Feb;33(1):33–59. doi:10.1055/s-0031-1281676. Epub 2011 Aug 26.

Renzulli P, Hostettler A, Schoepfer AM, Gloor B, Candinas D (2009) Systematic review of atraumatic splenic rupture. Br J Surg 96(10):1114–21 (Oct)

Sienz M, Ignee A, Dietrich CF (2011) Reference values in abdominal ultrasound – biliopancreatic system and spleen. Z Gastroenterol 49(7):845–70 (Jul)

Tillmann B (2009) Atlas der Anatomie. Springer, Heidelberg

Magen und Darm

Natalie Jaspers

G. Michels, N. Jaspers (Hrsg.), *Notfallsonographie*,
DOI 10.1007/978-3-642-36979-7_16,

Die (Notfall-)Sonographie des Gastrointestinaltraktes ist die Fortführung der klinischen Untersuchung. In der Abklärung gastrointestinaler Ursachen des unklaren/akuten Abdomens (Appendizitis, Divertikulitis, Ileus, Perforation etc.) ist die Sonographie ein rasch verfügbares, etabliertes Verfahren, das nicht selten direkt zur Diagnose führt. Zur detaillierten Beurteilung der Darmwand sowie auch der extraluminalen Umgebung sollten unbedingt auch höherfrequente Schallköpfe zum Einsatz kommen.

16.1 Sonoanatomie und Normalbefunde

16.1.1 Topographie des Gastrointestinaltraktes

Ösophagus

Der proximale Ösophagus (Pars cervicalis) liegt links zervikal zwischen Trachea, Halsgefäßen und Wirbelsäule, der distale Anteil (Pars abdominalis, gastroösophagealer Übergang) hingegen unterhalb des Zwerchfells dorsal des linken Leberlappens ventral bzw. links lateral der Aorta. Der übrige Ösophagus (Pars thoracica) ist aufgrund der intrathorakalen Lage sonographisch nicht einsehbar.

Magen

Der Magen befindet sich intraperitoneal im Oberbauch unterhalb des Zwerchfells bzw. unterhalb des linken Leberlappens und der Milz. Er wird unterteilt in Kardia, Fundus, Korpus, Antrum, Pylorus. Links verläuft die große, rechts die kleine Kurvatur.

Duodenum

Abgesehen vom intraperitoneal gelegenen Pars superior mit dem Bulbus duodeni, liegt das Duodenum sekundär retroperitoneal rechts von der Wirbelsäule (◘ Abb. 16.1):

- **Pars superior** grenzt an den Lobus quadratus und an den Gallenblasenhals. Dorsal verlaufen DHC, V. portae und A. gastroduodenalis.
- **Pars descendens** umfasst Pankreaskopf, berührt die rechte Nebenniere und überzieht die rechte Niere. Die Mündung des DHC und des Ductus pancreaticus liegt im Bereich der Papilla duodeni major (Papilla Vateri).
- **Pars horizontalis** verläuft unterhalb des Pankreaskopfes über die Wirbelsäule und V. cava inferior.
- **Pars ascendens** endet an der Flexura duodenojejunalis (etwa in Höhe des 2. LWK, hier liegt auch das Treitz'sche Band).

Jejunum und Ileum

Das intraperitoneal gelegene **Jejunum** beginnt an der **Flexura duodenojejunalis.** Das **Ileum** mündet in der rechten Fossa iliaca in den Dickdarm. Jejunalschlingen breiten sich häufiger im linken Oberbauch, Ileumschlingen im rechten Unterbauch aus.

Kolon

Das retroperitoneal gelegene **Colon ascendens** reicht bis zur rechten Flexur an die Facies visceralis der Leber. Dort geht es über in das intraperitoneal gelegene **Colon transversum.** Nach der haarnadelförmigen linken Flexur in der Nähe des unteren Milzpols folgt das retroperitoneal gelegene **Colon descendens**, das in der linken Fossa iliaca in das wieder intraperitoneal gelegene S-förmige **Sigma** mündet. Distales Sigma und **Rektum** sind wegen der Lage im kleinen Becken häufig nur eingeschränkt und bei gut gefüllter Harnblase beurteilbar. Der Übergang von Sigma/Rektum liegt in Höhe des 2.–3. Sakralwirbels.

16.1.2 Morphologie des Gastrointestinaltraktes

Die Wanddicke beträgt normalerweise beim Magen 2–8 mm, beim Darm (bei moderater Kompression) <2 mm. Typischerweise findet sich ein 4- bzw. 5-schichtiger Aufbau der Darmwand.

Zum Vergleich der histologischen Wandschichtung mit der Sonomorphologie des Intestinums, ◘ Tab. 16.1.

Beurteilt wird das Darmlumen und die Form, die Motilität (Peristaltik) sowie die Darmumgebung und in der FKDS die Darmwandperfusion.

16.1.3 Gefäßstrukturen des Gastrointestinaltraktes

Ösophagus

Die arterielle Versorgung im Bauchbereich erfolgt aus der A. gastrica sinistra, der venöse Abfluss des distalen Ösophagus über muköse und submuköse Venenplexus via V. gastrica sinistra in die V. portae (portokavale Anastomosen!).

Magen

Der Truncus coeliacus ist Ursprung aller Arterien, die zum Magen führen (selten: Zufluss aus AMS, A. mesenterica superior). Die arterielle Versorgung erfolgt über Gefäßbögen an kleiner und großer Kurvatur aus der A. gastrica sinistra, A. hepatica communis und A. lienalis, der Abfluss über Venenbögen an kleiner und großer Kurvatur, die in das portale Stromgebiet münden (V. lienalis, V. mesenterica superior und V. portae).

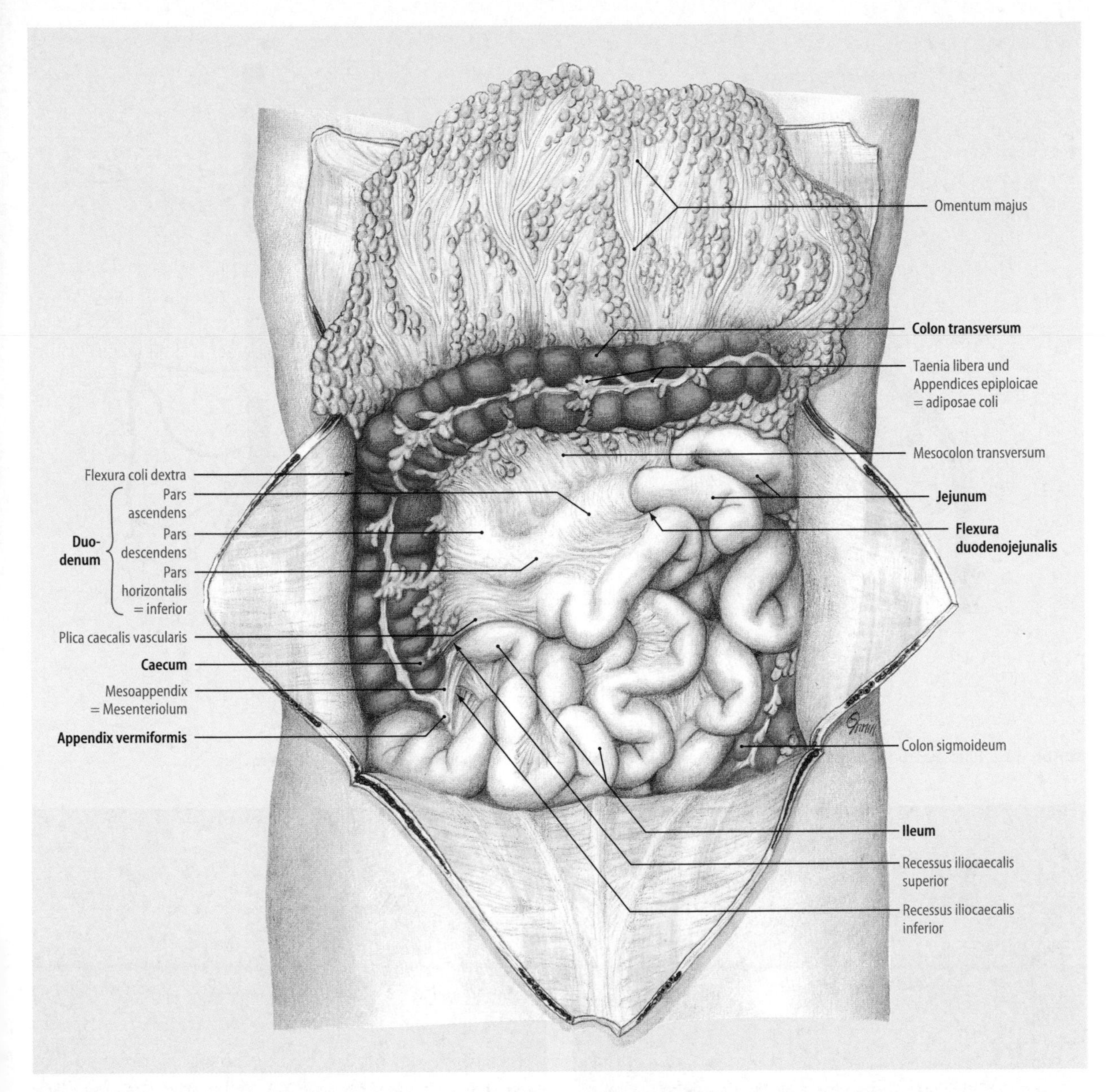

Abb. 16.1 Dünndarm und Dickdarm, Ansicht von vorn. Aus Tillmann (2009) Atlas der Anatomie. Springer, Heidelberg

Duodenum, Jejunum und Ileum

Die Versorgung verläuft über Arterien aus dem Truncus coeliacus und der AMS. Die Venen begleiten die Arterien und münden in die V. mesenterica superior.

Kolon

Zoekum, Appendix, Colon ascendens und Teile des Colon transversum bis fast zur linken Flexur werden über Äste der AMS versorgt. Das restliche Colon transversum, Colon descendens und Sigma erhalten Zufluss über Äste aus der A. mesenterica inferior. Der venöse Abfluss aus den entsprechenden Versorgungsgebieten verläuft über gleich-

Tab. 16.1 Wandschichtung und Sonomorphologie des Intestinums

Histologie und Sonomorphologie	Echogenität
Lumen/Tunica mucosa, Eintrittsecho	Echoreich
Tunica mucosa	Echoarm
Tela submucosa	Echoreich
Tunica muscularis	Echoarm
Tunica serosa, Austrittsecho	Echoreich

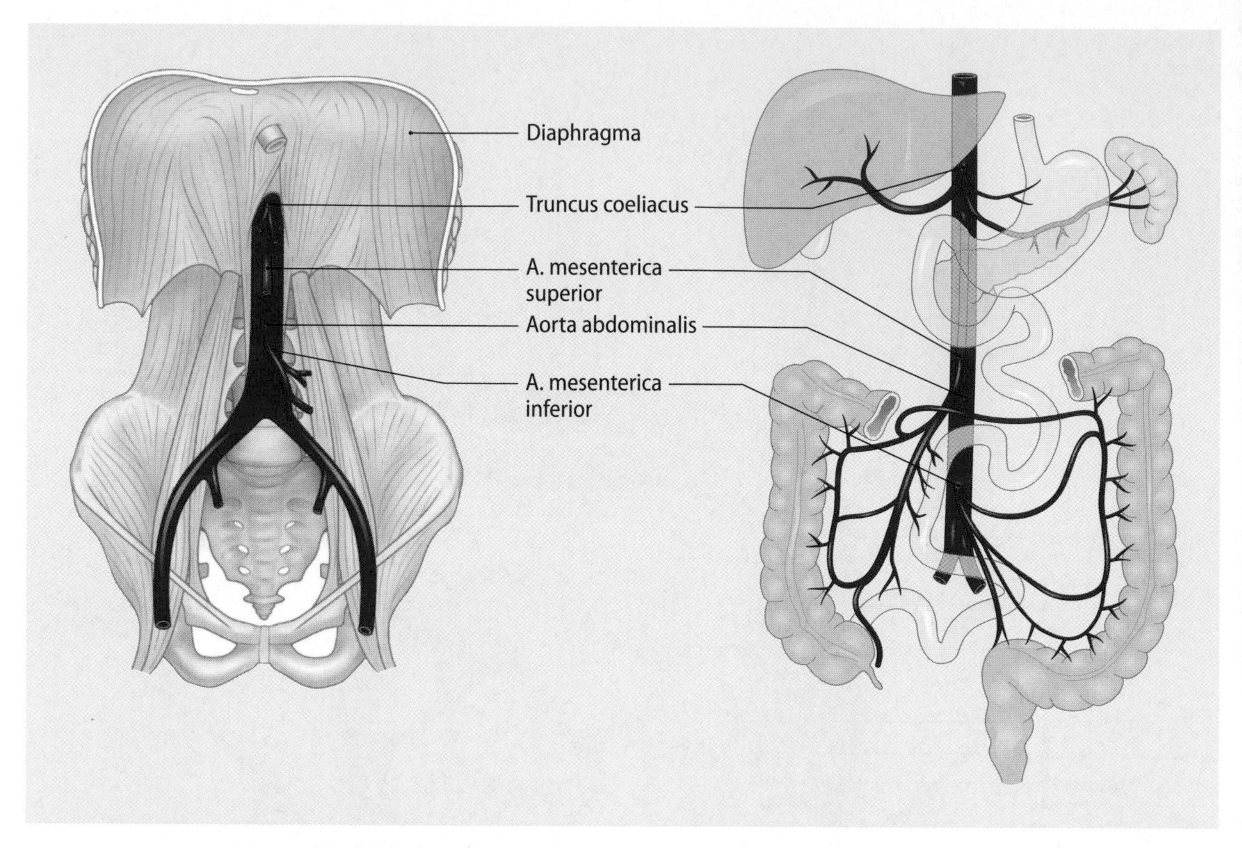

■ **Abb. 16.2** Blutversorgung des Magen-Darm-Traktes. Aus Zilles/Tillmann (2010) Anatomie. Springer, Heidelberg

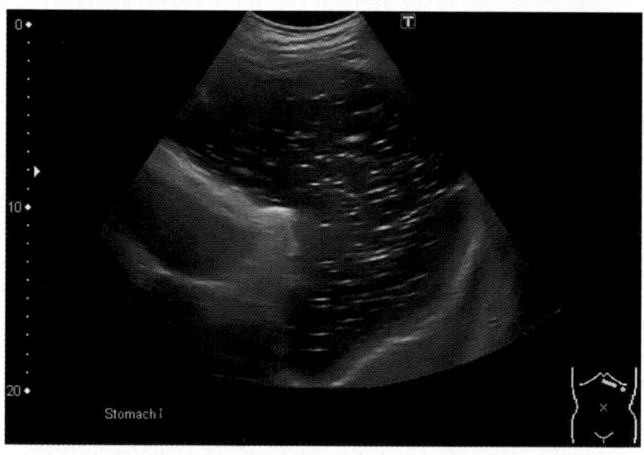

■ **Abb. 16.3** Retentionsmagen bei Peritonealkarzinose

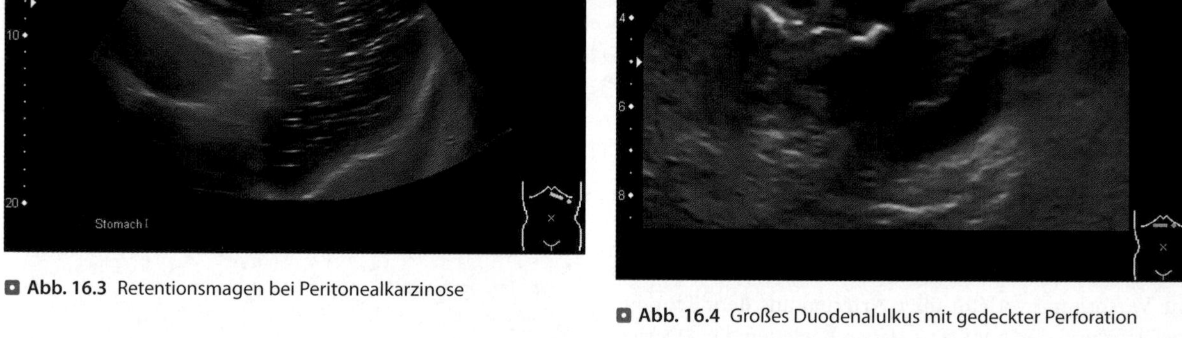

■ **Abb. 16.4** Großes Duodenalulkus mit gedeckter Perforation

namige Venen in die Vv. mesenterica superior und inferior (■ Abb. 16.2).

16.2 Wichtige pathologische Befunde

16.2.1 Magen- oder Duodenalektasie

■ **Vorbemerkungen**

Ursächlich können sein

- entzündlich bedingte Stenosen (Ulzera, Pankreatitis),
- Tumoren des Magens, Duodenums, Pankreas oder der distalen Gallenwege,

- Lymphknoten- oder mesenteriale Metastasen,
- Peritonealkarzinose (Abb. 16.3),
- Magenatonie, Ileus,
- Gastroparese (z. B. bei Diabetes mellitus oder Niereninsuffizienz).

Klinik

Die Ektasie äußert sich klinisch mit
- Druckgefühl im Oberbauch, Völlegefühl,
- Übelkeit/Erbrechen,
- Refluxsymptomatik,
- Inappetenz,
- Gewichtsverlust.

Sonographische Befunde

Sonographisch stellt sich ein massiv dilatierter, unterschiedlich mit Flüssigkeit, Speisebrei und Gas gefüllter Magen (auch im Nüchternzustand) dar. Hyperperistaltik zeigt sich bei akuter Ursache, fehlende Peristaltik im chronischen Stadium. Durch Schallkopfdruck von außen lassen sich die sedimentierten Speisereste aufwirbeln. Ggf. sind Magen- oder Duodenalwandverdickungen erkennbar. Gesucht werden muss nach
- entzündlichen oder tumorösen Prozessen in der Umgebung,
- Lymphadenopathie,
- Veränderungen des übrigen Intestinaltraktes.

Sonographische Differenzialdiagnosen

Abzugrenzen sind
- zystische Läsionen im Oberbauch in Leber, Leberhilus, Pankreas, Milz, Nieren (wie Leber-, Nieren- oder Milzzysten, Pankreaspseudozysten),
- abgekapselter oder „gefangener Aszites" (z. B. freie Flüssigkeit in der Bursa omentalis bei Pankreatitis),
- Nekrosestraßen bei akuter Pankreatitis.

16.2.2 Ulcus ventriculi sive duodeni

Vorbemerkungen

Zu den **Risikofaktoren** zählen Besiedelung mit Helicobacter pylori (in bis zu 85 % ursächlich für einen Ulcus ventriculi, in bis zu 90 % ursächlich für einen Ulcus duodeni), Hyperazidität, NSAIDs, Alkohol- und Nikotinmissbrauch, Motilitätsstörungen. Typische **Komplikationen** sind Blutung und Perforation.

Klinik

Klassische Symptome sind
- epigastrische Schmerzen,
- evtl. Schmerzausstrahlung in den Rücken oder nach retrosternal,

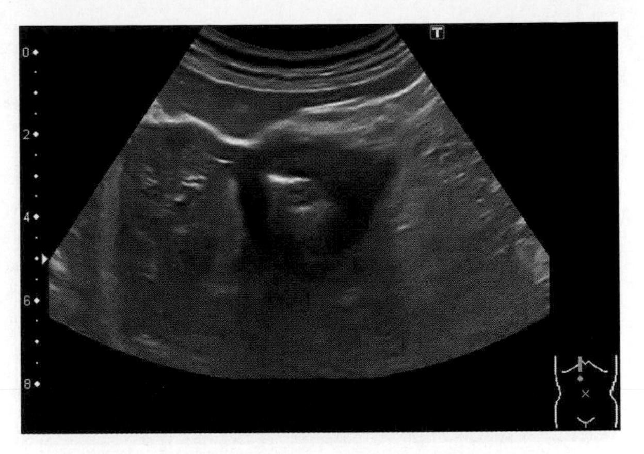

Abb. 16.5 Magenkorpuskarzinom. Zirkulär massiv vedickte, echoarme Magenwand mit Aufhebung der normalen Schichtung und unscharfer Begrenzung zur Umgebung

- Übelkeit/Erbrechen,
- Inappetenz,
- Gewichtsverlust,
- Teerstuhl, Hämatemesis.

Sonographische Befunde

Kleine Ulzera sind allenfalls mit dem Wissen des endoskopischen Befundes nachweisbar.

Größeren Ulzera können erkennbar sein an (Abb. 16.4):
- asymmetrischer Wandverdickung (echoarm oder gemischt echogen) mit aufgehobener Schichtung,
- fixierter Luftsichel in der Ulkusnische,
- evtl. Bild der Magenausgangsstenose,
- regional vergrößerten Lymphknoten.

Bei klinischem Verdacht auf **Perforation** lässt sich freie Luft wie folgt nachweisen:
- geringgradige Luftansammlung: atemsynchron sich bewegende Luftartefakte mit Reverberationen,
- massive Luftansammlung: Vollständige Schallreflexion mit dorsaler Schallauslöschung (sog. Vorhangphänomen),
- Lage zur Detektion freier Luft: in Rücken- oder Linksseitenlage im Interkostalschnitt zwischen Peritoneum parietale und Leber.

Sonographische Differenzialdiagnosen

Sonographisch ist keine sichere Unterscheidung zwischen benignen und malignen Ulzera bzw. Lymphomen möglich (Abb. 16.5).

Weiterführende Diagnostik

Veranlasst werden müssen Endoskopie mit Biopsie/Histologie bzw. Endosonographie bei Malignitätsverdacht.

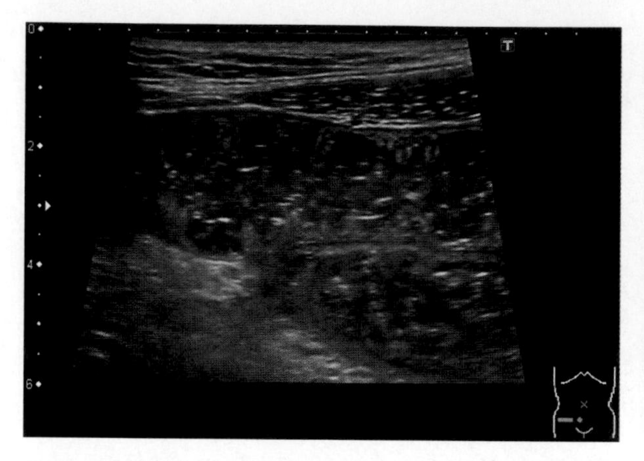

Abb. 16.6 Mechanischer Dünndarmileus. Schon länger bestehender mechanischer Ileus bei Kolonkarzinom

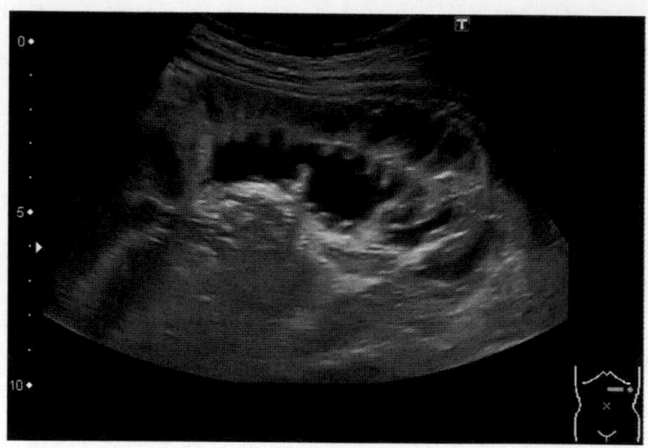

Abb. 16.7 Paralytischer Ileus

16.2.3 Ileus

Vorbemerkungen

Beim Ileus handelt es sich um eine Transportstörung des Darmes mit intraluminaler Flüssigkeits- und Gasansammlung und Distension der Darmschlingen.

- **Mechanischer Ileus**: Verschluss des Darmlumens durch Lumenverlegung, durch Wandprozesse oder durch Kompression von außen.
  - Beispiele mechanischer Dünndarmileus: Briden oder Adhäsionen, Hernien, Tumoren, Invagination,
  - Beispiele mechanischer Dickdarmileus: Kolonkarzinom, Divertikulitis, Koprostase.
- **Paralytischer Ileus**: Darmlähmung durch entzündliche oder metabolische Ursachen (Peritonitis, Sepsis, Urämie, Ketoazidose, Elektrolytstörungen, bei Peritonealkarzinose, postoperativer Darmatonie, als Reaktion auf Galle- oder Nierenkoliken, Pankreatitis, Hodentorsion, Ovarialstieldrehung, als Folge eines Traumas, einer Ischämie etc.)

Klinik

Klinische Zeichen sind:

- abdominelle, krampfartige Schmerzen,
- Übelkeit/Erbrechen, Miserere,
- Stuhlverhalt.

Sonographische Befunde

Für einen Ileus sprechen (Abb. 16.6, Abb. 16.7):

- kreisrunde, distendierte, mit Flüssigkeit gefüllte Darmschlingen,
- **Klaviertasten- oder Strickleiterphänomen** im Dünndarm: gut erkennbare Kerckring-Falten,
- Aufspreizung der Haustren (3 cm) durch massive Überblähung des Kolons bei Dickdarmileus,

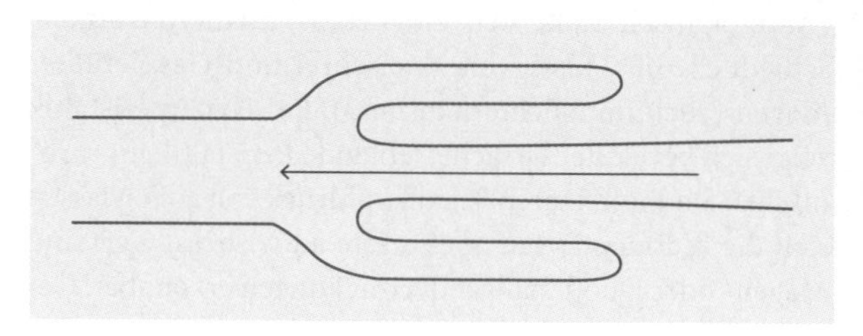

Abb. 16.8 Schematische Darstellung einer Invagination

- Darmwand initial ausgedünnt, im Verlauf Darmwandverdickung durch ödematöse oder entzündliche Prozesse,
- Nachweis freier periluminaler Flüssigkeit,
- Peristaltikstörung: Pendelperistaltik bei mechanischem Ileus, fehlende Peristaltik bei paralytischen Ileus bzw. in der Spätphase des mechanischen Ileus,
- Stenoselokalisation bei mechanischem Ileus (prästenotische Dilatation, distal der Stenose kollabierte Darmabschnitte, sog. Hungerdarm),
- Dünn- und Dickdarmdilatation sowie gasreiches Lumen bei Paralyse.

Sonographische Differenzialdiagnosen

Andere Erkrankungen oder Zustände, die mit vermehrter Flüssigkeitsfüllung und Dilatation der Darmschlingen einhergehen:

- ausgeprägte Enteritis,
- Darmvorbereitung vor Koloskopie (!),
- Sprue,
- Morbus Whipple,
- Infektionen bei AIDS,
- intestinale Pseudoobstruktion.

Weiterführende Diagnostik

Dazu gehören Röntgenabdomen, evtl. mit Gastrographinpassage.

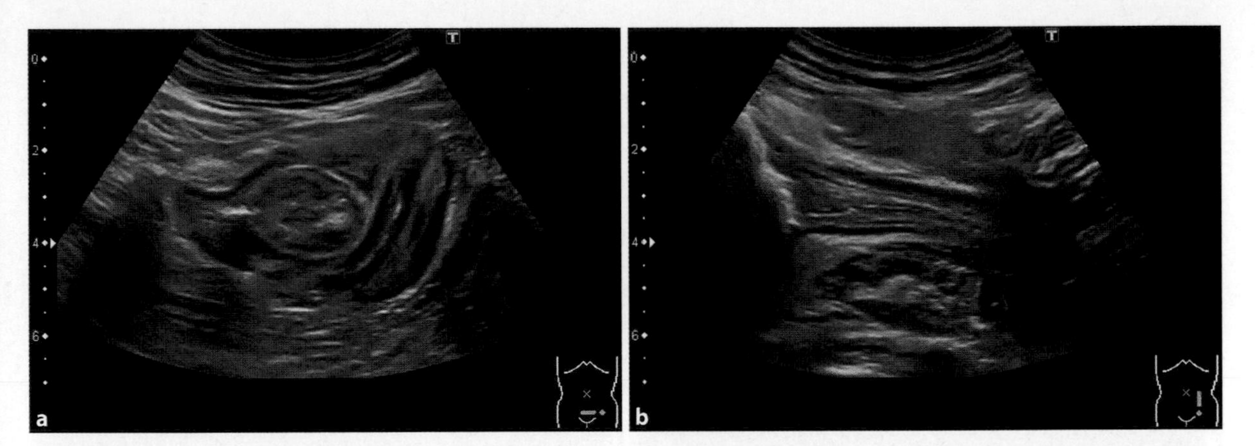

Abb. 16.9 **a** Dickdarminvagination, Querschnitt. Invagination im Bereich des Sigmas bei jungem Patienten auf dem Boden einer polypösen Fettgewebsgeschwulst. **b** Längsschnitt

Tipp

Nachweis eines Ileus sonographisch deutlich früher (ca. 4 h) als röntgenologisch. Die Röntgenaufnahme ist allerdings das ergänzende Verfahren, falls die Sonographie nicht eindeutig ist, z. B. bei ausgeprägtem Meteorismus.

16.2.4 Invagination/Intussuszeption

Vorbemerkungen

Dabei handelt es sich um die Einstülpung eines Darmabschnittes in den kaudal folgenden Abschnitt (Abb. 16.8, Abb. 16.9). Die häufigste Lokalisation (80–90 %) ist der ileozoekale Übergang. Meist sind Kinder betroffen, im Erwachsenenalter selten (und fast immer aufgrund struktureller Veränderungen, nach chirurgischen Eingriffen etc.!)

Zur Ätiologie:

- in 90 % der Fälle idiopathisch,
- sonstige Ursachen: Gastroenteritis, Lymphadenitis, anatomische Ursachen wie Meckel-Divertikel, submuköse Blutungen, Darmtumoren. Gehäuftes Auftreten bei zystischer Fibrose, Sprue, Morbus Crohn.

Klinik

Hinweisend sind:

- plötzliche, krampfartige Bauchschmerzen,
- Erbrechen, Schonhaltung,
- tastbare Resistenz,
- Abwehrspannung,
- hochgestellte Darmgeräusche, zunehmende Ileussymptomatik,
- blutig-schleimige Durchfälle als Spätsymptom.

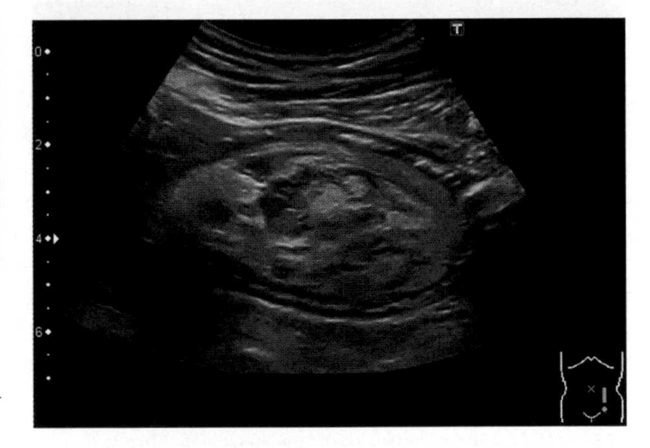

Abb. 16.10 Eingestülpter Polyp

Asymptomatische Zufallsbefunde sind v. a. bei Kindern und Jugendlichen möglich. Dann handelt es sich meist nur um ein kurzes, reversibles Ereignis. Bei Erwachsenen nimmt das Krankheitsbild häufig einen langsamen progredienten Verlauf.

Sonographische Befunde

Typische Befunde sind:

- Tumorwalze, die typisches Bull-eye-Phänomen („Darm-in-Darm", „Schießscheibe") erkennen lässt,
- Dilatation der vorgeschalteten Darmabschnitte, sog. Hungerdarm der distalen Abschnitte,
- Pendelperistaltik,
- Aszites,
- zunehmendes echoarmes Darmwandödem,
- FKDS: fehlende Perfusion als Zeichen einer zunehmenden Ischämie möglich.

Bei Erwachsenen muss eine gezielte Suche nach Tumoren, Darmpolypen (Abb. 16.10) oder Lymphomen erfolgen.

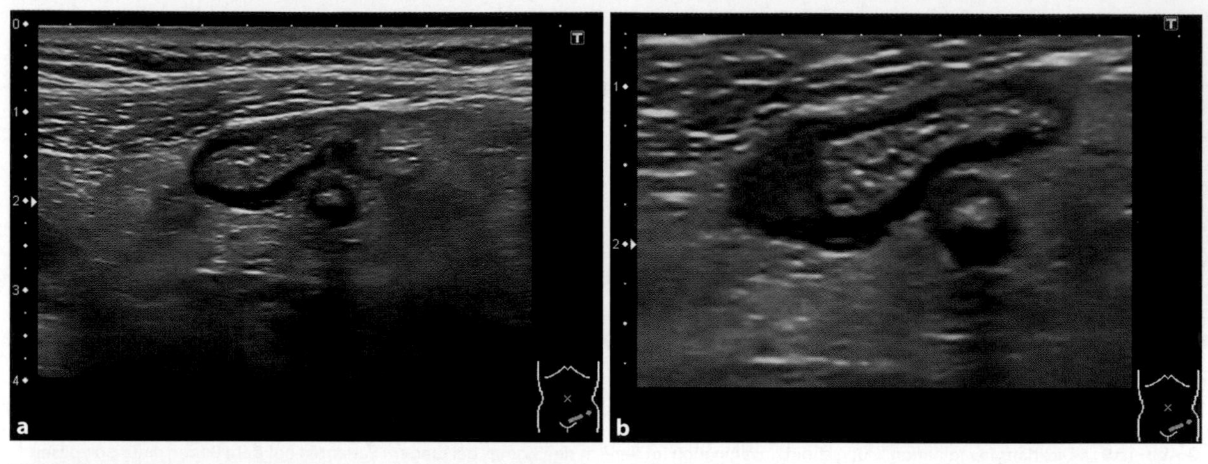

Abb. 16.11 a, b Sigmadivertikulitis

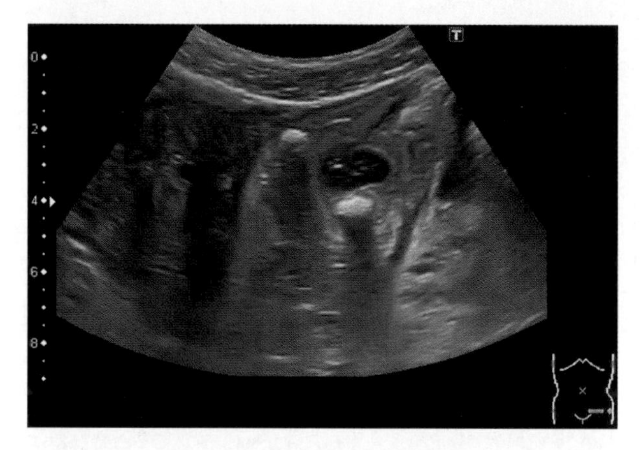

Abb. 16.12 Sigmadivertikulitis mit paraluminalem Abszess

- **Sonographische Differenzialdiagnosen**

Auszuschließen sind andere stenosierende Erkrankungen: CED (chronisch entzündliche Darmerkrankung), KRK, Polypen etc.

- **Weiterführende Diagnostik**

Die Sonographie ist bei Kindern das Diagnostikum der Wahl (sehr hohe Sensitivität und Spezifität, 97,5 % und 99 %). Bei Erwachsenen muss, falls sonographisch kein eindeutiger Befund zu erheben ist, eine CT/MRT durchgeführt werden.

16.2.5 Divertikulitis

- **Vorbemerkungen**

Die Häufigkeit der Divertikelkrankheit ist mit zunehmendem Alter in industrialisierten Ländern steigend (10 % bei 40-Jährigen, 50 % bei 70-Jährigen). 75–80 % der divertikeltragenden Patienten bleiben asymptomatisch.

- **75 %** der symptomatischen Divertikelkranken entwickeln eine **Divertikulitis** (Abb. 16.11).
- **25 %** der symptomatischen Divertikelkranken entwickeln eine **Divertikelblutung**.
- **25 %** der Patienten mit Divertikulitits haben einen **komplizierten Verlauf** (Abszesse, Stenosen, Perforationen, Fisteln, Abb. 16.12).

Das Sigma ist in 95 % der Fälle betroffen, bei nur 15 % das rechtsseitige Kolon. Das Rektum ist nie befallen.

Tipp

Sensitivität und Spezifität der Sonographie liegt bei bis zu 97 % und ist somit der CT-Diagnostik vergleichbar.

- **Klinik**

Zu den Symptomen zählen

- ganz lokalisierte, meist linksseitige abdominelle Schmerzen (sog. **Linksseitenappendizitis**),
- Abwehrspannung, Fieber,
- ggf. Stuhlunregelmäßigkeiten,
- Inappetenz, Übelkeit und Gewichtsverlust.

- **Sonographische Befunde**

Bei gezielter Schallkopfpalpation tritt lokalisierter Druckschmerz auf. Die Schmerzlokalisation kann vom Patienten meist sehr genau angegeben werden!

- **Divertikel**:
  - echoreiche, gas- und kotgefüllte oder echoarme, entleerte Ausstülpungen ohne umgebende Muskularis direkt neben dem Darmlumen,
  - Hypertrophie der Lamina muscularis der Darmwand.
- **Divertikulitis**:
  - echoarmer Randsaum (im Sinne eines Entzündungsödems),

16

  - echoreiche Netzkappe um die entzündeten Divertikel herum,
  - meist nur 1–3 Divertikel betroffen,
  - ggf. Nachweis von echoarmen Entzündungsstraßen im umgebenden Mesenterium,
  - die FKDS zeigt häufig eine Hypervaskularisation,
  - bei Begleitkolitis: segmentale, echoarme Darmwandverdickung mit aufgehobener Schichtung rund um das entzündete Divertikel herum.

Mögliche **Komplikationen** sind ebenfalls sonographisch darstellbar:

- **Abszesse**: bizarre echoarme oder echofreie, unscharf abgrenzbare Formationen, ggf. mit Lufteinschlüssen und mit dorsaler Schallverstärkung im Bereich des entzündeten Darmabschnittes(■ Abb. 16.12).
- **Perforation**: gedeckte oder freie Perforation möglich.
  - Sonographischer Nachweis freier Luft bei **freier Perforation** einfach und sehr sensitiv: in 30–45° Linksseitenlage im rechtsseitigen Flanken- oder Interkostalschnitt Darstellung von echoreichen Luftartefakten mit Reverberationen ventral der Leber.
  - **Gedeckte Perforation** sonographisch meist schwieriger nachzuweisen.
- **Fisteln**: Bandförmige echoarme Strukturen mit zentralen Gasbläschen. Am häufigsten sind enterovesikale Fisteln (Cave häufige Harnwegsinfekte, Pneumaturie oder Fäkalurie!), seltener enteroenterale und enterokutane und sehr selten enterouterine Fisteln.

■ **Sonographische Differenzialdiagnosen**

Die Divertikulitis ist abzugrenzen von

- CED (wie Morbus Crohn, Colitis ulcerosa, mikroskopische Kolitis; auch mit oben genannten Komplikationen möglich),
- ischämischer Kolitis,
- pseudomembranöse Kolitis,
- Kolonkarzinom,
- urogenitalen Ursachen (Harnwegsinfekt, akuter Harnverhalt, Nierenkolik, Adnexitis, eingeblutete oder stielgedrehte Ovarialzyste, Extrauteringravidität),
- Bauchwand- oder Leistenhernie,
- disseziierendes Aortenaneurysma,
- Psoashämatom oder -abszess.

■ **Weiterführende Diagnostik**

Mit der **KM-Sonographie** können z. B. kleinere Abszesse besser demarkiert werden. Zum Einsatz kommt die **Computertomographie**

- vorwiegend bei schlecht schallbaren Patienten,
- bei Divertikulitis im rektosigmoidalen Übergang und evtl. Komplikationen im kleinen Becken,
- falls die Sonographie auch bei gefüllter Blase nicht ausreichen sollte.

16.2.6 Akute Appendizitis

■ **Vorbemerkungen**

Ursächlich ist ein Verschluss des Appendixlumens durch Kotsteine, Fremdkörper, Adhäsionen von außen oder Parasiten.

■ **Klinik**

Typisch ist ein Wechsel der Beschwerden: Der Schmerzbeginn wird häufig im rechten oder mittleren Oberbauch lokalisiert und zieht dann in den rechten Unterbauch (■ Abb. 16.13). Hinzu können kommen

- Appetitlosigkeit, Übelkeit, Erbrechen,
- subfebrile Temperaturen oder Fieber (axillär-rektale Temperaturdifferenz von ca. 1°C)
- hohes Fieber bei Perforation,
- typischer Druckschmerz im **McBurney-Punkt** (Mitte zwischen Nabel und rechter Spina iliaca), Loslassschmerz bei Palpation im linken Unterbauch (**Blumberg-Zeichen**), Schmerzen bei Ausstreichen des Kolons (**Rovsing-Zeichen**).

Oligosymptomatische Klinik bei atypischer Appendixlage und bei älteren Patienten (■ Abb. 16.13)

■ **Sonographische Befunde**

Mögliche sonographische Befunde sind:

- Blind endende tubuläre Struktur im rechten Unterbauch (■ Abb. 16.14) mit
- Zunahme des Appendixdurchmessers im Querschnitt >8 mm (>6 mm) und
- fehlende Komprimierbarkeit.
- Evtl. Nachweis eines Kotsteins.
- Druckschmerz bei gezielter Schallkopfpalpation.
- Noch erhaltene Wandschichtung vor allem im frühen, **katarrhalischen** Stadium, bei Fortschreiten des Entzündungsprozesses (**ulzerophlegmonöses** Stadium) zunehmend echoarm und verwaschen, bei **gangränöser** Form Destruktion der Wandschichtung.
- Ausbildung von Wandabszessen (intramurale echoarme Areale, ggf. mit Luftartefakten) und Zeichen der Perforation.
- Wandverdickung: Allerdings kann die Appendixwand bei deutlichem Aufstau im Bereich der Dilatation ausgedünnt sein.
- Echoreiche Umgebungsreaktion, ggf. mit echoarmen Entzündungsstraßen (■ Abb. 16.15).

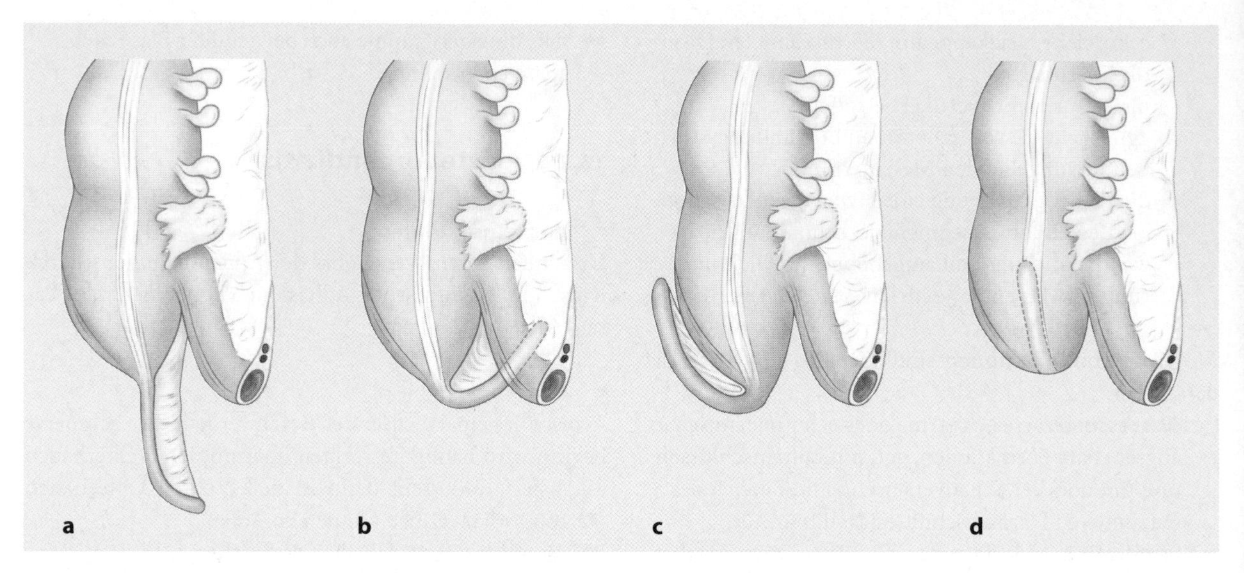

Abb. 16.13 Lage der Appendix, Varianten. **a** Der Wurmfortsatz ragt nach unten in das kleine Becken (ca. 1/3 der Fälle); **b** Verlagerung nach medial hinter das Ileum oder vor das Ileum (ca. 2 % der Fälle); **c** Verlagerung nach lateral (ca. 2 % der Fälle); **d** retrocaecale Lage (ca. 65 % der Fälle). Aus Tillmann (2009) Atlas der Anatomie. Springer, Heidelberg

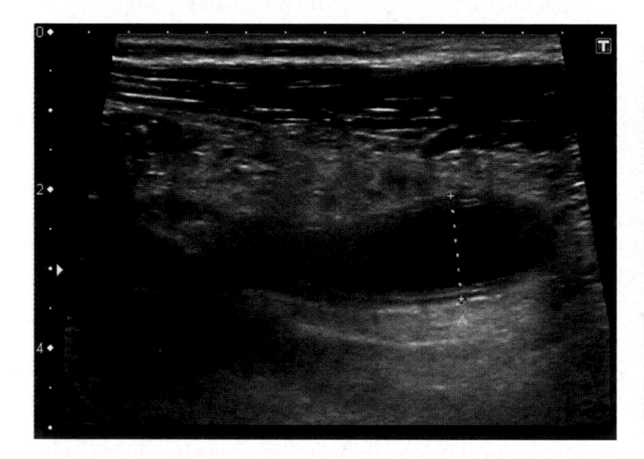

Abb. 16.14 Appendizitis. Echoarme, ballonierte, tubuläre Struktur im rechten Unterbauch, maximaler Durchmesser 13 mm

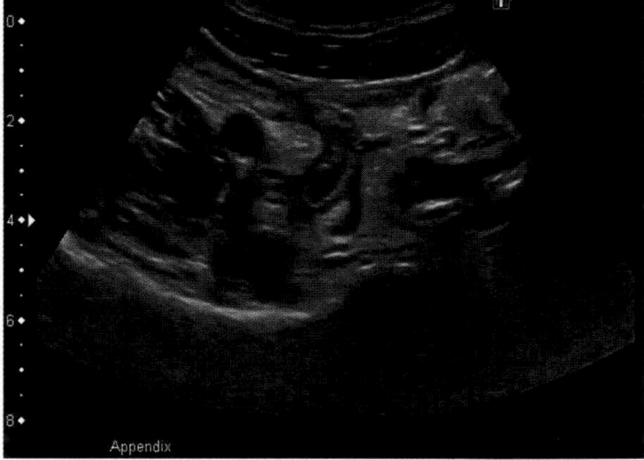

Abb. 16.15 Appendizitis bei junger Patientin. Noch gut erhaltene Wandschichtung, echoreiche Umgebungsreaktion, echoarme Entzündungsstraßen ausgehend von der Appendix

Zu den unspezifischen Befunden gehören freie Flüssigkeit, Lymphadenopathie, akzentuierte Wandverbreiterung der direkt benachbarten Darmschlingen (terminales Ileum, Zoekum), Hypervaskularisation der Darmwand und auch des Mesenteriums.

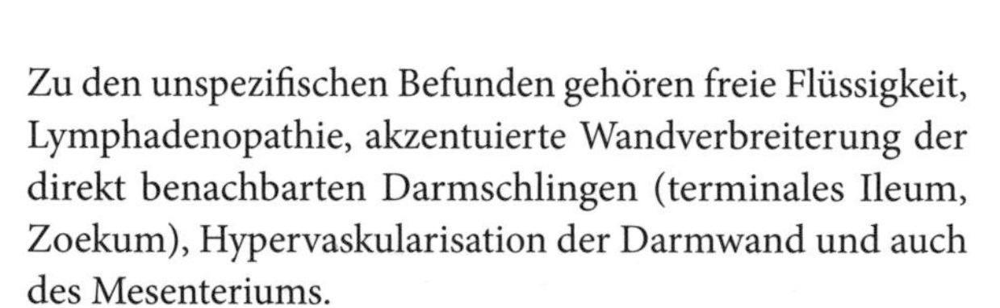
Tipp

Der sonographische Nachweis einer Appendizitis gelingt dem erfahrenen Untersucher in >80 % der Fälle.

Sonographische Differenzialdiagnosen

Dazu gehören
- Ileocoecitis,
- Morbus Crohn,
- Adnexitis und andere gynäkologische Erkrankungen,
- Meckel-Divertikulitis,
- Appendixmukozele,
- Tumoren der Appendix: sehr selten, z. B. Karzinoid, Lymphom.

Weiterführende Diagnostik

Bei unklaren Fällen können ein CT-Abdomen und/oder ein endovaginaler Ultraschall weiterhelfen.

16.2.7 Ischämische Kolitis

Vorbemerkungen

Die ischämische Kolitis wird unterteilt in
- akute und chronische mesenteriale Ischämie sowie in
- nichtokklusive und okklusive Ischämie (NOMI bzw. OMI).

Häufigste Ursache einer **OMI** des Darms ist in >90 % die Arteriosklerose. Weitere Ursachen können sein arterielle Embolie, arterielle Thrombose auf dem Boden der Arteriosklerose, Mesenterialvenenthrombose, Vaskulitiden, Darmwandeinblutungen, Trauma, Invagination. Ätiologische Faktoren, die **NOMI** begünstigen sind Schock, akute Herzinsuffizienz, Sepsis oder andere kreislaufkompromittierende Zustände.

Beim **akutem Intestinalarterienverschluss** ist in 85 % der Fälle die **AMS** (Versorgung von Dünndarm und proximalem Kolon), seltener das Versorgungsgebiet des Truncus coeliacus betroffen (Magen, Pankreas, Leber, Gallenblase).

Das Auftreten einer **Mesenterialvenenthrombose** ist insgesamt selten (5–10 % der akuten Darmischämien). Davon sind 20 % idiopathisch und 80 % sekundär (Koagulopathien, Neoplasien, Leberzirrhose, Infektionen, Pankreatitis, Trauma, hämatologische Erkrankungen, CED, Invagination etc.).

Klinik

Die Klinik der **akuten Ischämie** verläuft in 3 Stadien.

Klinik der akuten Ischämie
- Phase 1: **Initialstadium** (0–6 h) mit akuten Bauchschmerzen, blutiger Diarrhoe, Übelkeit, Erbrechen, Schocksymptomatik
- Phase 2: **stilles Intervall** (7–12 h, sog. fauler Frieden) mit dumpfen Bauchschmerzen, AZ-Verschlechterung
- Phase 3: **Endstadium** (12–24 h) mit zunehmender Paralyse, Ileus, Peritonitis, Multiorganversagen

Die Mesenterialvenenthrombose zeigt einen prolongierten klinischen Verlauf.
- Für eine **chronische Ischämie** sprechen:
- Angina abdominalis (krampfartige postprandiale Schmerzen),
- Diarrhoe, Gewichtsverlust,
- Symptome in der Regel erst bei Vorliegen von Stenosen mehrerer Gefäße (!),
- ischämische Kolitis mit blutigen Diarrhoen bei Stenose der A. mesenterica inferior.

Sonographische Befunde

Typische Befunde der **akuten mesenterialen Ischämie** sind:
- Ileuszeichen mit dilatierten, flüssigkeitsgefüllten Darmschlingen,
- fehlende Peristaltik,
- deutliche Darmwandverdickung, sehr echoarme Wand mit Aufhebung der Schichtung,
- Aszites.
- in der FKDS:
  - fehlender oder häufiger erniedrigter systolischer Fluss im betroffenen arteriellen Gefäß,
  - evtl. zweigipfliges systolisches Flusssignal,
  - aufgehobener diastolischer Fluss (als Ausdruck des hohen Gefäßwiderstandes),
  - fehlende Darmwandperfusion.

Diagnostisches Zeitintervall bestimmt Überleben! Nur in der Frühphase (0–12 h) sind akzeptable Behandlungsergebnisse zu erzielen! Letalität weiterhin 60–80 %.

Die **akute Mesenterialvenenthrombose** zeigt in der Sonographie:
- fehlende Peristaltik im betroffenen Segment,
- homogene, echoarme Darmwandverdickung,
- Wandperfusion zunächst noch nachweisbar, später fehlend,
- ballonierte große Mesenterialvenen, Füllung mit echoarmem Thrombusmaterial und fehlende Komprimierbarkeit,
- in der FKDS fehlender Fluss in den betroffenen Venen.

Für eine **chronische mesenteriale Ischämie** sprechen:
- Segmentale echoarme Wandverdickung.
- Verwaschene oder aufgehobene Darmwandschichtung.
- Meist linksseitiges Kolon (linke Kolonflexur, Colon descendens) und Sigma betroffen (Perfusionsgrenze zwischen Aa. mesenterica superior und inferior sowie A. mesenterica inferior und A. iliaca interna) mit scharfen Grenzen zu nicht erkrankten Segmenten.
- Ausgeprägte, asymmetrische, echoarme Darmwandverdickung mit fehlender Perfusion spricht für irreversible Ischämie!
- Sklerose, Stenose oder Verschluss der Gefäße. Für entsprechende Symptomatik müssen mindestens 2 der 3 Mesenterialarterien betroffen sein!
- In der FKDS der Mesenterialgefäße:
  - **Aliasing** im Bereich der Stenose (Farbumschlag innerhalb einer Stenose, wenn die Flussgeschwindigkeit die von der Pulswiederholungsrate

Tab. 16.2 Farbdopplerkriterien für klinisch relevante Mesenterialgefäßstenosen

Parameter	Truncus coeliacus	A. mesenterica superior
Max. diastolische Flussgeschwindigkeit (PDV)	>55 cm/sec (oder fehlendes Flusssignal)	>45 cm/sec (oder fehlendes Flusssignal)
Max. systolische Flussgeschwindigkeit (PSV)	>200 cm/sec (oder fehlendes Flusssignal)	>275 cm/sec (oder fehlendes Flusssignal)
Weitere Kriterien	Evtl. retrograder Fluss in A. hepatica com. bei hochgradiger Stenose oder Verschluss des Truncus coeliacus	

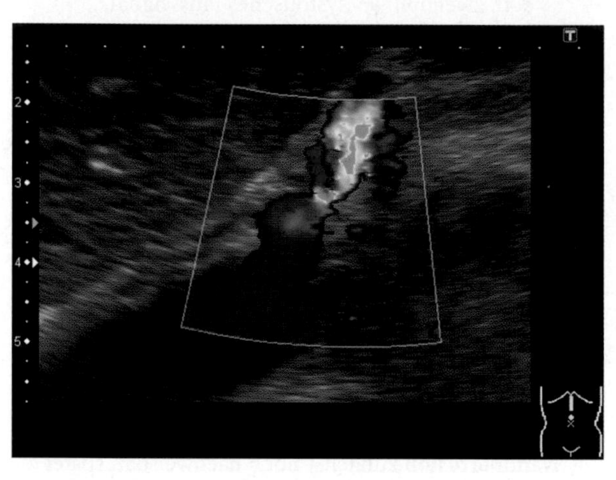

Abb. 16.16 Stenose des Truncus coeliacus. Aliasing in der FKDS

abhängige Grenzgeschwindigkeit überschreitet, Abb. 16.16),
- beschleunigter Fluss mit erhöhter systolischer und diastolischer Flussgeschwindigkeit innerhalb der Stenose und verminderte maximale systolische Flussgeschwindigkeit distal der Stenose,
- reduzierter Widerstandsindex distal der Stenose (Tab. 16.2),
- bei nicht gangränöser und nicht stenosierender ischämischer Kolitis Wandperfusion im FKDS noch nachweisbar.

Sonographische Differenzialdiagnosen

Abzugrenzen sind:
- entzündlich veränderte Darmwandverdickungen (hier in der FKDS eher vermehrte Darmwandvaskularisation),
- Divertikulitis,
- Tumor.

Weiterführende Diagnostik

Diagnostik der Wahl bei akuter Mesenterialischämie ist die arterielle DSA (digitale Subtraktionsangiographie) mit Interventionsoption und in OP-Bereitschaft!

Die zügige Wiederherstellung der viszeralen Durchblutung hat höchste Priorität vor allen anderen Maßnahmen!

Literatur

Dietrich CF, Ignee A, Seitz KH, Caspary W (2001) Duplexsonographie der Viszeralarterien, eine Übersicht. Ultraschall in Med 22:247–257

Dirks K (2012) Notfallsonographie beim akuten Abdomen, Stellenwert im Vergleich zur Radiologie. Klinikarzt 41(1):17–22

Farag Soliman M et al. (2004) Primardiagnostik der akuten Sigmadivertikulitis, Sonografie versus Computertomografie, eine prospektive Studie. Ultraschall in Med 25:342–347

Hollerweger A (2006) Sonographie der akuten Appendizitis. Ultraschall in Med 27:412–432

Lame'ris W (2009) Imaging strategies for detection of urgent conditions in patients with acute abdominal pain: diagnostic accuracy study. BMJ 339:b2431

Lankisch PG, Mahlke R, Lübbers H (2006) Das akute Abdomen aus internistischer Sicht. Deutsches Ärzteblatt 103(33):

Leitlinien der Deutschen Gesellschaft für Kinderchirurgie, AWMF-Leitlinien-Register Nr. 006/027 Entwicklungsstufe: 1 Invagination

Mauch M, Seitz K (2007) Divertikulitis. Ultraschall in Med 28:346–371

Meckler U, Hollerweger A, Dietrich CF (2004) Sonographische Differenzialdiagnose Krankheiten des Gastrointestinaltraktes. Deutscher Ärzte-Verlag, Koln

Michels G, Jaspers N (2012) Sonographie organ- und leitsymptomorientiert. Springer, Heidelberg

Moller K (2008) Ultraschalldiagnostik des Dünndarms. Endo heute 21:145–155

Nuernberg D, Ignee A, Dietrich CF (2008) Current Status of Ultrasound in Gastroenterology – Bowel and Upper Gastrointestinal Tract – Part 2. Z Gastroenterol 46:355–366

Nuernberg D, Ignee A, Dietrich CF (2007) Current Status of Ultrasound in Gastroenterology – Bowel and Upper Gastrointestinal Tract – Part 1. Z Gastroenterol 45:629–640

Tillmann B (2009) Atlas der Anatomie. Springer, Heidelberg

Zwolak RM, Fillinger MF, Walsh DB, LaBombard FE, Musson A, Darling CE, Cronenwett JL (1998) Mesenteric and celiac duplex scanning: A validity study. J Vasc Surg 27:1078–1088

16

Bauchwand, Peritonealhöhle und Retroperitoneum

Natalie Jaspers, Guido Michels

G. Michels, N. Jaspers (Hrsg.), *Notfallsonographie*,
DOI 10.1007/978-3-642-36979-7_17, © Springer-Verlag Berlin Heidelberg 2014

Die Strukturen der Bauchwand lassen sich mit höherfrequenten Schallköpfen mit exzellenter Detailgenauigkeit beurteilen. Die Sonographie ist zur Abklärung auffälliger Tastbefunde und lokaler Schmerzen das erste und beste Untersuchungsverfahren, pathologische Befunde können exakt anatomisch zugeordnet und in den allermeisten Fällen differenzialdiagnostisch eingeordnet werden. Ein großer Vorteil der Sonographie ist u. a. die Möglichkeit einer dynamischen Untersuchung, was z. B. in der Herniendiagnostik sehr hilfreich ist (Erfassung bzw. Ausschluss von Hernien durch Lagewechsel, Bauchpresse, Husten etc.). Freie Flüssigkeit in der Peritonealhöhle ist sonographisch mit hoher Sensitivität darstellbar, Echogenität und Konsistenz des Aszites lassen häufig differenzialdiagnostische Überlegungen zu. Die wichtigsten Strukturen des Retroperitoneums – die Gefäße – lassen sich mit der Ultraschalldiagnostik zügig und meistens ausreichend beurteilen. Aufgrund der schallkopffernen Lage sollte gerade bei adipösen Patienten ein Schallkopf mit niedrigerer Frequenz (Konvexschallkopf mit 3–6 MHz) eingesetzt werden. Die FKDS ermöglicht zusätzlich eine funktionelle Beurteilung des Gefäßsystems.

17.1 Sonoanatomie und Normalbefunde

17.1.1 Topographie und Anatomie der Bauchwand

Die Bauchwand (▣ Abb. 17.1) umhüllt die in der Bauchhöhle (Cavitas abdominis) liegenden Strukturen und Organe und besteht aus 3 Schichten:
- **oberflächliche Schicht** mit Haut, Unterhautfettgewebe, Fascia abdominis superficialis,
- **mittlere Schicht** mit seitlichen und vorderen Bauchmuskeln und ihren Aponeurosen,
- **innere Schicht** mit Fascia transversalis, Tela subserosa und Peritoneum parietale.

Vasa epigastrica verlaufen auf der Rückseite der Rektusscheide oder im M. rectus abdominis (A. epigastrica superior ist Fortsetzung der A. thoracica interna und anastomosiert innerhalb des M. rectus abdominis mit der aus der A. iliaca externa kommenden A. epigastrica inferior. Die Arterien werden jeweils von 2 Venen begleitet).

17.1.2 Topographie und Anatomie der Cavitas abdominis

Die Bauchhöhle (Cavitas abdominis, ▣ Abb. 17.2) wird begrenzt vom Zwerchfell, vorderer und seitlicher Bauchwand, hinterer Bauchwandmuskeln und Lendenwirbelsäule, Beckenboden und Hüftbeinen (Ossa coxa) mit ihren Muskeln. Sie wird gegliedert in:
- **Peritonealhöhle** (Cavitas peritoneale) und
- **Retroperitonealraum** (Spatium retroperitoneale).

Die **Beckenhöhle** (Cavitas pelvis) setzt sich zusammen aus kaudalem Abschnitt der Bauchhöhle und dem Raum hinter und unterhalb der Peritonealhöhle (Subperitonealraum, Spatium subperitoneale oder extraperitoneale pelvis).

17.1.3 Gefäße des Retroperitoneums

Die **Aorta abdominalis** reicht vom Hiatus aorticus (12. BWK) bis zur Bifurkation (4. LWK). Die Länge beträgt ca. 14 cm, der Durchmesser 20–25 mm.

Viszerale Arterienabgänge von kranial nach kausal sind (▣ Abb. 17.3):
- Truncus coeliacus mit der Aufzweigung in A. gastrica sinistra, A. lienalis, A. hepatica communis (daraus gehen A. gastrica dextra, A. gastroduodenalis, A. hepatica propria ab),
- A. mesenterica superior,
- Aa. renales,
- A. mesenterica inferior.

17.2 Wichtige pathologische Befunde der Bauchwand

Zu wichtigen pathologischen Befunden der Bauchwand, ▣ Tab. 17.1, ▣ Abb. 17.4, ▣ Abb. 17.5.

17.2.1 Bauchwandhernien

▪ **Vorbemerkungen**

Zu den Bauchwandhernien gehören:
- **Epigastrische Hernie** (Hernia epigastrica): Bruchpforte entsteht durch Lückenbildung innerhalb der Linea alba zwischen Processus xiphoideus und Nabelregion, z. B. in Schwangerschaft, bei Übergewichtigkeit.
- **Nabelhernie** (Hernia umbilicalis): Anulus umbilicalis als Bruchpforte (Überdehnung der muskelschwachen Bauchwand).
- **Narbenhernie**: Operationsnarben als Bruchpforte, z. B. nach medianer Laparotomie.
- **Spieghel-Hernie** (Hernia semilunaris): Schwachstelle in der vorderen Bauchwand (Zusammentreffen von Linea arcuata und Linea semilunaris des M. transversus abdominis).

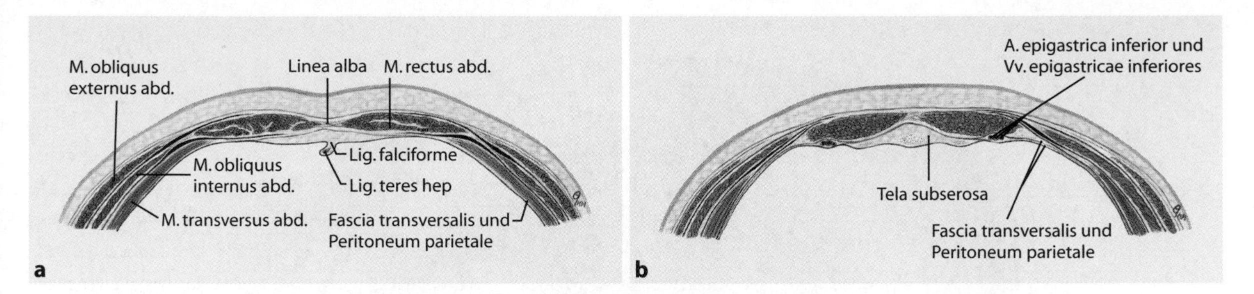

Abb. 17.1 Querschnitt der Bauchwand. Aus Tillmann (2009) Atlas der Anatomie. Springer, Heidelberg **a** oberhalb des Nabels **b** unterhalb des Nabels

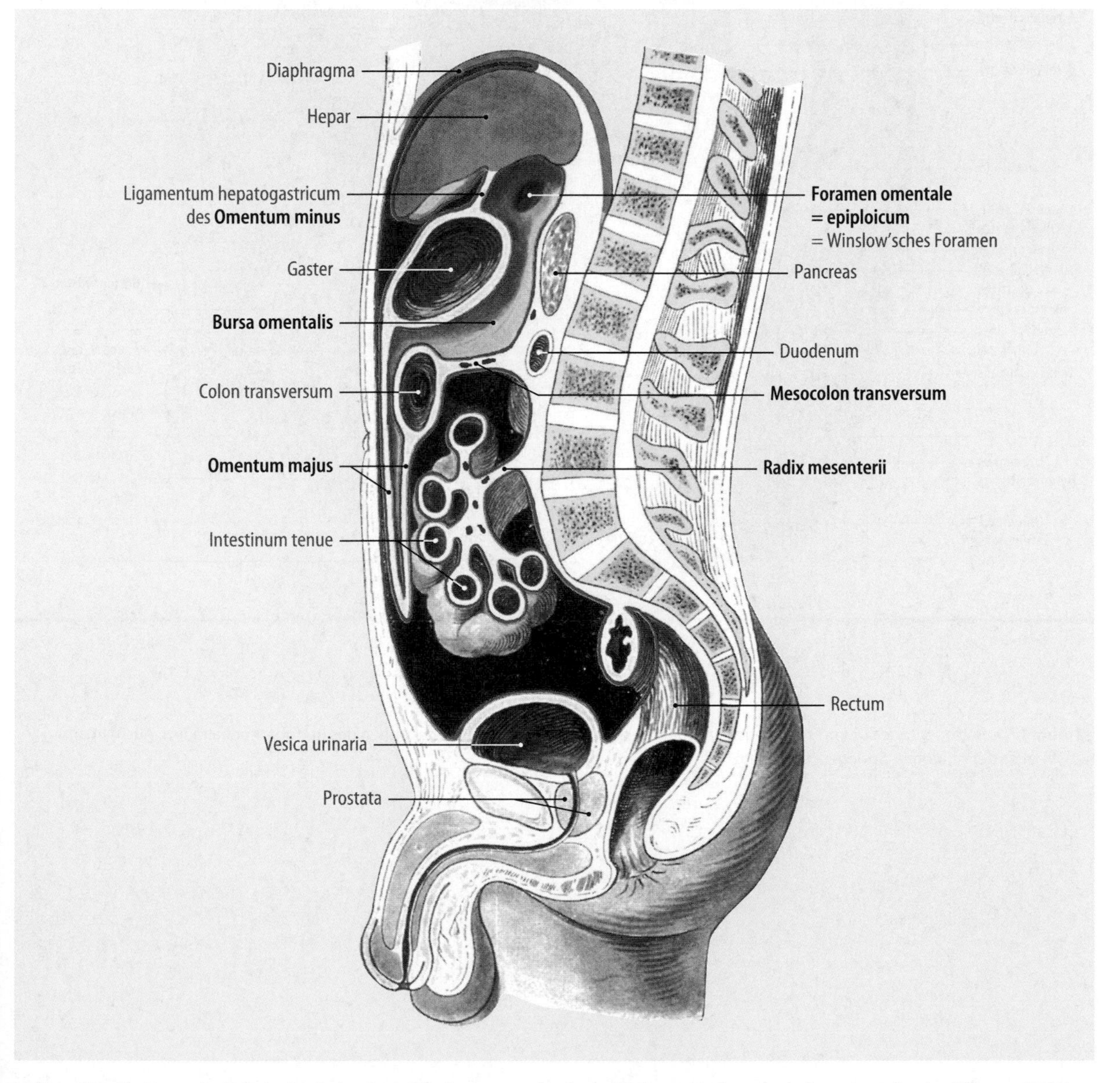

Abb. 17.2 Mediansagittalschnitt durch den Rumpf. Peritoneum parietale und Peritoneum viscerale sind rot umrandet. Aus Tillmann (2009) Atlas der Anatomie. Springer, Heidelberg

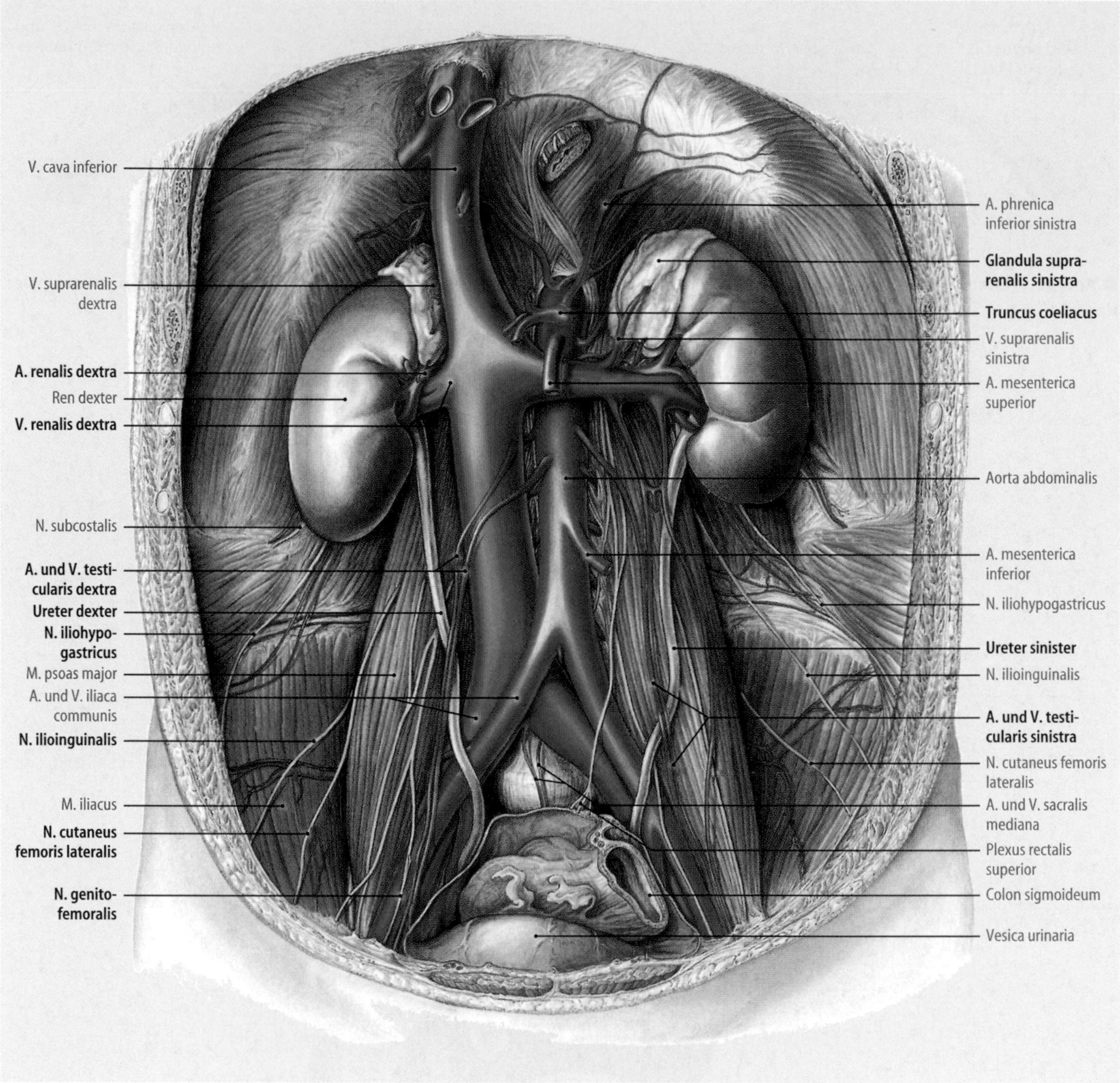

Abb. 17.3 Retroperitonealraum. Primär retroperitoneal gelegene Organe und Leitungsbahnen des Retroperitonealraums. Aus Tillmann (2009) Atlas der Anatomie. Springer, Heidelberg

Tab. 17.1 Erkrankungen der Bauchwand

Erkrankung	Sonographischer Befund
Bauchdeckenhämatom (Abb. 17.4)	Echofreie bis echoarme ovale oder polyzyklisch begrenzte Bezirke, akute Einblutung: echogene „Wolke" im betroffenen Areal, typisch: Änderung der Morphologie im Zeitverlauf
Bauchdeckenabszess	Echofreies oder inhomogen echoarmes, rundlich bis bizarres, initial unscharf begrenztes Areal, echoarme bandförmige Ausziehungen in die Umgebung, ggf. Luftartefakte
Tumoren der Bauchwand (Abb. 17.5)	**Benigne Tumoren**: gut verschiebliche, glatt begrenzte, homogene Raumforderungen mit unterschiedlicher Echogenität je nach Ätiologie. **Maligne Tumoren** (meist Metastasen auf dem Boden hämatogener Streuung): weniger gut verschiebliche Raumforderungen mit meist härterer Konsistenz, echoarm, irregulär und unscharf begrenzt, chaotische Gefäße in der FKDS
Hautemphysem	Intensive Echos mit Reverberationen bzw. dorsalem Schallschatten im Bereich der subkutanen Grenzlinie

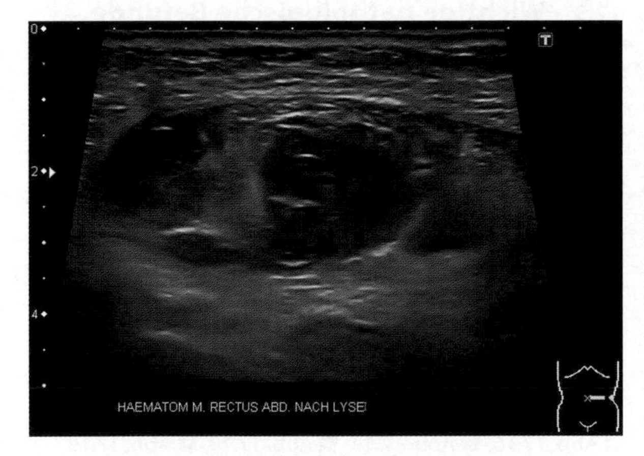

Abb. 17.4 Hämatom im M. rectus nach Lysetherapie

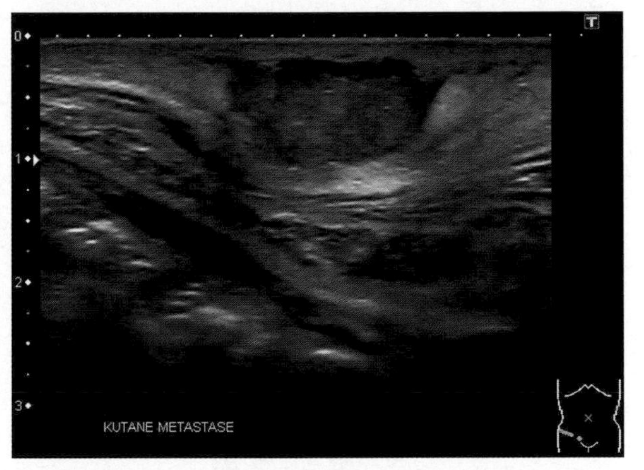

Abb. 17.5 Hautmetastase bei Ovarialkarzinom. echoarmer, inhomogener Knoten im Bereich des Unterhautfettgewebes mit Imprimierung der Bauchdeckenmuskulatur

- **Leistenhernie** (Hernia inguinalis, Abb. 17.6): Ausstülpung des Peritoneums samt Inhalt durch eine angeborene (persistierender Processus vaginalis, Hernia congenita) oder erworbene (Faszien- oder Muskellücken, Hernia acquisa) Schwachstelle im Bereich des Leistenkanals (Canalis inguinalis). Mit 75 % die häufigsten Hernien, etwa zu 90 % Männer betroffen.
  - **Indirekte (laterale) Leistenhernie**: Bruchsack schiebt sich vom Anulus inguinalis profundus lateral der epigastrischen Gefäße durch den Leistenkanal Richtung Skrotum.
  - **Direkte (mediale) Leistenhernie**: muskelfreies Dreieck (Hesselbach-Dreieck) in der Bauchwand medial der epigastrischen Gefäße stellt Bruchpforte dar, Austritt des Bruchsackes am Anulus inguinalis superficialis.

Gefährliche Komplikation der Hernien ist die Inkarzerierung.

Klinik

Dazu gehören:

- stechende Schmerzen,
- Vorwölbung eines weichen „Tumors" v. a. bei intraabomineller Druckerhöhung (Husten, Toilettengang, Valsalva-Manöver, langsames Aufrichten etc.),
- Tasten der Beweglichkeit und Reponierbarkeit des Bruchinhaltes.

Sonographische Befunde

Die Untersuchung wird mit einem höherfrequenten Schallkopf (z. B. 7,5 MHz, Abb. 17.7) durchgeführt. Die Darstellung der Bruchpforte sowie des Bruchsackes gelingt an

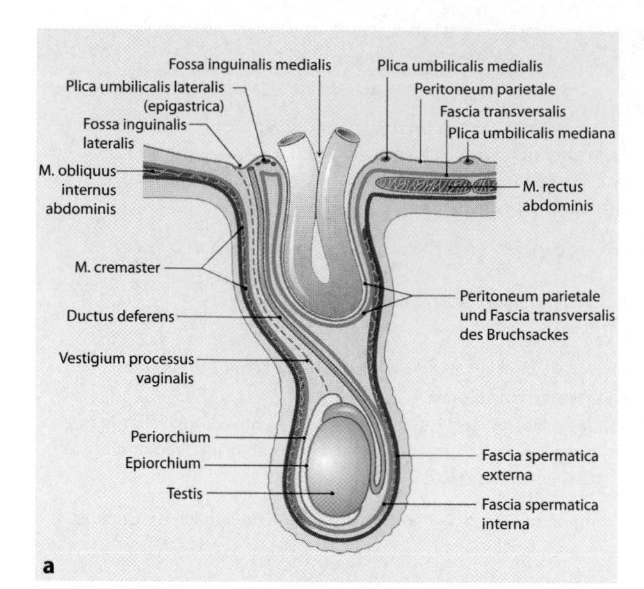

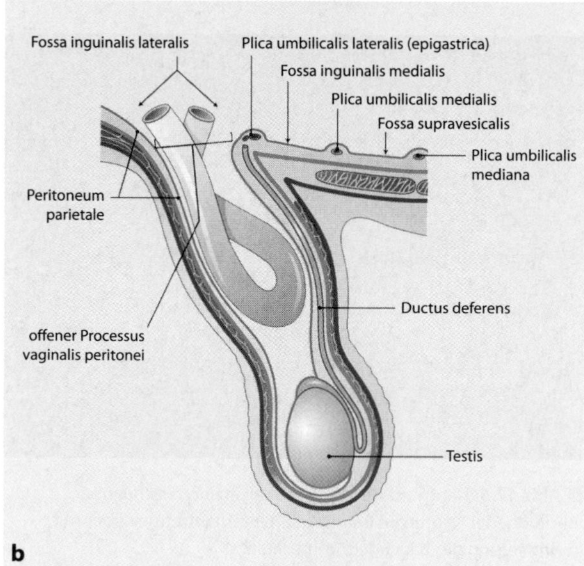

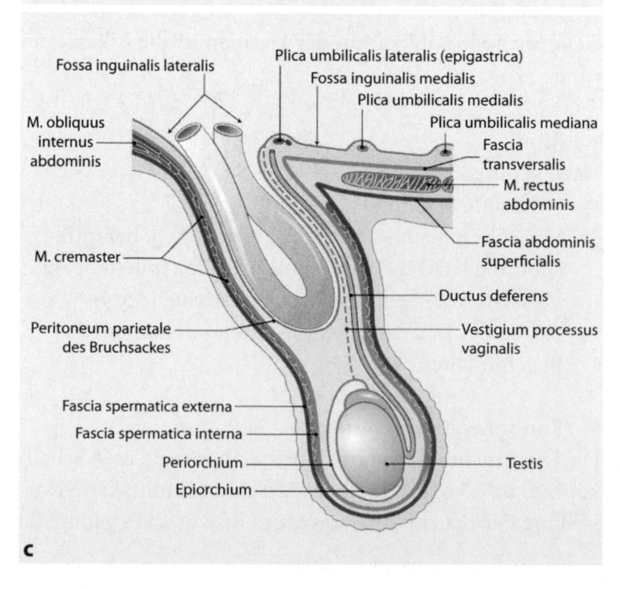

den jeweils oben benannten typischen Lokalisationen. Lage und Struktur des Bruchsackes sind in der dynamischen Untersuchung veränderbar.

- Beurteilung des Bruchsackinhaltes: echofrei bei Aszites, echoreich durch fetthaltiges Omentum, typische Darmstrukturen mit Peristaltik bei Hernierung von Darmschlingen.
- Beurteilung der Motilität des hernierten Darmabschnittes, der Morphologie und Perfusion der Darmwand: dilatierte Darmsegmente, atypische Motilität, ödematöse Darmwand und abgeschwächte bzw. fehlende Perfusion in der FKDS bei Inkarzeration.

Sonographische Differenzialdiagnosen

Differenzialdiagnosen sind Hämatome, Lipome, Lymphome, Metastasen.

17.3 Wichtige pathologische Befunde der Peritonealhöhle

Zu wichtigen pathologischen Befunden der Peritonealhöhle, ◘ Tab. 17.2, ◘ Abb. 17.8, ◘ Abb. 17.9, ◘ Abb. 17.10, ◘ Abb. 17.11, ◘ Abb. 17.12, ◘ Abb. 17.13, ◘ Abb. 17.14, ◘ Abb. 17.15.

17.4 Wichtige pathologische Befunde des Retroperitoneums

Zu Erkrankungen des Retroperitoneums, ◘ Tab. 17.3, ◘ Abb. 17.16, ◘ Abb. 17.17, ◘ Abb. 17.18, ◘ Abb. 17.19.

17.5 Weiterführende Diagnostik

Mit einer CT und MRT-Untersuchung sind ggf. fragwürdige Ultraschallbefunde nachzuweisen bzw. auszuschließen. Auch eine sonographisch- oder CT-gesteuerte Punktion kann helfen unklare Prozesse abzuklären.

◘ **Abb. 17.6** Direkte und indirekte Leistenhernien. Aus Zilles/Tillmann (2010) Anatomie. Springer, Heidelberg

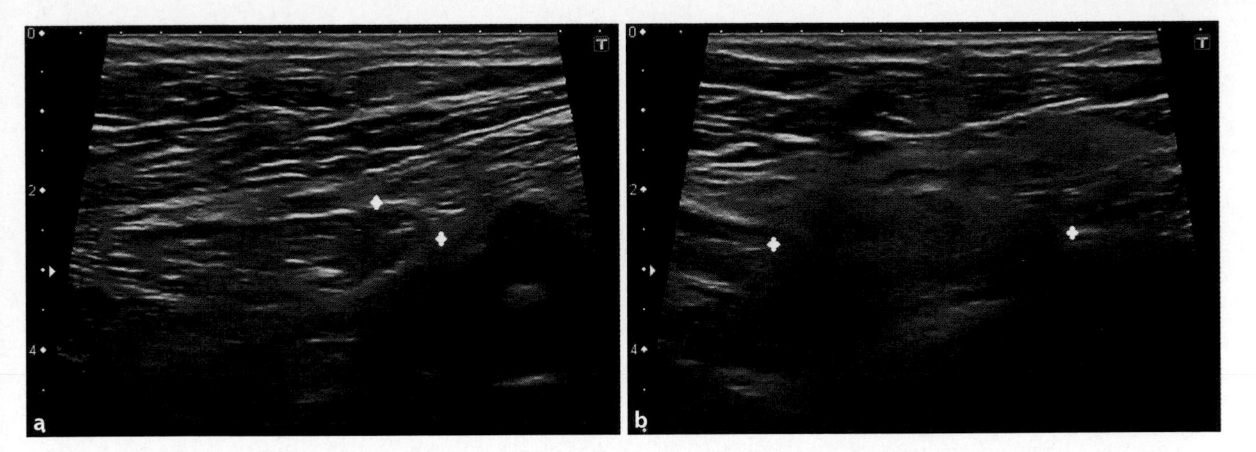

Abb. 17.7 Indirekte Leistenhernie. **a** Bruchpforte mit Bruchsack zwischen den Sternchen. **b** Geweitete Bruchpforte mit Bruchsack bei Bauchpresse

Tab. 17.2 Erkrankungen der Peritonealhöhle

Erkrankung	Sonographischer Befund
Aszites	Gute Abgrenzbarkeit echofreier Areale gegen echoreiche Strukturen/Bauchorgane, Darstellung von Aszites bereits in kleinsten Mengen (>10 ml), typische Lokalisationen: perihepatisch, perisplenisch, retrovesikal/Douglas-Raum, ggf. Nachweis feiner Echostrukturen (bei Entzündungen, fibrinhaltigem Inhalt, Beimengungen chylöser Flüssigkeit) oder größerer sedimentierter Echos (bei frischer Blutung), sog. Seeanemonenphänomen bei ausgeprägtem Aszites (schwimmende, flottierende Dünndarmschlingen im Bauchwasser), Areale freier Flüssigkeit an untypischen Stellen/abgekapselt (z. B. postoperativ bei Verwachsungen) Abb. 17.8, Abb. 17.9
Peritonitis	Umschriebene oder ausgedehnte Flüssigkeitsansammlung, Nachweis feiner Echostrukturen (Fibrin, Fibrinfäden) in der Flüssigkeit, ggf. Darstellung von verklebten, rigiden Darmschlingen, Verdickung des Peritoneums Abb. 17.10
Hämatoperitoneum	Relativ echogene freie Flüssigkeit mit sedimentierenden Echos Abb. 17.11
Pneumoperitoneum	Stark echogene, bandförmige Echos mit Reverberationen, Feststellung geringer Luftmengen am besten in Linksseitenlage (30–45°), Ansammlung freier Luft zwischen Leber und Bauchwand, Memo: freie Luft nach Perforation, OP oder Laparoskopie noch Tage bis teilweise 2,5 Wochen nach Ereignis noch zu sehen! Abb. 17.12
Peritonealkarzinose	Nachweis freier Flüssigkeit, Aszites häufig mit Binnenechos oder Septen, teilweise gekammert, knötchenartige Verdickungen des Peritoneums (sowohl des Peritoneum parietale als auch des Peritoneum viszerale), ggf. Infiltration der Bauchdecke und/oder des Omentum majus, nicht ganz frei bewegliche, verklebte Darmschlingen Abb. 17.13, Abb. 17.14, Abb. 17.15

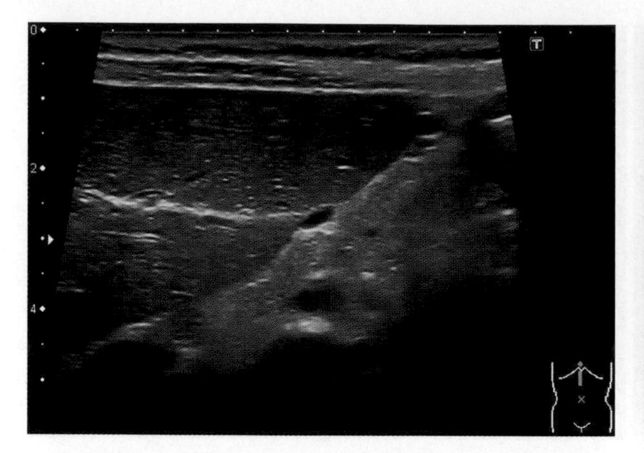

Abb. 17.8 Minimal Aszites. Sehr kleines echofreies Flüssigkeitsareal unter dem linken Leberlappen

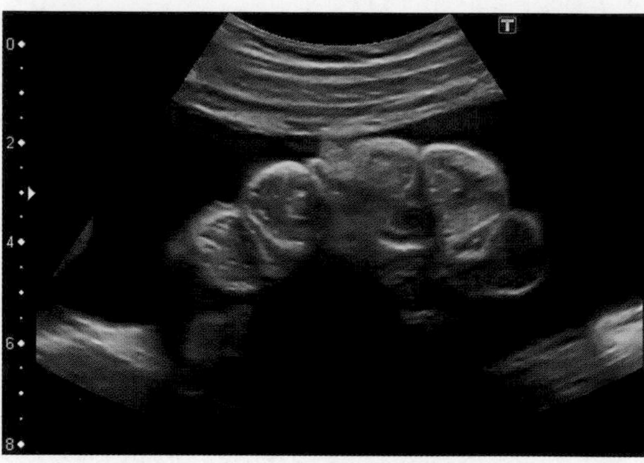

Abb. 17.9 Ausgeprägter Aszites. Schwimmende Dünndarmschlingen, sog. Seeanemonenphänom

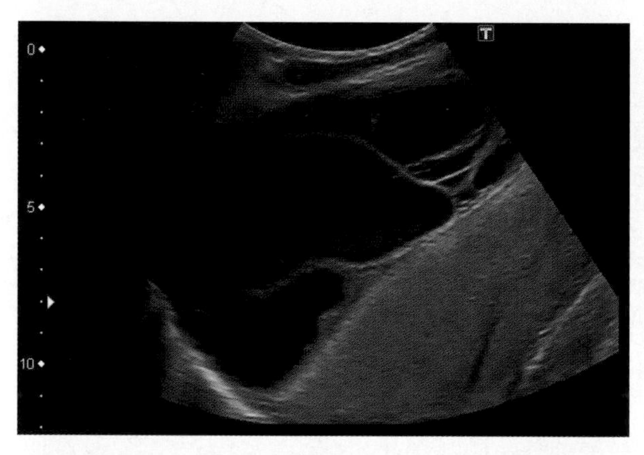

Abb. 17.10 Peritonitis. Fibrinfäden durchziehen den Aszites

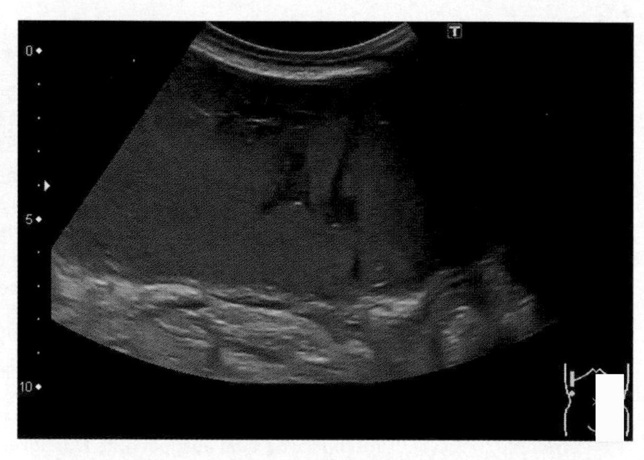

Abb. 17.11 Hämatoperitoneum

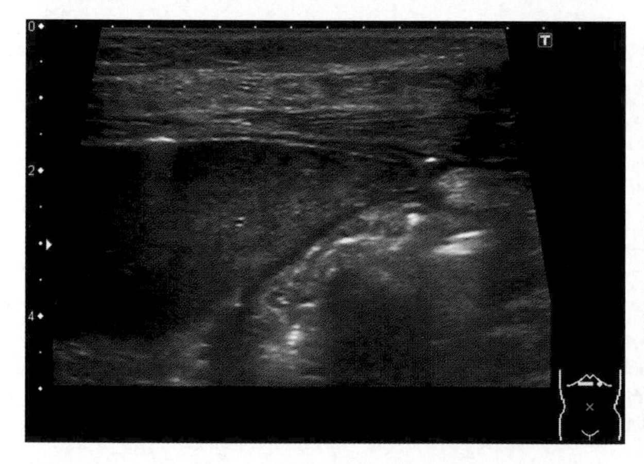

Abb. 17.12 Freie intraabdominelle Luft. Bandförmiger echoreicher Reflex mit Reverberationen zwischen linkem Leberlappen und Bauchdecke

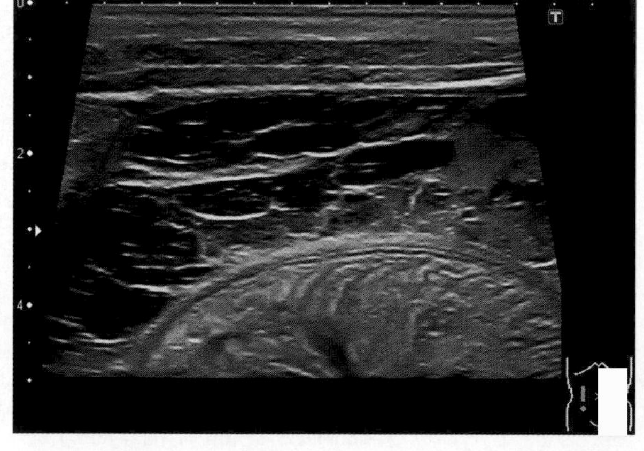

Abb. 17.13 Peritonealkarzinose. Stark gekammerter Aszites

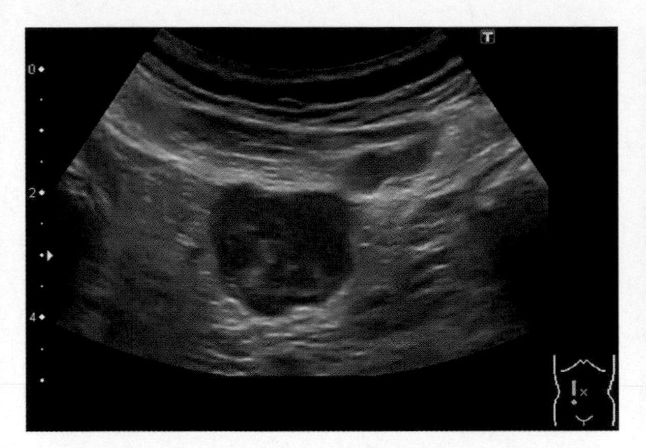

◘ **Abb. 17.14** Peritonealkarzinose bei cholangiozellulärem Karzinom. Echoarme Knoten im Peritoneum und in der Bauchwand

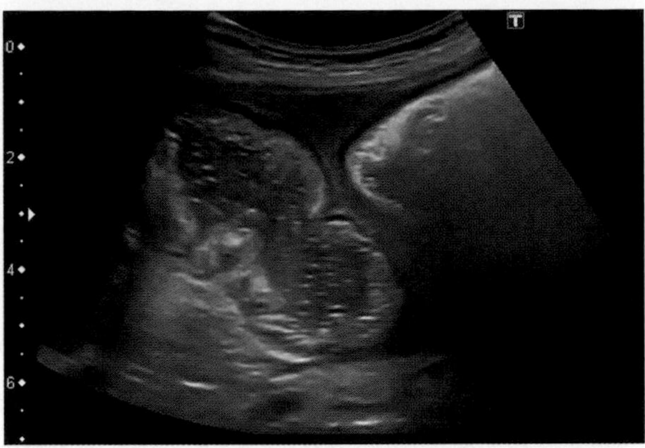

◘ **Abb. 17.15** Peritonealkarzinose mit Ileus. Rigide, verklebte Dünndarmschlingen, echoarm verdicktes Peritoneum

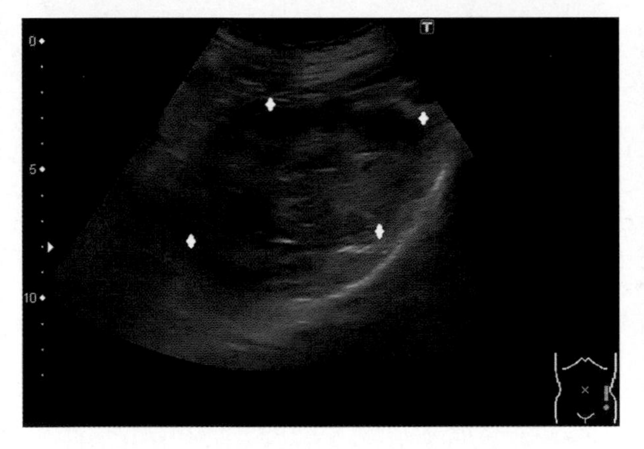

◘ **Abb. 17.16** Psoashämatom nach Lysetherapie. Ausdehnung des Hämatoms zwischen den Kreuzen

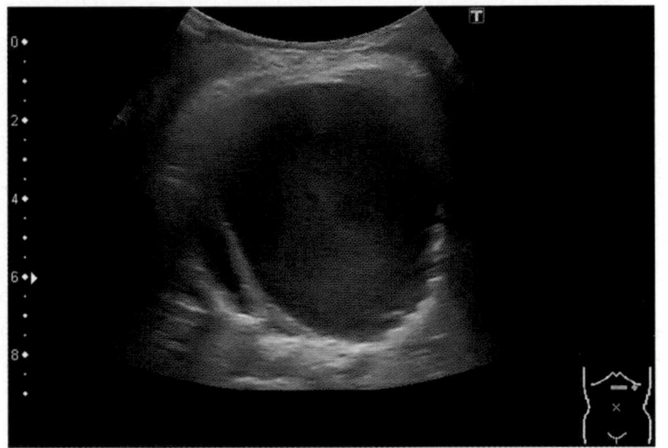

◘ **Abb. 17.17** Disseziierendes Aortenaneurysma

◘ **Tab. 17.3** Erkrankungen des Retroperitonealraums

Erkrankung	Sonographischer Befund
Retroperitoneale Blutung	Echofreie/echoarme oder komplexe Raumforderung, häufigste Lokalisation: M. psoas (Psoaseinblutung) und perirenaler Raum, diffuse Einblutung in das retroperitoneale Bindegewebe oder in die Muskulatur, imponiert „schwammartig" ◘ Abb. 17.16
Disseziierendes Aortenaneurysma	**Aneurysma-Zeichen** der Aorta abdominalis: Gefäßerweiterung über 30 mm (Aortenektasie: 25–30 mm), Aufhebung der 3-schichtigen Aortenwand und zunehmend Gefäßwandverkalkungen, ggf. Nachweis einer konzentrischen, echoarmen oder echogenen Thrombusmanschette, Festlegung der proximalen und distalen Begrenzung des Aneurysmas. **Dissektionszeichen**: Darstellung einer Dissektionslamelle sowie zweier echofreier Lumina, pulssynchrone Bewegung der Lamelle, FKDS: Nachweis zweier verschiedener Dopplerfarben getrennt durch die Dissektionslamelle ◘ Abb. 17.17, ◘ Abb. 17.18
Retroperitoneale Tumoren	Echoarme oder gemischt echogene, bizarre Raumforderungen im retroperitonealen Raum, Verdrängung oder Infiltration retroperitonealer Organe ◘ Abb. 17.19
Pneumoretroperitoneum	Echos mit Schallschatten und Reverberationen, fleckförmige oder bandförmige starke Echos, Ausbreitung häufig entlang der Psoasmuskulatur, retroperitoneale Perforationen bleiben häufig lokalisiert

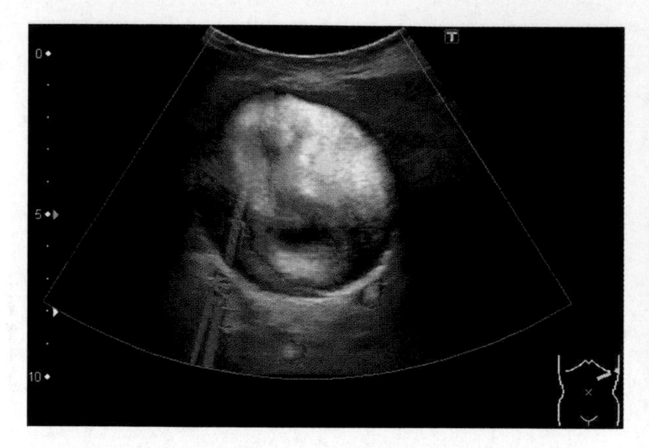

Abb. 17.18 Disseziierendes Aortenaneurysma, FKDS

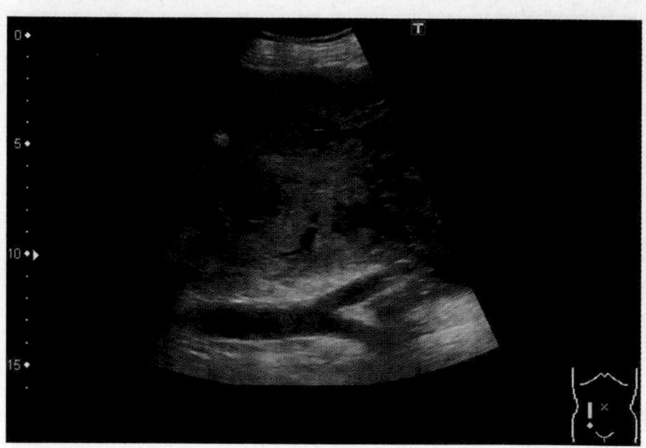

Abb. 17.19 Leiomyosarkom. Riesiger retroperitonealer Tumor, ventral der Aortenbifurkation gelegen

Literatur

Meckler U, Hollerweger A, Dietrich CF (2004) Sonographische Differenzialdiagnose Krankheiten des Gastrointestinaltraktes. Deutscher Ärzte-Verlag, Koln

Simanowski J (2012) Sonographische Herniendiagnostik. Fortschr Röntgen 184:

Tillmann B (2009) Atlas der Anatomie. Springer, Heidelberg

Notfallsonographie des Urogenitaltrakts

Niere, ableitende Harnwege und Harnblase

Natalie Jaspers, Stefanie Hauslaib

G. Michels, N. Jaspers (Hrsg.), *Notfallsonographie*,
DOI 10.1007/978-3-642-36979-7_18,

Aufgrund der schallkopfnahen Lage der Nieren und damit sehr guten sonographischen Beurteilbarkeit ist die Ultraschalluntersuchung das erste und wichtigste bildgebende Verfahren. Die meisten Nierenfunktionseinschränkungen und akuten Krankheitsbilder lassen sich sonographisch einordnen, vaskuläre oder traumatisch bedingte Veränderungen können zusätzlich mit FKDS und KM-Sonographie eingegrenzt werden. Die Ureteren lassen sich im Normalfall nicht darstellen, im gestauten Zustand lassen sie sich jedoch gut beurteilen und sind häufig bis zum Abflusshindernis zu verfolgen.

18.1 Sonoanatomie und Normalbefunde

18.1.1 Topographie der Nieren, Ureteren und Harnblase

Nieren

Die **Nieren** liegen im Retroperitonealraum lateral der Wirbelsäule und der Mm. psoas majores (◘ Abb. 18.1) etwa in Höhe des 12. Brustwirbels und 3. Lendenwirbels, die rechte Niere ca. eine halbe Wirbelhöhe tiefer. Atemabhängig gleiten die Nieren auf dem M. psoas major bzw. M. quadratum lumborum. Die rechte Niere hat Kontakt zur Leber, Colon ascendens und Duodenum, die linke Niere zum Magen, Milzhilus, Bauchspeicheldrüsenschwanz. Der laterale Nierenrand ist konvex, der mediale mit Einkerbung (entspricht dem Nierenhilus). Die Längsachsen konvergieren nach kranial.

Mögliche **Normvarianten** sind der Milzbuckel sowie die Renkulierung (sonographisch Einziehung der Nierenoberfläche über einer Columna renalis zwischen 2 Markpyramiden).

Beiden Nierenoberpolen sitzen die **Nebennieren** halbmondförmig auf.

Ureteren

Die **Ureteren** sind in 3 Abschnitte
- Pars abdominalis,
- Pars pelvica und
- Pars intramuralis

mit **3 physiologischen Engstellen** eingeteilt:
- am Beginn des Ureters (Übergang vom Nierenbecken),
- an der Überkreuzung der Iliakalgefäße am Übergang ins kleine Becken,
- beim Durchtritt durch die Blasenhinterwand im Trigonum vesicae (engste Stelle).

Harnblase

Die **Harnblase** liegt subperitoneal dorsal der Symphyse. Aufgebaut ist sie aus **Blasenkörper (Corpus vesicae)** mit dem kranialen Abschnitt **Blasenscheitel (Apex vesicae)**, dem dorsokaudal sich anschließenden **Blasengrund (Fundus vesicae)** mit den seitlich einmündenden Harnleitern im **Trigonum vesicae** und dem **Blasenhals (Collum vesicae)** mit Mündung in die Harnröhre.

Das normale Füllvolumen umfasst mit individuellen Schwankungen
- bei Männern bis ca. 750 ml,
- bei Frauen bis ca. 550 ml,
- das Maximalvolumen bis 1500 ml.

Mit zunehmendem Füllungsvolumen steigt der Apex vesicae zwischen Peritoneum und Bauchwand kranialwärts. Nach Miktion finden sich normal nur minimale Restharnmengen <50 ml.

> **Volumenbestimmung: Länge (cm) × Breite (cm) × Tiefe (cm) × 0,5.**

18.1.2 Morphologie der Nieren, Ureteren und Harnblase

Nieren

Die **Nieren** bestehen aus dem deutlich echoärmeren Parenchym (Nierenrinde mit Glomeruli und Nierenmark mit ca. 8-20 Markpyramiden) sowie dem zentralen echoreichen Pyelon (Nierenbecken und Blut- und Lymphgefäße mit Fettgewebe), ◘ Abb. 18.2.

Die **normale Nierengröße** beträgt:
- Länge 10,0–11,5 cm,
- Breite 5,0–7,0 cm.

Das Verhältnis der Breite von Parenchym zu Pyelon (auch **PP-Index**) beträgt
- bei Personen <60 Jahren mindestens 1,7.
- Bei Personen >60 Jahren gilt durch eine zunehmende Verschmälerung des Parenchyms ein PP-Index von 1,1 als altersentsprechender Normalbefund (Parenchymbreite setzt sich zusammen aus dorsalem und ventralem Anteil).

Ureteren

Die **Ureteren** sind sonographisch bei normalerweise sehr geringer Flüssigkeitsfüllung nicht darstellbar.

Die normalen **Uretermaße** betragen:
- Länge 25–30 cm,
- Durchmesser 4–7 mm.

Harnblase

Die **Harnblase** ist nur im gefüllten Zustand ausreichend beurteilbar. Die Wanddicke liegt dann maximal bei 3 mm. Normalerweise ist sie mit echofreiem Harn gefüllt.

18

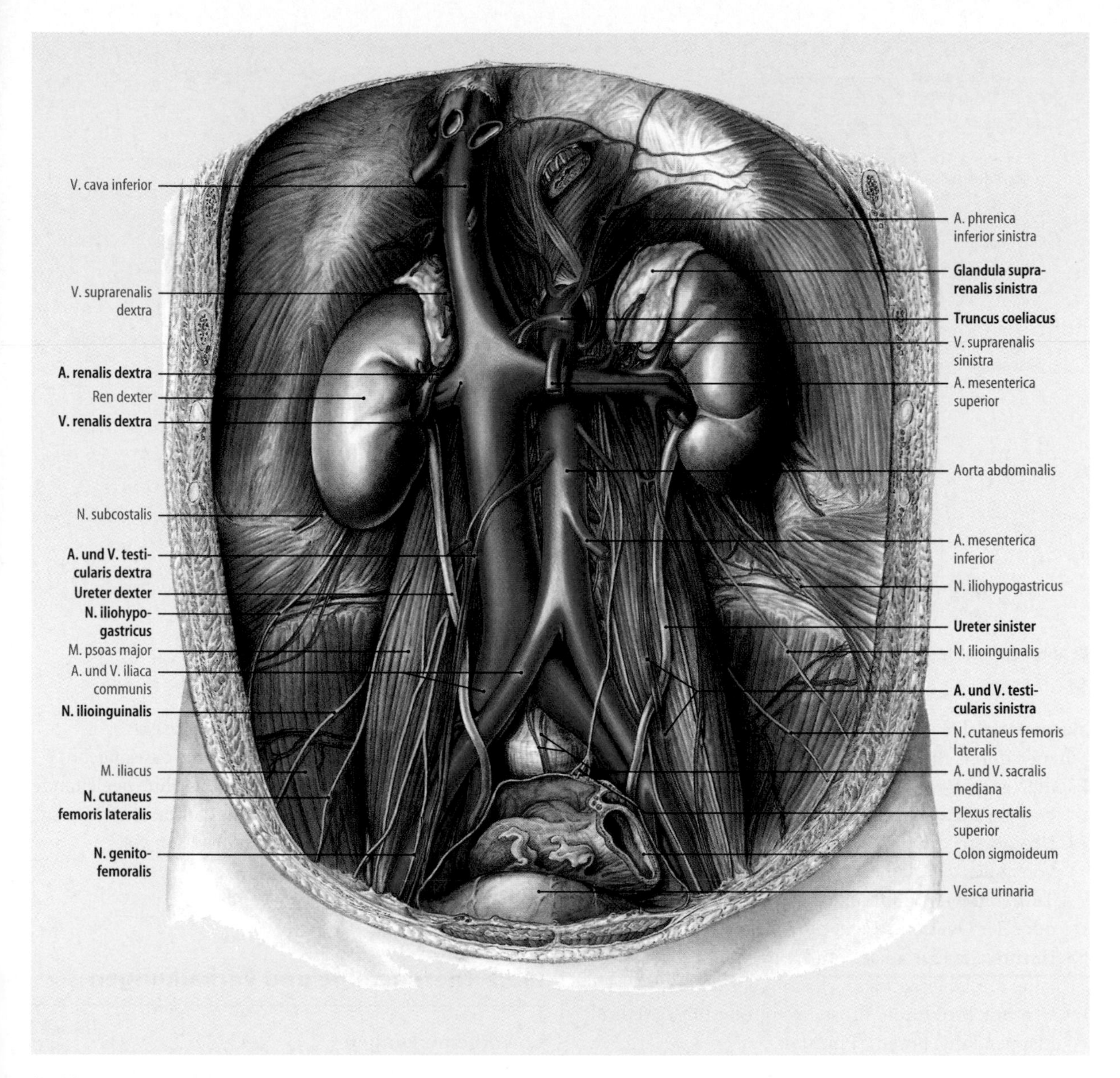

Abb. 18.1 Organe des Retroperitoneums. Aus Tillmann (2009) Atlas der Anatomie. Springer, Heidelberg

18.1.3 Gefäßstrukturen der Nieren und Harnblase

Nieren

Die Nierenarterien entspringen fast im rechten Winkel aus der Aorta kaudal des Abganges der AMS, die Nierenvenen münden nahezu rechtwinklig in die VCI. Die A. renalis dextra unterkreuzt die VCI, die V. renalis sinistra überkreuzt die Aorta knapp unterhalb des AMS-Abganges.

Anordnung der Leitungsbahnen im Nierenhilus (von vorn nach hinten): Vene – Arterie – Ureter. Abb. 18.2

Harnblase

Der Zufluss erfolgt über Arterien aus der A. iliaca interna, der venöse Abfluss über den Plexus vesicalis in die V. iliaca interna. Der Lymphabfluss verläuft entlang der A. und V. iliaca interna und die Aa. umbilicales.

18.2 Wichtige pathologische Befunde

18.2.1 Harnstau

Vorbemerkungen

Die Abflussbehinderung des Urins ist zwischen dem Ureterabgang bis zur Urethra an jedem Ort möglich. Ein

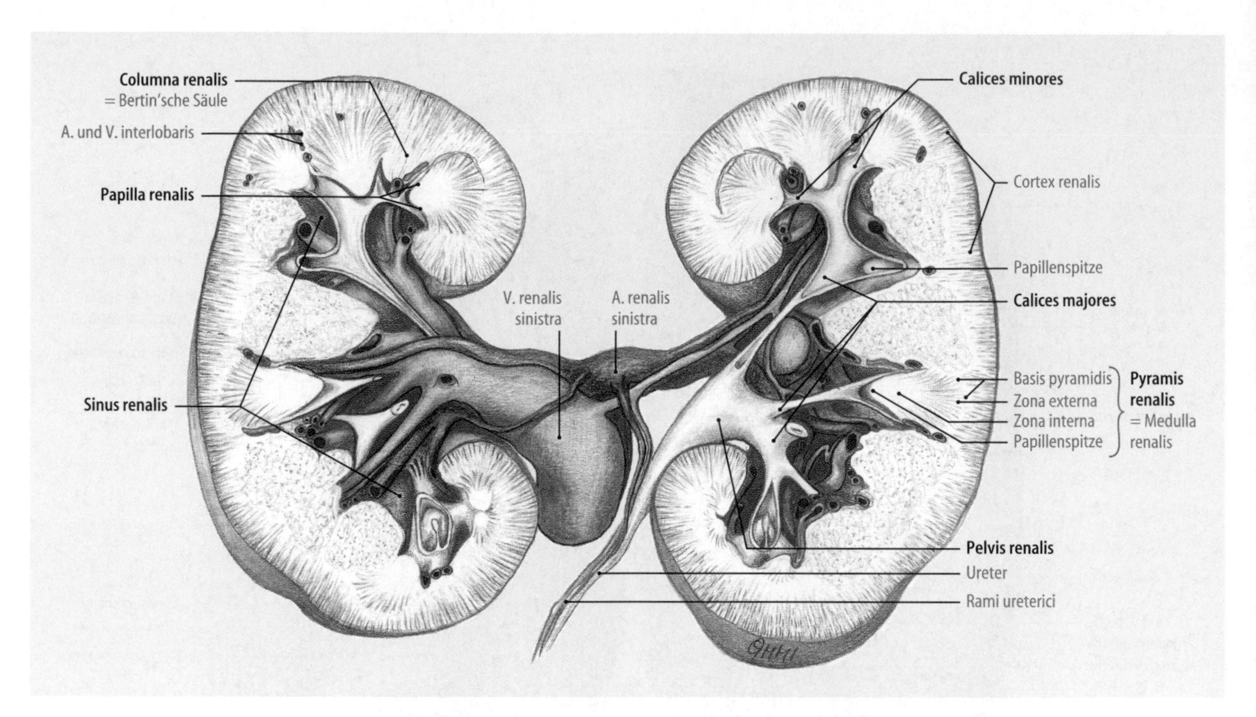

Abb. 18.2 Medianer Längsschnitt durch die linke Niere. Aus Tillmann (2009) Atlas der Anatomie. Springer, Heidelberg

akuter Harnstau wird vorwiegend bei Nierensteinabgang, seltener durch Blutkoagel oder abgestoßene nekrotische Papillen ausgelöst.

Der **chronische Harnstau** hat vielfältige Ursachen:
- **Ureter:** Strikturen, Urothelkarzinom, Kompression von außen z. B. bei retroperitonealer Fibrose oder Tumoren wie Lymphomen, Karzinomen des Uterus oder der Ovarien, Ureter duplex bei Doppelniere,
- **Harnblase:** Blasenkarzinom, Blasenentleerungsstörung mit Überlaufblase, chronischer Reflux,
- **Urethra:** Strikturen, Prostatavergrößerung, Urethralklappen (angeboren), Phimose.

Klinik
Bei **akutem Harnstau** kommt es zur Nierenkolik.

Der **chronische Harnstau** bleibt meist symptomlos, als Spätfolge ist Niereninsuffizienz möglich.

Sonographische Befunde
Eingeteilt werden **4 Schweregrade**, abhängig von Dauer und Ausmaß der Druckerhöhung im Nierenbecken, Tab. 18.1, Abb. 18.3, Abb. 18.4, Abb. 18.5.

Die Ursachensuche umfasst:
- Dilatation des Ureters proximal einer Stenose,
- Ureterwandverdickung, Lumenverlegung durch Tumor,
- Tumorkompression von außen,
- Blasenwandverdickung,
- Prostatavergrößerung.

Sonographische Differenzialdiagnosen
- Beim **ampullären Nierenbecken** liegt eine angeborene Erweiterung des Nierenbeckens ohne begleitende Erweiterung des Kelchsystems und ohne Hinweise auf eine Abflussstörung mit Ureterdilatation vor.
- Parapelvine Nierenzysten.
- Gefäßanschnitt (FKDS verwenden!).

18.2.2 Nierensteine und Verkalkungen

Vorbemerkungen
Die Prävalenz beträgt 5 %, bei 1/4 der Patienten mit rezidivierenden Nierenkoliken liegen Nierensteine oder Verkalkungen vor. Begünstigende Faktoren sind:
- Harnabflussstörung mit Kelchektasie,
- Fehlbildungen (vor allem Hufeisennieren und ektope Lage),
- Markschwammnieren,
- bakterielle Infektionen mit Ureasebildnern.

Klinik
Typisch sind der
- akut einsetzende, kolikartige Schmerz mit Ausstrahlung von der Flanke bis in die Leiste, Skrotum und Labien,
- Übelkeit, Kaltschweißigkeit.

18

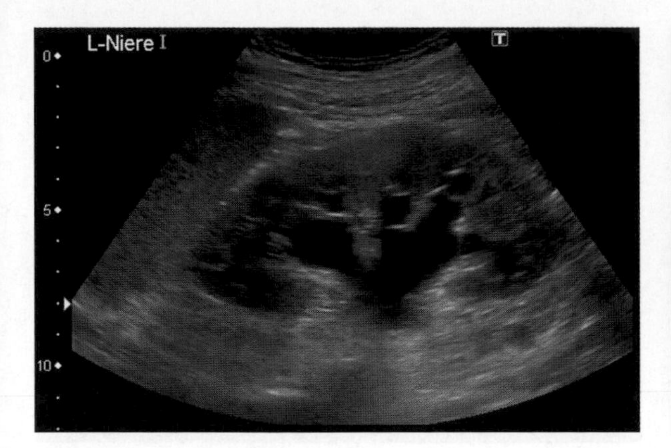

Abb. 18.3 Harnstau II. Grades

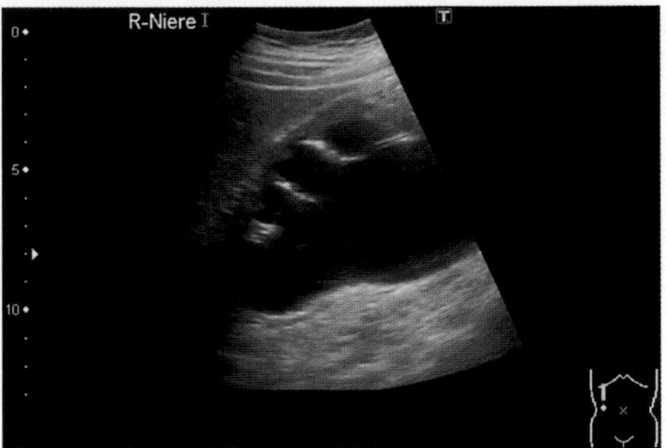

Abb. 18.4 Harnstau III.–IV. Grades. Nahezu kompletter Parenchymschwund

Tab. 18.1 Schweregraduierung des Harnstaus

Grad	Sonographischer Befund
Grad 0	Normalbefund
Grad 1	Geringe Separation des zentralen Echoreflexes (reine Pyelektasie), keine Kelcherweiterung, normale Parenchymbreite
Grad 2	Mäßige Separation des zentralen Echoreflexes, zusätzlich Kelcherweiterung (vereinzelt, bis max. 10 mm), normal breites Parenchym
Grad 3	Deutliche Separation des zentralen Echoreflexes, multipel erweiterte Kelche in allen Abschnitten, kein erhaltener Sinusreflex, normal breites Nierenparenchyms
Grad 4	Wie Grad 3 jedoch verschmälertes Parenchym, Endstadium als sog. **Hydronephrose** mit nahezu vollständigem Parenchymschwund

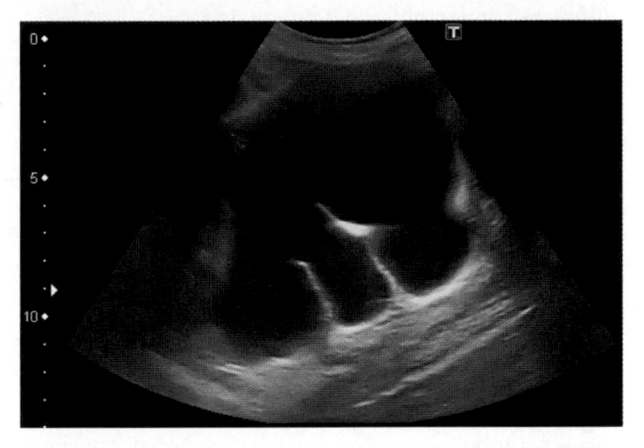

Abb. 18.5 Hydronephrose

Tipp

Diese Symptome fehlen, solange die Steine im Parenchym oder Nierenbecken gelegen sind.

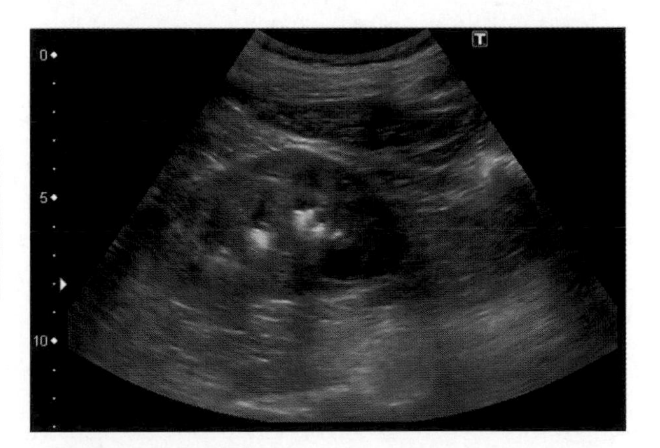

Abb. 18.6 Nephrolithiasis

Bei Nephrokalzinose entwickelt sich eine chronische Niereninsuffizienz.

Sonographische Befunde

Zu den Befunden gehören (Abb. 18.6, Abb. 18.7)
- einseitiger Harnstau mit prästenotischer Dilatation des Ureters je nach Höhe des Steins bei akuter Kolik,
- evtl. echoreiches Konkrement mit/ohne Schallschatten im Ureter abgrenzbar,
- Okklusion des Ureters am häufigsten im Bereich der 3 physiologischen Engstellen (► Abschn. 18.1.2),
- ggf. weitere Konkremente im Parenchym oder Nierenbecken.

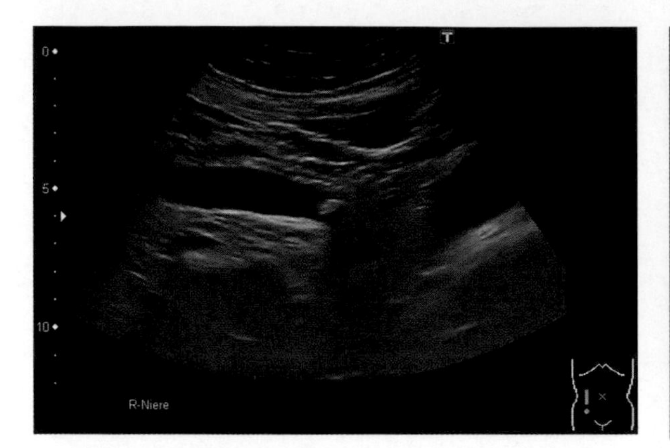

Abb. 18.7 Ureterkonkrement

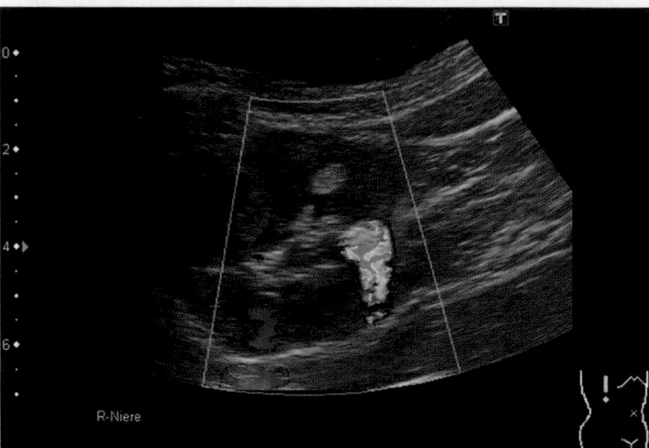

Abb. 18.8 Twinkling-Artefakt. Farbrauschen dorsal der echoharten Steinstruktur

Hilfreiche sonographische Befunde sind:

- **Twinkling-Artefakt**: in der FKDS konfettiartige Farbbanden im Bereich des Schallschattens bei stark reflektierenden Strukturen wie Konkrementen (Abb. 18.8).
- **Harnjet:** In der FKDS über den Ureterostien fehlt auf der obstruierten Seite der normale intermittierende ureterovesikale Übertritt des Harns oder zeigt einen schwachen „Dauerjet" (Abb. 18.9).

Weiterführende Diagnostik

Dazu gehören die Abklärung einer möglichen Harnwegsinfektion sowie die Steinanalyse vor allem bei rezidivierenden Koliken.

Sonographische Differenzialdiagnosen

Im Vordergrund stehen parenchymale Verkalkungen. Diese sind jedoch meist symptomlos!

18.2.3 Nierenverletzungen

Vorbemerkungen

Die häufigsten Organverletzung im Kindesalter sind Nierenverletzungen. Bei Kindern sind es immer schwerwiegende Verletzungen, aber auch bei Patienten mit fehlgebildeten Nieren.

Ursache ist meist eine stumpfe Gewalteinwirkung, z. B. im Rahmen eines Auto- oder Fahrradunfalls oder während eines Sportunfalls (Berstungstrauma). Bei Stürzen aus hoher Höhe oder Verkehrsunfällen ist ein Dezelerationstrauma möglich (Schädigung des Gefäßstiels oder Harnleiters im Nierenhilus).

Klinik

Im Vordergrund können stehen:

- starker Flankenschmerz auf der Seite des stattgehabten Traumas,

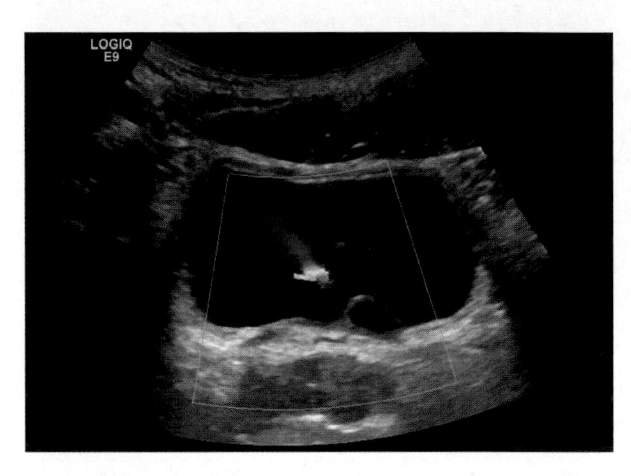

Abb. 18.9 Harnjet. Jet über dem rechten Ostium bei ureterovesikalem Übertritt des Harns

- Schmerzen bei Inspiration,
- Abwehrspannung,
- ggf. Hämaturie (als Zeichen einer Beteiligung des Nierenbeckenkelchsystems),
- Schock.

Eine fehlende Hämaturie schließt eine schwere Nierenverletzung nicht aus!

Sonographische Befunde

Darstellbar sind

- Organvergrößerung,
- Veränderung der Struktur und Kontur,
- fehlende Atemverschieblichkeit,
- subkapsuläres Hämatom (Doppelkontur, Abb. 18.10) mit oder ohne Parenchymeinriss,
- echogene oder wechselweise echogene und echoarme Areale im Parenchym bei Einblutungen,
- echofreie Bezirke bei Verletzung des Nierenbeckenkelchsystems mit Urinaustritt,

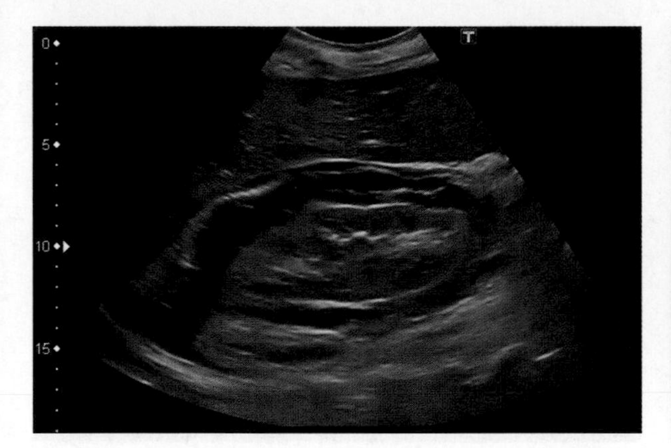

■ **Abb. 18.10** Nierenkontusion nach Sturz. Subkapsuläres Hämatom, echofreie Parenchymareale durch Einblutung

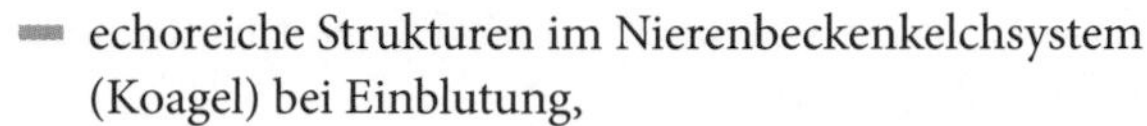

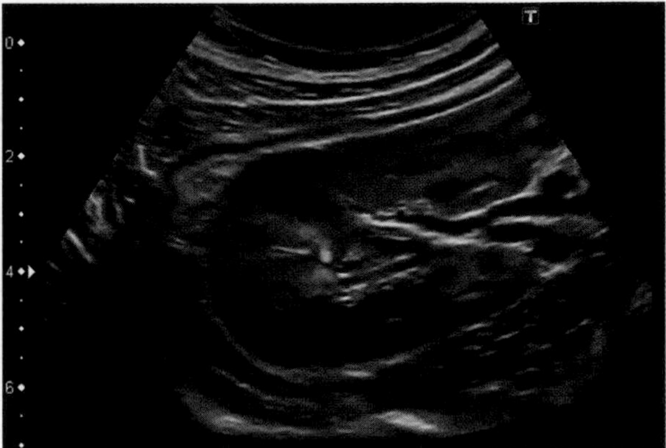

■ **Abb. 18.11** Pyelonephritis. Verdicktes Urothel, verwaschene PP-Grenze

- echoreiche Strukturen im Nierenbeckenkelchsystem (Koagel) bei Einblutung,
- retrovesikale Flüssigkeitsansammlung (als Zeichen eines schwerwiegenden Traumas der Niere mit Verletzung des Retroperitoneums),
- verminderte oder fehlende Dopplersignale bei Schädigung der Hilusgefäße,
- zunehmendes Urinom (para- und peripelvine Flüssigkeitsansammlung) bei Ureterabriss.

Weiterführende Diagnostik

Eingesetzt werden können KM-Sonographie, Urindiagnostik, ggf. CT/MRT.

18.2.4 Akute Pyelonephritis

Vorbemerkungen

Meist liegt ein aufsteigender Harnwegsinfekt vor, sehr selten eine hämatogen Ursache. Häufigster Erreger ist **E. coli.**

Klinik

Die Symptomatik umfasst
- einseitigen starken Flankenschmerz, selten beidseitiges Auftreten,
- Dysurie und Pollakisurie als Zeichen des Harnwegsinfektes,
- Fieber,
- Tachykardie und Hypotonie bei beginnender Urosepsis.

Für eine **komplizierte Pyelonephritis** sprechen anhaltende oder wiederkehrende Krankheitssymptome trotz antibiotischer Therapie (begünstigende Faktoren: Diabetes mellitus, resistente Keime, Obstruktion bei Nierensteinen, Reflux).

Zu möglichen Komplikationen zählen:
- **Abszess**, intra- oder perirenal,
- **emphysematöse Pyelonephritis**: überwiegend unter Immunsuppression wie bei Diabetes, HIV etc.; lebensbedrohlicher Verlauf,
- **Papillennekrosen.**

Sonographische Befunde

Fast immer ist die Schmerzverstärkung durch gezielte Schallkopfpalpation hervorrufbar, die Atemverschieblichkeit ist vermindert.

Sonographische Veränderungen treten nur **bei schweren oder fortgeschrittenen Verläufen** auf:
- vergrößerte Niere mit ödematösem Parenchymsaum und verwaschener PP-Grenze,
- echoarm betonte Markpyramiden,
- Verdickung des Urothels >2 mm (■ Abb. 18.11),
- diffuse oder segmentale Minderperfusion in der FKDS.

Beim **Abszess** zeigt die Sonographie (■ Abb. 18.12):
- ein unscharf begrenztes, echoarmes oder inhomogenes Areal,
- einen perirenalen Flüssigkeitssaum,
- evtl. Luftartefakte,
- verminderte oder fehlende Perfusion
- sowie fehlende Atemverschieblichkeit auf dem M. psoas bei perirenalem Abszess.

Für eine **emphysematöse Pyelonephritis** sprechen Luftartefakte im Parenchym oder perirenalen Raum (stark hyperechogene Areale mit Reverberationen).

Weiterführende Diagnostik

Ggf. KM-Sonographie, urologische Diagnostik.

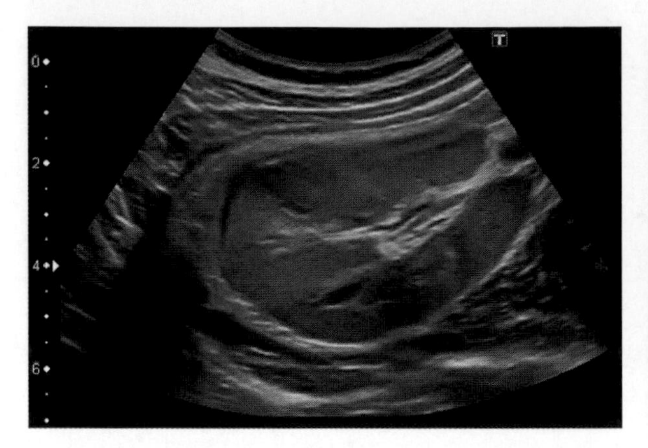

Abb. 18.12 Pyelonephritis. Unscharf begrenzter Abszess, perirenaler Flüssigkeitssaum

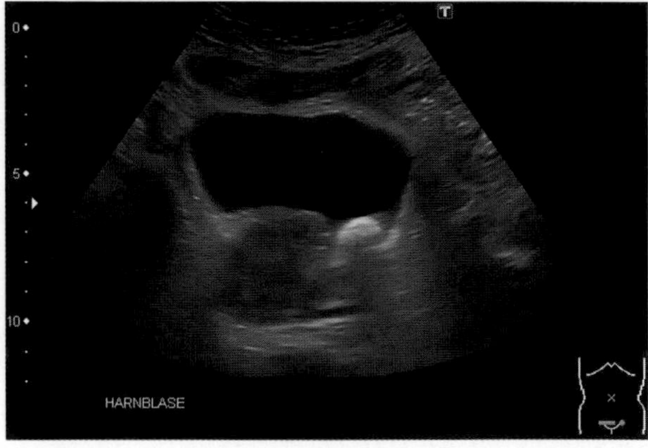

Abb. 18.13 Harnblasenkonkrement

18.2.5 Akuter Harnverhalt

Vorbemerkungen

Grund für die fehlende willentliche Entleerung der Harnblase kann eine infravesikale Obstruktion sein. Mögliche Ursachen dafür können Erkrankungen der Harnblase, der Harnröhre, der Prostata, des Penis, des Beckenbodens, neurologische Erkrankungen oder Medikamenteneinnahme sein.

Klinik

Der Harnverhalt führt zu

- starken suprapubischen Unterbauchschmerzen,
- massivem Harndrang, aber oft über Stunden insuffizienter Miktion,
- Unruhe, Kaltschweißigkeit.

Sonographische Befunde

In der Sonographie zeigt sich eine massiv gefüllte Harnblase, die Lage der Apex vesicae kann bis in Höhe des Umbilicus reichen. Gesucht werden muss nach einem obstruierenden Hindernis (Blasenkoagel, Harnblasentumor, Blasenstein, Prostatavergrößerung etc., Abb. 18.13).

Weiterführende Diagnostik

Im Vordergrund steht die sofortige Entlastung mittels eines transurethralen Harnblasenkatheters. Ggf. muss sich je nach zugrundeliegender Erkrankung eine urologische Vorstellung anschließen.

18.2.6 Akute Zystitis

Vorbemerkungen

Die akute Zystitis ist eine schmerzhafte Entzündung der Harnblase, meist durch aszendierende Erreger der Darmflora, sehr selten hämatogen (bei vorgeschädigten Nieren) hervorgerufen. So liegt bei 5 % der Frauen eine asymptomatische Bakteriurie vor.

Häufigkeitsgipfel treten auf im Säuglings- und Kleinkindalter, bei Frauen in der Schwangerschaft und postpartalen Phase sowie im Alter zunehmend, bei Männern erst im höheren Alter häufiger. **Risikofaktoren** sind Harnabflussstörungen (Obstruktion durch Steine, Tumoren, Strikturen, Prostatahypertrophie, Urethralklappen etc.), neurogene Entleerungsstörung, vesikoureteraler Reflux, nosokomial/iatrogen z. B. bei Blasenkathetern, Schwangerschaft, Immunsuppression.

Klinik

Typische Symptome sind

- Algurie, Dysurie und Pollakisurie,
- suprapubische Schmerzen,
- fehlende Schmerzen im Nierenlager.

Sonographische Befunde

Hinweisend sind

- möglicherweise vermehrt echogene Binnenechos,
- Absetzen von Detritus am dorsalen Blasenboden mit Spiegelbildung bei schwerer bzw. länger bestehender Entzündung,
- selten Blasenwandverdickung (häufiger bei chronischer Entzündung),
- Luft an der ventralen Blasenwand (stark echogene Reflexstreifen mit dorsalen Reverberationen) bei (seltenen) Infektionen mit gasbildenden Erregern oder nach Interventionen.

Weiterführende Diagnostik

Insbesondere Urindiagnostik.

18

18.2.7 Blutkoagel/Blasentamponade

▪ Vorbemerkungen

Nach Eingriffen an Nieren oder Harnblase oder bei schweren Entzündungen.

▪ Klinik

- Dysurie, Pollakisurie oder Oligurie bzw. fehlendes Miktionsvermögen,
- ggf. Schmerzen im Unterbauch.

▪ Sonographischer Befund

Darstellbar sind

- unregelmäßige, echoreiche, inhomogene Strukturen in der Harnblase,
- frei schwebend oder wandadhärent,
- komplett echoreich gefüllte Harnblase bei Blasentamponade nach starken Blutungen.

▪ Sonographische Differenzialdiagnosen

Beim Harnblasenpapillom oder -karzinom kommt es nicht zur Lageänderung der Strukturen bei Bewegung oder Lageänderung des Patienten.

Literatur

Fernbach SK, Maizels M, Conway JJ (1993) Ultrasound grading of hydronephrosis: introduction to the system used by the society for fetal urology. Pediatr Radiol 23:478–80

Michels, Jaspers (2012) Sonographie organ- und leitsymptomorientiert. Springer, Heidelberg

Nahm AM (2006) B-Bild-Sonographie der Niere. Der Nephrologe 1:10–24

Stock K (2009) Ultraschall der Niere und ableitenden Harnwege. Der Nephrologe 4:273–285

Tillmann B (2009) Atlas der Anatomie. Springer, Heidelberg

Genitalbereich

Natalie Jaspers

G. Michels, N. Jaspers (Hrsg.), *Notfallsonographie*,
DOI 10.1007/978-3-642-36979-7_19,

Gynäkologische und auch urologische Erkrankungen können ein akutes Abdomen verursachen und sollten immer in die differenzialdiagnostischen Überlegungen mit einbezogen werden. In diesem Kapitel werden die häufigsten und wichtigsten Krankheitsbilder beschrieben. Das Erkennen entsprechender sonographischer Befunde hilft dem Notfallmediziner, unverzüglich die Vorstellung in den jeweiligen Fachambulanzen zu veranlassen.

19.1 Sonoanatomie und Normalbefunde

19.1.1 Topographie, Anatomie und Sonomorphologie von Prostata, Samenbläschen, Hoden und Nebenhoden

Prostata

Die Prostata liegt unmittelbar kaudal der Harnblase und hat Form und Größe einer Kastanie (45 × 35 × 35 mm bzw. 20–25 ml Volumen). Der Lymphabfluss erfolgt in iliakale, prävesikale und präsakrale Lymphknoten (◘ Abb. 19.1).

Sonographisch zeigt sich ein homogenes, im Vergleich zum umgebenden Gewebe echoärmeres Binnenecho.

Samenbläschen

Die Samenbläschen sind paarig angelegt und ca. 5 × 2 × 1 cm groß.

Sonomorphologisch sind sie im Vergleich zur Umgebung homogen echoarm.

Hoden

Die Hoden sind paarig angelegt, von längsellipsoider Form (Länge 40–45 mm, Durchmesser 25–30 mm) und von einer kräftigen Organkapsel umgeben. Der venöse Blutabfluss erfolgt rechts in die VCI, links in die V. renalis sinistra, der Lymphabfluss über lumbale Lymphknoten.

In der Sonographie zeigen die Hoden fein granuläres, homogenes Echomuster, die Hodenkapsel ist echoarm, der Samenstrang im Vergleich etwas echoreicher und mit fleckiger Struktur.

Nebenhoden

Die Nebenhoden sind ebenfalls paarig angelegt. Sie liegen in Form einer Tabakspfeife den Hoden auf und gehen in die Samenleiter über. Die Samenleiter verlassen den Hodensack mit den Gefäßstrukturen (A./V. testicularis, A./V. ductus deferentis) kranialwärts, überkreuzen den Ureter und münden von dorsal in die Prostata.

19.1.2 Topographie, Anatomie und Sonomorphologie von Uterus, Vagina, Tuben und Ovarien

Uterus

Der Uterus liegt in Anteflexio-Anteversio-Position der Harnblase von dorsal auf (◘ Abb. 19.2, ◘ Abb. 19.3). Der Uterus ist aus Gebärmutterkörper (**Corpus uteri**) mit dem oberen Abschnitt **Fundus uteri**, Gebärmutterhöhle (**Cavitas uteri**) und Gebärmutterhals (**Zervix uteri** mit der **Portio vaginalis**) aufgebaut. Am Tubenwinkel im Fundus uteri entspringen Ligg. teres uteri (ventral), Eileiter (lateral) und Ligg. ovarii proprium (dorsolateral). Die Wand von Fundus und Corpus uteri ist (von innen nach außen) geschichtet in Endometrium, Myometrium, Perimetrium.

Die Größe des Uterus beträgt bei der

- geschlechtsreifen Frau: 5–9 cm Länge, bis 4 cm Breite, bis 3 cm Dicke,
- Multipara: bis 10 cm Länge, bis 5 cm Breite, bis 6 cm Dicke,
- Senium: bis 4,5 cm Länge, bis 2 cm Breite, bis 1,5 cm Dicke.

Der Lymphabfluss der Zervix erfolgt über Iliakalgefäße, des Corpus uteri inguinal.

Sonographisch stellt sich das Endometrium im Vergleich zum Myometrium als echoreiches Band dar.

Vagina

Die Vagina ist ein 6–11 cm langer Muskelschlauch, kranial beginnend mit dem Scheidengewölbe (Fornix vaginae) und kaudal mündend in den Scheidenvorhof (am Ostium vaginae im Vestibulum).

Sonographisch gelingt die Darstellung in echoarme Vorder- und Hinterwand (Muskelschicht), getrennt durch echoreichen Eintritts-, Mittel- und Austrittsschall.

Tuben

Die Tuben sind jeweils ein 10–15 cm langer, bleistiftdicker Muskelschlauch zwischen Uterus und Ovar, befestigt über einen bindegewebigen Halteapparat (Mesosalpinx). Die Tuben bestehen aus 4 Abschnitten (von Ovar nach Uterus): trichterartiges Infundibulum, Ampulla, Isthmus, intramural gelegene Pars uterina.

Sonographisch zeigen sie sich als echoreiche Doppelkontur.

Ovarien

Die Ovarien sind paarig angelegte, mandelförmige Organe (Größe ca. 3 × 2 × 1 cm), die intraperitoneal mit „schwebender" Fixierung durch Bänder liegen. Ein Tertiärfollikel (Bläschenfollikel) mit einem maximalen Durchmesser

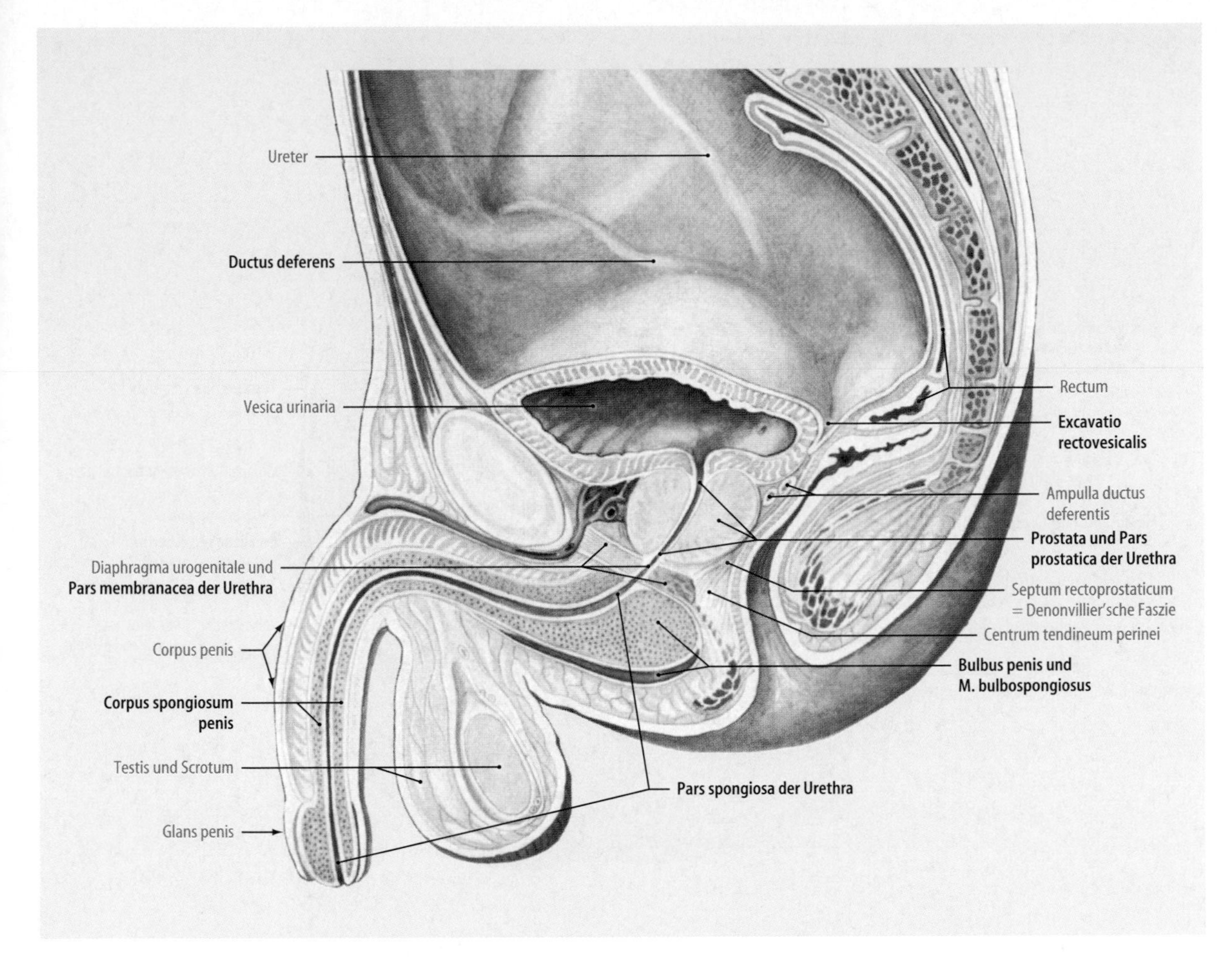

Abb. 19.1 Beckenorgane des Mannes. Aus Tillmann (2009) Atlas der Anatomie. Springer, Heidelberg

von 0,3–1 cm ist makroskopisch bzw. sonographisch sichtbar.

Sonographisch stellt sich ein echoarmes Parenchym mit vielen Bläschen dar.

19.2 Wichtige pathologische Befunde

19.2.1 Akute Prostatitis

▪ **Vorbemerkungen**

Meist handelt es sich um eine aufsteigende bakterielle Infektion der Prostata, häufig mit begleitender Epididymitis.

▪ **Klinik**

Zur Klinik gehören

- Schmerzen, Fieber, Myalgien,
- Dysurie,
- trüber Urin.

▪ **Sonographischer Befund**

Darstellbar ist eine diffuse echoarme Organschwellung.

▪ **Weiterführende Diagnostik**

Hilfreich können mikrobiologische Untersuchungen sowie ein TRUS (transrektaler Ultraschall) sein.

19.2.2 Akutes Skrotum

▪ **Vorbemerkungen**

Verschiedene Pathologien sind möglich wie entzündliche Veränderungen, vaskuläre Ursachen (z. B. Hodentorsion), posttraumatisch.

> **Das akute Skrotum ist eine Erkrankung des Hodenfaches, die mit großer Dringlichkeit einer raschen Diagnostik und Therapie bedarf.**

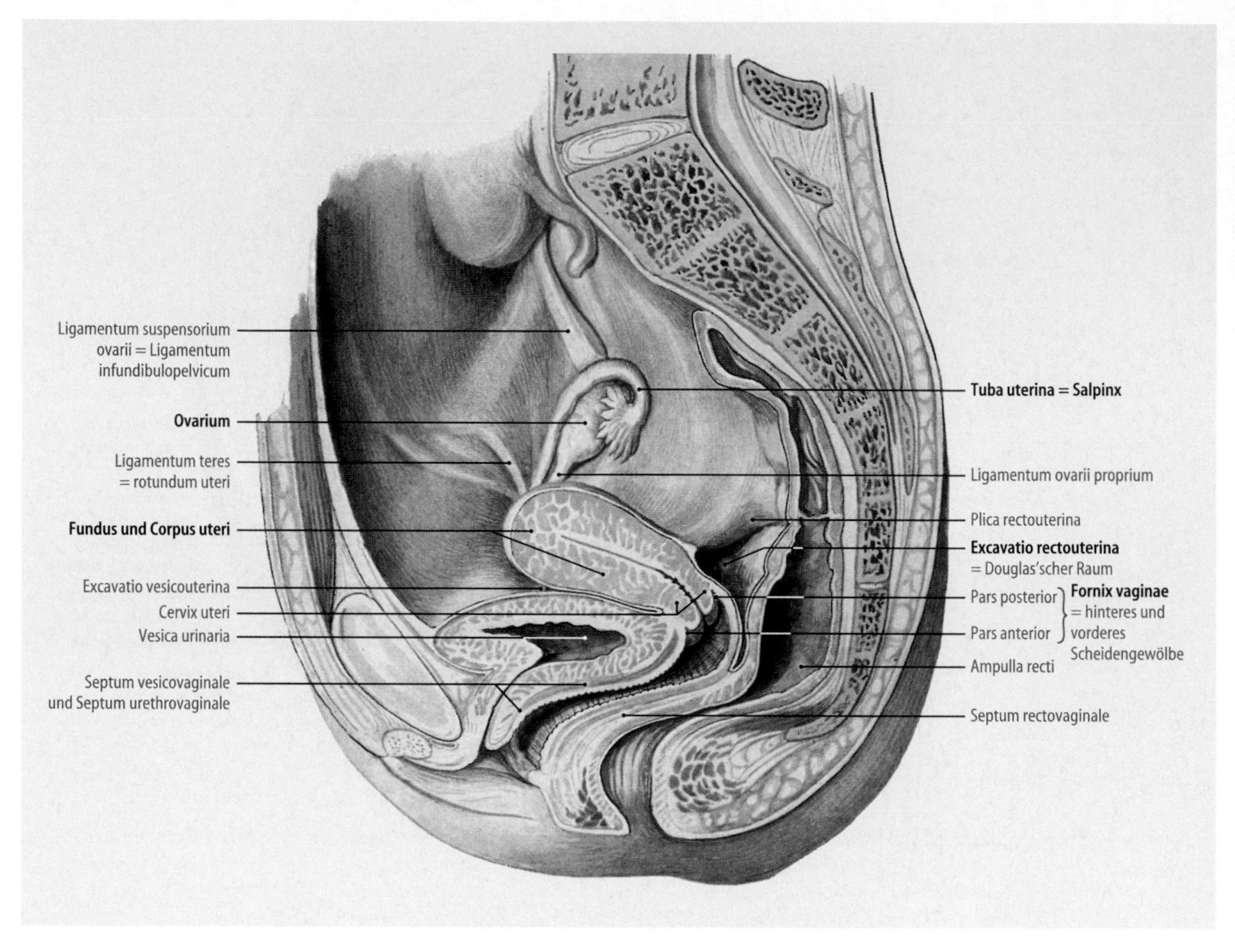

Abb. 19.2 Beckenorgane der Frau. Aus Tillmann (2009) Atlas der Anatomie. Springer, Heidelberg

Klinik

Typisch sind Schmerzen, Rötung, Schwellung meist eines Hodens. Die Schmerzausstrahlung in die Leiste oder den Unterbauch ist möglich.

Sonographische Befunde

Zu den sonographischen Befunden der verschiedenen Pathologien, Tab. 19.1, Tab. 19.2, Tab. 19.3, Abb. 19.4.

Weiterführende Diagnostik

Weiterführende Untersuchungen sind KM-Sonographie, ggf. MRT.

19.2.3 Extrauteringravidität

Vorbemerkungen

Die Extrauteringravidität bezeichnet eine ektope Schwangerschaft außerhalb des Cavum uteri (mögliche Lokalisationen: Tubargravidität in 96 % der Fälle, Ovarialgravidität, Peritonealgravidität, zervikale Gravidität) häufig als Folge vorangegangener Infektionen mit postinfektiösen Stenosierungen.

Klinik

Zur Klinik gehören
- Unterbauchschmerzen,
- Ausbleiben der Regelblutung (positiver Schwangerschaftstest), Schmierblutungen möglich,
- Übelkeit, Erbrechen,
- Spannung in der Brust.

Sonographische Befunde

Dazu gehören
- Nachweis eines Fruchtsackes und fetaler Anteile außerhalb des Cavum uteri,
- bei Tubargravidität einseitige echoarme Tubenverdickung meist <2 cm,
- nach Ruptur freie intraabdominelle Flüssigkeit,
- „leerer Uterus".

19

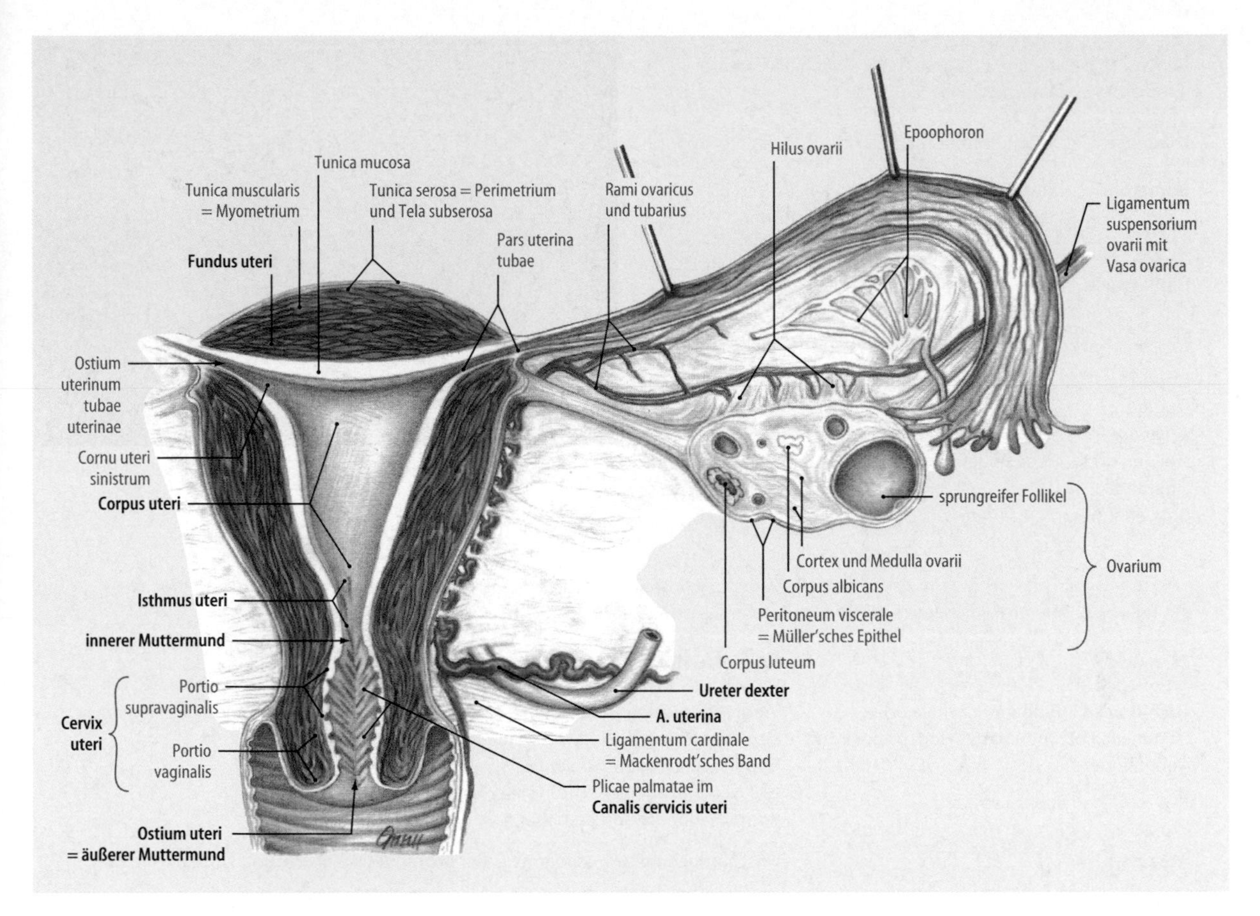

Abb. 19.3 Frontalschnitt durch Uterus, Tube und Ovar. Aus Tillmann (2009) Atlas der Anatomie. Springer, Heidelberg

Tab. 19.1 Differenzialdiagnosen bei akutem Skrotum, vaskuläre Ursachen

Diagnose	Sonographische Befunde
Hodentorsion (Drehung von Hoden und Nebenhoden mit konsekutiver Unterbrechung des venösen und arteriellen Blutflusses, unbehandelt Risiko des Organverlustes innerhalb von 6–8 h)	Initial B-Bild-sonographisch kaum Veränderungen fassbar! Später vergrößertes, echoarmes Organ. FKDS: reduzierte venöse und arterielle Spektren, im Vollbild fehlend
Hydatidentorsion (Torsion kleiner Anhangsgebilde an Hoden, Nebenhoden oder Samenstrang)	Kleine echoarme oder echoreiche Struktur neben unauffälligem Hoden oder Nebenhoden. Begleiterguss (Hydrozele). FKDS: normaler Blutfluss des Hodens
Hodeninfarkt (Unterteilung in ischämische Infarkte infolge Embolie und seltene hämorrhagische Infarkte, z. B. nach Leistenhernien-OP durch Obstruktion des venösen Abflusses)	Ischämische Infarkte: frühzeitig keine Veränderungen, im Verlauf meist nur kleines, echoarmes Infarktareal mit hier fehlender Perfusion, übriger Hoden normal vaskularisiert in der FKDS. Hämorrhagische Infarkte: Vergrößerung des Hodens mit inhomogener Echostruktur und echoarmen oder echofreien Arealen, in der FKDS Nachweis eines arteriellen Flusses, Fehlen des venösen Abflusses

Tab. 19.2 Differenzialdiagnosen bei akutem Skrotum, traumatologische Ursachen

Diagnose	Sonographische Befunde
Hämatom	Initial echoreich, inhomogen, im Verlauf zunehmend echoärmer bis echofrei. FKDS: ohne Perfusionsnachweis
Hämatozele	Je nach Alter des Hämatoms echoarm bis echoreich und evtl. inhomogen (rezidivierende Blutungen, schrittweise Organisation)
Ruptur (zügige Diagnosestellung und Operation notwendig)	Unterbrechung der Tunica albuginea, im Bereich der Lazerationen lineare oder diffuse echofreie Areale, unscharfe Abgrenzbarkeit des Hodens, begleitend Hämatozele

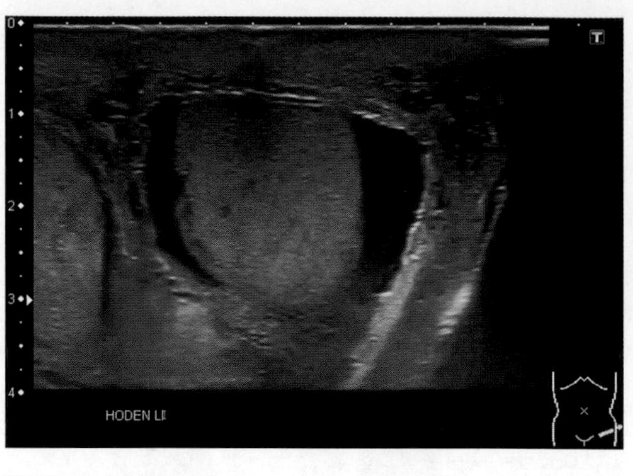

Abb. 19.4 Hydrozele

Tab. 19.3 Differenzialdiagnosen bei akutem Skrotum, entzündliche und andere Ursachen

Diagnose	Sonographische Befunde
Orchitis und Epididymitis (virale oder bakterielle Entzündung des Hodens oder Nebenhodens)	Vergrößerung von Hoden/Nebenhoden, aufgelockertes, echoarmes Parenchym, begleitende Flüssigkeitsansammlung im Skrotum (Hydrozele), Hypervaskularisation in der FKDS, evtl. Verkalkungen bei chronischer Entzündung, Komplikationen: Abszessbildung
Abszess	Unscharf begrenztes, echoarmes oder echofreies Areal, evtl. mit Lufteinschlüssen
Hydrozele (Wasseransammlung im Skrotalsack, z. B. bei Aszites mit Wiedereröffnung des Processus vaginalis oder begleitend bei Epididymitis oder Orchitis)	Echofreie Areale im Skrotalsack
Skrotalhernie	Darstellung von Strukturen des großen Netzes oder auch Darmstrukturen im Skrotalsack
Varikozele	(Meist linksseitige) Erweiterung der venösen Gefäße, multiple echofreie tubuläre Strukturen mit Nachweis einer Durchblutung in der FKDS
Hodentumoren	In 90 % echoarme Darstellung, uni- oder multifokal, glatt oder irregulär begrenzt, evtl. inhomogen mit Verkalkungen und (pseudo)-zystischen Anteilen, FKDS: Vaskularisation

Sonographische Differenzialdiagnosen

Auszuschließen sind eine Salpingitis und eine intrauterine Gravidität.

Weiterführende Diagnostik

Klärend kann der vaginale Ultraschall sein.

19.2.4 Adnexitis

Vorbemerkungen

Die Entzündung von Tube und/oder Ovar wird durch eine aufsteigende bakterielle Infektion (Chlamydien, Gonokokken), selten hämatogen bei Sepsis oder Tuberkulose, hervorgerufen.

Klinik

Die Klinik bestimmen

- Schmerzen im Unterbauch,
- Fieber,
- Zyklusstörung.

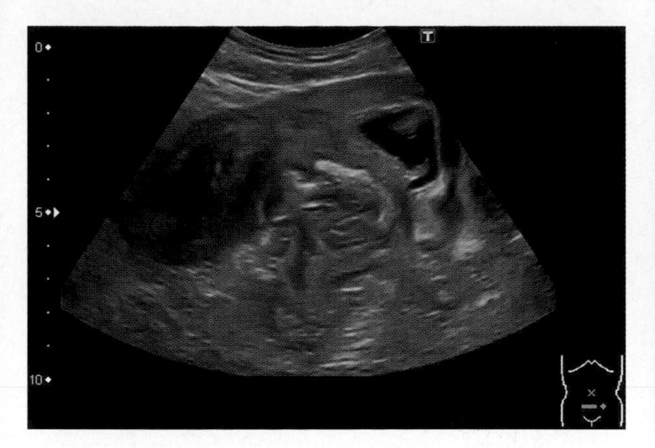

Abb. 19.5 Tuboovarialabszess

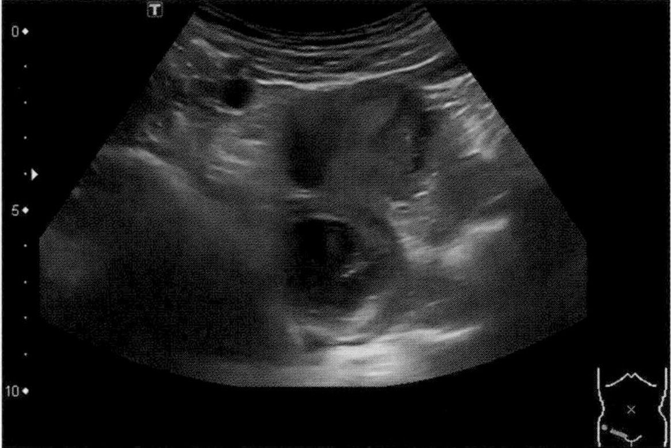

Abb. 19.6 Eingeblutete Ovarialzyste. Schmerzen im rechten Unterbauch

Sonographische Befunde

Voneinander abzugrenzen sind:

- **Salpingitis**:
  - **Hydrosalpinx**: echofreier, stark aufgetriebener, „posthornähnlicher" Sack,
  - **Pyosalpinx:** Wandverdickung der Tube, echoarmes oder inhomogenes Lumen, evtl. Lufteinschlüsse mit Reverberationen.
- **Oophoritis:** unscharfe Abgrenzbarkeit des Ovars, Schwellung des Organs.
- Als Komplikationen:
  - **Tuboovarialabszess:** echoreich verdickte Tubenwand bzw. inhomogenes echoreicheres Ovar, echoarme oder -freie Areale mit Lufteinschlüssen (Abb. 19.5).
  - **Douglas-Abszess:** echoarme Areale im Douglas-Raum, evtl. mit Luftartefakten.

Sonographische Differenzialdiagnosen

Differenzialdiagnosen sind Varikosis der Adnexgefäße (FKDS), Extrauteringravidität und Ovarialkarzinom.

19.2.5 Zystische Ovarveränderungen

Vorbemerkungen

Möglich sind physiologische, benigne und maligne Veränderungen. Die Beurteilung erfolgt in Abhängigkeit von Alter (bzw. prä- versus postmenopausal), sonographischen Kriterien und Symptomen der Patientinnen.

Klinik

Die Beschwerden sind unterschiedlich:

- je nach Größe Druckgefühl, Schmerzen,
- plötzliche Schmerzen bei **Einblutungen** (Abb. 19.6) oder **Rupturen**,
- akute starke Schmerzen, Kreislaufschock bei **Stieldrehung**,
- unspezifische Symptome (Gewichtsverlust, Abgeschlagenheit, Obstipation, Druckgefühl im Unterbauch, Zyklusunregelmäßigkeiten) bei **Karzinomen**.

Sonographische Befunde

Die sog. **einfache Ovarialzyste** erscheint als scharf begrenzte, einkammrige, echofreie, rundliche Läsion ohne Perfusion in der FKDS.

Bei **Einblutungen** stellt sich ein variables Erscheinungsbild je nach Alter der Einblutung dar, wie z. B. echoarme, echoreiche oder gemischt echogene Füllung, Septen, fehlende Durchblutung in der FKDS.

Malignitätskriterien sind:

- Größe >5 cm,
- doppelseitiges Auftreten,
- inhomogene Struktur, zystische und solide Anteile,
- unscharfe Begrenzung, unregelmäßige Oberfläche,
- Septen >2 mm,
- Aszites.

Sonographische Differenzialdiagnosen

Abzugrenzen sind

- Endometriose des Ovars,
- Ovarialabszess,
- Metastasen im Ovar, z. B. sog. Kruckenberg-Tumor bei Siegelring-Karzinom des Magens.

Weiterführende Diagnostik

Dazu gehören

- Verlaufskontrollen (sog. einfache Ovarialzysten dann nicht mehr oder größenregredient darstellbar),
- bei Vorliegen von Malignitätskriterien gynäkologische Vorstellung, intravaginaler Ultraschall.

Sofortige gynäkologische Vorstellung bei Verdacht auf Stieldrehung oder Ruptur.

Literatur

Drudi FM et al. (2012) Farb-/Powerdoppler-US und US-Kontrastmittel bei akutem Skrotum, Teil 1. Ultraschall in Med 33:416–430

Drudi FM et al. (2013) Farb-/Powerdoppler-US und US-Kontrastmittel bei akutem Skrotum. Teil 2. Ultraschall in Med 34:72–84

Leitlinie der Deutschen Gesellschaft für Kinderchirurgie (2010). Akutes Skrotum. AWMF-Register Nr. 006/023 Klasse: S1. www.awmf.org/uploads/tx_szleitlinien/006-023l-S1_Akutes_Skrotum.pdf

Sohn Ch, Holzgreve W, Tercanli S (2012) Ultraschall in Gynäkologie und Geburtshilfe. Thieme, Stuttgart

Strauss A, Meinhold-Heerlein I, Heer IM, Kümper C (2010) Notfälle in der Frauenheilkunde. Geburtshilfe und Frauenheilkunde (05):

Tillmann B (2009) Atlas der Anatomie. Springer, Heidelberg

Notfallsonographie von Arterien und Venen

Arterien und Venen

Christoph Feldmann

G. Michels, N. Jaspers (Hrsg.), *Notfallsonographie*,
DOI 10.1007/978-3-642-36979-7_20, © Springer-Verlag Berlin Heidelberg 2014

Besteht der Verdacht auf einen vaskulären Notfall, muss die Diagnose sehr schnell gesichert werden, um zügig therapeutische Maßnahmen einleiten zu können. Dies ist bedingt durch die begrenzte Ischämietoleranz, die bei der Haut 12 h, der Muskulatur 6–8 h und der Nerven nur 2–4 h beträgt. Die farbkodierte Duplexsonographie (FKDS) ist besonders gut geeignet, da sie unmittelbar verfügbar ist und als echte Bedside-Methode sowohl in der Notaufnahme als auch auf der Intensiv- oder Normalstation einsetzbar ist. In der Regel ist mit der FKDS die Diagnose abschließend zu stellen, d. h. CT- oder MRT-Angiographie werden nicht notwendig. Dies gilt allerdings nur für die Sonographie in der Hand des erfahrenen Untersuchers.

Die Untersuchung im Notfall erfolgt indikationsbezogen und orientiert sich an Anamnese und klinischem Befund des Patienten. Die Pathologie muss mit exakter Befundbeschreibung dokumentiert werden einschließlich des vor- und nachgeschalteten Gefäßabschnitts, sodass der Befund nachvollziehbar ist. Vervollständigt wird sie durch eine Therapieempfehlung.

20.1 Hirnversorgende Arterien

Bei Patienten mit akuten neurologischen Defiziten in Folge einer zerebralen Ischämie ist eine sofortige diagnostische Klärung notwendig. Dies betrifft Patienten mit wechselnden, rezidivierenden, gering ausgeprägten und bereits abgeklungenen neurologischen Defiziten ebenso wie Patienten mit manifesten neurologischen Defiziten. Die extrakranielle Doppler- und Duplexsonographie ist eine schnell durchführbare nichtinvasive Methode, die Informationen über den aktuellen Gefäßprozess ergibt und zu einer besseren ätiologischen Klärung und prognostischen Einschätzung beitragen kann. Sie ist die Methode der Wahl in der primären Notfalldiagnostik, da nur sie als Bedside-Methode die sichere Diagnose einer häufigen extrakraniellen Stenose oder eines Gefäßverschlusses oder anderer Pathologien wie einer Dissektion erlaubt (◘ Abb. 20.3).

Zerebrale Ischämien, die ihre Ursache in einer hochgradigen Stenose bzw. einem Verschluss einer großen extra- oder intrakraniellen hirnzuführenden Arterie haben, zeigen im Vergleich zu anderen Ätiologien, wie z. B. einer zerebralen Mikroangiopathie oder einer kardiogenen Embolie, die höchste Rate früher Rezidiv-Schlaganfälle. Diese liegt innerhalb der ersten 48 h nach dem ischämischen Erstereignis bei 5–7 %. Patienten mit einer akuten zerebralen Ischämie bedürfen daher einer sofortigen Gefäßdiagnostik, die eine derartige Gefäßkonstellation ausschließt bzw. nachweist und im Fall deren Nachweises Aufschluss über den Pathomechanismus des möglichen Rezidiv-Schlaganfalls liefert.

Die intrakranielle Doppler- und Duplexsonographie zur Diagnose intrakranieller Stenosen oder Verschlüsse oder auch einer Basilaristhrombose ist eine sehr spezielle Methode und gehört ausschließlich in die Hand des erfahrenen Neurologen.

Die Untersuchung des extrakraniellen Karotissystems sollte unmittelbar mit der FKDS begonnen werden. Dazu wird vor oder hinter dem M. sternocleidomastoideus der Linearschallkopf aufgesetzt. Der Linearschallkopf sollte eine hohe Frequenz haben, am besten zwischen 5 und 10 MHz. Dann wird die A. carotis communis dargestellt und das Gefäß mit dem Schallkopf nach distal weiter untersucht. Es folgt dann die Bifurkation sowie A. carotis interna und externa (◘ Abb. 20.1).

Bei distalem A.-carotis-interna-Verschluss erlaubt ein ergänzender CW-Doppler der A. supratrochlearis die Verschlusslokalisation in Bezug zum Abgang der A. ophthalmica. Diese Dopplersonographie kann mit einer Stiftsonde oder alternativ auch mit einem Linear- oder Sektorschallkopf durchgeführt werden, z. B. der Echo-Sonde (◘ Abb. 20.2, ◘ Abb. 20.3).

20.1.1 Stenose der A. carotis interna (ACI)

Für die Graduierung der Karotisstenose sind ausführliche Haupt- und Zusatzkriterien erarbeitet worden, ◘ Tab. 20.1.

Direkte Zeichen:

- homogenes oder inhomogenes, verkalktes oder nicht verkalktes thrombotisches Material,
- hohe systolische Spitzengeschwindigkeit: >300 cm/s,
- hohe enddiastolische Geschwindigkeit: >100 cm/s,
- relevante Veränderungen der Strömung prä- und poststenotisch.

Indirekte Zeichen:

- „internalisiertes“ Flusssignal der ACE (A. carotis externa), da das Blut über die A. ophthalmica in die ACI kollateralisiert wird,
- ggf. Kollateralfluss über die A. ophthalmica.

Tipp

Eine Stenose der A. carotis externa hat in der Regel keine therapeutischen Konsequenzen.

Tab. 20.1 Stenosegraduierung der A. carotis interna, in Anlehnung an die NASCET-Definition (Arning et al., 2010) und die S3-Leitlinie zur Diagnostik, Therapie und Nachsorge der extrakraniellen Karotisstenose (Eckstein et al., 2012)

Stenosegrad (NASCET, %)		10	20–40	50	60	70	80	90	100
Stenosegrad (EST in %)		45	50–60	70	75	80	90	95	100
Hauptkriterium	B-Bild	+++	+						
	Farbdoppler	+	+++	+	+	+	+	+	+++
	Systol. V_{max} in der Stenose (cm/s)			200	250	300	350–400	100–500	
	Systol. V_{max} poststenotisch (cm/s)					>50	<50	<30	
	Kollateralen und Vorstufen					+	++	+++	+++
Zusatzkriterien	Diastol. Strömungsverlangsamung prästenotisch (ACC)					+	++	+++	+++
	Strömungsstörungen poststenotisch			+	+	++	+++	+	
	Enddiastolische Strömungsgeschwindigkeit in der Stenose (cm/s)			Bis 100	Bis 100	Über 100	Über 100		
	Confetti-Zeichen				(+)	++	++		
	Stenoseindex ACI/ACC			≥2	≥2	≥4	≥4		

NASCET North American Symptomatic Carotid Endarterectomy Trial; *EST* European Surgery Trial; *ACC*: A. carotis communis; *ACI*: A. carotis interna

20.1.2 Verschluss der A. carotis communis (ACC)

Direkte Zeichen:

- homogenes oder inhomogenes, verkalktes oder nicht verkalktes thrombotisches Material, welches die ACC ausfüllt,
- kein Flusssignal abzuleiten,
- ggf. beweglicher Embolus mit kurzen, steilen Frequenzspektren.

Indirekte Zeichen:

- monophasisches Flusssignal mit flachen monophasischen Frequenzspektren in den nachgeschalteten Arterien,
- stark gesteigerter Fluss auf der kontralateralen Seite.

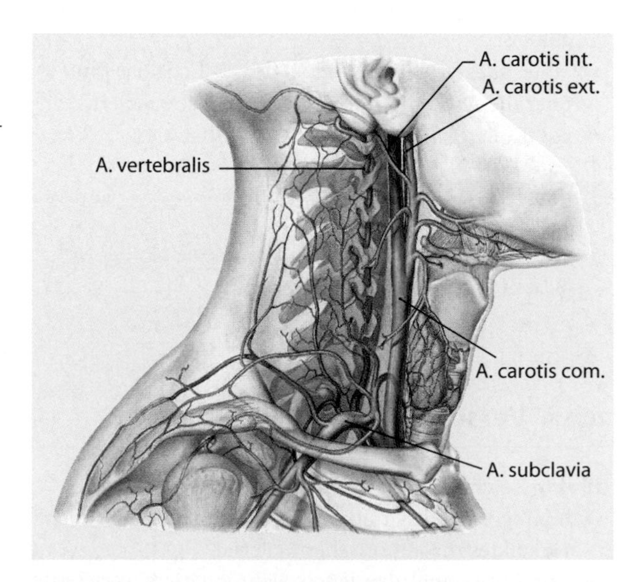

Abb. 20.1 Äste der A. subclavia und der A. carotis externa, Ansicht von rechts-seitlich. Aus Tillmann (2009) Atlas der Anatomie. Springer, Heidelberg

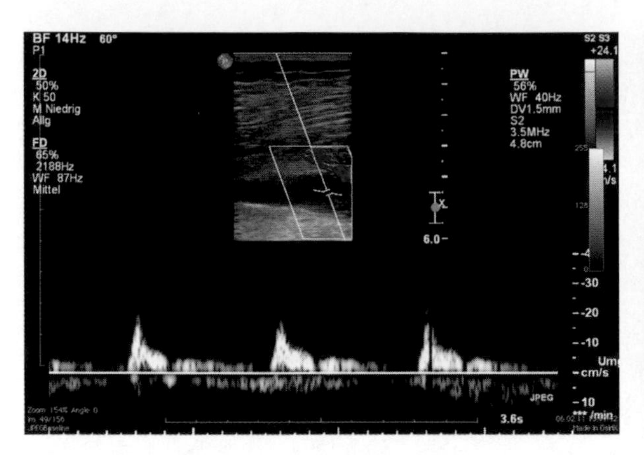

Abb. 20.2 Verschlusssignal in Arterie

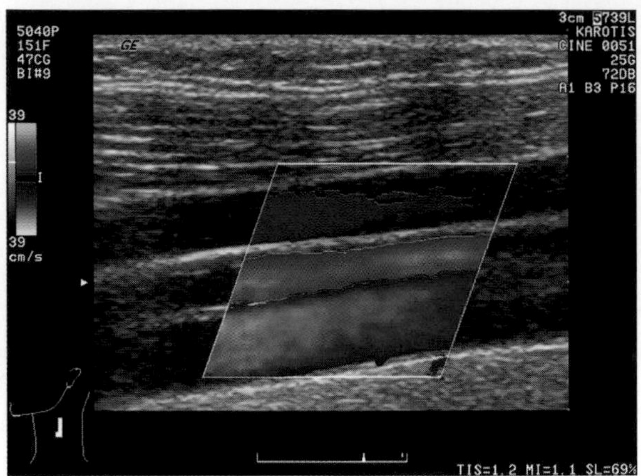

Abb. 20.3 ACI-Dissektion. Aus Michels/Jaspers (2012) Sonographie organ- und leitsymptomorientiert. Springer, Heidelberg

20.1.3 Verschluss der A. carotis interna (ACI)

Direkte Zeichen:

- homogenes oder inhomogenes, verkalktes oder nicht verkalktes thrombotisches Material, welches die ACI ausfüllt,
- kein Flusssignal abzuleiten,
- ggf. beweglicher Embolus mit kurzen, steilen Frequenzspektren.

Indirekte Zeichen:

- Anschlagpuls in der ACC (kurze steile systolische Amplitude, mono- bis biphasisch), Verschlusssignal (Abb. 20.2), Paukenschlagphänomen oder „externalisiertes Profil" der ACC, also ein Flussprofil, welches der ACE entspricht, da das Blut über die ACE abfließt,
- „internalisiertes" Flusssignal der ACE, da das Blut über die A. ophthalmica die ACI kollateralisiert,
- ggf. Kollateralfluss über die A. ophthalmica.

Tipp

Ein Verschluss der A. carotis externa spielt in der Notfallsonographie keine Rolle.

Tipp

Eindringtiefe/Fokus anpassen, PRF (Pulsrepititionsfrequenz) erniedrigen, Verstärkung erhöhen, Farbfenster senkrecht einstellen!

Indirekte Zeichen:

- kräftiges Gefäß und hoher Fluss in der A. vertebralis kontralateral.

Tipp

Retrograder Fluss in der A. vertebralis bei Subclavian-Steal-Syndrom, auf die Farbkodierung der ACC der gleichen Seite achten!

20.1.4 Verschluss der A. vertebralis

Direkte Zeichen:

- homogenes oder inhomogenes, verkalktes oder nicht verkalktes thrombotisches Material,
- kein Flusssignal abzuleiten, während die V. vertebralis darstellbar ist.

20.2 Periphere Arterien

20.2.1 Akuter arterieller Verschluss

Das kalte, schmerzhafte Bein (Fuß, Unterschenkel)

Anamnese

Die gezielte Anamnese muss die wichtigsten Differenzialdiagnosen abfragen, gewichtet nach ihrer Häufigkeit.

Differenzialdiagnosen des kalten, schmerzhaften Beines

- **Embolisch:**
  - Kardioembolisch bei Vorhofflimmern (mehrere Regionen möglich)
  - Arterioarteriell (meist einseitig)

- **Thrombotisch** (meist einseitig):
  - Bei vorbestehender Stenose
  - Poplitealaneurysma (Femoralisaneurysma)
  - Entrapmentsyndrom
  - Zystische Adventitiadegeneration
  - Entzündlich bei Riesenzellarteritis
- **Traumatisch**:
  - Penetrierende Verletzungen (Abriss, Dissektion).

Angiologischer Status

Anschließend wird der Gefäßstatus (▣ Abb. 20.4) erhoben, der Inspektion, Palpation, seitenvergleichenden Pulsstatus und Druckmessung, bei akraler Ischämie Faustschlussbzw. Ratschow-Lagerungsprobe[1] umfasst. Für eine Embolie sprechen die 6 Ps.

Zur klinischen Untersuchung und Bewertung, ▣ Tab. 20.2, ▣ Tab. 20.3.

6 Ps beim embolischen Arterienverschluss
- Pain – Schmerz
- Palor – Blässe
- Pulselessness – Pulsverlust
- Paralysis – Lähmung
- Paresthesia – Missempfindung
- Prostration – Schock

Sonographie

Im Rahmen der Notfalluntersuchung sollten zunächst zentrale, leicht erreichbare und auffindbare Gefäßabschnitte dargestellt werden. Finden sich hier normale Flussprofile kann ein vorgeschalteter Verschluss ausgeschlossen werden. So kann man sich das – möglicherweise sehr langwierige – Abfahren der gesamten Arterie ersparen.

Am besten geeignet ist die Darstellung der A. femoralis communis mit Femoralisgabel, dann die A. poplitea

1 Zur Durchführung der Ratschow-Lagerungsprobe muss sich der Patient auf den Rücken legen und die Beine im Winkel von 90° anheben. Dann vollführt er über maximal 2 min oder bis zum Auftreten von Schmerzen ca. 30 Sprunggelenksbewegungen/min. Patienten, die die Beine nicht solange halten können, sollen diese abstützen oder von anderen Personen halten lassen. Nach Ablauf dieser Zeit setzt sich der Patient hin und lässt die Beine herabhängen. Zeiten bis zu einer leichten diffusen Rötung der Füße normal <5 s, bei pAVK 20–60 s.

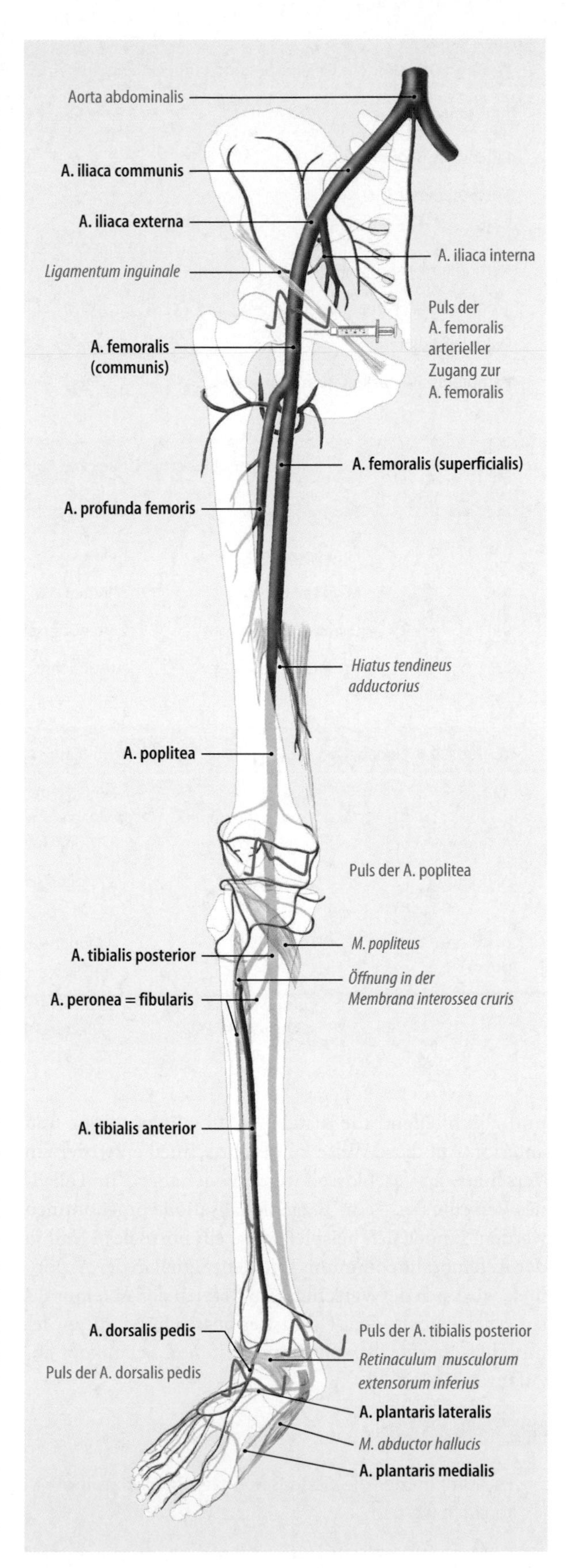

▣ **Abb. 20.4** Übersicht über die Arterien der freien unteren Extremität und des Beckens. Aus Tillmann (2009) Atlas der Anatomie. Springer, Heidelberg

Tab. 20.2 Klinische Differenzierung akuter embolischer vs. akuter thrombotischer Verschluss

Klinische Kriterien	Akute Embolie	Akute Thrombose
Plötzlicher Beginn	+++	(+)
Vorbestehende Claudicatio	(+)	+++
„6 Ps"	+++	–
Vorhofflimmern	+++	(+)
Trophische Störungen der Haut	(+)	+++
Pulse kontralateral	+++	(+)
Pathologische Auskultation kontralateral	(+)	+++

Tab. 20.3 Stadien der akuten Extremitätenischämie nach Rutherford

Stadien	Prognose	Gefühlsstörung	Bewegungsstörung	Doppler-Signal
I	Funktionsfähig	Keine	Keine	Hörbar
II-A	Marginal bedroht	Minimal	Keine	Arteriell: hörbar
II-B	Unmittelbar bedroht	Zehenüberschreitend	Leicht bis mäßig	Proximal hörbar
III	Irreversibel	Ausgedehnt	Paralysis	Nichts hörbar

Tab. 20.4 Lokalisation der Etage einer hochgradigen Stenose oder eines Verschlusses

Arterie	Profile			
A. femoralis com.	Triphasisch	Triphasisch	Triphasisch	Monophasisch
A. poplitea	Triphasisch	Triphasisch	Monophasisch/kein Signal	Monophasisch/kein Signal
A. tib. ant./A. tib. post.	Triphasisch	Monophasisch/kein Signal	Monophasisch/kein Signal	Monophasisch/kein Signal
	Keine Stenose/Verschluss	**Stenose/Verschluss im US-Bereich**	**Stenose/Verschluss im OS-Bereich**	**Stenose/Verschluss im Becken-Bereich**

und abschließend die distale Aa. tibialis posterior und anterior. Auf diese Weise kann sehr schnell entweder ein Verschluss ausgeschlossen werden oder aber – im Fall eines Verschlusses – eine Etagenlokalisation vorgenommen werden. Findet sich beispielsweise ein normales Profil in der A. femoralis communis und kein Signal in der A. poplitea, wird sich der Verschluss im Bereich der A. femoralis superficialis befinden. Nun ist es ausreichend, die A. femoralis superficialis vollständig mit dem Schallkopf abzufahren (Tab. 20.4).

Tipp

Es sollte immer die Gegenseite exemplarisch mit untersucht werden.

Zum Ausschluss einer arterioarteriellen Verschlussursache sollte immer auch die orientierende Darstellung der Aorta abdominalis (Aneurysma, Stenose) sowie der Aa. iliaca communis/externa im Verlauf der betroffenen Seite erfolgen.

Bereits in der Duplexsonographie kann zwischen embolischem und thrombotischem Verschluss unterschieden werden. Die Differenzierung kann anhand folgender Kriterien erfolgen, Tab. 20.5.

Die folgenden duplexsonographischen Kriterien erklären die direkten und indirekten Zeichen im Doppler und B-Bild Zeichen. Mit ihrer Hilfe kann die Höhe des Verschlusses festgelegt werden. Außerdem ist es möglich, die Kompensation durch Kollateralen zu erfassen.

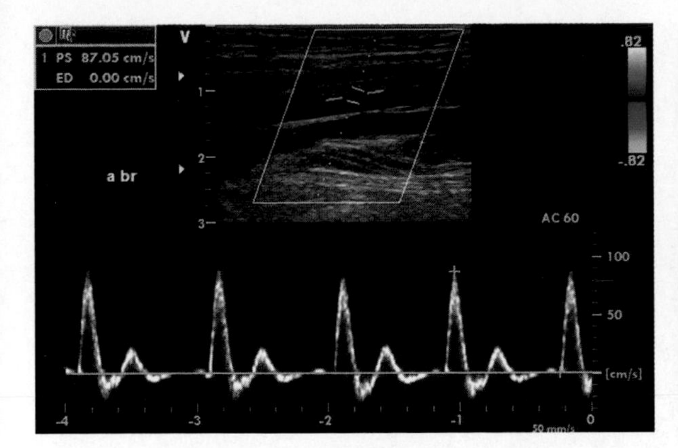

■ **Abb. 20.5** Flussprofil normale Arterie

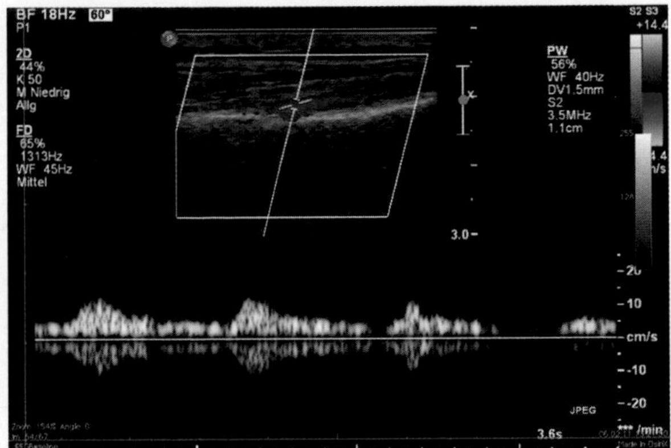

■ **Abb. 20.6** Flussprofil monophasisch poststenotisch

■ **Tab. 20.5** Duplexsonographische Differenzierung akuter embolischer vs. akuter thrombotischer Verschluss

Farbduplex-Kriterien	Akute Embolie	Akute Thrombose
Verschluss bei fehlender Arteriosklerose	+++	– (*)
„Frischer" beweglicher Verschluss	+++	–
Zusätzlicher Verschluss der A. femoralis profunda	+++	–
Multiple echoarme Verschlüsse	+++	(+)
Generalisierte echoarme (entzündlich) oder echoreiche Gefäßwandveränderungen	(+)	+++
Verschluss der A. poplitea bei Aneurysma	–	+++
Kollateralgefäße, distale Reperfusion	+	–

(*) Ausnahme Verschluss bei Riesenzellarteriitis

Wichtig ist es, Verstärkung und vor allem die PRF anzupassen, um nicht eine schwache Perfusion fälschlich als Verschluss zu klassifizieren.

Eine sehr stark kalzifizierende Atherosklerose führt zur Auslöschung oder Schallschatten des B-Bildes. Die Farbe ist jedoch ebenso betroffen. Ein fehlendes Farbsignal muss also nicht zwingend auf einen Verschluss hindeuten. Der Doppler ist hier viel sensitiver und kann auch hinter Plaques oft noch ein Signal generieren. Wichtig ist, vor und nach einer kalzifizierenden Plaque den Blutfluss darzustellen und zu interpretieren.

Leitet man in der A. tibialis anterior ein triphasisches Signal ab und in der A. tibialis posterior ein monophasisches, weist dies auf einen Verschluss der entsprechenden Achse hin – und umgekehrt (■ Abb. 20.5, ■ Abb. 20.6).

Verschluss der Aa. iliaca communis/externa

Direkte Zeichen:

- fehlende Darstellung der Arterie bei guter Kontrastierung der begleitenden Venen (in Farbe) im Längsschnitt (1–5 MHz) mit dem Konvexschallkopf.

Indirekte Zeichen:

- flaches monophasisches Frequenzspektrum (Pulsatilitätsindex[2] PI um 1) in der A. fem. communis,
- ggf. Kollateralfluss retrograd über die A. iliaca interna/A. femoralis profunda (■ Abb. 20.7).

Verschluss der A. femoralis communis (AFC)

Direkte Zeichen:

- homogenes oder inhomogenes, verkalktes oder nicht verkalktes thrombotisches Material, welches die AFC ausfüllt,
- kein Flusssignal abzuleiten,
- ggf. beweglicher Embolus mit kurzen, steilen Frequenzspektren.

Indirekte Zeichen:

- Anschlagpuls in der A. iliaca externa (kurze steile systolische Amplitude, mono- bis biphasisch) mittels Linear- und Abdomen-Konvex-Schallkopf (Verschlusssignal, Paukenschlagphänomen),

2 Formel Pulssatilitätsindex: $PI = (v_{syst} - v_{diast}) : v_{mittel.}$

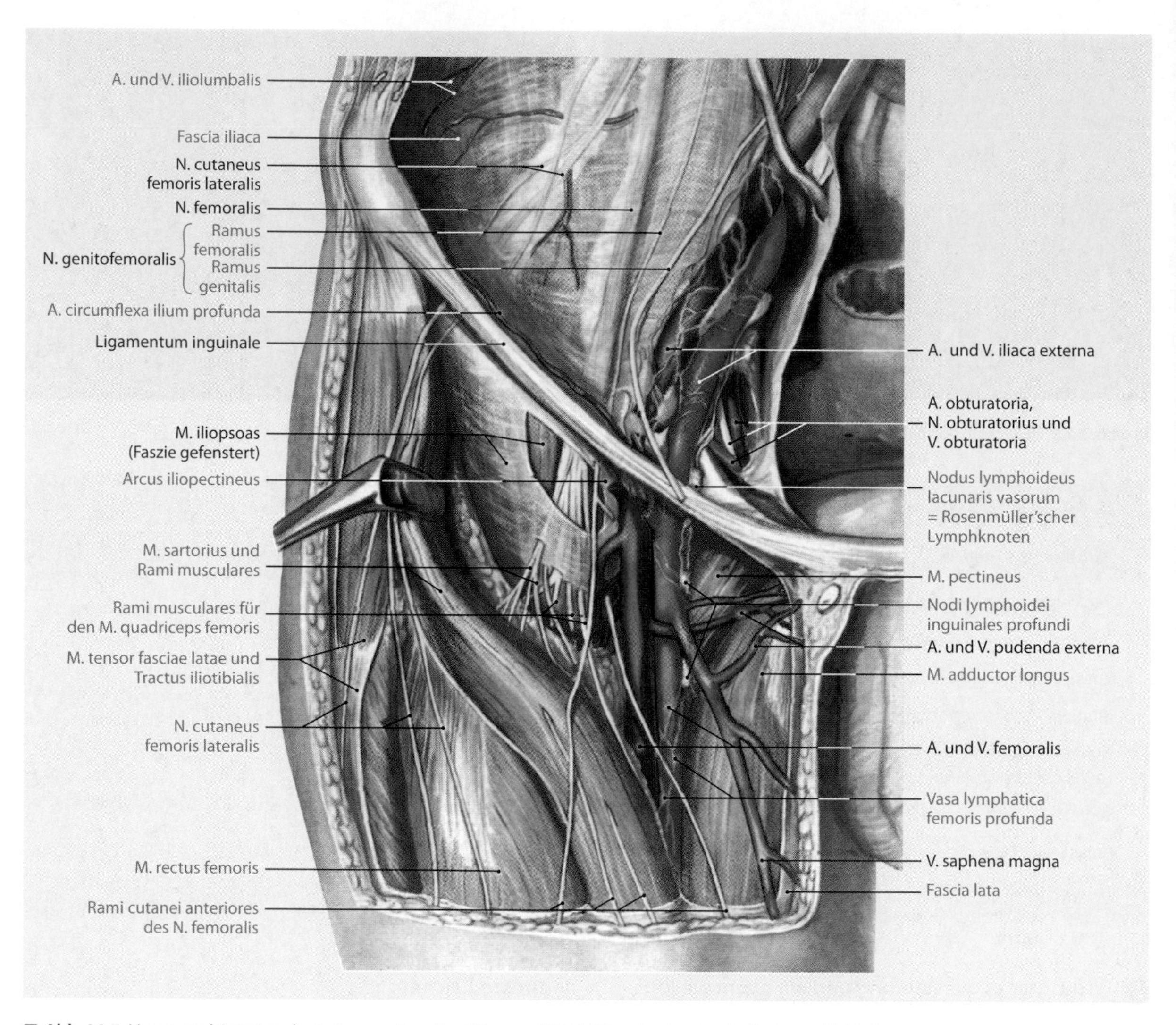

Abb. 20.7 Venen und Arterien der Leistenregion. Aus Tillmann (2009) Atlas der Anatomie. Springer, Heidelberg

- monophasisches Flusssignal mit flachen monophasischen Frequenzspektren in den nachgeschalteten Arterien,
- ggf. Kollateralfluss über die A. iliaca interna und auch A. femoralis profunda.

Verschluss der A. femoralis superficialis (AFS)

Direkte Zeichen:

- Fehlendes Farbsignal in der A. femoralis superficialis (wichtiger Hinweis auf peripher embolisches Geschehen), ggf. Anschlagpuls (Tab. 20.4, Abb. 20.8).
- Anschlagpuls ohne Pendelfluss mit kleinen Flussamplituden unmittelbar vor dem akuten Verschluss, fehlendes Farbsignal im Verschluss (Cave: Kalkplaque/ schwere Mediasklerose s. indirekte Zeichen).
- Echoarmes oder echoinhomogenes Verschlussmaterial in Verbindung mit beidseits langstreckigen echoarmen Wandveränderungen ist ein wichtiger Hinweis auf eine entzündliche Gefäßerkrankung.

Indirekte Zeichen:

- reduzierte, steile, biphasische Frequenzspektren (Vergleich zur Gegenseite) in der A. femoralis communis oder proximalen A. femoralis superficialis,
- monophasische, flache Frequenzamplitude distal des Verschlusses (wichtig bei Mediasklerose),
- ggf. Kollateralen auf Höhe des Verschlusses.

Verschluss der A. poplitea

Direkte Zeichen: Wie unter ► Abschn. 20.2.1, Verschluss der A. femoralis superficialis, bezogen auf die A. poplitea, bei Verdacht auf Embolie immer auch A. femoralis profunda mit untersuchen.

- Besonderheit der A. poplitea:

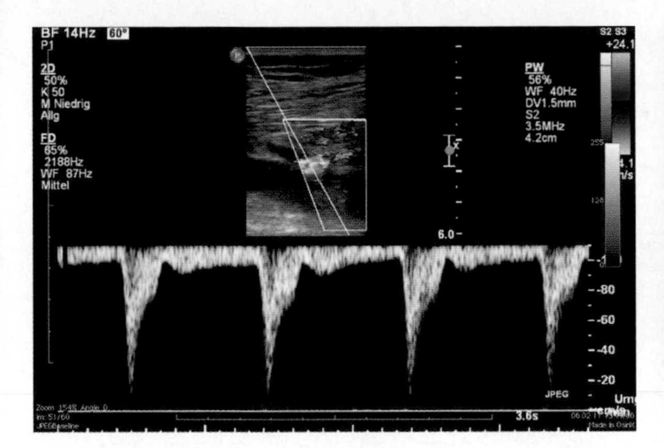

■ **Abb. 20.8** AFS-Verschluss, Kollaterale

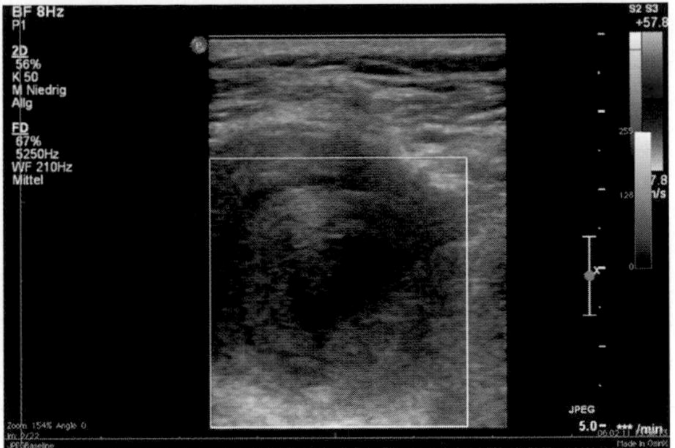

■ **Abb. 20.9** Poplitealaneurysma

- akuter Verschluss eines Poplitealaneurysmas: Diameter in Längs-, Querschnitt und Höhe, Kontrolle auch der Gegenseite (■ Abb. 20.9),
- Suche nach weiteren arteriellen Aneurysmata (Aorta, A. iliaca, A. femoralis),
- akuter Verschluss bei:
  - Entrapmentsyndrom (atypische, nach medial verlagerte A. poplitea durch anatomische Varianten der Muskelansätze; Schädigungen der Arterienwand bis hin zur arteriellen Thrombose möglich),
  - zystische Adventitiadegeneration (Abheben der Intima-Media-Schicht, die zum Verschluss des Gefäßes führt).

Indirekte Zeichen: Wie unter ► Abschn. 20.2.1, Verschluss der A. femoralis superficialis, eine Etage distaler.

Die akute, weiße/blaue, schmerzhafte Zehe

Anamnese

Sehr wichtig sind Hinweise auf eine vorbestehende kardiale Erkrankung (Vorhofflimmern, intraventrikulärer Thrombus nach Infarkt) oder pAVK, klinische und laborchemische Parameter einer möglichen hämato-/onkologischen, vaskulitischen, medikamentösen oder traumatischen Genese.

Angiologischer Status

Der angiologische Status (► Abschn. 20.2.1, Das kalte, schmerzhafte Bein) wird ergänzt durch die Ratschow-Probe und die nichtinvasiven Möglichkeiten der Lichtreflexionsrheographie (Messung der venösen Wiederauffüllung mit Infrarotlicht) oder Oszillographie (Aufzeichnung der arteriellen Pulsation durch Druckmanschetten).

Sonographie

Da der akute Digitalarterienverschluss ursächlich mit einer Erkrankung der vorgeschalteten Gefäßabschnitte zusammenhängen kann, hat die sonographische Notfalluntersuchung die Gefäßabschnitte von der Aorta bis in den Vorfuß abzuklären.

Darstellung der Unterschenkelarterien

Im Längsschnitt und Farbmodus Darstellung der 3 Unterschenkelarterien bis in Höhe des Sprunggelenks wahlweise mit unterschiedlichen Schallköpfen (L 3–9, L 5–17, L 15–7 bzw. C 1–5).

Direkte Zeichen:

- fehlendes Farbsignal, echoarmes bis stark verkalktes Verschlussmaterial, ggf. Darstellung von Korkenzieherkollateralen (in den ursprünglichen Arterien als Hinweis auf Morbus Winiwarter-Buerger),
- Darstellung der A. tibialis posterior und A. tibialis anterior bis zur Aufteilung in ihre Endäste.

Indirekte Zeichen:

- reduzierte, steile, biphasische Frequenzspektren bei distalen Verschlüssen; flache, monophasische Frequenzspektren bei vorgeschalteten hochgradigen Stenosen oder Verschlüssen.

Bypassverschlüsse

Für den akuten Bypassverschluss gelten die direkten und indirekten Zeichen des akuten Gefäßverschlusses. Während der akute Verschluss eines Kunststoffbypasses an der fehlenden Farbdarstellung innerhalb der charakteristischen Doppellinienstruktur der Gefäßwände, bei ringverstärkten Bypässen an den regelmäßigen Schallschatten zu erkennen ist, lassen sich akut verschlossene Venenbypässe deutlich schwieriger auffinden. Das verschlossene Lumen ist meist schmäler, unregelmäßig weit und gleicht sich bei zunehmendem Verschlussalter dem umliegenden Gewebe an.

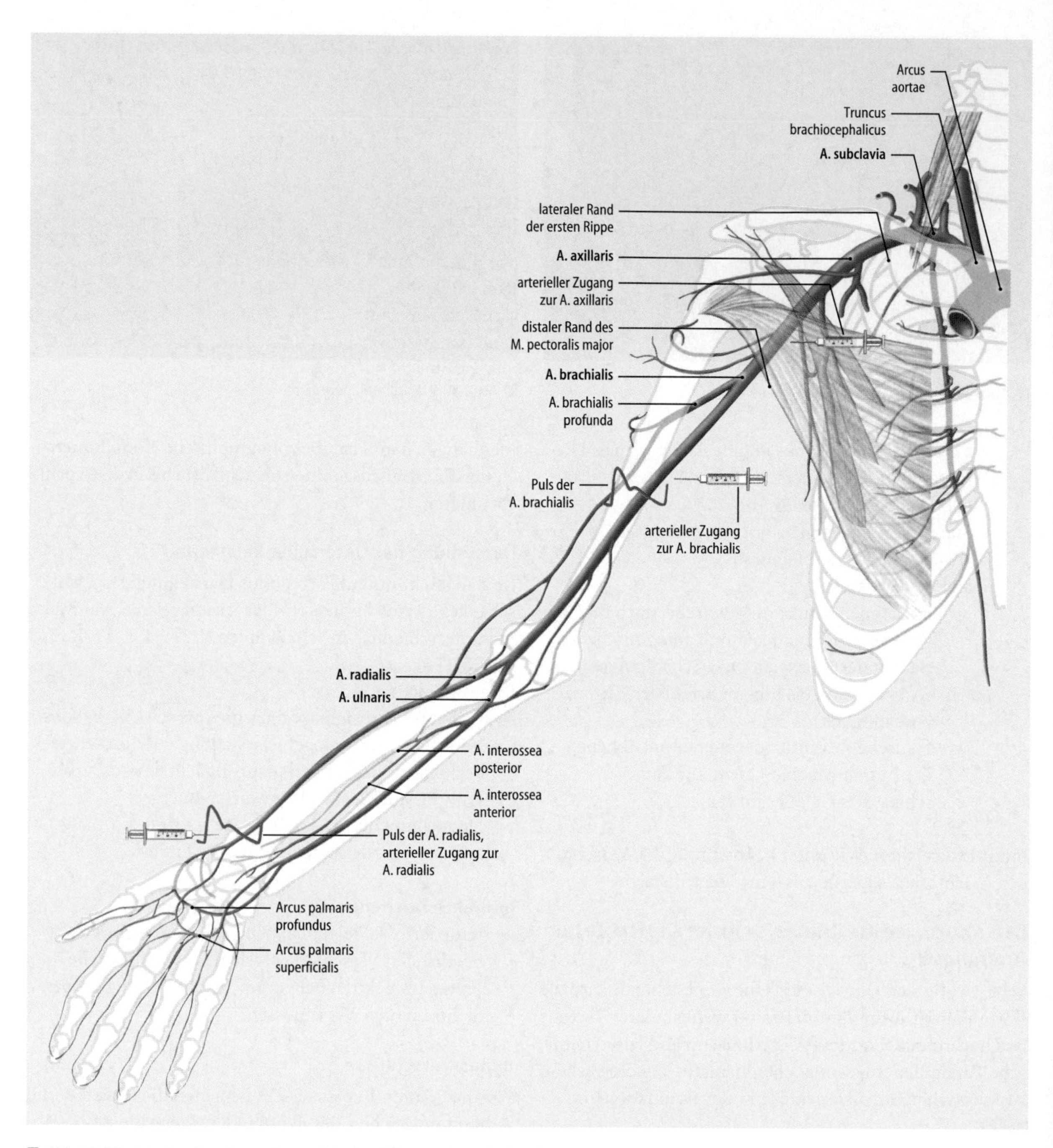

■ **Abb. 20.10** Arterien der oberen Extremität. Aus Tillmann (2009) Atlas der Anatomie. Springer, Heidelberg

Obere Extremität (■ Abb. 20.10)

Verschluss der A. subclavia

Direkte Zeichen:

- homogenes, inhomogenes, verkalktes/nicht verkalktes thrombotisches Material, die A. subclavia verschließend,
- kein Flusssignal abzuleiten,
- (bei Verschluss meist kein Strömungsgeräusch auskultierbar).

Indirekte Zeichen:

- monophasische, verbreiterte Frequenzspektren in der Aa. axillaris/brachialis/Unterarmarterien.

Verschluss der Aa. axillaris/brachialis

Direkte Zeichen:

- Meist homogenes echoarmes, ggf. bewegliches thrombotisches Material, fehlende Darstellung in

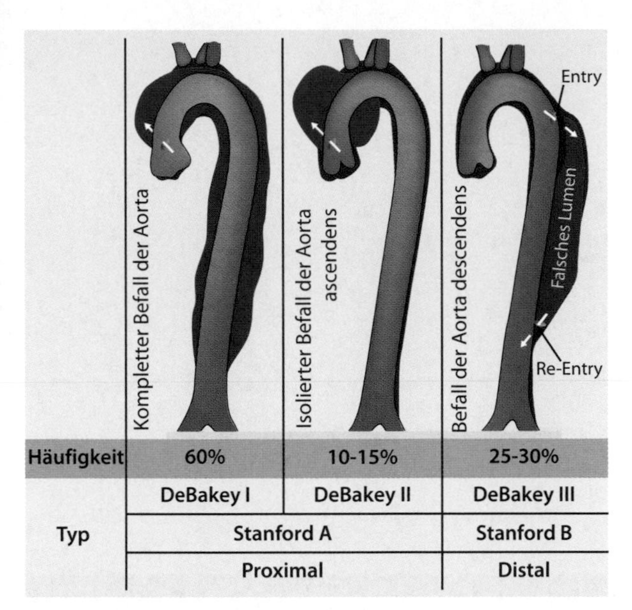

Abb. 20.11 Klassifikation der Aortendissektion

Farbe, kein Frequenzspektrum ableitbar, ggf. biphasisches sog. Stumpfsignal.
- Echoarmes Verschlussmaterial in Verbindung mit echoarmer Wandverbreiterung der Karotiden und proximalen Armarterien ist beweisend für eine entzündliche Gefäßerkrankung.

Indirekte Zeichen:
- reduzierte, steile, biphasische Frequenzspektren (Vergleich zur Gegenseite) in der A. subclavia, Anschlagpuls in Verschlussnähe bis biphasisches sog. Stumpfsignal,
- monophasische, flache Frequenzamplitude distal des Verschlusses.

Darstellung der Unterarmarterien

Im Längsschnitt und Farbmodus Darstellung der Unterarmarterien bis in Höhe des Hohlhandbogens wahlweise mit Linearschallköpfen möglichst hoher Frequenz (7,5–10 MHz).

Direkte Zeichen:
- fehlendes Farbsignal, echoarmes bis stark verkalktes Verschlussmaterial, Stumpfsignal im Verschlussbereich nachweisbar,
- Darstellung der A. radialis und A. ulnaris bis zur Aufteilung in ihre Endäste.

Indirekte Zeichen:
- reduzierte, steile, biphasische Frequenzspektren bei distalen Verschlüssen; flache, monophasische Frequenzspektren bei vorgeschalteten Verschlüssen oder Stenosen.

Prüfung Durchgängigkeit des Hohlhandbogens: Kompression einer Unterarmarterie proximal der Ultraschallableitstelle in Höhe des Handgelenks. Kommt es einer Flussumkehr ist der Arcus palmaris durchgängig.

20.2.2 Arterielle Dissektion

Die Flussparameter sind abhängig von der hämodynamischen Relevanz der Dissektion. Diese können erheblich variieren und führen im Falle eines Gefäßverschlusses zu den oben beschriebenen indirekten und direkten duplexsonographischen Kriterien.

Zusätzlich nachweisbar können sein:
- bewegliche Gefäßwandsegel,
- nach Strömungsrichtung und Geschwindigkeit unterschiedliche Flussparameter im falschen und wahren Lumen,
- pathologische Flussbeschleunigung im Bereich von Entry und Reentry.

Aortendissektion

Die Diagnose einer Aortendissektion (Abb. 20.11) wird mit TEE oder Angio-CT/-MRT gestellt.

- **Stanford-A-Dissektion (Dissektion der Aorta ascendens)**

Die Stanford-A-Dissektion ist eine absolute Notfallsituation, die keine zeitliche Verzögerung erlaubt.

Wenn es die Situation erforderlich macht: Darstellung der Aa. carotes und Aa. vertebrales beidseits, der Aa. subclaviae in Längs- und Querschnitt, der Aorta, sowie der Aa. iliacae und Aa. femorales communes beidseits.

- **Stanford-B-Dissektion (Dissektion der Aorta descendens)**

Darstellung des Truncus coeliacus, der Aa. mesenterica superior und inferior, beider Nierenarterien, der Aorta im Verlauf, der Bifurkation einschließlich der Aa. femorales communes (Abb. 20.12).

Tipp

Differenzierung zwischen falschem und richtigem Lumen ist mit Farbduplex möglich, besser jedoch ist der Ultraschall mit Kontrastmittel geeignet.

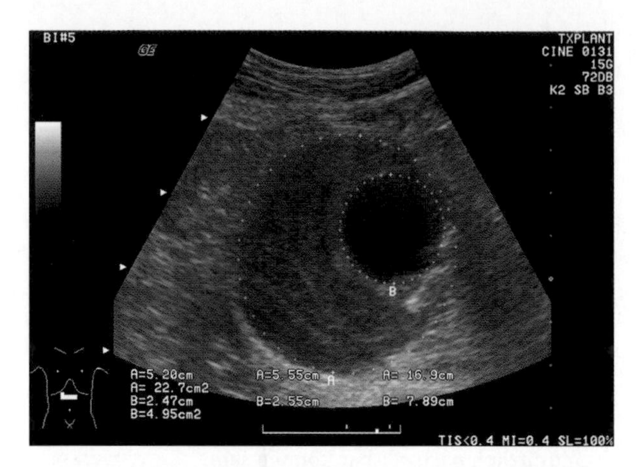

■ **Abb. 20.12** Aneurysma mit Dissektionsmembran. Aus Michels/Jaspers (2012) Sonographie organ- und leitsymptomorientiert. Springer, Heidelberg

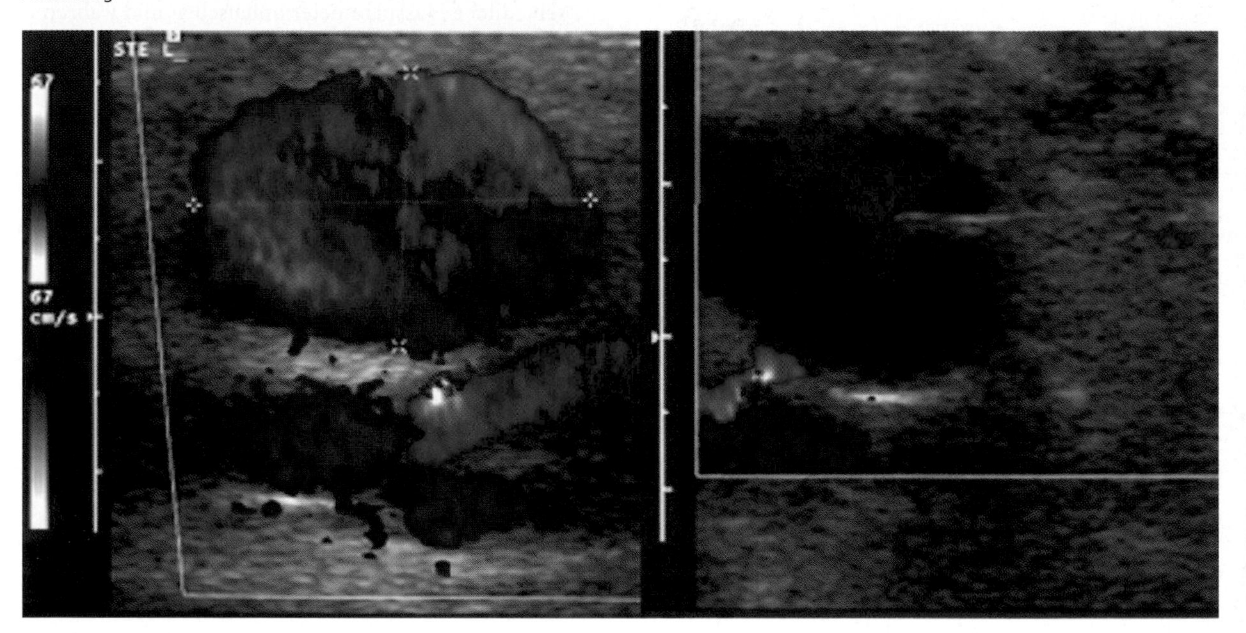

■ **Abb. 20.13** Aneurysma spurium

20.2.3 Arterienverletzungen

Falsches Aneurysma (Aneurysma spurium)

Das falsche Aneurysma entsteht meist iatrogen nach einer Punktion in der Leiste (Anamnese! ■ Abb. 20.13, ■ Abb. 20.14).

- **B-Mode:** Messung von Länge, Breite und Höhe, ggf. Aussage zur Echogenität.
- **Farbmodus:** Identifikation der speisenden Arterie (A. femoralis communis, A. femoralis superficialis, A. femoralis profunda oder ein Seitenast) sowie des Aneurysmahalses und der perfundierten Anteile des falschen Aneurysmas.
- **PW-Doppler:** Darstellung des typischen Pendelflusses im Aneurysmahals mit holodiastolischem Rückfluss. Hierdurch Unterscheidung zwischen Seitenast (typisch arterielles biphasisches Flusssignal) und AV-Fistel (holodiastolische Vorwärtsströmung und auskultatorisches Maschinengeräusch) möglich.

Therapieoption: Kompressionsbehandlung ultraschallgesteuert oder gezielte Thrombininjektion unter Ultraschallkontrolle mit Berücksichtigung von möglichen Kontraindikationen, wie bei breitem kurzen Hals (■ Abb. 20.13).

Verletzungen nach stumpfem oder penetrierendem Trauma

Dazu gehören z. B. die Humerusfraktur des Kindes, ferner stumpfes oder penetrierendes Trauma in der Leiste, des Kopfes, der oberen oder unteren Extremität.

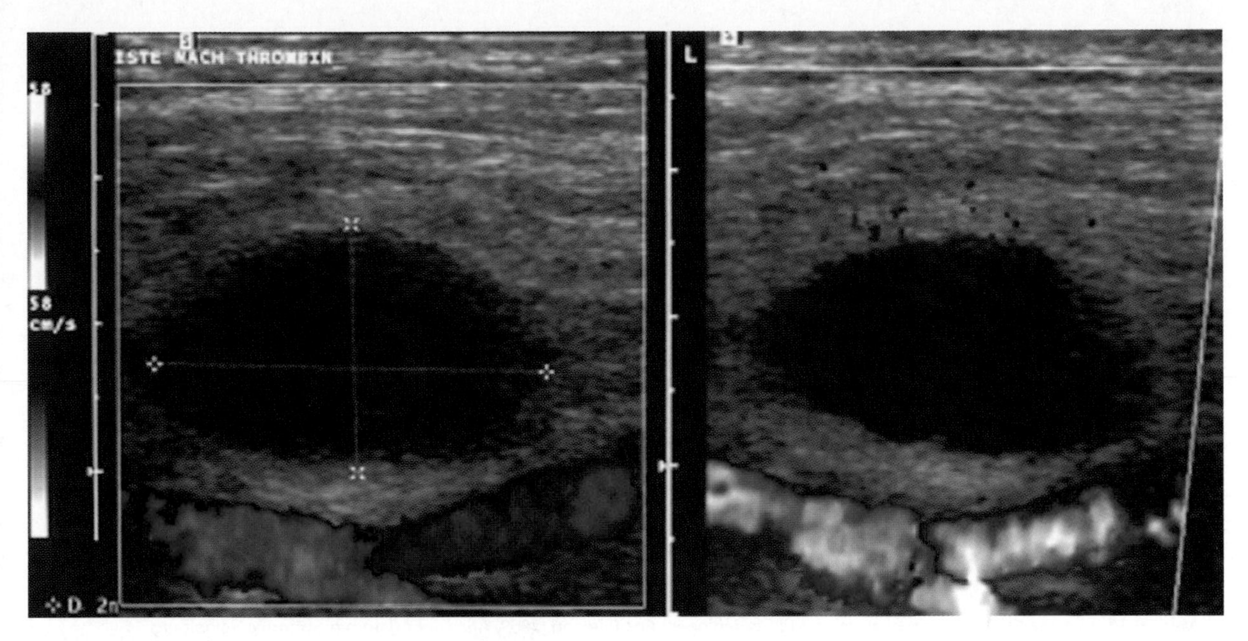

Abb. 20.14 Aneurysma spurium nach Thrombininjektion

B-Mode: Darstellung des Gewebes im Verletzungsbereich mit Aussage zum Ausmaß der Gewebeschädigung, Hämatom, Fremdkörper, Knochen.

Direkte Zeichen:

- **Verschluss:** fehlende Farbdarstellung im Verschluss, Stumpfsignal im Verschluss, im B-Bild bewegtes, echoarmes Verschlussmaterial,
- **Stenose:** Flussbeschleunigung im Stenosemaximum, häufig mit Konfetti-Zeichen, im B-Bild bewegliche Gefäßwandanteile.

Indirekte Zeichen: proximal erhöhter, distal reduzierter Flusswiderstand mit typischem Frequenzspektrum.

Bei Kindern ist die Beurteilung der peripheren Kompensation von großer Bedeutung.

> **Gute monophasische Frequenzspektren (Beurteilung von Amplitudenhöhe und Anstiegssteilheit) in den distalen Unterarmarterien entscheiden in Abhängigkeit von der Klinik über die Indikation für einen notfallmäßigen Gefäßeingriff.**

Eine spontane Rekanalisierung ist keine Seltenheit.

20.3 Venen

20.3.1 Tiefe Becken- und Beinvenenthrombose

Die Diagnose der tiefen Beinvenenthrombose wird durch eine Kompressionssonographie im B-Bild gestellt.

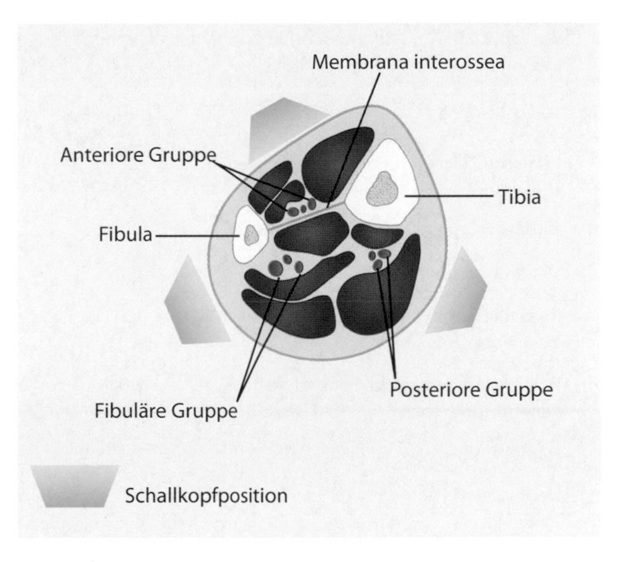

Abb. 20.15 Unterschenkel links im Querschnitt

Dazu wird die Vene im Querschnitt dargestellt und mit dosiertem Druck gegen ein Widerlager komprimiert (Abb. 20.15, Abb. 20.16). Dieses Widerlager kann ein Knochen sein oder die eigene Hand. Der Längsschnitt ist nicht geeignet, da man nicht ausschließen kann, durch die Kompression neben die Vene verrutscht zu sein. Durch die Kompression sollte die begleitende Arterie nicht komprimiert werden.

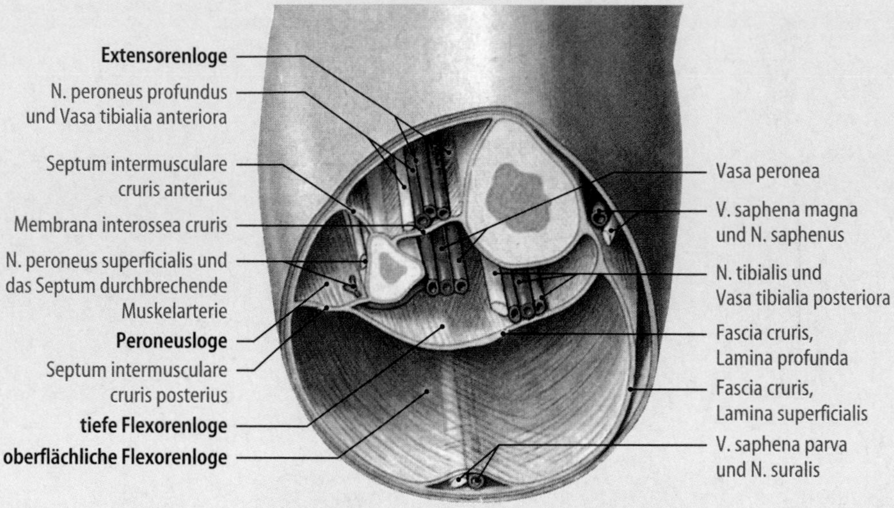

Abb. 20.16 Topographie Unterschenkelvenen und Faszienlogen. Aus Tillmann (2009) Atlas der Anatomie. Springer, Heidelberg

Tab. 20.6 Wells-Score zur Abschätzung der klinischen Wahrscheinlichkeit einer Lungenembolie

Kriterium	Punktzahl*
Klinische Zeichen für eine tiefe Beinvenenthrombose	3
Andere Diagnosen sind unwahrscheinlich	3
Herzfrequenz >100/min	1,5
Immobilisation >3 Tage oder OP vor weniger als 4 Wochen	1,5
Frühere Lungenembolie oder tiefe Beinvenenthrombose	1,5
Hämoptyse	1
Neoplasie	1

*Beurteilung: <2 Punkte: geringe Wahrscheinlichkeit; 2–6 Punkte: mittlere Wahrscheinlichkeit; >6 Punkte: hohe Wahrscheinlichkeit

Tipp

Lässt sich die Vene vollständig komprimieren, ist eine Thrombose sicher ausgeschlossen.
Lässt sich die Vene nicht oder nur teilweise komprimieren, liegt eine ältere, partiell rekanalisierte oder frische Thrombose vor.

Tab. 20.7 Erweiterter Wells-Score zur Abschätzung der klinischen Wahrscheinlichkeit einer tiefen Beinvenenthrombose

Kriterium	Punktzahl*
Vorliegen einer aktiven malignen Tumorerkrankung (oder in den letzten 6 Monaten behandelt)	1
Umfangsdifferenz des Unterschenkels >3 cm im Seitenvergleich, 10 cm unterhalb der Tuberositas tibiae gemessen	1
Erweiterte oberflächliche Kollateralvenen auf der betroffenen Seite (keine Varizen)	1
Eindrückbares Ödem auf der betroffenen Seite	1
Schwellung des gesamten Beins	1
Entlang der Venen lokalisierte Schmerzen im Bein	1
Paralyse, Parese oder Immobilisation der unteren Extremitäten	1
Bettruhe für mehr als 3 Tage/größere OP in den letzten 12 Wochen	1
TVT-Vorgeschichte in der Anamnese	1
Andere Diagnosen genauso wahrscheinlich	−2

TVT: tiefe Venenthrombose; *Beurteilung: <1 Punkt: geringe Wahrscheinlichkeit einer TVT; 1–2 Punkte: mittlere Wahrscheinlichkeit einer TVT; >2 Punkte: hohe Wahrscheinlichkeit einer TVT

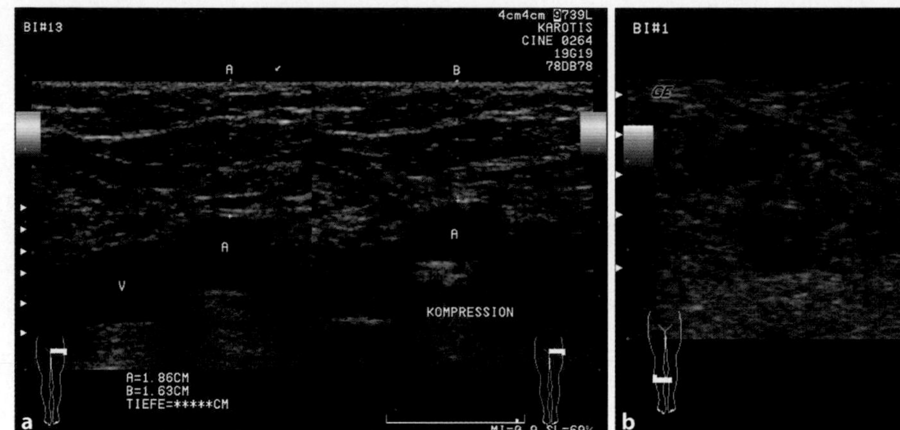

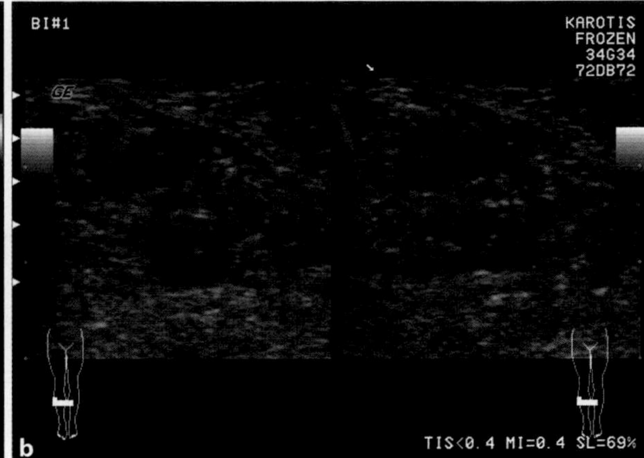

Abb. 20.17 Tiefe Beinvenenthrombose. Aus Michels/Jaspers (2012) Sonographie organ- und leitsymptomorientiert. Springer, Heidelberg

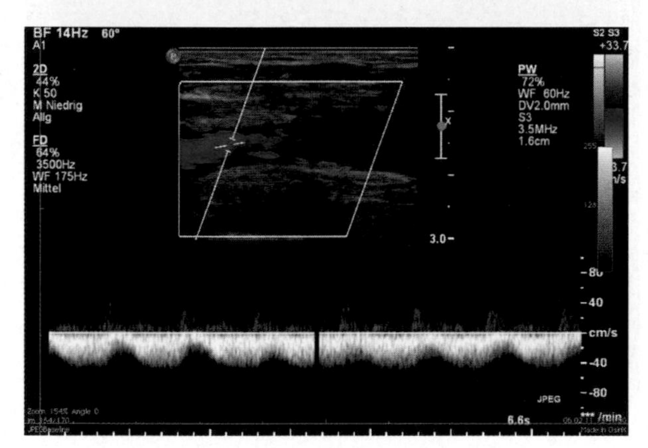

Abb. 20.18 Arterielle Pulsation in Vene

Die Sicherung der Diagnose Thrombose erfolgt durch das „direkte" Hauptkriterium, der Nichtkomprimierbarkeit der untersuchten Vene, mittels Kompressionssonographie. Als zusätzliche Kriterien finden die fehlende Farbdarstellung der V. cava inferior und der Vv. iliacae bei Verschluss derselben Verwendung. Ferner können die Weite des verschlossenen Gefäßes, die Druckschmerzhaftigkeit, der Nachweis von Binnenechos oder das perivaskuläre Ödeme als Thrombosenebenkriterien herangezogen werden.

Tipp

Anpassung der PRF und Verstärkung notwendig. Die Untersuchung muss ohne Druck durchgeführt werden.

Speziell im Unterschenkel ist eine exakte Orientierung an den anatomischen Leitstrukturen, nämlich den namengebenden Knochen notwendig, um sicher das tiefe Venensystem zu erfassen.

Nur in der Hand des erfahrenen Untersuchers erreicht der Thromboseausschluss mittels Kompressionssonographie eine hohe Sensitivität. Dies gilt besonders für den Unterschenkel.

Vor Durchführung einer Kompressionssonographie sollte die Erfassung der klinischen Wahrscheinlichkeit nach dem Wells-Score erfolgen (Tab. 20.6, Tab. 20.7). Ein hoher Score erfordert ebenso wie ein niedriger Score mit erhöhtem D-Dimer-Wert eine Kompressionssonographie zur Sicherung oder zum Ausschluss der Diagnose Thrombose und damit der Indikation für eine therapeutische Antikoagulation.

Ein negativer D-Dimer-Test schließt eine Thrombose/Embolie aus.

Die V. cava inferior ist zu untersuchen bei Thrombosen der V. iliaca, sowie bei Erstsymptom Lungenembolie und unauffälligem Beinvenenbefund.

Bei klinischem Verdacht auf Beinvenenthrombose ist die symptomatische Extremität von der Leiste bis in den distalen Unterschenkel mittels Kompressionssonographie zu untersuchen (Abb. 20.17).

Bei Phlebitis der Stammvenen sind immer auch die tiefen Venen zu untersuchen.

V. cava inferior/Vv. iliacae

Darstellung im Längs- und Querschnitt. Versuch der Kompressionssonographie. Bei ungenügender Darstellung Untersuchung im Farbmodus.

Indirekte Kriterien: Beurteilung der Variabilität des venösen Rückflusses in die Beckenetage im Längsschnitt. Kann durch geringe Druckänderungen der venöse Rückstrom moduliert werden, kann indirekt eine Thrombose der Beckenetage ausgeschlossen werden. Vor einer Thrombose würde sich das Blut mit erhöhtem Druck

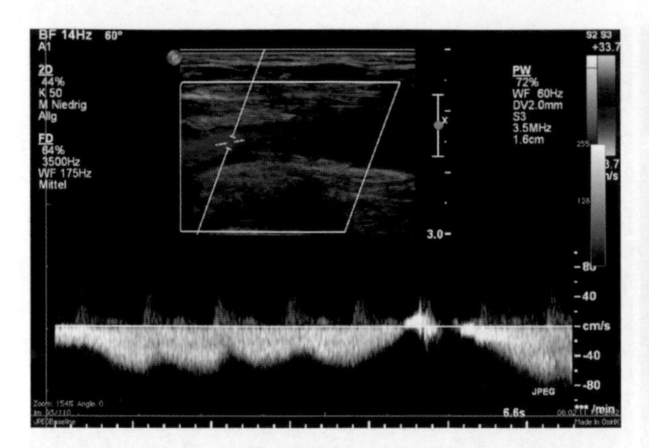

■ Abb. 20.19 Atemmodulation in Vene

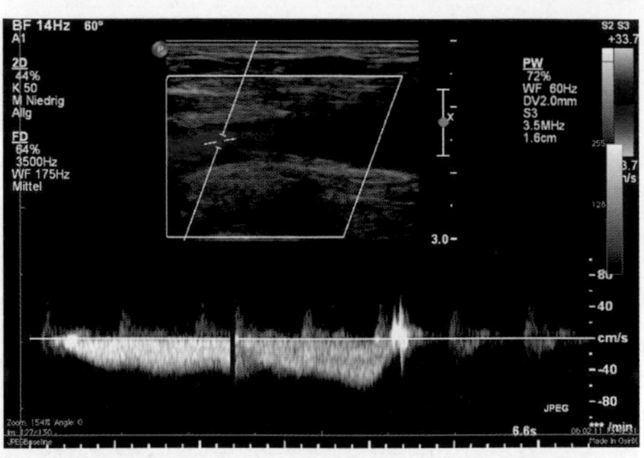

■ Abb. 20.20 Valsalva-Manöver bei einer Vene

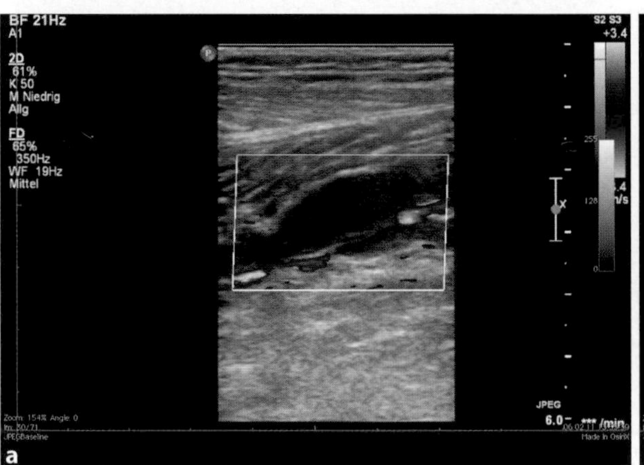

■ Abb. 20.21 **a** Muskelvenenthrombose, **b** Muskelvenenthrombose quer

stauen und die Manöver würden den Rückstrom nicht beeinträchtigen.

- Arterielle Pulsation in der Vene sichtbar (■ Abb. 20.18),
- Modulation des venösen Rückstroms durch Atemmanöver (tiefes Ein- und Ausatmen, ■ Abb. 20.19, ■ Abb. 20.20).

V. femoralis communis, V. femoralis profunda, V. femoralis superficialis, V. poplitea, Unterschenkelvenen

Darstellung im Querschnitt mittels Kompressionssonographie. Auch die Mündung der V. femoralis profunda ist mittels Kompressionssonographie zu untersuchen (■ Abb. 20.7). Darstellung der V. femoralis superficialis und der V. poplitea im Verlauf mittels Kompressionssonographie (stets im Querschnitt). Zum kompletten Status gehört auch die Untersuchung der Unterschenkelvenen. Diese erfolgt am sinnvollsten im Sitzen bei locker hängenden Beinen, wenn der Patient auf der Kante der Untersuchungsliege sitzt.

20.3.2 Weitere Thrombosen

Muskelvenenthrombose

Bei dem Verdacht auf eine tiefe Beinvenenthrombose muss auch an eine Muskelvenenthrombose gedacht werden (■ Abb. 20.21).

Diese erkennt man sonographisch an einer runden Struktur innerhalb der Muskelloge, oft mit Binnenechos. Auch diese Thrombosen sind nicht komprimierbar. Druck auf thrombosierte Muskelvenen ist meist sehr schmerzhaft für den Patienten, sodass Patienten oft schon vor, aber immer während der Untersuchung auf die genaue Stelle der Thrombose zeigen können.

Thrombophlebitis

Darstellung der mündungsnahen Abschnitte der V. saphena magna oder parva im Längs- und Querschnitt sowie der angrenzenden tiefen Venenabschnitte mit Angabe des Abstandes zum tiefen Venensystem.

> Wegen der Mitbeteiligung des tiefen Venensystem in bis zu 20 % sollte dieses bei Vorliegen einer Thrombophlebitis mit untersucht werden.

Es sollte möglichst eine Aussage über die maximale Ausdehnung der Phlebitis getroffen werden.

Phlegmasia coerulea dolens

Die Phlegmasia coerulea dolens entsteht dadurch, dass die thrombosierten dilatierten Venen das venöse Blut in der Extremität zurückhalten, die dann blau wird, und der steigende Druck in den Kompartimenten letztlich den arteriellen Einstrom zum Erliegen bringt. Neben dem klinischen Bild mit extremer Beinschwellung, starken Schmerzen, lividen bis tief blauen Zehen der betroffenen Extremität bis hin zur nekrotischen Blasenbildung finden sich folgende sonographischen Befunde:

- **Venös:** Verschluss der tiefen und oberflächlichen Venen (▶ Abschn. 20.3.1).
- **Arteriell:** hoher Widerstand der arteriellen Ausstrombahn mit Akzentuierung der diastolischen Rückflusskomponente bis hin zum Pendelfluss in den distalen Unterschenkelarterien (Netto-Nullströmung). Oft findet sich schon proximal ein Verschlusssignal.

Differenzialdiagnosen des geschwollenen, schmerzhaften Beines

- Rupturierte Baker-Zyste
- Muskelhämatom
- Kompartmentsyndrom: Der Nachweis stark pulsierender Wandbewegungen ggf. mit enddiastolischem Gefäßkollaps der im betroffenen Kompartment verlaufenden Arterie im Vergleich zur Gegenseite ist beweisend für ein durch das Kompartmentsyndrom bedrohte Extremität.
- Lymphödem, wenn es sehr ausgeprägt ist: Man sieht die Subkutis stark aufgetrieben, etwas echogen, diffus. Der Schallkopf hinterlässt Eindrücke, die über Minuten stehen bleiben.
- Stauungsödem, wenn es sehr ausgeprägt ist: Man sieht in der Subkutis echoarm die eingelagerte Flüssigkeit, in der die subkutanen Fettzellen zu schwimmen scheinen.

Literatur

Arbeitskreis Vaskulärer Ultraschall (AVU) der Deutschen Gesellschaft für Ultraschall in der Medizin (DEGUM) (2011) Empfehlungen zur Sonographie peripherer vaskulärer Notfälle. http://www.degum.de

Arbeitskreis Vaskulärer Ultraschall (AVU) der Deutschen Gesellschaft für Ultraschall in der Medizin (DEGUM) (2009) Empfehlungen zur Sonographie zerebrovaskulärer Notfälle. http://www.degum.de

Arbeitskreis Vaskulärer Ultraschall (AVU) der Deutschen Gesellschaft für Ultraschall in der Medizin (DEGUM) (2008) Mehrstufenkonzept für die Ausbildung und Qualitätssicherung in der vaskulären Ultraschalldiagnostik. http://www.degum.de/140.html

Arbeitskreis Vaskulärer Ultraschall (AVU) der Deutschen Gesellschaft für Ultraschall in der Medizin (DEGUM) (2004) Dokumentationsempfehlungen zur Qualitätssicherung in der vaskulären Ultraschalldiagnostik. http://www.degum.de/693.html

Arning C, Widder B, von Reutern GM, Stiegler H, Görtler M (2010) Ultraschallkriterien zur Graduierung von Stenosen der A. carotis interna-Revision der DEGUM-Kriterien und Transfer in NASCET-Stenosierungsgrade. Ultraschall in Med 31:251–257

Coull AJ, Lovett JK, Rothwell PM on behalf of the Oxford Vascular Study (2004) Population based study of early risk of stroke after transient ischaemic attack or minor stroke: implications for public education and organisation of services. BMJ, doi:10.1136/bmj37991.635266.44 (published 26 January 2004)

Deutsche Geselschaft für Angiologie, DGA (2010) Diagnostik und Therapie der Venenthrombose und Lungenembolie, AWMF Register (065/002)

Eckstein HH, Kühnl A, Berkefeld J, Diel R, Dörfler A, Kopp I, Langhoff R, Lawall H, Ringleb P, Sander D, Storck M (2012) S3-Leitlinie zur diagnsotik, Therapie und Nachsorge der extrakraniellen Karotisstenose. AWMF Leitlinie, 06.08.2012

Fairhead JF, Mehta Z, Rothwell PM (2005) Population-based study of delays in carotid imaging and surgery and the risk of recurrent stroke. Neurology 65:371–375

Hennerici MG, Aichner F, Binder J, Diener HC, Forsting M, Mattle H (2008) Diagnostik zerebrovaskulärer Erkrankungen. In: Kommission Leitlinien der Deutschen Gesellschaft für Neurologie (Hrsg) Leitlinien für Diagnostik und Therapie in der Neurologie Thieme, Stuttgart

Lawall H, Ruck H, Diem C (2009) Leitlinie zur Diagnostik und Therapie der peripheren arteriellen Verschlusskrankheit (PAVK), AWMF Register Nr. 065/003

Nedelmann M, Stolz E, Gerriets T, Baumgartner RW, Malferrari G, Seidel G, Kaps M, TCCS Consensus Group (2009) Consensus recommendations for transcranial color-coded duplex sonography for the assessment of intracranial arteries in clinical trials on acute stroke. Stroke 40:3238–3244

Sektion Neurologie der Deutschen Gesellschaft für Ultraschall in der Medizin (DEGUM) (2000) Dokumentationsempfehlungen zur Qualitätssicherung. http://www.degum.de/343.html

Sektion Neurologie der Deutschen Gesellschaft für Ultraschall in der Medizin (DEGUM) und Deutsche Gesellschaft für Klinische Neurophysiologie (DGKN) (2009) Mehrstufenkonzept für die Ausbildung und Qualitätssicherung in der neurologischen Ultraschalldiagnostik. http://www.degum.de/624.html

Stiegler H (2011) Plötzlich kaltes Bein. Akute Embolie oder Thrombose? MMW-Fortschr 153:32–34

Stiegler H, Brandl R (2009) Periphere arterielle Verschlusskrankheit. Stellenwert der Sonographie. Ultraschall in der Medizin 30:334–363

Stiegler H, Brandl R (2008) Der akute Extremitätenschmerz: Thrombose, Embolie oder Entrapmentsyndrom? MMW-Fortschritt i Med 23:3–5

Widder B, Görtler M (2004) Ultraschall beim akuten Schlaganfall. In: Widder B, Görtler M (Hrsg) Doppler- und Duplexsonographie der hirnversorgenden Arterien Springer, Heidelberg

Notfallsonographie des Bewegungsapparates

Bewegungsorgane

Benedikt Friemert, Gerhard Achatz

G. Michels, N. Jaspers (Hrsg.), *Notfallsonographie*,
DOI 10.1007/978-3-642-36979-7_21,

Die Notfallsonographie der Bewegungsorgane soll in erster Linie dazu genutzt werden, Richtungsentscheidungen zu treffen, um eine weitere Diagnostik zielgerichtet veranlassen zu können oder ggf. relevante Diagnosen auszuschließen. Sie erhebt nicht den Anspruch unmittelbar in allen Fällen sofort eine abschließende Diagnose zu ermöglichen.

Im Bereich der Bewegungsorgane finden sich neben organspezifischen auch allgemeine sonographische Befunde, die an allen Körperregionen in gleicher Art und Weise vorkommen können. Dieses sind z. B. Hämatome, Serome oder Sehnenreizungen. Da die Darstellung dieser immer gleichartigen Befunde an allen Körperregionen zu aufwändig wäre, sollen diese allgemeinen Befunde in einem ersten Abschnitt jeweils beispielhaft dargestellt werden. In gleicher Art und Weise können diese an anderer Stelle des Körpers auftreten und somit diagnostiziert werden. In den Unterkapiteln der einzelnen Organsysteme werden nur noch die spezifischen notfallsonographischen Befunde der Bewegungsorgane beschrieben.

Die notwendige Geräteausstattung ist sehr einfach gehalten. Für die hier dargestellte Diagnostik reicht in der Regel ein „normales Ultraschallgerät" (Stufe II, DEGUM-Richtlinien) mit einer 7,5 MHz-Linearschallkopfsonde vollständig aus. Lediglich bei tief liegenden Hämatomen, z. B. in der Glutealmuskulatur, ist ggf. ein 3,5 MHz- bzw. 5 MHz-Schallkopf notwendig. Weitere Geräteausstattungen sind nicht zwingend erforderlich. Im Hinblick auf die fachliche Kompetenz des Sonographeurs reichen sonographische Grundkenntnisse aus, um die hier dargestellten Befunde erheben zu können. Ein Spezialwissen ist nicht erforderlich.

Ein Hinweis sei noch erlaubt: Gemäß der DEGUM-Konventionen werden für den Bereich der Bewegungsorgane am linken Bildschirmrand folgende Orientierungsrichtungen abgebildet: kranial, rechte Körperseite, tibial, ulnar. Alle pathologischen Befunde werden in 2 Ebenen dargestellt. Aus Platzgründen ist dieses hier nicht erfolgt, wenn die Befunde in einer Ebene eindeutig sind. Da diese allgemeinen Veränderungen wie Hämatome/Serome usw. überall auftreten, ist es nicht möglich Standardebenen anzugeben. Es wird der Schallkopf in Längs- und Querrichtung über der Pathologie platziert, ggf. sind zur besseren Darstellung auch Schräg- und Diagonalschnitte erforderlich. Wenn möglich, sollten auffällige Befunde auch im Seitenvergleich untersucht werden.

21.1 Allgemeine Befunde

21.1.1 Hämatom

Hämatome befinden sich in der Regel subkutan (epifaszial) oder intramuskulär, sodass die umgebende Sonoanatomie von der Körperregion, in dem das Hämatom auftritt, abhängig ist.

Sonomorphologie Hämatom (Abb. 21.1):
- Meist echoarme, unregelmäßig begrenzte Raumforderung.
- Je nach Alter des Hämatoms unterschiedliche Menge an Binnenreflexen.
- Bei sehr alten Hämatomen teilweise hyperechogene Strukturen.
- Dorsale Schallverstärkung.

21.1.2 Serom

Da Serome sehr häufig Folge von alten Hämatomen sind, gelten die gleichen umgebungsanatomischen Kriterien wie bei den Hämatomen.

Sonomorphologie Serom (Abb. 21.2):
- Echofreie, meist glatt begrenzte Raumforderung.
- Keine bis geringe echoreiche Binnenreflexe.
- Deutliche dorsale Schallverstärkung.

21.1.3 Gelenkerguss

Alle Gelenkergüsse stellen sich im Grunde genommen gleich dar. Es findet sich eine intraartikuläre echoarme bis echofreie Raumforderung. Je nachdem, ob es sich um einen serösen oder hämatogenen/pyogenen Erguss handelt, zeigen sich echoreiche Binnenreflexe. Zum Teil stellen sich auch größere Fibrinfäden dar. Die Gelenkkapsel, die in der Regel dem Knochen/Knorpel direkt aufliegt, ist abgehoben.

Sonomorphologie Gelenkerguss (Abb. 21.3):
- Echoarme bis echofreie Raumforderung.
- Je nach Entität unterschiedliche Binnenreflexe.
- Von den anatomischen Strukturen abgehobene Gelenkkapsel.

21.1.4 Abszess

Zu allgemeinem, ► Abschn. 21.1.1.

> **Abszesse sind nicht immer leicht sonomorphologisch von Hämatomen abgrenzbar. Hier ist der entscheidende differenzialdiagnostische Unterschied durch die klinischen Symptome erkennbar.**

Sonomorphologie Abszess:
- Echoarme Raumforderung mit teils glattwandiger, teils unklarer, diffuser Abgrenzung.
- Dorsale Schallverstärkung.
- Echoreiche Binnenreflexe, die sehr inhomogen sind.

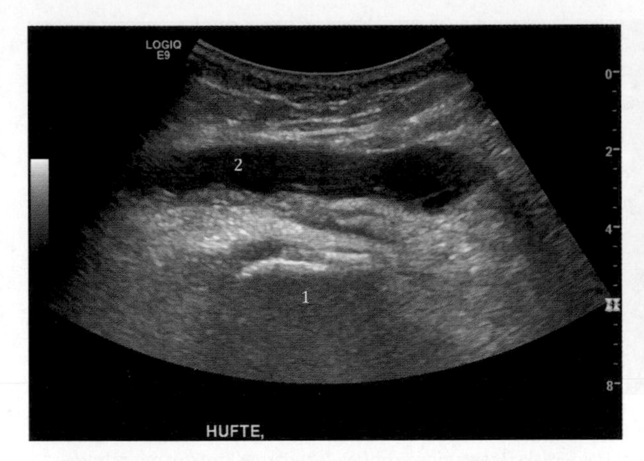

■ **Abb. 21.1** Frisches postoperatives Hämatom nach Hüft-TEP. Man erkennt die echoarme Raumforderung mit unregelmäßiger, diffuser Begrenzung und leichten Binnenreflexen sowie dorsaler Schallverstärkung (*1:* Trochanter major; *2:* Hämatom)

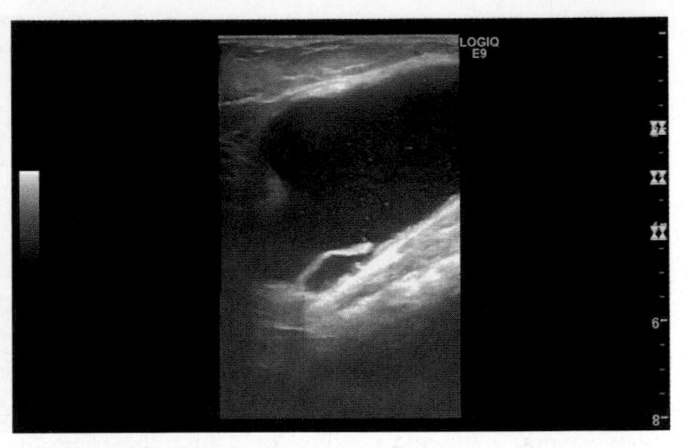

■ **Abb. 21.2** Typisches Serom am Unterschenkel, prätibial, lateral nach Hämatom. Erkennbar ist die echofreie Raumforderung, es sind ein paar Fibrinfäden in der Flüssigkeit erkennbar. Glatte Begrenzung und dorsale Schallverstärkung

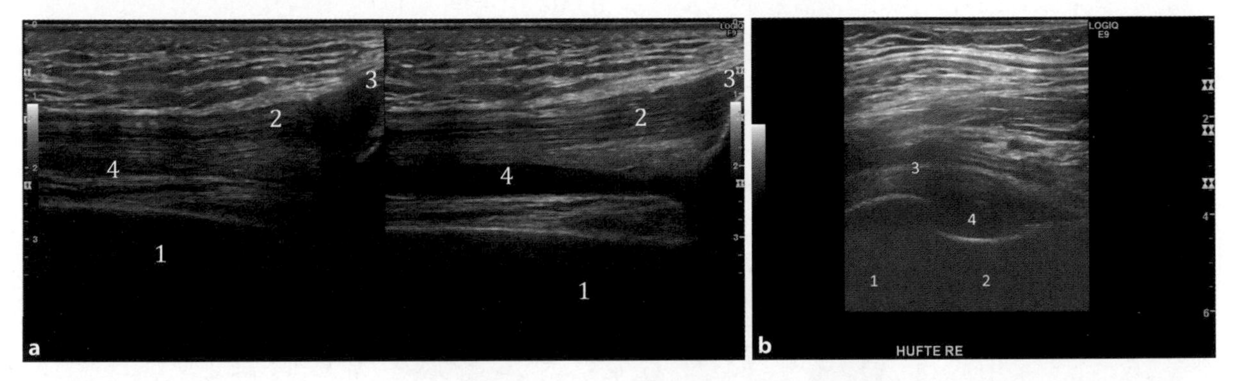

■ **Abb. 21.3** **a** Kniegelenkerguss: typische echoarme Raumforderung mit Distension der Gelenkkapsel, die von den anatomischen Strukturen abgehoben ist. Durch Anspannen der Muskulatur lassen sich die Rezessus „ausmelken", sodass der Erguss besser dargestellt werden kann (linkes Bild ohne Anspannung, rechtes Bild mit Anspannung; *1:* Femur; *2:* Quadrizepssehne; *3:* kranialer Patellapol; *4:* Erguss). **b** Typisches Bild eines Hüftgelenkergusses, deutliche Kapseldistension erkennbar (*1:* Femurkopf; *2:* Schenkelhals; *3:* Gelenkkapsel; *4:* Erguss)

- Ggf. kleine punktförmige, im schallkopfnahen Bereich liegende, pünktchenförmige Binnenreflexe als Ausdruck der Totalreflexion bei Gasblasen.
- Nach Umlagerung Änderung der Position der Gasreflexe.

21.1.5 Ödem

Im Wesentlichen sind hier die subkutanen Ödeme gemeint, deren Ursachen sehr vielfältig sein können. Diese reichen vom Vorliegen einer Thrombose bis hin zur Lymphabflussstörung aufgrund des operativen Zugangsweges. Die Erscheinungsform des Ödems ist allerdings immer homogen gleich.

Sonomorphologie Ödem (■ Abb. 21.4):

- Deutliche Verdickung der epifaszialen Subkutanschicht.

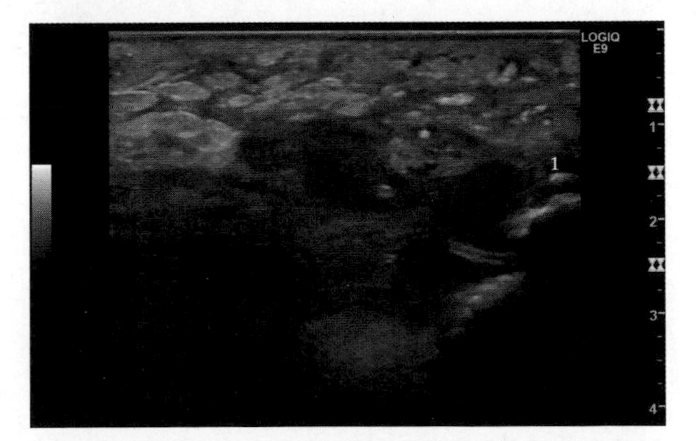

■ **Abb. 21.4** Ödem periartikulär im Bereich des Kniegelenkes nach einer Quadrizepssehnenrefixation: Man erkennt sehr gut die im subkutanen Fettgewebe eingelagerten Flüssigkeitsansammlungen mit Septierung. Das Gewebe erscheint echoreicher, bedingt durch die vielen kleinen dorsalen Schallverstärkungen (*1:* laterale Patellakante; *2:* Flüssigkeit zwischen den Fettzellen und Septen)

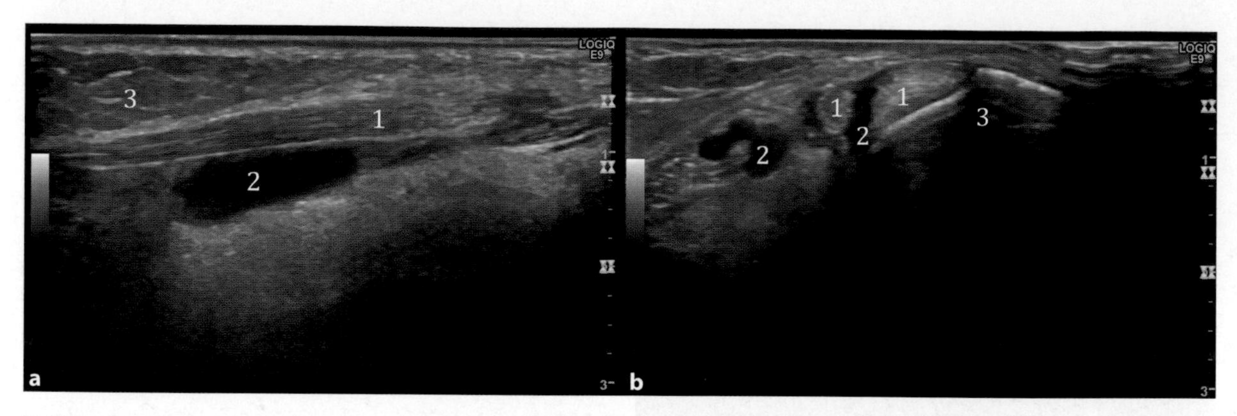

Abb. 21.5 **a** Tendovaginitis der Tibialis-posterior-Sehne am Innenknöchel im Längsschnitt: Erkennbar ist der echofreie Saum um die gut zu erkennende Sehne mit typischer Binnentextur einer Sehne. Im Querschnitt Halo-Effekt (kreisrunde echofreie/echoarme Struktur mit echoreichem Binnenreflex – hier Sehne; *1:* Tibialis-posterior-Sehne; *2:* Flüssigkeitsansammlung in der Sehnenscheide; *3:* Subkutangewebe). **b** Querschnitt mit Halo-Effekt (*1:* Tibialis-posterior-Sehne; *2:* Flüssigkeitsansammlung in der Sehnenscheide; *3:* Innenknöchel)

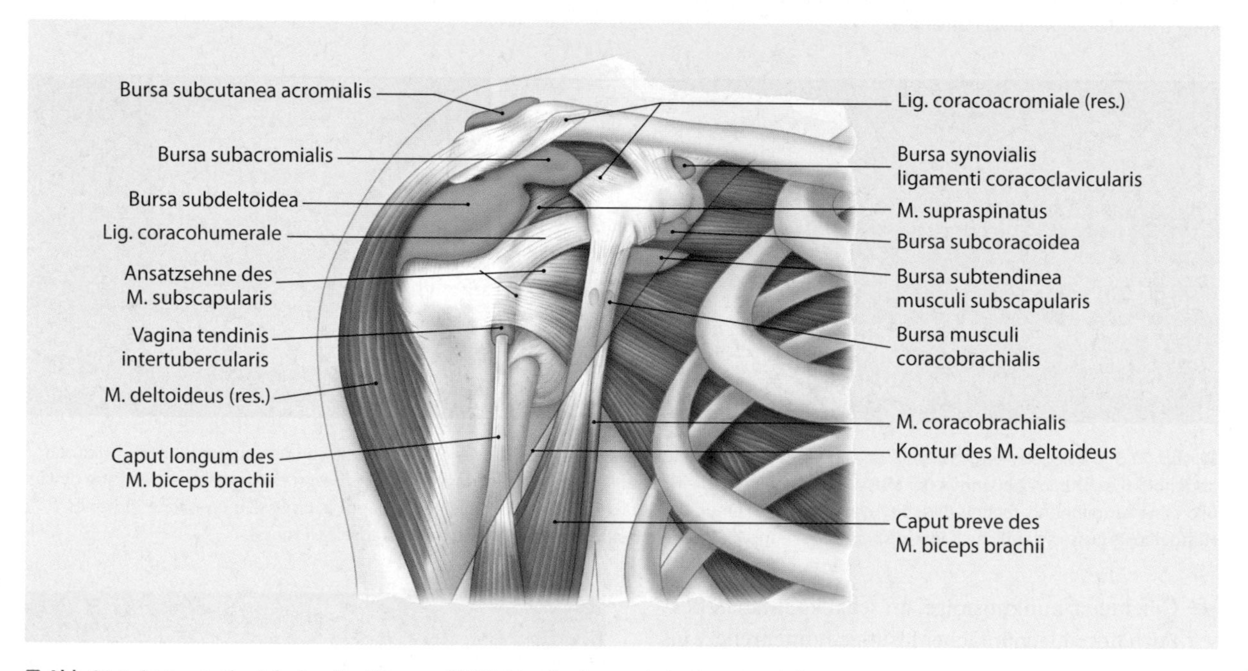

Abb. 21.6 Anatomie der Schulter. Aus Tillmann (2009) Atlas der Anatomie. Springer, Heidelberg

- Deutliche echofreie Flüssigkeitseinlagerung im subkutanen Fettgewebe mit Auseinanderdrängung der Schichtenseptierung.
- Deutliche subfasziale Schallverstärkung.
- Diffuse Abgrenzung zum umgebenden gesunden Gewebe.

21.1.6 Tendovaginitis

Alle dem Ultraschall zugänglichen Sehnen zeigen einen typischen Aufbau mit echoreicher Sehne (Sehnen müssen immer senkrecht angeschallt werden, sonst ist die Sehne nicht darstellbar) und umgebendem peritendinösen echoarmen Gleitgewebe. Dieses Gleitgewebe kann entzündlich verändert sein. Die Sonomorphologie einer Tendovaginitis ist in allen Bereichen gleich.

Sonomorphologie Tendovaginitis (Abb. 21.5):
- In Längsrichtung normal dargestelltes Sehnengewebe.
- Die Sehnen umgebende echoarme Struktur ist deutlich verdickt.
- Die peritendinöse Verdickung ist in der Regel echofrei.
- Dorsale Schallverstärkung.
- Gutes Gleiten der Sehne innerhalb des verdickten Gleitgewebes.
- Im Querschnitt zeigt sich der Halo-Effekt mit zentral liegendem echoreichem Binnenreflex als Sehnenreflex sowie dem verdickten echofreien peritendinösen Gleitgewebe.

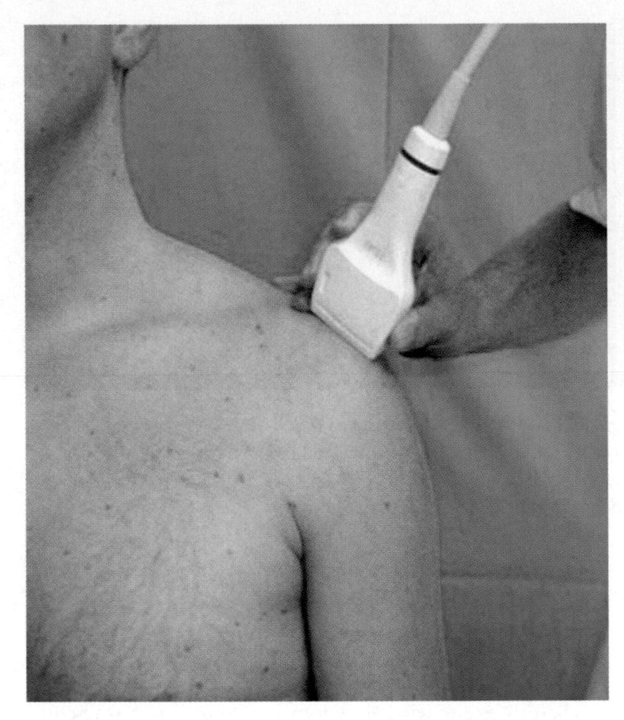

■ **Abb. 21.7** Darstellung der Stellung des Schallkopfes. Dieser wird auf die tastbare Falte des M. trapezius aufgesetzt und dann nach lateral verschoben, bis die Schnittebene über dem Humeruskopf erreicht ist (Rabenschnabelschnitt)

21.2 Schulter

Die Schulter stellt das beweglichste Gelenk des menschlichen Körpers dar, bei dem ausgesprochen viele anatomische Strukturen auf engstem Raum angeordnet sind. Somit liegen auch pathologische Veränderungen unterschiedlicher Strukturen eng beieinander. Die Schulter setzt sich aus dem Glenohumeralgelenk und dem Akromioklavikulargelenk zusammen. Als wesentliche Strukturen sind die Bursa subdeltoidea und subacromialis sowie die Rotatorenmanschette zu nennen, die aus dem M. subscapularis, M. supraspinatus und M. infraspinatus sowie dem M. teres minor gebildet wird. Zusätzlich ist als wesentliche Struktur die lange Bizepssehne im Verlauf des Sulcus bicipitalis durch das Gelenk bis zum Bizepssehnenanker am Glenoidrand zu nennen (■ Abb. 21.6.)

Im Weiteren sollen nun einige häufige und einfach zu diagnostizierende Krankheitsbilder an der Schulter beschrieben werden. Auf die Darstellung aller Schnittebenen an der Schulter wird verzichtet. Es werden nur die zu den sonoanatomischen Bildern gehörenden Schnittebenen mit abgebildet.

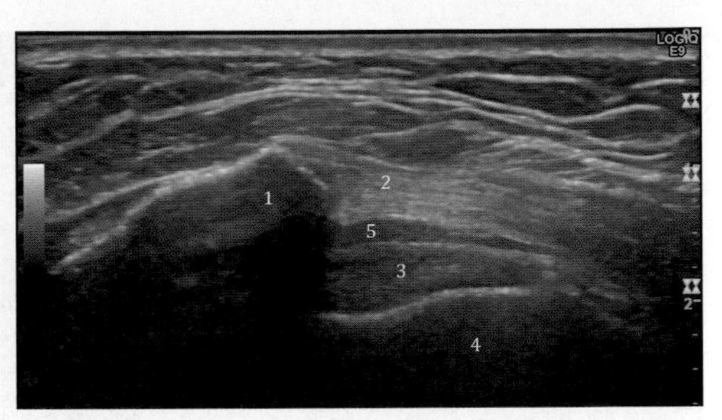

■ **Abb. 21.8** Darstellung des Rabenschnabelschnittes. Erkennbar ist die deutliche echoarme Schicht zwischen M. deltoideus und Rotatorenmanschette. Dies entspricht einer deutlichen Bursitis subacromialis/subdeltoidea. Die Rotatorenmanschette ist intakt (*1:* Akromion; *2:* M. deltoideus; *3:* Rotatorenmanschette; *4:* Humeruskopf; *5:* Bursitis subdeltoidea)

21.2.1 Bursitis subdeltoidea/subacromialis

Der Schallkopfes wird in Längsrichtung der Hautfalte des M. trapezius aufgesetzt und lateral über das Akromion verschoben (Rabenschnabelschnitt, ■ Abb. 21.7, ■ Abb. 21.8):

- Oberhalb der Rotatorenmanschette zeigt sich eine echoarme bis echofreie schmale Struktur.
- Dorsale Schallverstärkung.
- Normale Konfiguration der Rotatorenmanschette.

21.2.2 Tendinitis calcarea

Der Schallkopf wird in Längsrichtung der Hautfalte des M. trapezius aufgesetzt und lateral über das Akromion verschoben (Rabenschnabelschnitt, ■ Abb. 21.7, ■ Abb. 21.9):

- Echoreiche Binnenstruktur in der Rotatorenmanschette.
- Dorsale Schallauslöschung.

21.2.3 Rotatorenmanschettenruptur

Der Schallkopf wird in Längsrichtung der Hautfalte des M. trapezius aufgesetzt und lateral über das Akromion verschoben (Rabenschnabelschnitt, ■ Abb. 21.7, ■ Abb. 21.10):

- Die typische Rabenschnabelkonfiguration kann nicht dargestellt werden.
- Unter Innen- und Außenrotation zeigt sich eine Änderung der dreieckförmigen Darstellung der Rotatorenmanschette.
- Teilweise echoarme, teilweise echoreiche Binnenreflexe der Rotatorenmanschette.
- Deutliche Seitendifferenz im Vergleich zur gesunden Schulter.

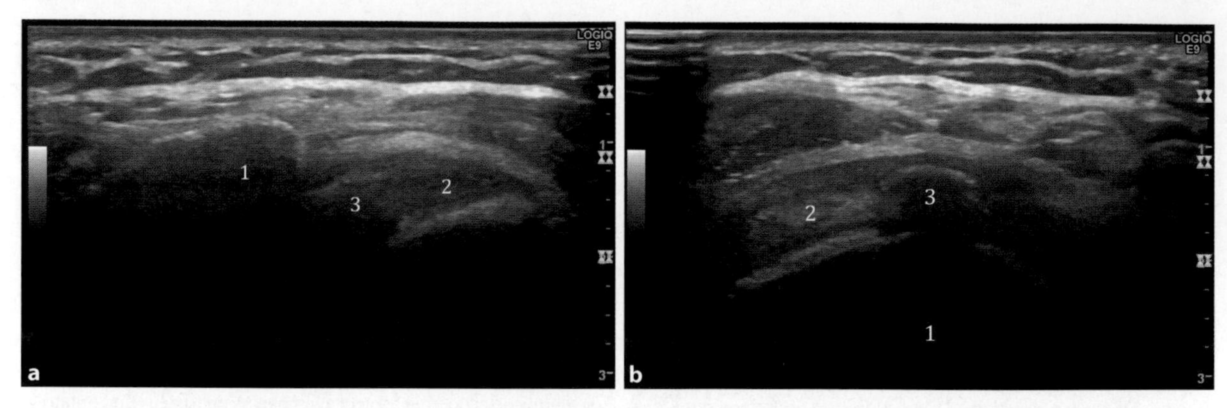

■ Abb. 21.9 a Tendinitis calcarea. Erkennbar ist die echoreiche Binnenstruktur in der Rotatorenmanschette mit deutlicher dorsaler Schallverstärkung, sodass der Humeruskopf an der Stelle nicht mehr erkennbar ist. Die Rotatorenmanschette ist intakt, keine Bursitis subacromialis (*1:* Akromion; *2:* Rotatorenmanschette; *3:* Humeruskopf; *4:* Kalkdepot mit dorsaler Schallauslöschung). b Ebene zur Darstellung der Pathologie (sog. Wagenradschnitt, *1:* Humeruskopf; *2:* Rotatorenmanschette; *3:* Kalkdepot mit dorsaler Schallauslöschung)

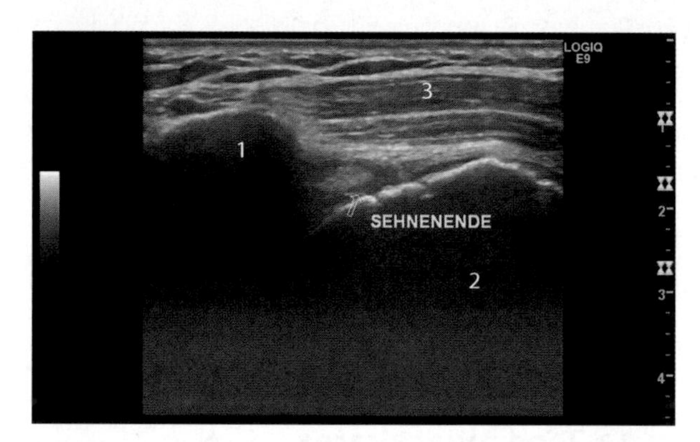

■ Abb. 21.10 Man erkennt im Rabenschnabelschnitt, dass die normale Konfiguration der Rotatorenmanschette (Rabenschnabel) nicht mehr vorhanden ist. Erkennbar ist auch das laterale Ende (abgerissenes Ende) der Rotatorenmanschette (*1:* Akromion; *2:* Humeruskopf; *3:* M. deltoideus)

21.2.4 Erguss/Luxation im Acromioclaviculargelenk (ACG)

Der Schallkopf wird wie bei der Bursitis subdeltoidea (▶ Abschn. 21.2.1) beschrieben aufgesetzt und exakt über das ACG eingestellt. Das weitere Vorgehen ist wie beim Rabenschnabelschnitt beschrieben, nur wird der Schallkopf nicht so weit nach lateral geführt (■ Abb. 21.7, ■ Abb. 21.11):

- Echoarme bis echofreie intraartikuläre Raumforderung im ACG im Vergleich zur Gegenseite.
- Verdickung der Gelenkkapsel.
- Teilweise exophytische Ausziehungen beim Vorliegen einer ACG-Arthrose.
- Bei horizontal aufgesetztem Schallkopf soll die Höhe des Akromions und der Klavikula gleich sein.
- Bei einer ACG-Sprengung zeigt sich eine deutlich höher stehende Klavikula, die bei Druck auf die Klavikula reponiert werden kann (Klaviertastenphänomen).

21.2.5 Tendovaginitis bicipitalis, Bizepssehnenruptur, Bizepssehnenluxation

Als Schnittebene wird ein ventraler Querschnitt am Schultergelenk gewählt, indem der Sulcus bicipitalis zur Darstellung kommt (■ Abb. 21.12). Es ist darauf zu achten den Schnitt nicht zu weit distal anzusetzen.

Anatomisch lassen sich das Tuberculum majus, dann der Sulcus bicipitalis und das Tuberculum minus sehr gut darstellen. Zwischen den beiden Tubercula ist die kreisrunde Bizepssehne im Sulcus zu erkennen. Überdeckt wird der Sulcus durch das sog. Rotatorenintervall und den Pulley-Komplex, der die Bizepssehne bei Innen- und Außenrotation im Sulcus fixiert.

> **Grundsätzlich ist bei der Ultraschalluntersuchung von Sehnen darauf zu achten, dass diese senkrecht mit dem Schallkopf angeschallt werden, da nur dann die Sehnen echoreich dargestellt werden und eine sichere Beurteilung möglich ist.**

Tendovaginitis der langen Bizepssehne

Im Sulcus (■ Abb. 21.13):

- Zentralliegende echoreiche Bizepssehne.
- Um die Bizepssehne echoarme bis echofreie Struktur.
- Typisches Halo Phänomen.

Bizepssehnenruptur

Bei der korrekten Einstellung des Schnittes ist die Bizepssehne nicht mehr im Sulcus darstellbar (■ Abb. 21.14).

> **Um zu beweisen, dass die Sehne nicht mehr vorhanden ist, darf selbige in verschiedenen Anschallwinkeln nicht nachweisbar sein.**

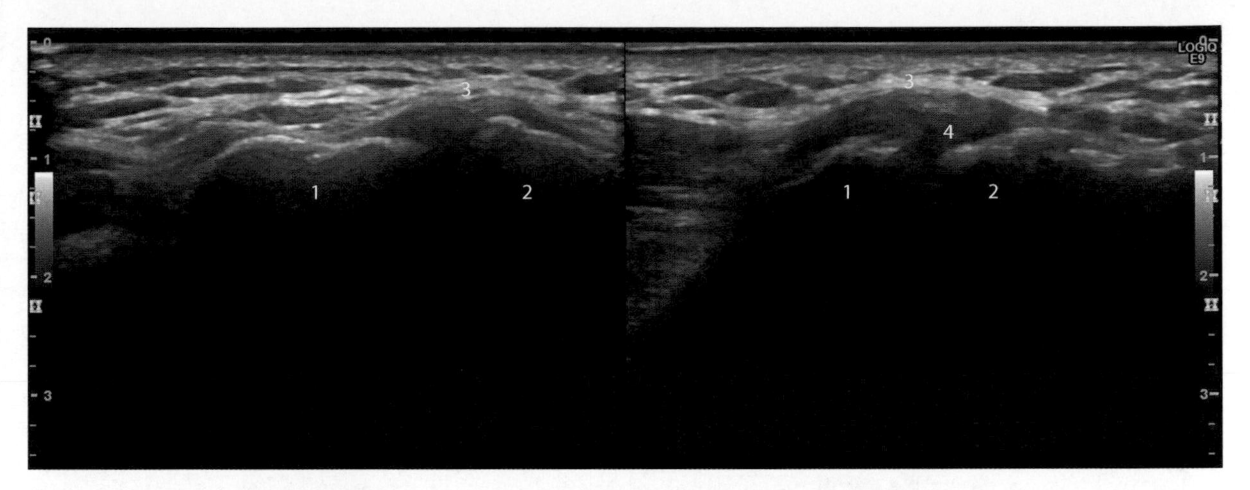

Abb. 21.11 ACG-Reizung mit Erguss (*re*) und Kapselverdickung. Erkennbar ist die deutliche echoreiche Raumforderung unter der Gelenkkapsel mit Distension des Gelenkes. Man erkennt, dass auf beiden Seiten die Klavikula und das Akromion auf gleicher Höhe stehen. Keine Instabilität. Ist das nicht der Fall muss der Verdacht auf eine ACG Sprengung (wenn die Klinik stimmt) gestellt werden (*1:* laterale Klavikula; *2:* Akromion; *3:* Gelenkkapsel; 4: Erguss)

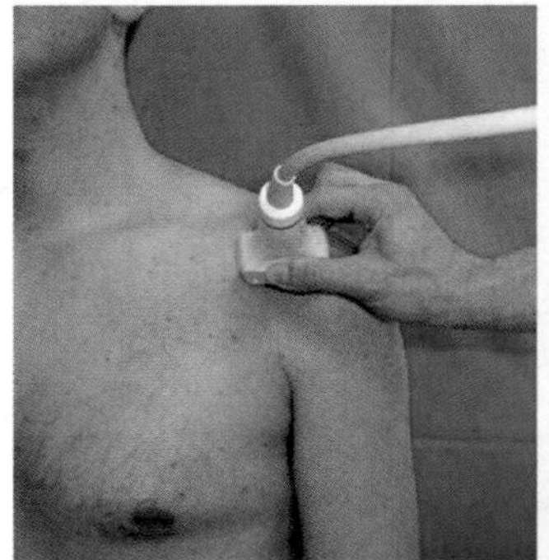
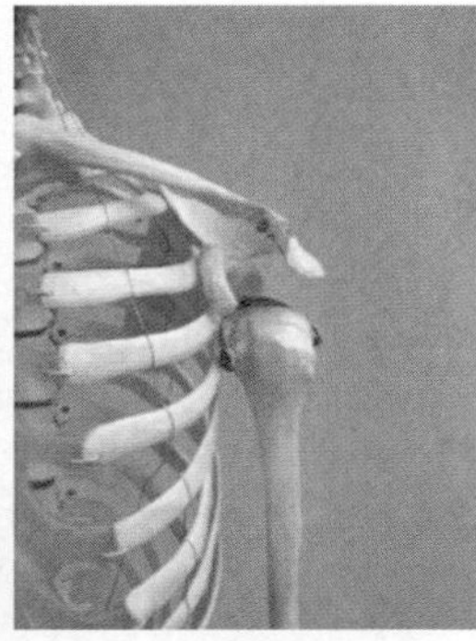

Abb. 21.12 Als Schnittebene wird ein ventraler Querschnitt am Schultergelenk gewählt, indem der Sulcus bicipitalis zur Darstellung kommt. Bei Neutralrotation des Armes liegt der Sulcus direkt ventral

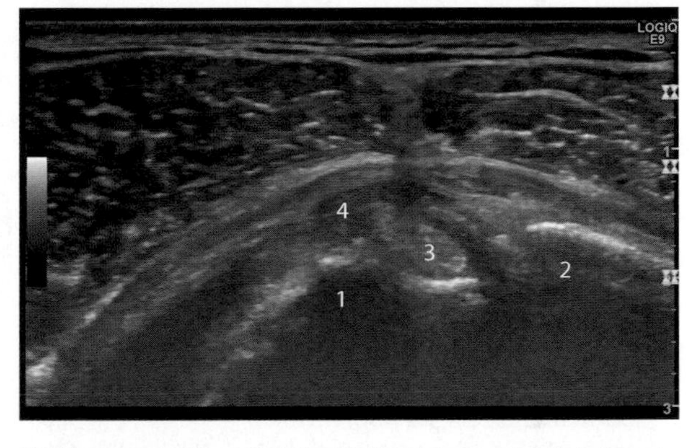

Abb. 21.13 Tendovaginitis bicipitalis. Erkennbar sind die Tubercula minus und majus. Im Sulcus ist eine echoarme Struktur erkennbar (Flüssigkeit). Zentral die schon degenerativ abgeflachte Bizepssehne (*1:* Tuberculum minus mit Subskapularissehne; *2:* Tuberculum majus; *3:* Bizepssehne; *4:* Tendovaginitis bicipitalis)

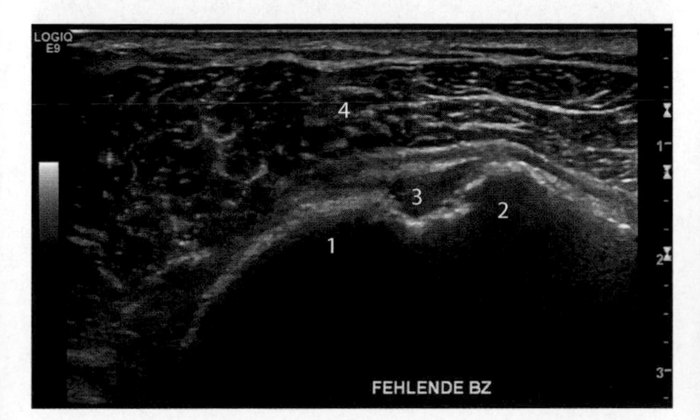

Abb. 21.14 Omarthrose mit degenerativer Bizepssehnenruptur. Man erkennt, dass der Sulcus bicipitalis leer ist (gilt nur dann als fehlende Sehne, wenn der gleiche Befund in mehreren Anschallwinkeln vorliegt; *1:* Tuberculum minus; *2:* Tuberculum majus; *3:* leerer Sulcus bicipitalis; *4:* M. deltoideus)

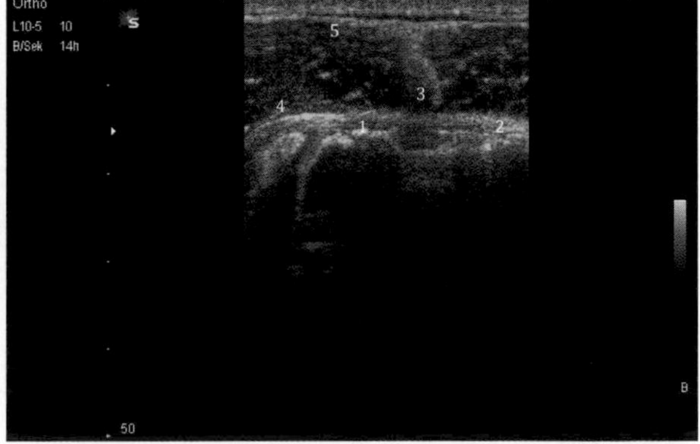

Abb. 21.15 Erkennbar ist der leere Sulcus und die medial des Tuberculum minus liegende Bizepssehne (*1:* Tuberculum minus; *2:* Tuberculum majus; *3:* leerer Sulcus bicipitalis; *4:* nach medial luxierte Bizepssehne, *5:* M. deltoideus)

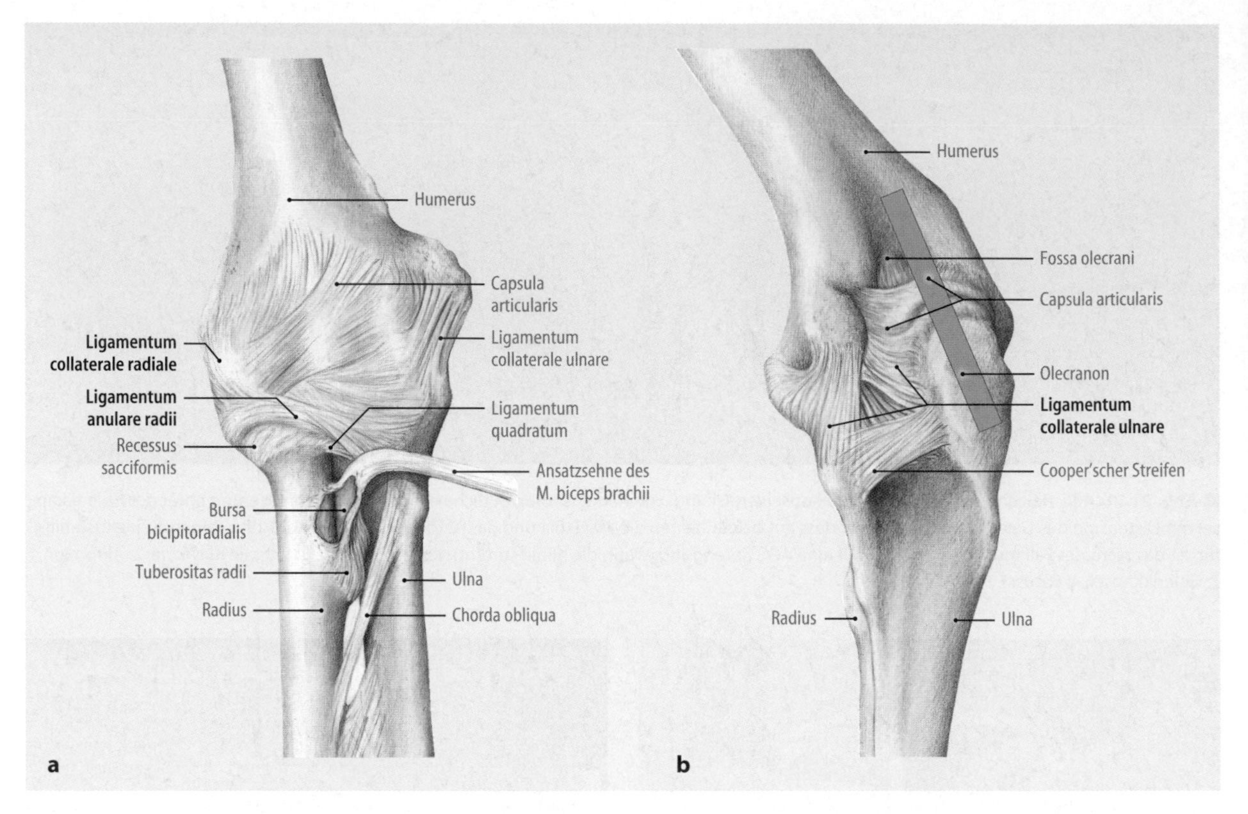

Abb. 21.16 Dargestellt ist die Schallkopfposition (*blauer Balken*) für den dorsalen Längsschnitt über der Fossa olecrani und dem Olekranon selber. **a** Ansicht von vorn, **b** Ansicht von hinten. Aus Tillmann (2009) Atlas der Anatomie. Springer, Heidelberg

Bizepssehnenluxation

- Der Sulcus bicipitalis stellt sich leer mit echoarmen Binnenreflex dar (Abb. 21.15).
- Man erkennt meist über dem Tuberculum minus die luxierte Bizepssehne.
- Bei Innen- und Außenrotation bewegt sich die Bizepssehne vom Sulcus auf das Tuberculum minus und zurück.

21.3 Ellenbogengelenk

Das Ellenbogengelenk ist in seiner Struktur ein sehr komplexes Gelenk, in dem 3 Knochen miteinander artikulieren. Es kann im Ellenbogen eine Flexion und Extension sowie Pronation und Supination durchgeführt werden. Auch Kombinationsbewegungen sind möglich (Abb. 21.16).

Als wesentliche pathologische Veränderungen soll hier nur der Ellenbogenerguss sowie die Bursitis olecrani dargestellt werden. Die notwendigen Schnitte werden wieder anhand eines Bildes dargestellt.

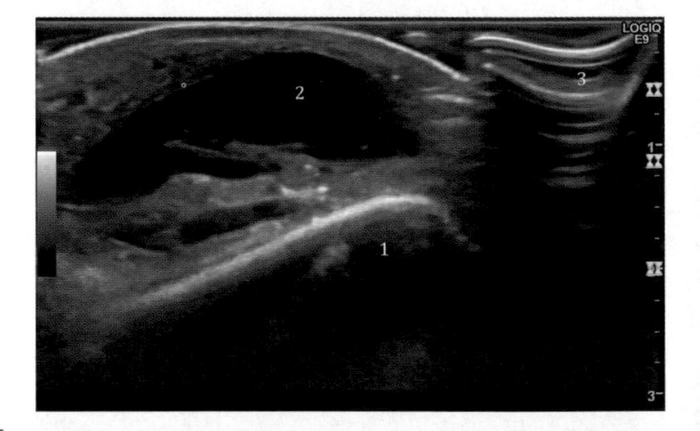

Abb. 21.17 Typisches Bild einer Bursitis olecrani im Längsschnitt. Erkennbar sind die echofreie Raumforderung über dem Olekranon, die dorsale Schallverstärkung und die Fibrinfäden (*1:* Olekranon; *2:* Bursitis olecrani; *3:* Ankoppelungsartefakt)

21.3.1 Bursitis olecrani

Der Längsschnitt über dem Olekranon zeigt (Abb. 21.16, Abb. 21.17):

- Echofreie, subkutane Raumforderung.
- Dorsale Schallverstärkung.
- Teilweise echoreiche Binnenreflexe, die beweglich sind.
- Komprimierbarkeit des Befundes.

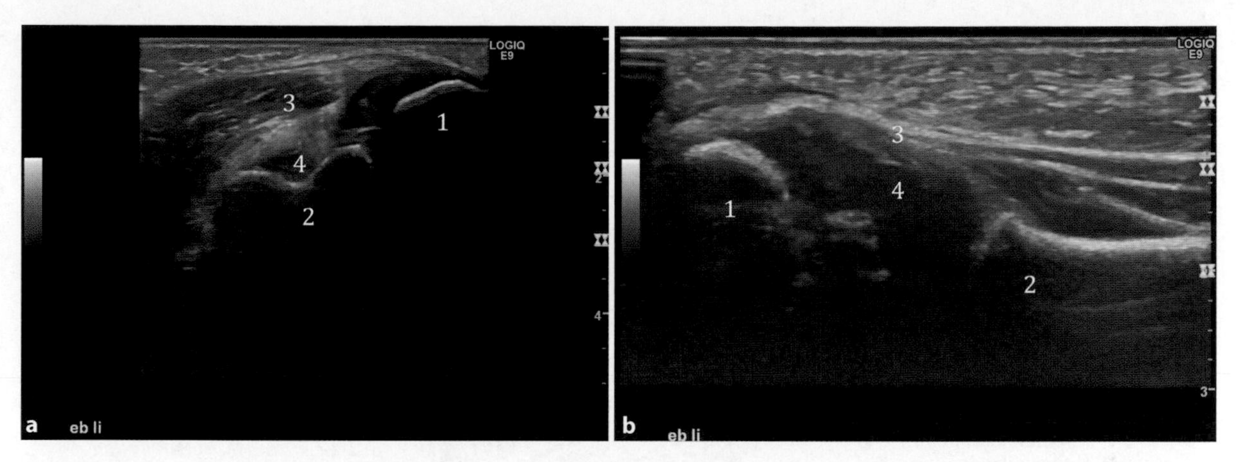

■ **Abb. 21.18** **a** Hämarthros bei einem 8-jährigen Kind nach Ellenbogenluxation. Erkennbar ist die echoarme Raumforderung in der Fossa olecrani im dorsalen Längsschnitt. Man erkennt sehr gut, das noch knorpelige Olekranon (*1:* Olekranon, teilweise noch knorpelig beim Kind; *2:* Humerus; *3:* M. triceps; *4:* Erguss). **b** Ventraler Längsschnitt über dem Radiusköpfchen beim Kind. Auch hier die ausgeprägte Distension der Gelenkkapsel gut erkennbar (*1:* Humerus; *2:* Radiuskopf; *3:* Kapsel; *4:* Erguss)

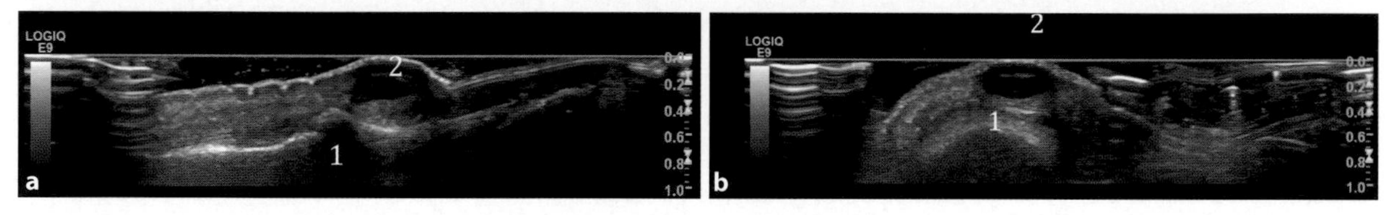

■ **Abb. 21.19** Ganglion am DIP, dorsal. Erkennbar ist sehr gut die echofreie Raumforderung in beiden Ebenen. **a** Im Längsschnitt ist auch sehr gut der Kanal in das Gelenk erkennbar (*1:* DIP; *2:* Ganglion). **b** Querschnitt (*1:* DIP; *2:* Ganglion)

21.3.2 Ellenbogenerguss

Erneuter Längsschnitt über dem Olekranon zur Darstellung der Fossa olecrani (■ Abb. 21.16, ■ Abb. 21.18):
- Abheben der Gelenkkapsel durch echofreie bis echoarme Binnenstruktur.
- Dorsale Schallverstärkung.
- Teilweise echoreiche Binnenreflexe, je nachdem ob es sich um einen Erguss oder einen Hämarthros handelt.

Der Erguss kann auch in einem ventralen Schnitt dargestellt werden. Da die Schonhaltung des Ellenbodens aber die Beugestellung ist, kann der Arm nicht so gestreckt werden, dass er sonographiert werden kann.

21.4 Handgelenk

Es soll hier das Handgelenk-/Fingergelenkganglion und der Sehnenriss an der Hand dargestellt werden, da es sich um häufige Befunde handelt.

21.4.1 Handgelenk-/Fingergelenkganglion

Längsschnitt über dem palpablen Befund, Darstellung des Befundes in 2 Ebenen (■ Abb. 21.19):
- Echofreie, glatt begrenzte Raumforderung.
- Dorsale Schallverstärkung.
- Ggf. Darstellung des Ganglionkanals bis an die Handwurzelknochen bzw. das Gelenk.
- Kaum verschieblich.

21.4.2 Sehnenruptur

Darstellung der Sehne im Längsschnitt:
- Eine kontinuierliche Darstellung der Sehne ist nicht möglich.
- Teilweise echoarme Struktur zwischen den nachweisbaren Sehnenenden.
- Unter Bewegung des Fingers ist die Darstellung der Rupturstelle leichter möglich.
- Bestmögliche Untersuchungsbedingung ist das Wasserbad, da hiermit die Bewegung bei vollem Umfang des Fingers ohne Ankopplungsprobleme durchgeführt werden kann.

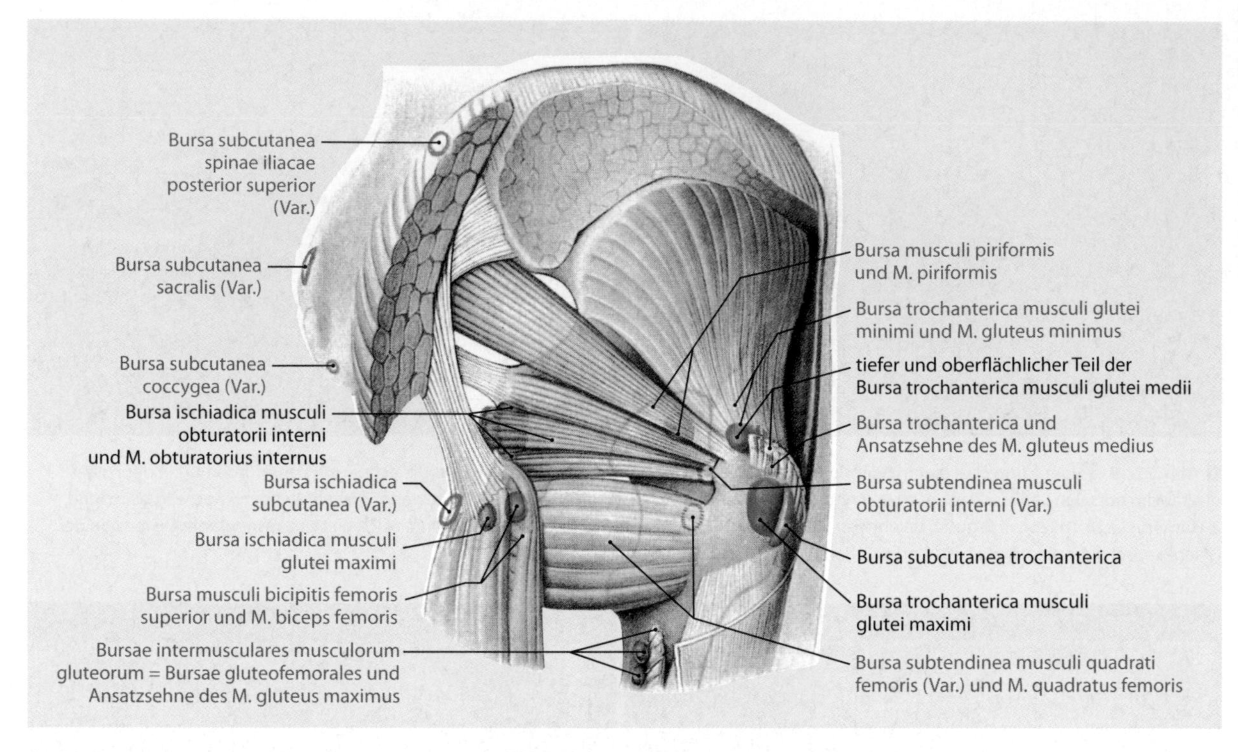

Abb. 21.20 Schematische Darstellung der anatomischen Verhältnisse am Hüftgelenk. Aus Tillmann (2009) Atlas der Anatomie. Springer, Heidelberg

21.5 Hüfte

Anatomisch stellt das Hüftgelenk ein typisches Kugel- bzw. Nussgelenk dar, wobei der Hüftgelenkkopf des proximalen Femur mit dem Azetabulum artikuliert. Stabilisiert wird das Gelenk durch ein ergänzendes Labrum acetabuli. Bewegungen in allen 3 Ebenen sind möglich (Abb. 21.20).

21.5.1 Bursitis trochanterica

Bei der Bursitis trochanterica imponieren klinisch periartikuläre Hüftgelenksbeschwerden, welche sich insbesondere bei Bewegung verstärken.

Der Schallkopf wird lateral am Oberschenkel in longitudinaler Richtung im Bereich über der Trochanter major-Region aufgesetzt:

- Zur Darstellung kommen der M. gluteus medius und minimus, der M. tensor fasciae latae sowie darunterliegend das Trochantermassiv.
- Sonographisch findet man ein echoarmes bzw. echofreies Areal, welches jedoch auch teilweise Binnenechos im Sinne korpuskulärer Anteile enthalten kann.

21.5.2 Hüftgelenkerguss

Pathognomonisch ist der Hüftgelenkerguss für viele verschiedene Krankheitsbilder.

> **Bestehen jedoch entsprechende Allgemeinsymptome bzw. eine entsprechende laborchemische Entzündungskonstellation muss an eine septische Koxitis gedacht werden, die eine unmittelbare therapeutische Konsequenz nach sich ziehen muss!**

Der Schallkopf wird im Verlauf der Hüftkopf-Schenkelhals-Linie aufgelegt, wobei darauf geachtet werden sollte, dass das Bein in maximaler Innenrotationsstellung gelagert wird (Abb. 21.20):

- Zur Darstellung kommen der M. iliopsoas sowie z. T. in kaudaler Richtung noch abgebildet die proximalen Anteile des M. sartorius. Darunter liegend kranial noch angeschnitten der Pfannenrand der Hüftgelenkpfanne sowie im Hauptanteil der Hüftkopf als auch die Schenkelhalsregion.
- Sonographisch findet man beim Hüftgelenkerguss, v. a. im Übergangsbereich Hüftkopf zu Schenkelhalsregion, ein echoarmes bzw. -freies Areal, welches je nach Genese des Ergusses teilweise auch vereinzelte Binnenechos im Sinne korpuskulärer Anteile enthalten kann.

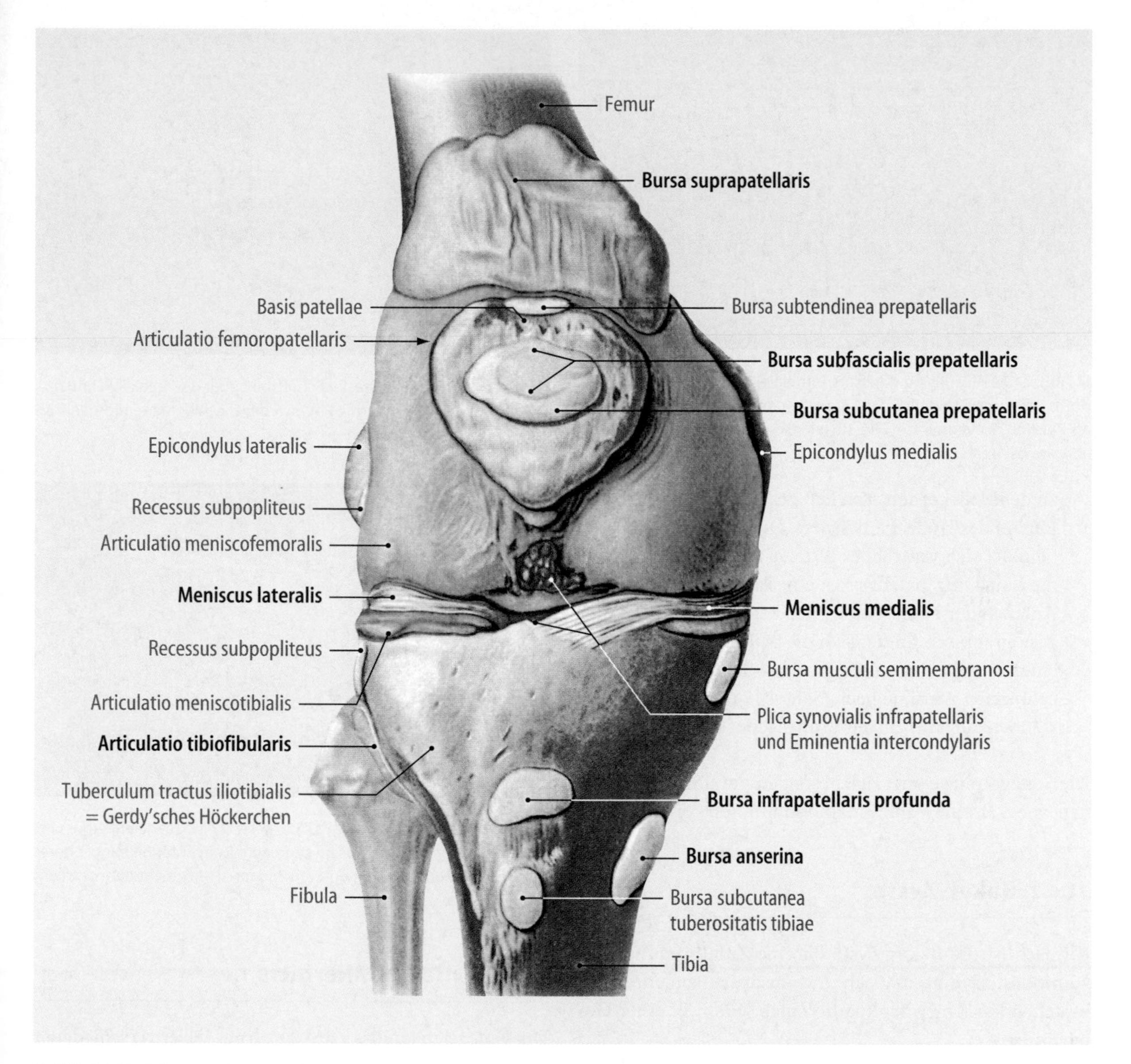

Abb. 21.21 Schematische Darstellung der anatomischen Verhältnisse im Kniegelenk. Aus Tillmann (2009) Atlas der Anatomie. Springer, Heidelberg

21.6 Knie

Das Kniegelenk ist ein Gelenk mit 6 beteiligten Gelenkflächen zwischen Femur, Tibia und Patella (Abb. 21.21). Somit kann das Kniegelenk die Funktion eines Dreh-Scharniergelenkes erfüllen, Translationsbewegungen in kleinem Umfang machen die Gesamtbeweglichkeit des Kniegelenks möglich. So sind neben Extension und Flexionsbewegungen auch Drehbewegungen in geringem Umfang bei flektiertem Kniegelenk möglich.

21.6.1 Bursitis präpatellaris/infrapatellaris

Klinisch imponieren bei entsprechenden Bursitiden neben evtl. bestehender Rötung, Überwärmung und Weichteilschwellung der entsprechenden Region v. a. Druckdolenz als auch Bewegungsschmerz im Kniegelenk.

Der Schallkopf wird in kraniokaudaler Richtung im Bereich über der Patella bzw. im Sinne einer nach distal gerichteten Longitudinalverschiebung über dem Lig. patellae positioniert (Abb. 21.22):

- Zur Darstellung kommen kranial der distale Abschnitt der Patella, das Lig. patellae mit seiner typischen Sonomorphologie eines Bandes sowie dessen distale Insertionsstelle, außerdem unter dem Lig. patellae bis

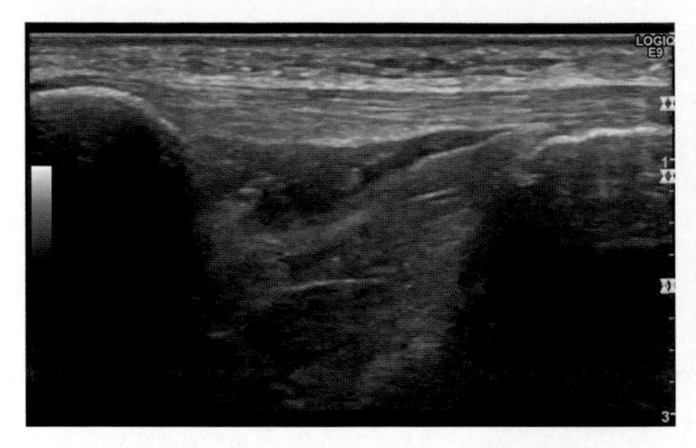

Abb. 21.22 Bursitis präpatellaris/infrapatellaris. In der Region des Hoffa-Fettkörpers findet sich die Bursa infrapatellaris aufgetrieben. Als Zeichen der vermehrten Flüssigkeitseinlagerung zeigt sich ein echoarmes Areal

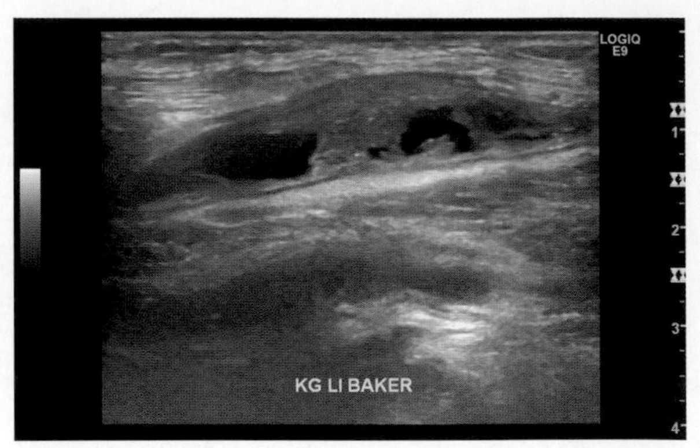

Abb. 21.23 Baker-Zyste. Im Schnittbild über der Kniekehle findet sich eine zystische echoarme Raumforderung, hier mit teils organisierten, echoreicheren Anteilen

zu den knöchernen Anteilen des Kniegelenks hin die Region des Hoffa-Fettkörpers. Die Bursa präpatellaris befindet sich ventral der distalen Anteile der Patella, die Bursa infrapatellaris ist eingelagert in den distalen Anteilen der Hoffa-Fettkörper-Region.
- Sonographisch finden sich die typischen Zeichen einer Bursitis mit einem großen echoarmen bzw. echofreien Areal, je nach Genese können unter Umständen auch vereinzelt Binnenechos auftreten.

Die Sonographie eignet sich besonders gut um Interventionen, wie z. B. eine Punktion und Infiltration vorzunehmen.

21.6.2 Baker-Zyste

Klinisch ist die Baker-Zyste oft eine Zufallsbefund bzw. zumindest asymptomatisch und Ausdruck von chronisch bestehenden Kniegelenkpathologien, wie z. B. einer Gonarthrose.

Der Schallkopf wird im Bereich direkt über der Kniekehle sowohl in longitudinaler als auch in transversaler Richtung aufgelegt (Abb. 21.23):
- Zur Darstellung kommen kranial die Anteile der Mm. semimenbranosus bzw. semitendinosus, kaudal die Anteile des M. gastrocnemius, Caput mediale bzw. laterale. Zentral werden u. a. die A. und V. poplitea sowie die Region des hinteren Kreuzbandes (HKB) angeschnitten, lateral bzw. medial ist der Blick auf das jeweilige Meniskushinterhorn zu sehen.
- Sonographisch findet sich eine zystische Strukturmorphologie mit echoarmen bzw. echofreiem Erscheinungsbild. Im Transversalschnitt imponiert die Baker-Zyste oft C- bzw. halbmondförmig. Eine Verbindung ins Gelenk lässt sich nicht selten finden.

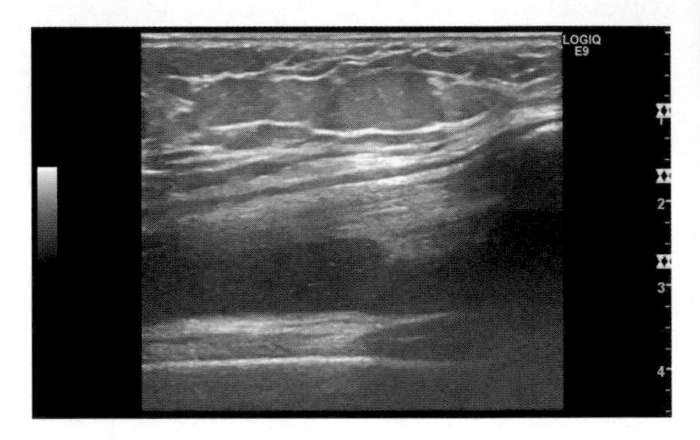

Abb. 21.24 Kniegelenkerguss. Dargestellt ein Kniegelenkerguss im Bereich des oberen Rezessus im Längsschnitt (rechter Bildrand: oberer Patellapol; harter Reflex im unteren Bildanteil entspricht dem distalen Femur)

21.6.3 Kniegelenkerguss

Der Kniegelenkerguss kann Ausdruck vieler verschiedener Pathologien sein.

Sind jedoch entsprechende Allgemeinsymptome, wie Überwärmung, Rötung, Weichteilschwellung oder z. B. Fieber, eine entsprechende laborchemische Entzündungskonstellation bzw. z. B. anamnestisch der Zustand nach Kniegelenkpunktion zu beschreiben, muss an einen Kniegelenkinfekt gedacht werden! Eine unmittelbare weitere Abklärung (KG-Punktion!) sowie eine entsprechende therapeutische Konsequenz müssen folgen!

Der Schallkopf wird in longitudinaler bzw. transversaler Richtung im Bereich des oberen Recessus aufgelegt, das Kniegelenk bei der Untersuchung in longitudinaler Richtung um 30°, bei der Untersuchung in transversaler Richtung um 90° flektiert (Abb. 21.24):

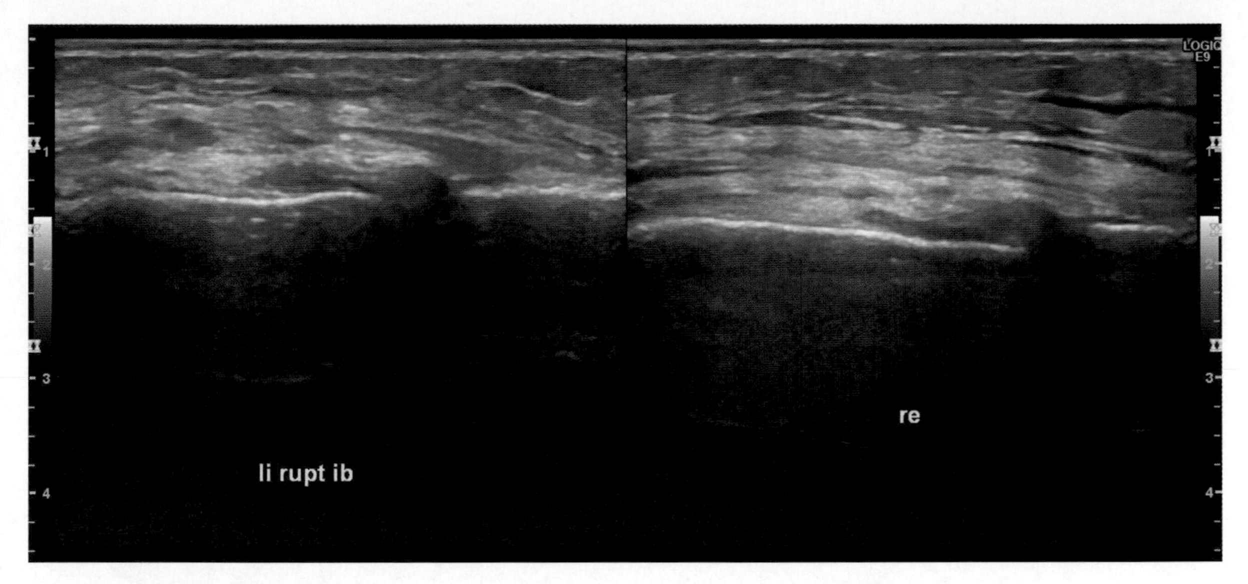

Abb. 21.25 Innenbanddistension/-ruptur. Gegenübergestellt zeigt sich der Befund am rechten und linken Kniegelenk: Rechts ist das Innenband in typischer Weise komplett nachvollziehbar. Linksseitig zeigen sich eine strukturelle Schädigung sowie kleinere echoarme Areale als Ausdruck einer begleitenden Einblutung

- Zur Darstellung kommen die distalen Anteile des M. quadriceps bzw. die Quadrizepssehne mit Insertion am oberen Patellapol sowie darunterliegend das distale Femur (longitudinale Schallkopfposition) bzw. die distalen Anteile der Quadrizepssehne kurz vor Insertion im Bereich des oberen Patellapols, der hyaline Knorpel des Gleitlagers sowie die subchondrale Grenzlinie zum Knochen hin (transversale Schallkopfposition).
- Sonographisch ist im Längsschnitt ein echoarmes bzw. echofreies Areal unterhalb der Quadrizepssehne bzw. entlang des distalen Femurs zu beschreiben, im Querschnitt ist ein echoarmes bzw. echofreies Areal mit Abhebung der Quadrizepssehne aus der Gleitlagerregion zu erkennen.

21.6.4 Quadrizepssehnenruptur

Die Quadrizepssehnenruptur imponiert klinisch als „Delle" in den Weichteilen knapp oberhalb des oberen Patellapols. Der Unterschenkel kann z. B. nicht aktiv von der Untersuchungsliege angehoben werden.

Der Schallkopf wird in longitudinaler Richtung über der Quadrizepssehnenregion aufgelegt, distal wird der obere Patellapol gerade angeschnitten:

- Sonographisch kann eine Aufhebung bzw. Unterbrechung der typischen Sonomorphologie der Sehne gesehen werden, nicht selten ist ein echoarmes Areal als Ausdruck eines eingebluteten Hämatoms zu beschreiben.
- Bei einem ansatznahen, knöchernen Ausriss sind ggf. in der Region des eingebluteten Hämatoms dann auch harte Binnenechos als Ausdruck von Reflexen knöcherner Schalen etc. zu finden.

21.6.5 Innenbanddistension/-ruptur

Klinisch besteht eine typische Anamnese mit Distorsion oder übermäßigem Valgusstress am Kniegelenk. In der Untersuchung zeigt sich eine Druckdolenz im Verlauf des Innenbandes.

Der Schallkopf wird in longitudinaler Ausrichtung medial am Kniegelenk positioniert. Kranial ist das Tuberculum adductorium Leitstruktur. Der Schallkopf wird leicht nach ventral eingedreht, um dem Verlauf des Innenbandes gerecht zu werden (Abb. 21.25):

- Sonographisch finden sich im periligamentären Bereich häufig echoarme bzw. echofreie Flüssigkeitsportionen im Sinne eines Hämatoms.
- Eine Kontinuitätsunterbrechung der typischen Sonomorphologie des Bandes kann beschrieben werden.

21.6.6 Außenbandruptur

Klinisch besteht eine typische Anamnese mit Distorsion oder übermäßigem Varusstress am Kniegelenk. In der Untersuchung zeigt sich eine Druckdolenz im Verlauf des Außenbandes.

Der Schallkopf wird in longitudinaler Ausrichtung lateral am Kniegelenk positioniert. Kaudal ist das Fibulaköpfchen Leitstruktur. Der Schallkopf wird von dort aus

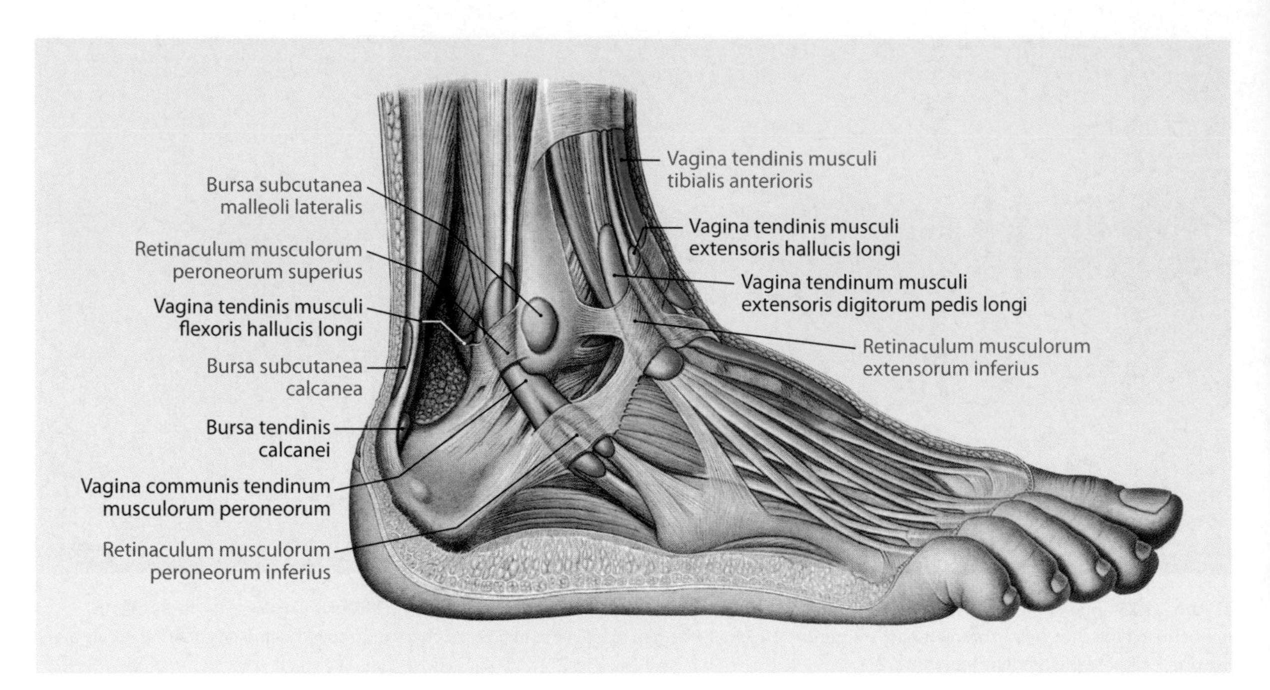

Abb. 21.26 Schematische Darstellung der anatomischen Verhältnisse am oberen Sprunggelenk. Aus Tillmann (2009) Atlas der Anatomie. Springer, Heidelberg

entsprechend der Beinachse ausgerichtet. Der Befund der Außenbandruptur stellt sich sonomorphoplogisch im Vergleich zur Innenbandruptur gleich da (Abb. 21.25):

- Sonographisch finden sich im periligamentären Bereich häufig echoarme bzw. echofreie Flüssigkeitsportionen im Sinne eines Hämatoms.
- Eine Kontinuitätsunterbrechung der typischen Sonomorphologie des Bandes kann beschrieben werden.

21.6.7 Patellaspitzensyndrom

Das Patellaspitzensyndrom imponiert klinisch als belastungsabhängiger Schmerz im Bereich der Patellaspitze, also am Ursprungspunkt des Lig. patellae am unteren Patellapol. Die typische Anamnese für diese Schmerzsymptomatik unter typischen Belastungen wie z. B. beim Treppensteigen oder bei Laufsportarten wird in der klinischen Untersuchung durch eine lokalisierte Druckdolenz an der Patellaspitze unterstrichen, die die Verdachtsdiagnose erhärtet.

Der Schallkopf wird in longitudinaler und transversaler Richtung im Übergangsbereich unterer Patellapol zum Lig. patellae aufgelegt:

- Sonographisch kann eine „Aufhebung“ der typischen Sonomorphologie des Bandes ansatznah beschrieben werden, echoarme bzw. echofreie Areal sind Ausdruck der chronischen Reizung im Sinne einer Flüssigkeitseinlagerung.

21.7 Oberes Sprunggelenk (OSG)

Das obere Sprunggelenk wird gebildet von der Tibia, der Fibula als proximale Gelenkpartner und dem Talus distal. Es ist in erster Linie ein Scharniergelenk, bietet jedoch auch in geringem Maße die Freiheit zur Pronation und Supination sowie für Rotationsbewegungen (Abb. 21.26).

21.7.1 Gelenkerguss

Neben der Anamnese für z. B. eine Distorsion, ein stumpfes Trauma oder ähnliches, spricht klinisch vor allem eine Umfangszunahme des Gelenkes für die Diagnose.

Der Schallkopf wird in kraniokaudaler Richtung über den ventralen Anteilen des OSG positioniert (kranial distale Tibiavorderkante, kaudal Trochlea tali, Abb. 21.27):

- Sonographisch findet sich in dieser Untersuchungsposition eine große echoarme Volumenzunahme, wobei eine Plantarflexion im Sprunggelenk helfen kann, die Untersuchung zu erleichtern.

21.7.2 Achillodynie/Achillessehnenruptur

Klinisch imponieren bei der Achillodynie im chronischen Stadium eine verdickte, druckschmerzhafte und abschnittsweise kolbenförmig aufgetriebene Sehne, oftmals mit einer Rötung und Überwärmung einhergehend. Bei der Ruptur lässt sich nach typischer Anamnese meist eine „Delle“ über

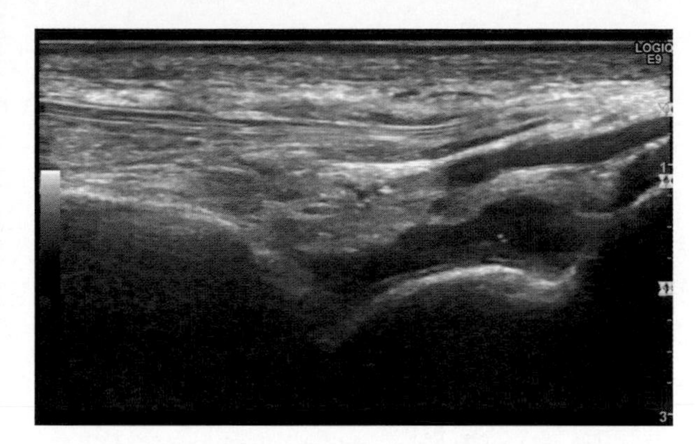

■ **Abb. 21.27** Gelenkerguss. Im Bereich zwischen Tibiavorderkante und Trochlea tali zeigt sich der Gelenkerguss als echoarmes Areal. Zudem bestehen in diesem Bild noch echoarme Areale extraartikulär, welche als Einblutung nach einem ausgeprägten Distorsiontrauma zu werten sind

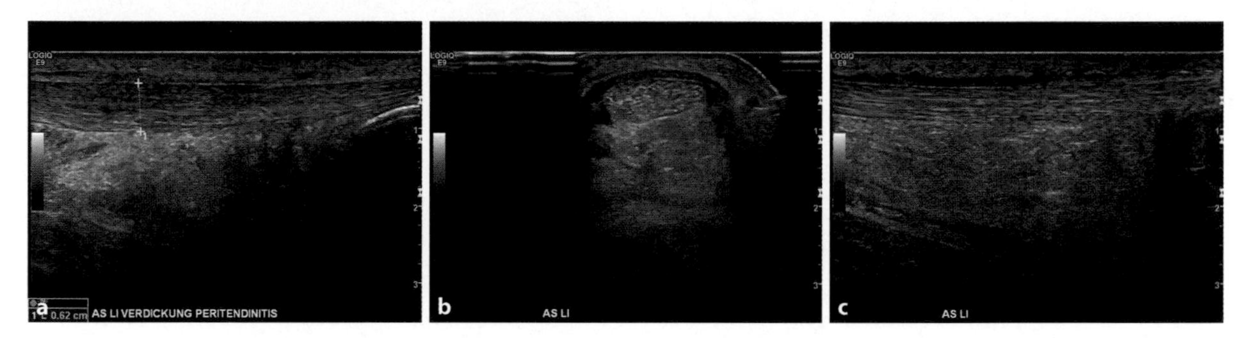

■ **Abb. 21.28 a–c** Achillodynie. Die chronische Achillodynie ist durch eine kolbenförmige Verdickung der Achillessehne gekennzeichnet. Zudem besteht nicht selten eine Peritendinitis mit Flüssigkeitseinlagerung (echoarme Areale) als Ausdruck der chronischen Reizung

der Rupturregion diagnostizieren, der Thompson-Test (manuelle Kompression der Wadenmuskulatur führt bei intakter Sehne zu einer Plantarflexion im OSG; bei einer Achillessehnenruptur ist diese Beugung aufgehoben.) fällt pathologisch aus.

Der Schallkopf wird in kraniokaudaler Richtung positioniert, wobei zu Beginn der Schallkopf über den distalen Sehnenanteilen aufgelegt wird, um somit noch den Kalkaneus distal mit anzuschneiden. Anschließend erfolgt dann die Längsverschiebung entlang der Achillessehne nach proximal bis zum Übergang der Sehne in den M. gastrocnemius. Die Beurteilung im 90° dazu gedrehten Transversalschnitt kann die Untersuchung ergänzen, wobei hierzu häufig eine Vorlaufstrecke benötigt wird:

- Sonographisch sehen wir bei der **Achillodynie** eine Aufhebung der typischen Sehnentextur sowie eine kolbenförmige Auftreibung. Zudem finden sich nicht selten peritendinöse Flüssigkeitssäume im Sinne echoarmer bzw. echofreier Linien als Ausdruck der chronischen Reizung (■ Abb. 21.28).
- Bei der **Achillessehnenruptur** findet sich die Sehne in Ihrer Kontinuität unterbrochen. Im Rupturbereich kann ein Hämatom im Sinne eines echoarmen bzw. echofreien Areals gesehen werden. Ein wesentlicher Vorteil der Sonographie ist hier die Möglichkeit zur funktionellen Beurteilung: lassen sich die beiden Sehnenstümpfe unter max. Plantarflexion sonographisch nachweisbar annähern, kann ggf. eine konservative Therapie erwogen werden.

Kontrastmittelsonographie und sonographiegesteuerte Punktionen

Kontrastmittelsonographie in Notfallsituationen

Horst Kinkel

G. Michels, N. Jaspers (Hrsg.), *Notfallsonographie*,
DOI 10.1007/978-3-642-36979-7_22,

In vielen Ultraschallzentren in Deutschland ist die kontrastverstärkte Sonographie CEUS (**c**ontrast **e**nhanced **u**ltra**s**ound) in den täglichen Untersuchungsalltag implementiert, da CEUS die diagnostische Sicherheit der Sonographie steigert. Auch in der Notfallsituation kann CEUS zusätzliche Informationen im Vergleich zum normalen B-Bild-Ultraschall oder zur Duplexsonographie liefern. Vor allem die Fragen nach Organeinrissen, nach aktiven Blutungen oder verminderter bzw. fehlender Durchblutung von Organen oder Organbereichen lassen sich mittels CEUS in der geübten Hand rasch und sicher klären.

CEUS bei Kindern stellt bislang einen off-label-use des in Deutschland gängigen Kontrastmittels (KM) SonoVue® dar. Dennoch ist gerade im pädiatrischen Patientenkollektiv aufgrund der meist sehr guten Ultraschallbedingungen auch CEUS als diagnostische Methode in der Notfallsituation effektiv und aussagekräftig. Wenn es die klinischen Bedingungen erlauben, sollte in der Notfallsituation bei Kindern Kontrastultraschall als Alternative zur CT und MRT bedacht werden. Eine Aufklärung der Erziehungsberechtigten ist allerdings ebenso wie die Anwesenheit eines Pädiaters bei der Untersuchung (Therapie einer möglichen allergischen Reaktion) eine „conditio sine qua non" in unserem Ultraschalllabor.

Polytraumatisierte Patienten müssen meist ohne Zeitverzögerung einer Ganzkörper-Computertomographie zum Ausschluss zerebraler, thorakaler und abdomineller sowie knöcherner Verletzungen zugeführt werden. Hier kann Kontrastultraschall nach erfolgter radiologischer Diagnostik ergänzend eingesetzt werden.

Auf eine Einführung in die KM-Sonographie wird mit Verweis auf das Buch *Sonographie organ- und leitsymptomorientiert* (Michels und Jaspers 2012) verzichtet, in dem die physikalisch-technischen Grundlagen ausführlich dargelegt werden.

22.1 Untersuchungsvoraussetzungen und Durchführung

22.1.1 Patientenvorbereitung

Im Notfall kann auf eine Aufklärung des Patienten verzichtet werden, sofern die klinische Situation eine dringliche Diagnostik erfordert. Ansonsten sollte zumindest eine mündliche, besser jedoch eine schriftliche Aufklärung des Patienten anhand eines Aufklärungsbogens erfolgen. Bei Kindern ist immer die Aufklärung der Eltern über off-label-use notwendig.

Es wird ein Zugang mit einem minimalen Innendurchmesser von 0,8 mm Innendurchmesser (≅20 Gauge, rosa) benötigt. An der Wand des Plastikkatheters kommt es durch Scherkräfte zur Bläschenzerstörung, daher darf dieser nicht zu dünn sein. Optional ist ein 3-Wege-Hahn an den Zugang zu adaptieren.

Abhängig von der Klinik (Schmerzmaximum) und dem vorliegenden Unfallhergangs sollte der Ultraschall in der arteriellen Phase auf das Organ fokussiert sein, an dem am wahrscheinlichsten ein pathologischer Befund zu erwarten ist. Bei der Frage nach einer intraabdominellen Blutung mit KM-Austritt in die freie Bauchhöhle muss in allen 4 Quadranten nach KM-Signalen gesucht werden.

Für die Untersuchung muss ein optimales Schallfenster aufgesucht werden, damit die zu untersuchende Region möglichst nah am Schallkonvektor liegt.

Nach welcher Zeit das KM ein Organ erreicht, hängt im Wesentlichen von 2 patientenbedingten Faktoren ab:

- Stelle der Injektion: Je weiter peripher, desto länger braucht das KM.
- Herzminutenvolumen bzw. kardiale Pumpfunktion.

22.1.2 Durchführung der Untersuchung

Das KM wird vorbereitet und von einer Assistenzperson im Raum appliziert. Dabei muss das KM abhängig von dem untersuchten Organ als Bolus appliziert werden (◘ Tab. 22.1, ◘ Abb. 22.1). Die KM-Menge ist neben dem Organ auch vom Patienten (Adipositas) und vom verwendeten Gerät abhängig.

Da es in der Notfallsituation im Wesentlichen um die Frage nach einer Blutung oder Organverletzung geht, sollte eine standardisierte Kontrastdosis für die Notfallsituation gewählt werden, die jeweils vom verwendeten Ultraschallgerät abhängig ist (z. B. 2,4 ml SonoVue®). In der Notfallsituation ist eher mehr KM zu applizieren, um auch kleine Blutungen nicht zu übersehen!

Unmittelbar nach der KM-Gabe werden 10 ml Kochsalzlösung über den 2. Schenkel des 3-Wege-Hahn injiziert.

Tipp

Grundsätzlich darf kein KM über einen Filter gespritzt werden und wenn möglich auch nicht „um die Ecke" (Scherkräfte zerstören die Bläschen). Es ist immer der gerade Schenkel des 3-Wege-Hahns für das KM zu verwenden.

Zum Zeitpunkt der KM-Gabe ist die Uhr im Ultraschallgerät zu starten. Entweder wird im Doppelbildschirm, d. h. links Kontrastbild und rechts fundamentales B-Bild, geschallt oder nach der Applikation des KM in den Kontrastmodus umgeschaltet.

22

Tab. 22.1 Standard-KM-Dosis für verschiedene Organe (Richtwerte)

Organ	Bolus (Kontrastlösung SonoVue® in ml)
Leber	1,2–2,4
Milz	0,4–1,2
Pankreas	0,6–1,8
Niere	1,0–1,8

22.2 EFSUMB-Leitlinien

22.2.1 Grundsätzliches

Die 2004 erschienene und 2008 und 2011 aufgefrischte Leitlinie der European Federation of Societies for Ultrasound in Medicin and Biology (EFSUMB, ► Abschn. 22.4.5) erläutert die Grundsätze der Kontrastsonographie und sollte von allen Kontrastanwendern als klinische Handlungsanweisung verstanden und umgesetzt werden.

Die Kontrastsonographie setzt eine ausreichende B-Bild-Erfahrung und hinreichende Ausbildung des Untersuchers voraus. Vor der CEUS ist immer die B-Bild-Sonographie und Dopplersonographie durchzuführen.

In der Befundbeschreibung sollten folgende Begriffe für die KM-Intensität verwendet werden:

Beschreibung der KM-Intensität
- Hyperkontrastiert (hyperechogen): Kontrastintensität der Läsion größer als in der Umgebung
- Isokontrastiert (isoechogen): Kontrastintensität der Läsion genauso wie in der Umgebung
- Hypokontrastiert (hypoechogen): Kontrastintensität der Läsion geringer als in der Umgebung

Eine Bilddokumentation via Video oder digitalem Medium ist grundsätzlich erforderlich. Die Low-MI-Untersuchung mit kontinuierlicher Charakterisierung des Blutflusses ist die Methode der Wahl bei CEUS. Nicht eindeutige Befunde im CEUS bedürfen selbstverständlich einer weiteren Abklärung mittels anderer Bildgebung (CT, MRT, Angiographie etc.).

Indikationen für CEUS in der Notfalldiagnostik
- Je nach klinischem Setting und Erfahrung im Ultraschallzentrums in der Frage einer Organverletzung bei adäquatem Unfallhergang (insbesondere bei Kindern)
- Zur weiteren Abklärung unklarer Befunde in der radiologischen Diagnostik (CT)

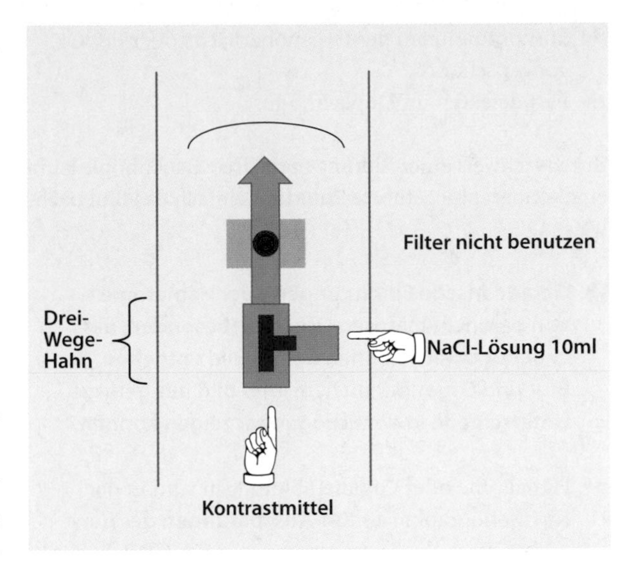

Abb. 22.1 KM-Applikation

- Als Kontrolluntersuchung bei konservativem Management des Traumas
- Im postoperativen Setting

22.3 Traumatische Organverletzungen

22.3.1 Grundsätzliches

Organverletzungen intraabdomineller Organen sind meist die Folge von stumpfen Bauchtraumata wie Sport- oder Verkehrsunfällen. Aber auch Verletzungen mit spitzen Gegenständen wie z. B. ein Skistock oder der Sturz auf einen Fahrradlenker können zu Organverletzungen führen. Schuss oder Stichverletzungen sind seltener Ursache einer Organverletzung verbunden. Postoperative Organverletzungen stellen eher eine Ausnahme dar.

Tipp

Bei der sonographischen Untersuchung sollte vor dem Einsatz von KM immer eine B-Bild Untersuchung der einzelnen Organe erfolgen.

Die Organe der Körperregion, bei der am ehesten aufgrund des Schmerzmaximums und aufgrund des Unfallhergangs eine Organverletzung wahrscheinlich ist, sollten bei der Untersuchung im Fokus stehen. Gesucht wird immer nach
- freier Flüssigkeit,
- inhomogenen Arealen des Parenchyms,

- Diskontinuitäten der Organoberfläche oder der Organkapsel und
- Farbdefekten im Duplexmodus.

Zum Nachweis einer Blutung in die freie Bauchhöhle kann eine sonographiegeführte **Punktion** einfach das Blut nachweisen.

> **Gerade frische Einblutungen oder Hämatome von parenchymatösen Organen (besonders der Leber und Milz) können dem B-Bild entgehen, da Blut und Organparenchym im B-Bild nur geringe Unterschiede in der Echogenität zeigen können.**

- Hämatome oder Organeinblutungen sind in der KM-Sonographie als **KM-Aussparungen** des normalen Parenchyms zu detektieren und daher in der späten Phase des jeweiligen Organs besonders gut sichtbar.
- Bei aktiven Blutungen kann man den Blutfluss mit Kontrastultraschall auch bei nur kleinen Blutungen als **KM-Fahne** über die Organgrenze oder außerhalb von Blutgefäßen sichtbar machen.
- Bei Blutungen in die freie Bauchhöhle zeigt sich bei einer zum Untersuchungszeitpunkt noch aktiven Blutung ein **KM-Signal** in Flüssigkeitsmengen der freien Bauchhöhle.

▪ Klinik

Organverletzungen sind immer dann mit **Schmerzen** verbunden, wenn die mit Schmerzrezeptoren versorgte Organoberfläche mit in die Verletzung einbezogen ist. Einerseits kann durch eine Kapselverletzung direkt Schmerz entstehen, andererseits kann auch bedingt durch eine innere Einblutung durch einen erhöhten Druck auf die Organkapsel ein Schmerzreiz verursacht werden.

Je nach Stärke der Organverletzung und des mit der konsekutiven Blutung verursachten Blutverlustes kann es zum **Schock** kommen.

> **An zweizeitige Verletzung des Organs (besonders zweizeitige Milzruptur) denken.**

Das Trauma an sich bedingt ein Hämatom im Organparenchym und durch steigenden Druck auf die Organkapsel kommt es zu einem späteren Zeitpunkt zum Einriss mit konsekutiver Blutung außerhalb des Organs. Ein Blutverlust ist dann z. B. in die freie Bauchhöhle möglich.

> **Patienten mit Antikoagulanzientherapie oder mehrfacher Thrombozytenaggregationshemmung können auch bei Bagatelltraumata Blutungen erleiden, daher sollte bei diesen Patienten die Indikation zur KM-Sonographie großzügig gestellt werden.**

Tab. 22.2 Schweregrad der Leberverletzung, adaptiert nach Moore et al. 1989

Schweregrad	Verletzung
Grad I	Kapselriss Parenchymverletzung <1 cm
Grad II	Parenchymverletzung 1–3 cm Hämatom subkapsulär <10 cm
Grad III	Parenchymverletzung >3 cm Hämatom subkapsulär >10 cm
Grad IV	Parenchymzerreißung eines Leberlappens Hämatom intrahepatisch >3 cm Verletzung der V. portae oder eines Hauptastes
Grad V	Parenchymzereißung beider Leberlappen Ausriss von Lebervenen Verletzung der V. cava retrohepatisch

▪ Therapie

Je nach Befund und Klinik kann unter bildgebender Kontrolle abgewartet werden. In Absprache mit dem jeweiligen Chirurgen ist ggf. die operative Sanierung der Verletzung (Debridement, Übernähung, Koagulation, Fibrinklebung, resorbierbare Kunststoffnetze, Ligatur blutender Gefäße, Organentfernung etc.) durchzuführen. In Ausnahmen erfolgt eine interventionell radiologische Therapie.

▪ Weitere Bildgebung

Anzuschließende Verfahren sind CT oder MRT, bzw. die Angiographie.

Tipp

Die Diagnostik und Therapie eines Traumapatienten ist meist ein interdisziplinäres Problem und sollte in enger Absprache mit den beteiligten Fachabteilungen erfolgen.

22.3.2 Lebertrauma

Ursache ist meist ein stumpfes Trauma wie Verkehrsunfall oder Sturz aus großer Höhe (▫ Tab. 22.2, ▫ Abb. 22.2, ▫ Abb. 22.3).

- Neben einer Hämatombildung im Organ kann es zu einer Blutung in die freie Bauchhöhle kommen.
- Bei massiver Blutung kann die Verletzung durch einen Schock lebensgefährlich werden.

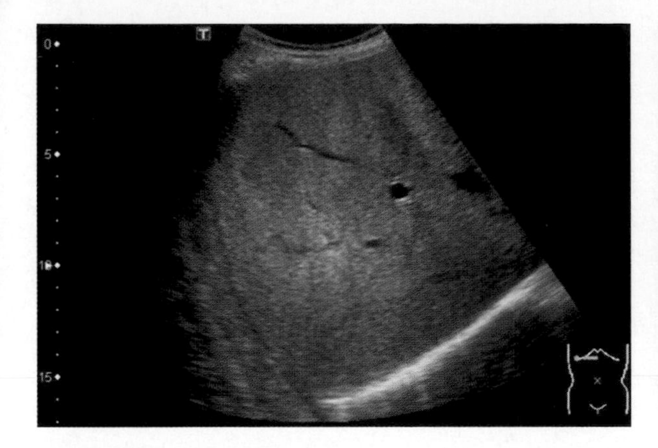

Abb. 22.2 Leberruptur B-Bild

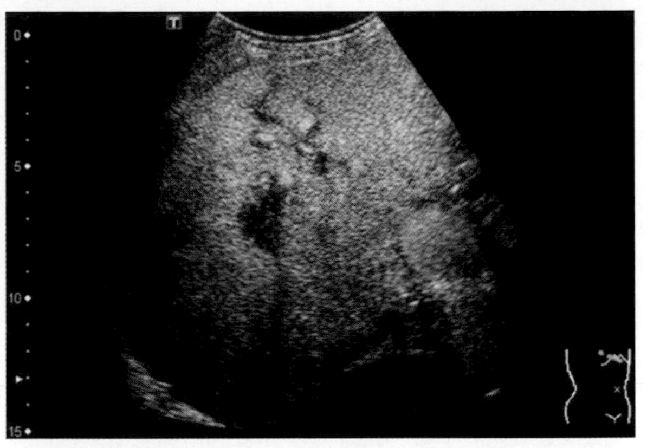

Abb. 22.3 Leberruptur KM-Bild

Tab. 22.3 Schweregrad der Milzverletzung, adaptiert nach Moore et al. 1989

Schweregrad	Verletzung
Grad 1	Kapsel gerissen subkapsuläres Hämatom
Grad 2	Parenchymverletzung ohne Verletzung von Segmentarterien
Grad 3	Verletzung von Segmentarterien
Grad 4	Verletzung von Hilusgefäßen
Grad 5	Abriss der Gefäßversorgung

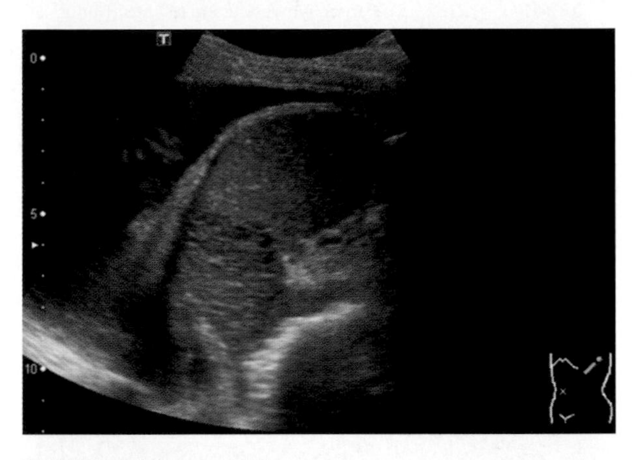

Abb. 22.4 Milzruptur B-Bild

- Hämobilie und gallige Peritonitis können entstehen, an Rippenfrakturen und Hämatothorax ist zu denken.

22.3.3 Milztrauma

Aufgrund der Lage ist die Milz durch den Rippenbogen relativ gut geschützt. Nach stumpfen Traumata wie Verkehrsunfall oder Sturz aus großer Höhe kann es jedoch zur Verletzung kommen (Tab. 22.3, Abb. 22.4, Abb. 22.5).

- Neben einer Hämatombildung im Organ kann es zu einer Blutung ins die freie Bauchhöhle kommen.
- Bei massiver Blutung kann die Verletzung durch einen Schock lebensgefährlich werden.
- Besonders bei der Milz kann eine zweitzeitige Ruptur entstehen (▶ Abschn. 22.3.1).
- An Rippenfrakturen und Hämatothorax denken.

22.3.4 Nierentrauma

Die Nierenverletzung entsteht meist nach stumpfen Traumata wie Verkehrsunfall, Sturz aus großer Höhe

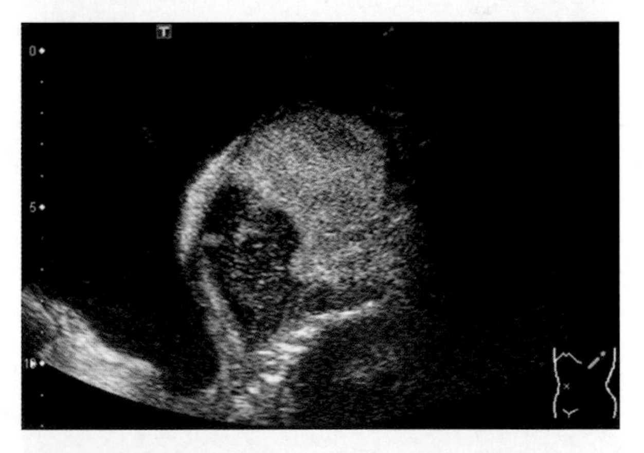

Abb. 22.5 Milzruptur KM-Bild

(Tab. 22.4, Abb. 22.6, Abb. 22.7, Abb. 22.8, Abb. 22.9).

- Neben einer Hämatombildung im Organ kann es zu einer retroperitonealen Blutung mit hohem Blutverlust kommen.
- Bei massiver Blutung kann die Verletzung durch einen Schock lebensgefährlich werden.

Tab. 22.4 Schweregrad der Nierenverletzung, adaptiert nach Moore et al. 1989

Schweregrad	Verletzung
Grad I	Subkapsuläres Hämatom Nierenkapsel intakt
Grad II	Leichte Parenchymverletzung <1 cm perirenales Hämatom ohne Beteiligung des NBKS Nierenkapsel intakt
Grad III	Tiefere Parenchymverletzung >1 cm perirenales Hämatom ohne Beteiligung des NBKS Nierenkapsel intakt
Grad IV	Parenchymverletzung mit Eröffnung des NBKS Urinextravasat, segmentaler Funktionsausfall Nierenkapsel intakt
Grad V	Nierenfragmentierung oder Abriss der Hilusgefäße Thrombosierung der Nierenarterie Kapselruptur

NBKS: Nierenbeckenkelchsystem

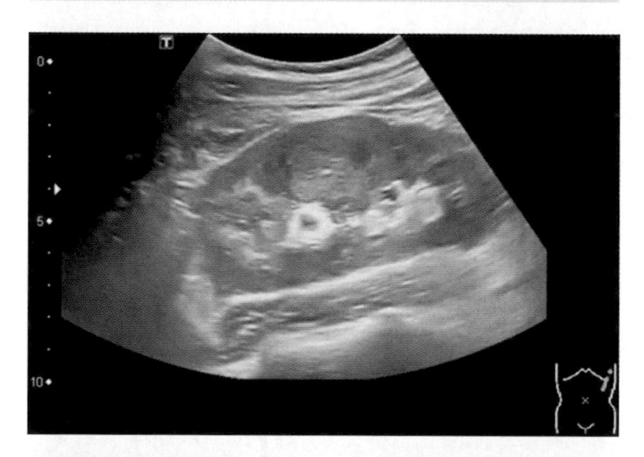

Abb. 22.6 Nierenruptur B-Bild

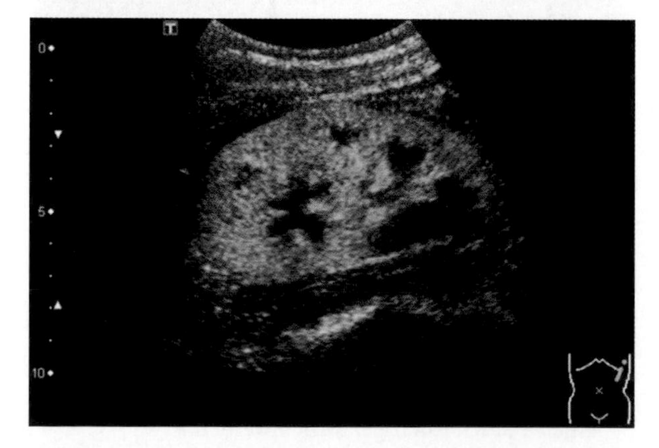

Abb. 22.7 Nierenruptur KM-Bild

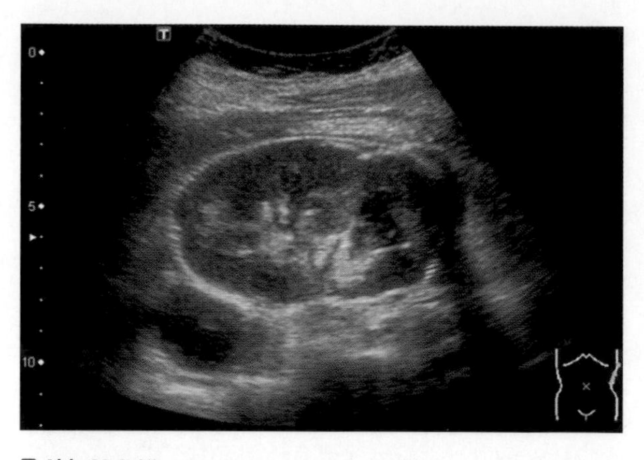

Abb. 22.8 Nierenruptur postoperativ B-Bild

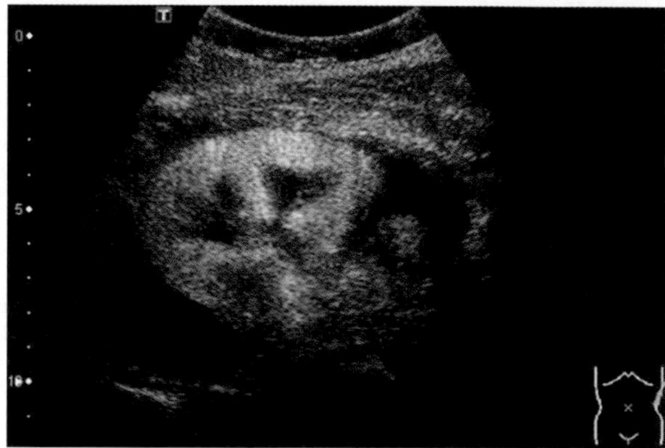

Abb. 22.9 Nierenruptur postoperativ KM-Bild

- Hämaturie und Harnaustritt erfolgen über offene Wunden.
- An Rippenfrakturen und Hämatothorax denken.

Gegebenenfalls müssen zur weiteren Diagnostik neben CT/MRT auch ein AUG (Ausscheidungsurogramm) veranlasst werden.

22.3.5 Pankreastrauma

Eher seltene Verletzung nach stumpfen Traumata wie Verkehrsunfall, häufiger bei Schlag in den Bauch. Besonders bei schlanken Personen kann ein ventrales Trauma eine Kompression des Pankreas auf der Wirbelsäule verursachen und so zu Verletzungen des Organs führen. (Tab. 22.5)

- Neben der Blutung kann als Komplikation eine akute Pankreatitis, ggf. mit Organnekrose auftreten.
- Bei massiver Blutung kann die Verletzung durch einen Schock lebensgefährlich werden.

■ **Tab. 22.5** Schweregrad der Pankreasverletzung, adaptiert nach Moore et al. 1990

Schweregrad	Verletzung
Grad I	Oberflächliche Parenchymverletzung ohne Gangbeteiligung
Grad II	Tiefere Parenchymverletzung ohne Gangbeteiligung
Grad III	Distale Pankreasruptur mit Gangbeteiligung <3 cm
Grad IV	Proximale Pankreasruptur mit Beteiligung der Ampulla vateri
Grad V	Massive Pankreaskopfdestruktion

22.3.6 Bauchaortenaneurysma (BAA)

Bauchaortenaneurysmen sind häufiger Zufallsbefund der Routinesonographie (■ Tab. 22.6, ■ Abb. 22.10, ■ Abb. 22.11). Manchmal besteht das Beschwerdebild einer Angina abdominalis. 75 % der Bauchaortenaneurysmen rupturieren nach retroperitoneal, 25 % in die freie Bauchhöhle.

Das rupturierte BAA ist eine akute Notfallsituation mit hoher Letalität und sollte so rasch als möglich therapiert werden. Hier ist die KM-Sonographie allenfalls ausnahmsweise indiziert.

22.3.7 Darmtrauma

Sowohl bei stumpfen als auch beim spitzen Bauchtrauma ist meist der Dünndarm betroffen. Es kann zu Quetschungen und Berstungen sowie Abriss der Mesenterialgefäße kommen.

Der Nachweis einer kompletten Ischämie oder Hämatomen der Darmwand ist schwierig, jedoch lässt sich eine Perfusionsminderung bei Darmwandödem mit der Kontrastmittelsonographie nachweisen.

22.3.8 Bauchdeckentrauma

Nach stumpfen Traumata wie Verkehrsunfall, Sturz aus großer Höhe aber auch bei Bagatelltraumata kann es besonders bei Frauen zu Einblutungen in die Bauchdecke kommen (■ Abb. 22.12, ■ Abb. 22.13, ■ Abb. 22.14). Bei Patienten mit Antikoagulanzientherapie ohne in der Anamnese zu eruierendes Trauma kann es auch spontan zu Einblutungen kommen.

■ **Tab. 22.6** Einteilung der infrarenalen BAA nach der Allenberg-Klassifikation (Allenberg und Schuhmacher 1995)

Typ	Ausdehnung
Typ I	Infrarenales BAA mit 1,5 cm Abstand zu den Nierenarterien
Typ IIa	Infrarenales BAA mit 1,5 cm Abstand zu den Nierenarterien reicht bis an die Bifurkation
Typ IIb	Infrarenales BAA mit 1,5 cm Abstand zu den Nierenarterien reicht bis an die proximalen Aa. iliacae communes
Typ IIb	Infrarenales BAA mit 1,5 cm Abstand zu den Nierenarterien reicht bis an die Iliakalbifurkation
Typ III	BAA mit <1,5 cm Abstand zu den Nierenarterien

BAA Bauchaortenaneurysma

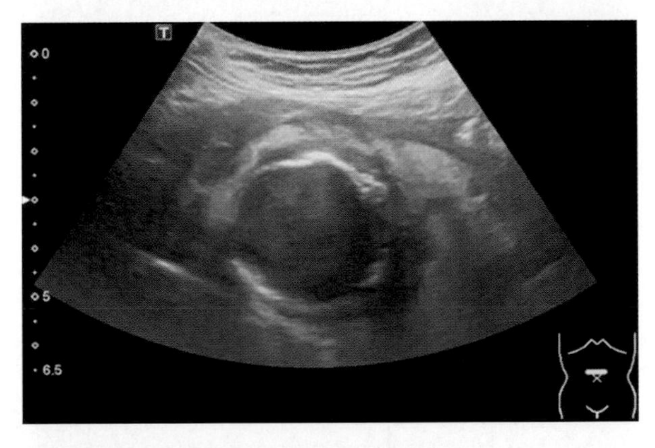

■ **Abb. 22.10** Bauchaortenaneurysma B-Bild

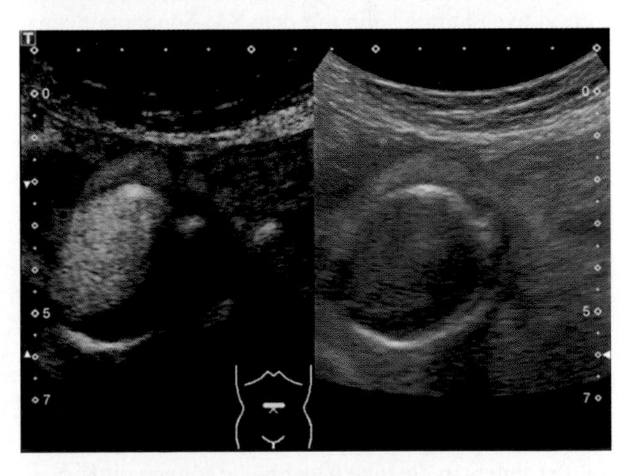

■ **Abb. 22.11** Bauchaortenaneurysma KM-Bild

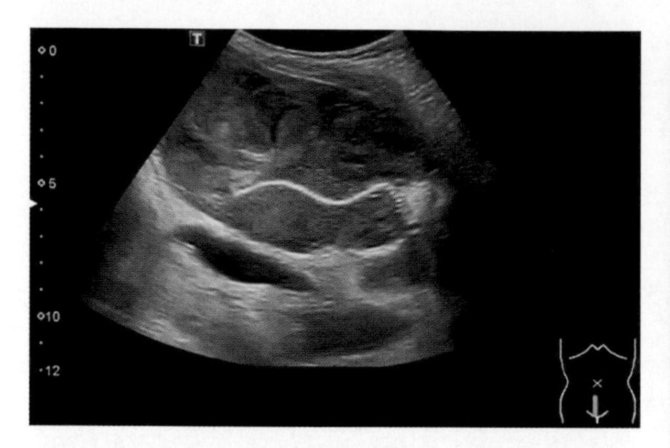

Abb. 22.12 Bauchwandhämatom B-Bild

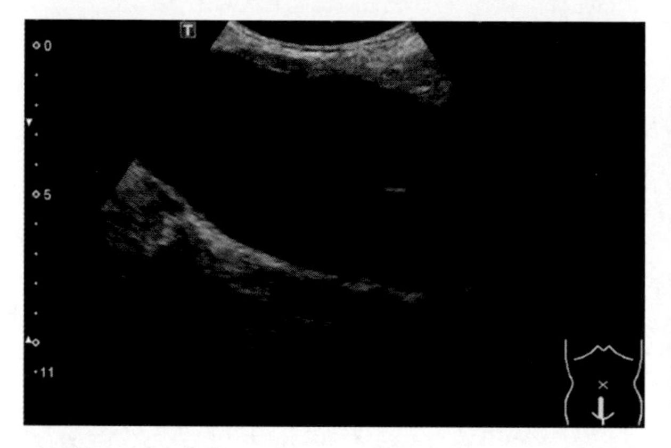

Abb. 22.13 Bauchwandhämatom KM-Bild

Tipp

Bei Antikoagulanziengabe können subkutane Injektionen zu größeren Hämatomen der Bauchdecke führen.

Eine aktive Blutung kann mit dem KM-Sonogramm ausgeschlossen werden. Bedacht werden muss die Gefahr der sekundären Infektion.

22.3.9 Intraabdominelle oder retroperitoneale Hämatome

Meist entstehen diese Hämatome nach stumpfen Traumata wie Verkehrsunfall, Sturz aus großer Höhe als Folge von Organverletzungen oder Gefäßeinrissen (Abb. 22.15, Abb. 22.16). Retroperitoneale Hämatome können auch bei versehentlicher Punktion der dorsalen Arterienwand bei Koronarangiographie entstehen.

- Besonders in die freie Bauchhöhle können große Mengen bluten, ohne dass es zu einer natürlichen Tamponade kommt.

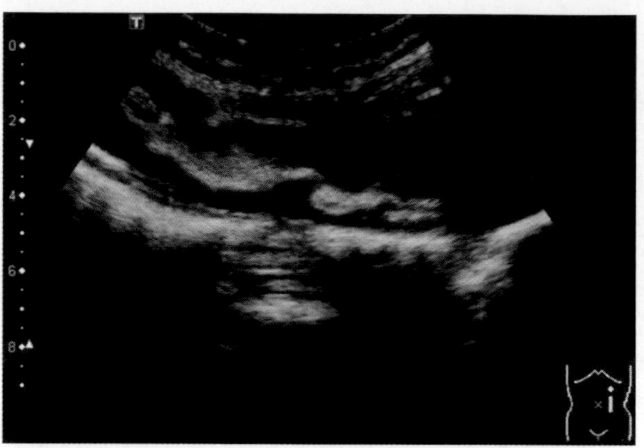

Abb. 22.14 Bauchwandhämatom, akute Blutung KM-Bild

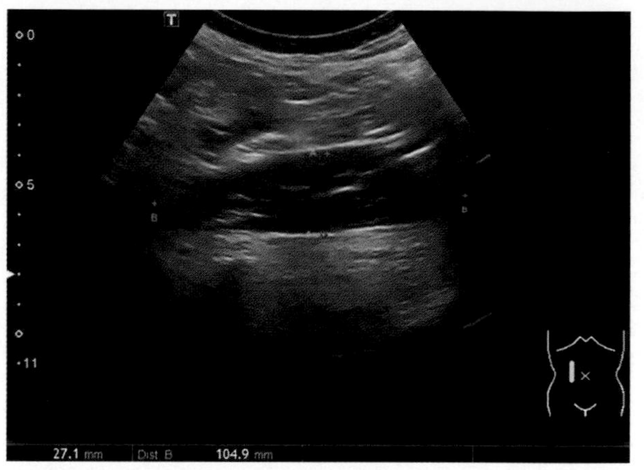

Abb. 22.15 Retroperitoneales Hämatom B-Bild

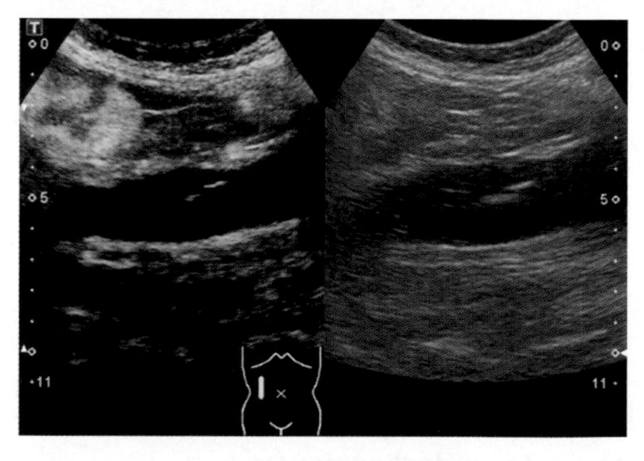

Abb. 22.16 Retroperitoneales Hämatom KM-Bild

- Bei massiver Blutung kann die Verletzung durch einen Schock lebensgefährlich werden.
- Als Sekundärphänomen an den paralytischen Ileus denken.

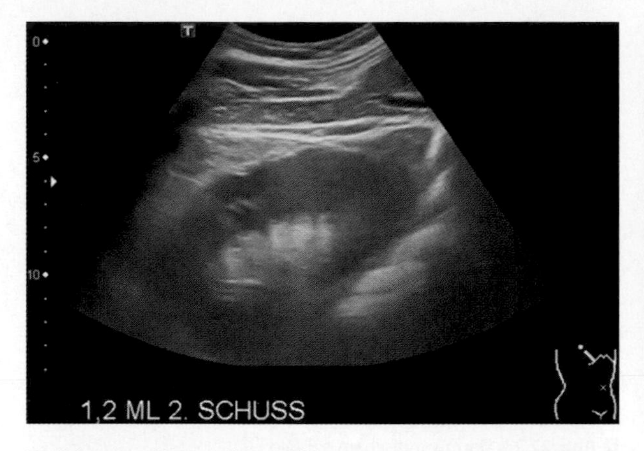

Abb. 22.17 Niereninfarkt B-Bild

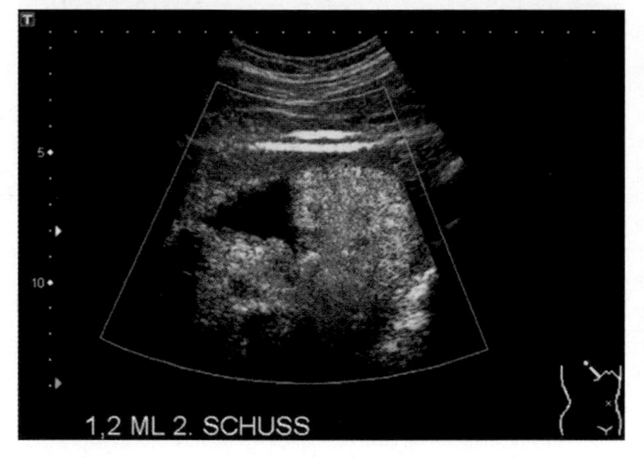

Abb. 22.18 Niereninfarkt KM-Bild

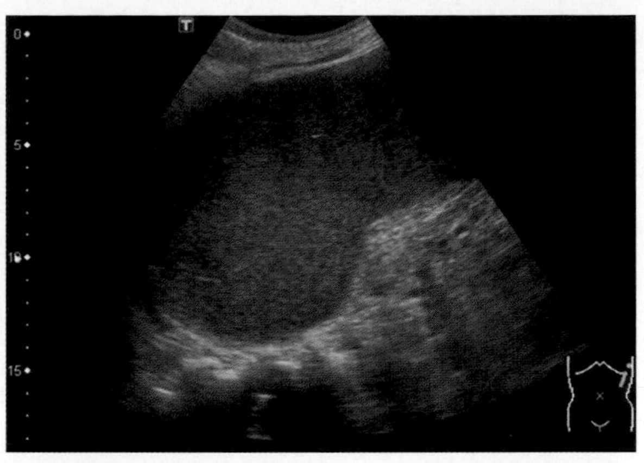

Abb. 22.19 Milzinfarkt B-Bild

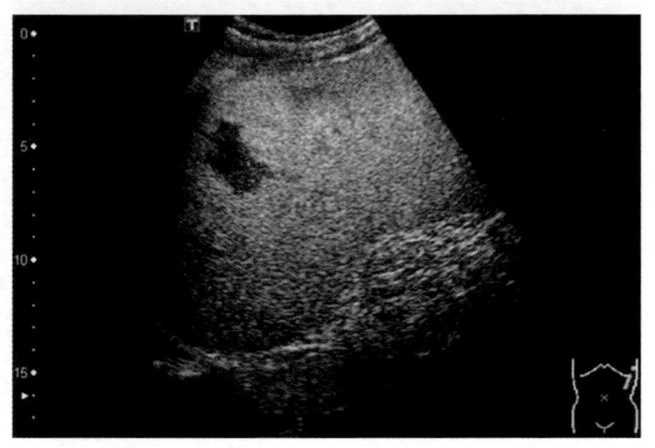

Abb. 22.20 Milzinfarkt KM-Bild

22.4 Akute Durchblutungsstörungen

Neben thrombembolischen Ereignissen verursachen auch akute Gefäßverschlüsse Durchblutungsstörungen abdomineller Organe (atherosklerotisch/entzündlich):

- Immer nach einer Ursache für eine vermeintliche Embolie suchen.
- An Herzrhythmusstörungen denken.

Meist tritt klinisch ein dumpfer Abdominalschmerz auf, aber auch kolikartiger Organschmerz ist möglich.

22.4.1 Grundsätzliches

Infarktareale zeigen sich als KM-Aussparungen in allen KM-Phasen im CEUS. Bei unklaren Abdominalschmerzen besonders im linken Oberbauch, sollte eine KM-Sonographie zum Ausschluss von Infarkten (besonders Milz) großzügig eingesetzt werden.

22.4.2 Niereninfarkt

90 % aller Niereninfarkte sind embolisch (Infarktquelle suchen, Abb. 22.17, Abb. 22.18). Nach stumpfem Bauchtrauma, bei Vaskulitis/Atherosklerose oder iatrogenem Gefäßverschluss muss man an einen Niereninfarkt denken.

22.4.3 Milzinfarkt

Meist haben Milzinfarkte eine embolische Ursache, wobei eine ausgeprägte Splenomegalie einen Risikofaktor für Milzinfarkte darstellt (Abb. 22.19, Abb. 22.20). Patienten mit hämatologischen Erkrankungen (Leukämie, Sichelzellanämie etc.) sind besonders gefährdet.

Zum Ausschluss eines Milzinfarktes erhöht die CEUS die diagnostische Treffsicherheit. Auch bei unauffälligem B-Bild sollte daher die CEUS bei klinischer Symptomatik bei diesen Fragestellungen großzügig eingesetzt werden, besonders bei Patienten mit Risikoprofil für einen Milzinfarkt.

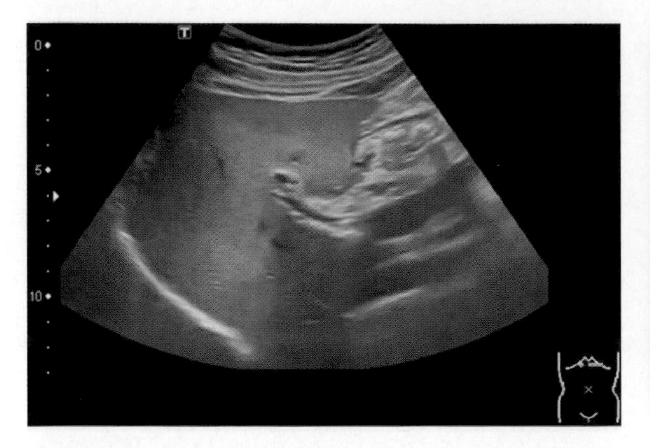

Abb. 22.21 Leberinfarkt B-Bild

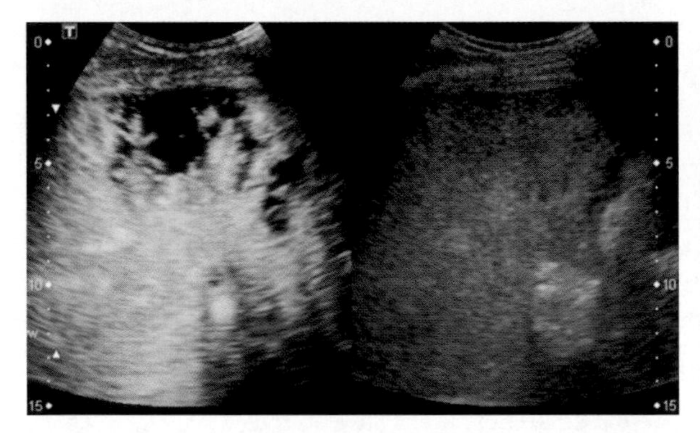

Abb. 22.22 Leberinfarkt KM-Bild

22.4.4 Leberinfarkt

Aufgrund der doppelten Blutversorgung der Leber über portalvenöse und arterielle Blutzufuhr ist ein Leberinfarkt selten (Abb. 22.21, Abb. 22.22). Bei komplettem Pfortader- oder Leberarterienverschluss kann es jedoch zu einem Infarktareal kommen (Zahn'scher Infarkt).

Aufgrund der doppelten Versorgung kommt es zu einer hämorrhagischen Infarzierung, ohne dass sich KM-sonographisch ein Perfusionsausfall darstellen lässt.

22.4.5 Akute Darmischämie

Die akute mesenteriale Ischämie steigt mit dem Alter deutlich an und besitzt eine hohe Letalität von über 50 % (Abb. 22.23, Abb. 22.24).

Im Alter bei Abdominalschmerzen an eine Ischämie denken, insbesondere bei schmerzfreiem Intervall nach Akutschmerzen.

Unterschieden werden akute okklusive und akute nichtokklusive Mesenterialischämien.

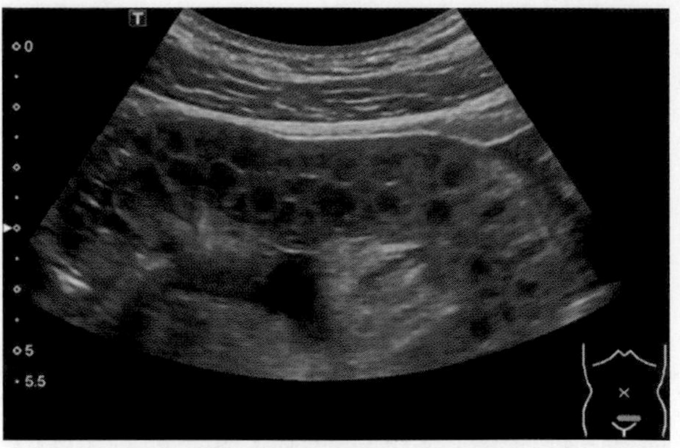

Abb. 22.23 Darmwandischämie B-Bild

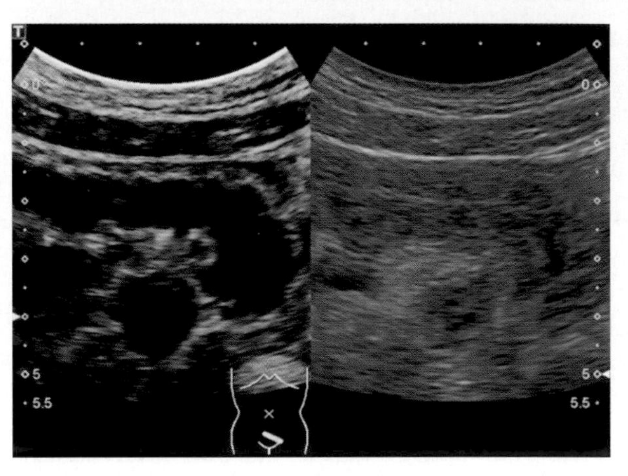

Abb. 22.24 Darmwandischämie KM-Bild

Literatur

Albrecht T et al. (2004) Guidelines for the Use of Contrast Agents in Ultrasound. Ultraschall in Med 25:249–256

Allenberg JR, Schuhmacher H (1995) Endocavitäre Rekonstruktion des infrarenalen abdominellen Aortenaneurysamas (AAA). Chirurg 66:870

Claudon M et al. (2008) Guidelines and Good Clinical Practice Recommandations for Contrast Enhanced Ultrasound (CEUS), Update 2008. Ultraschall in Med 29:28–44

Michels G, Jaspers N (2012) Sonographie organ- und leitsymptomorientiert. Springer, Heidelberg

Moore E, Shackford SR, Pachter HL (1989) Organ injury scaling: Spleen, Liver and Kidney. J Trauma 29:1664–1666

Moore E et al. (1990) Organ injury scaling II: Pancreas, duodenum, small bowel, colon and rectum. J Trauma 30:1427–1429

Piscaglia F et al. (2011) The EFSUMB Guidelines and Recommendations on the Clinical Practice of Contrast Enhanced Ultrasound (CEUS): Update 2011 on non-hepatic applications. Ultraschall in Med :33–59

Sonographiegesteuerte Punktionen

Guido Michels, Natalie Jaspers, Roman Pfister

G. Michels, N. Jaspers (Hrsg.), *Notfallsonographie*,
DOI 10.1007/978-3-642-36979-7_23,

Sonographisch gesteuerte Punktionen mit oder ohne Drainageeinlage zählen zur Routine in der Notfall- und Intensivmedizin. Alle wichtigsten sonographiegesteuerten Punktionen werden in diesem Kapitel im Detail abgehandelt.

23.1 Ultraschallunterstützte Punktion der V. jugularis interna

Guido Michels, Roman Pfister, Natalie Jaspers

23.1.1 Allgemeines

Die sonographisch-gesteuerte Anlage von zentralen Venenkathetern bezieht sich meist auf die Punktion der V. jugularis interna (Michels und Kochanek 2011; ▣ Abb. 23.1, ▣ Abb. 23.2, ▣ Abb. 23.3).

Die Punktion der V. femoralis unter Anwendung von Ultraschall scheint ebenfalls von Nutzen, ist klinisch jedoch weniger etabliert. Bei der Anlage eines zentralen Venenkatheters über die V. subclavia nutzt man meist die anatomische Leitpunktemethode.

Mehrere Studien und Metaanalysen zeigen, dass die sonographisch-gesteuerte Punktion der V. jugularis interna im Vergleich zur blinden Punktion mit weniger Komplikationen einhergeht (Hind et al., 2003; Rabindranath et al., 2011). Dank der Sonographie (Echtzeit oder Doppler) kann die lateral gelegene V. jugularis interna genau lokalisiert werden. Die Punktion der V. jugularis interna zur Anlage eines zentralen Venenkatheters in der Intensivmedizin gehört mittlerweile zur Routine.

Die Detektion von V. jugularis interna und A. carotis erfolgt mittels B-Bild und Doppler-Verfahren in beiden Ebenen. Auch ohne Anwendung der Dopplerfunktion können V. jugularis interna und A. carotis durch leichte Kompression einfach differenziert werden.

23.1.2 Indikationen

Indikationen sind:
- **hämodynamisches Monitoring:** ZVD, PICCO-System (pulse index contour cardiac output), zentralvenöse Sauerstoff-Sättigung,
- **therapeutisch:** Verabreichung venenreizender Substanzen, Katecholamintherapie, parenterale Ernährung mit hochosmolaren Lösungen, Dialysetherapie (dicklumige Shaldon-Katheter oder High-flow-Katheter), Volumenmangelschock (dicklumige Venenkatheter, Shaldon-Katheter),
- keine suffizienten peripheren Venenverhältnisse bei notwendiger i.v.-Therapie (▣ Tab. 23.1).

23.1.3 Vorbereitung

Die Vorbereitung umfasst:
- Patientenaufklärung bei wachen, nicht bewusstlosen Patienten (Komplikationen).
- Vorstellung des Personals: Arzt und Pflegekraft.
- Labor: Gerinnungsparameter (Quick >50 %, Thrombozyten >20.000/µl), Hb-Wert.
- Monitoring: EKG, Blutdruck, periphere Sauerstoffsättigung.
- Händedesinfektion, Mundschutz, Kopfhaube, Kittel und sterile Handschuhe.
- Material zur Punktion: Venenkatheter-Punktionsset (Punktionsnadel, Seldingerdraht, Skalpell, Dilatator und ein-/mehrlumiger Plastik-Venenverweilkatheter), Abdeck-/Lochtücher (steril), sterile Handschuhe und Kompressen, Desinfektionsmittel, BGA-Röhrchen (zur Kontrolle), Nahtmaterial, Schere, Pinzette, Fadenhalter, steriles Pflaster, NaCl 0,9 % und 10-ml-Spritzen.
- Material speziell für die ultraschallgesteuerte Punktion: Ultraschallgel-Applikation in die sterile Umhüllung für den Schallkopf. Danach wird der Schallkopf in die Umhüllung eingetaucht und der lange Anteil der Umhüllung über den Schallkopf gestülpt.

23.1.4 Durchführung der Punktion der V. jugularis interna

Die Punktion wird wie folgt durchgeführt:
- Bereitstellung der Utensilien.
- Lokalanästhesie um die Punktionsstelle bei bewusstseinsklaren, wachen Patienten.
- PEEP-Reduktion bei beatmeten Patienten (sonst erhöhte Gefahr für Pneumothorax).
- Punktion in Seldingertechnik (benannt nach dem schwedischen Radiologen Sven Seldinger, geb. 1921, Verfahren der retrograden Gefäßkatheterisierung): Punktion der Vene unter Aspiration, BGA-Kontrolle bei nicht eindeutiger Venenpunktion und ungenügender Oxygenierung (fragliche Arterienpunktion), Einführen und Vorschieben des Seldingerdrahts über die Punktionskanüle (EKG-Beobachtung: Induktion von Arrhythmien bei Myokardstimulation, Draht-Rückzug), Entfernen der Punktionskanüle, Stichinzision ca. 0,5 cm mittels Skalpell (11er), Kompression der Punktionsstelle mittels Kompresse, Dilatation mittels Dilatator unter drehenden Bewegungen, Einführen und Platzieren des ZVK über den Führungsdraht, Entfernung des Seldingerdrahts, alle Schenkel des ZVK mit NaCl 0,9 % aspirieren und durchspülen,

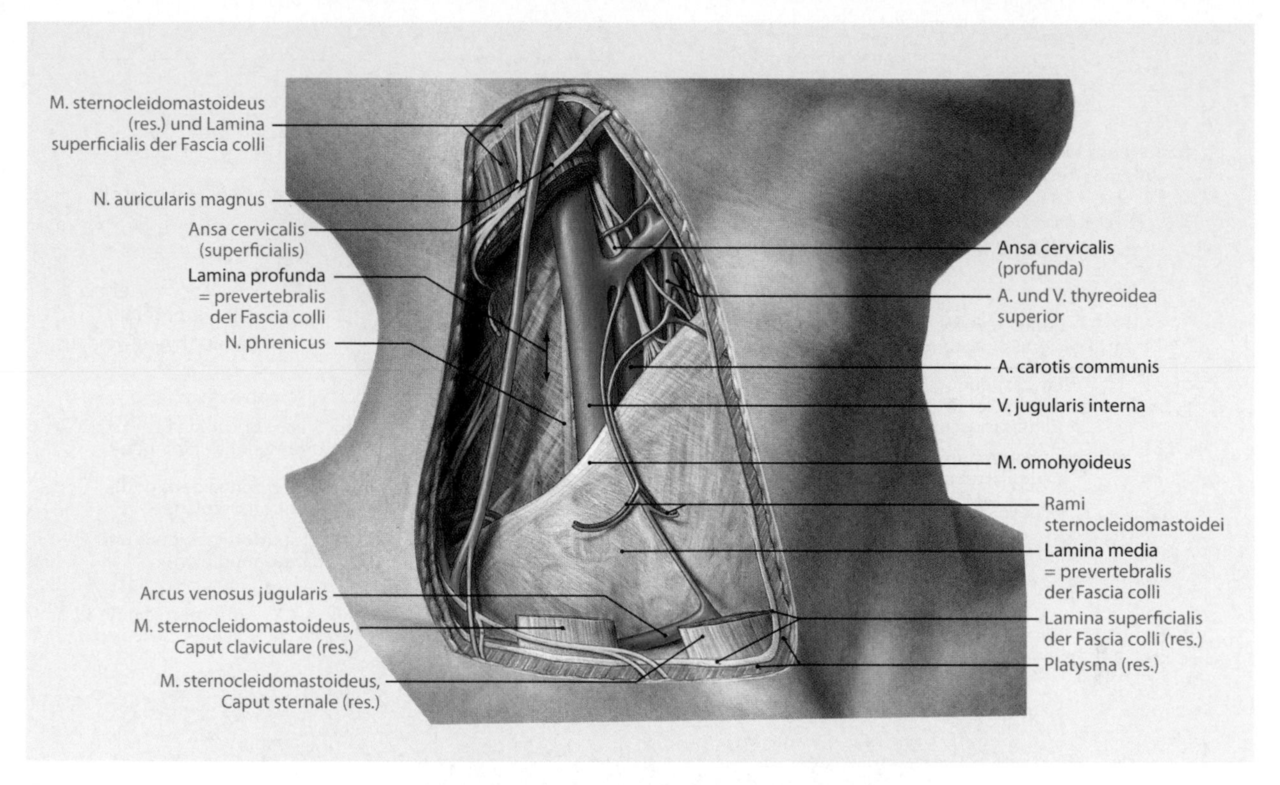

Abb. 23.1 Karotisdreieck und Leitbahnen. Aus Tillmann (2009) Atlas der Anatomie. Springer, Heidelberg

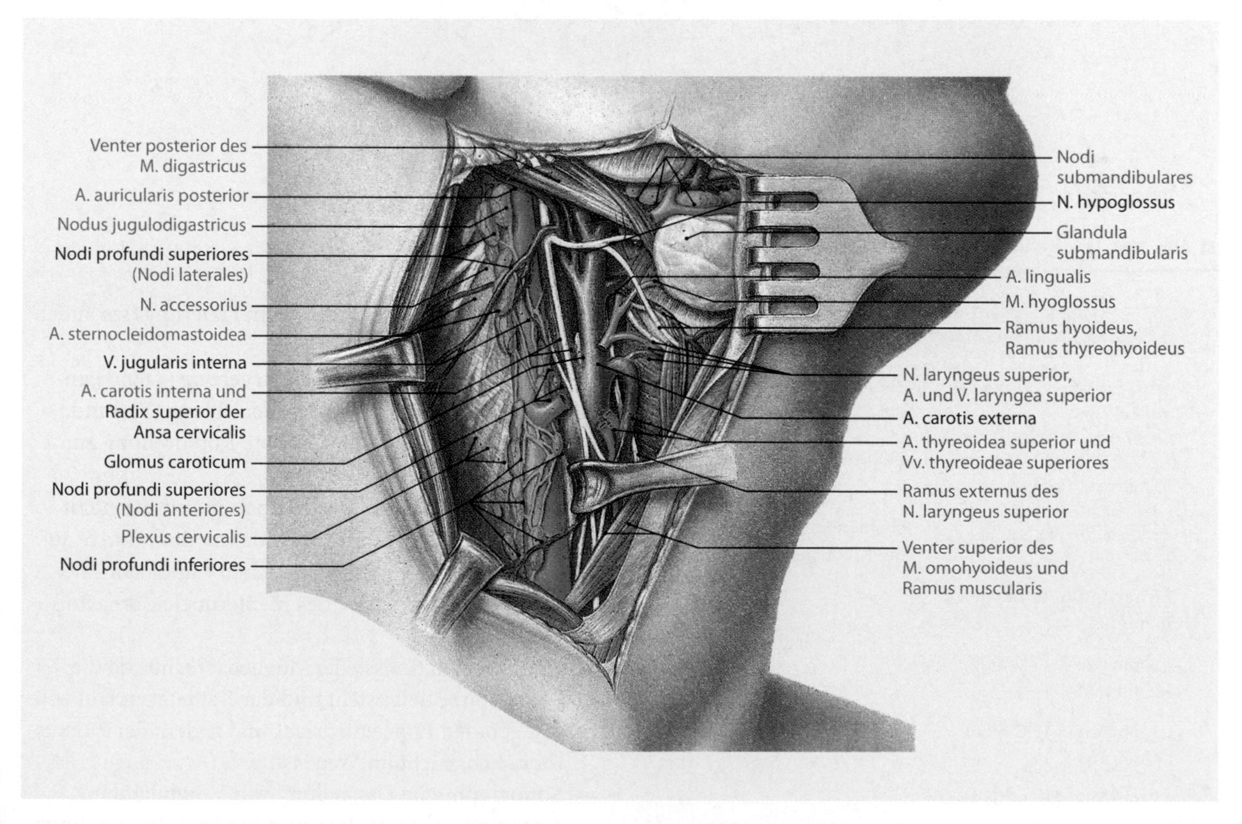

Abb. 23.2 Karotisdreieck von lateral. Aus Tillmann (2009) Atlas der Anatomie. Springer, Heidelberg

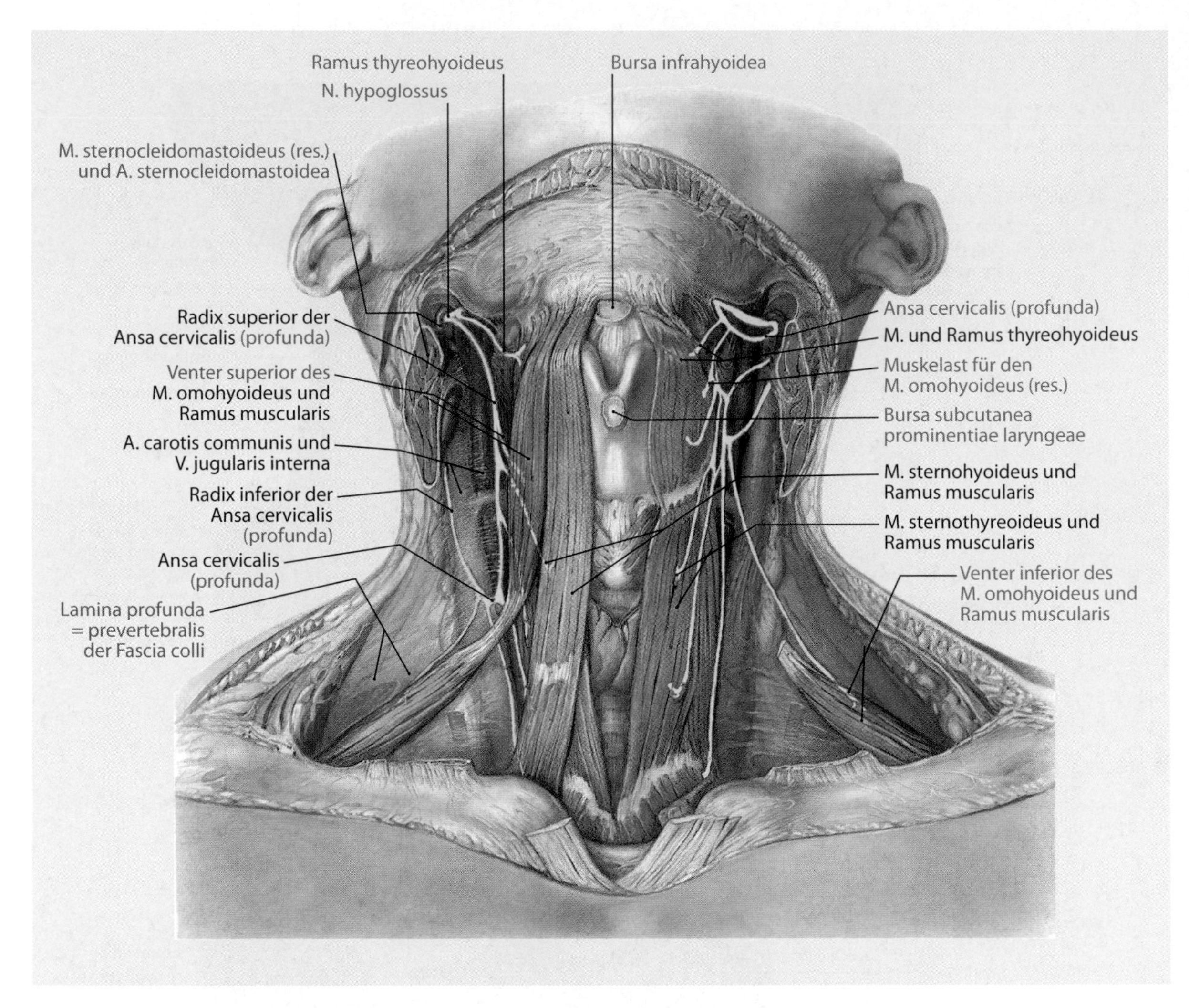

Abb. 23.3 Vordere und seitliche Halsdreiecke. Aus Tillmann (2009) Atlas der Anatomie. Springer, Heidelberg

Tab. 23.1 Durchflussraten von venösen Zugängen

Periphervenöse Venenverweilkanülen	Zentralvenöse Venenkatheter (ZVK)
0,9 mm (blau, 22 Gauge): 36 ml/min	ZVK: etwa 80 ml/min
1,1 mm (rosa, 20 Gauge): 61 ml/min	Shaldon-Katheter: über 1000 ml/min
1,3 mm (grün, 18 Gauge): 96 ml/min	
1,5 mm (weiß, 17 Gauge): 125 ml/min	
1,7 mm (grau, 16 Gauge): 195 ml/min	
2,2 mm (orange, 14 Gauge): 343 ml/min	

Anschluss an das ZVD-System, Fixierung des Venenkatheters mittels Naht.

- Patientenlagerung: Kopf-Tieflagerung (Trendelenburg-Lagerung: adäquate Venenfüllung, Verhinderung von Luftembolien), leichte Kopfdrehung zur Gegenseite.
- Punktionsort/Auffinden: Palpation mit der nicht punktierenden Hand A. carotis (medial) und V. jugularis interna (lateral), zwischen Caput sternale und Caput claviculare des M. sternocleidomastoideus.
- Häufige Punktionsstelle: Möglichst rechts, da die Pleuraspitze tiefer steht und der Katheterverlauf einer fast geraden Linie entspricht und zudem der Ductus thoracicus nicht im Wege ist.
- Sonographische Darstellung von V. jugularis interna und A. carotis im Quer- und ggf. Längsschnitt (Abb. 23.4, Abb. 23.5, Abb. 23.6).
- Palpation und Fixierung der A. carotis nach medial.

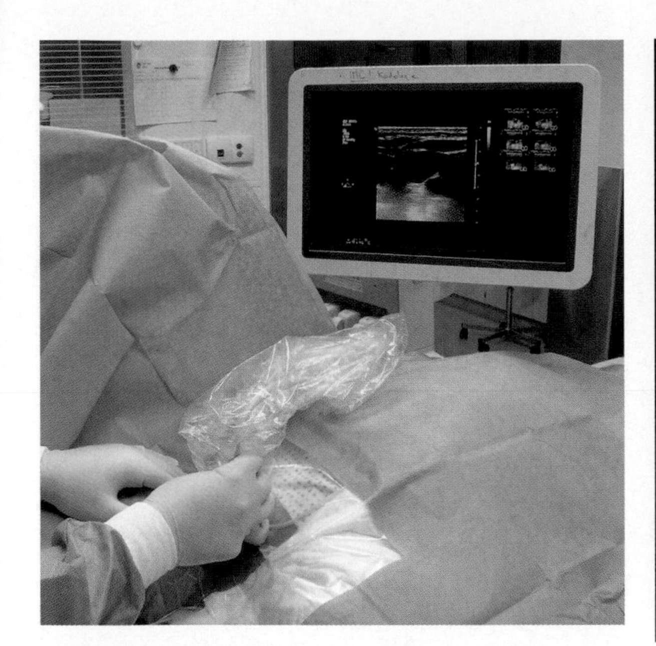

◼ **Abb. 23.4** Position des Linearschallkopfes im Querschnitt (3–4 Querfinger oberhalb des Krikoid)

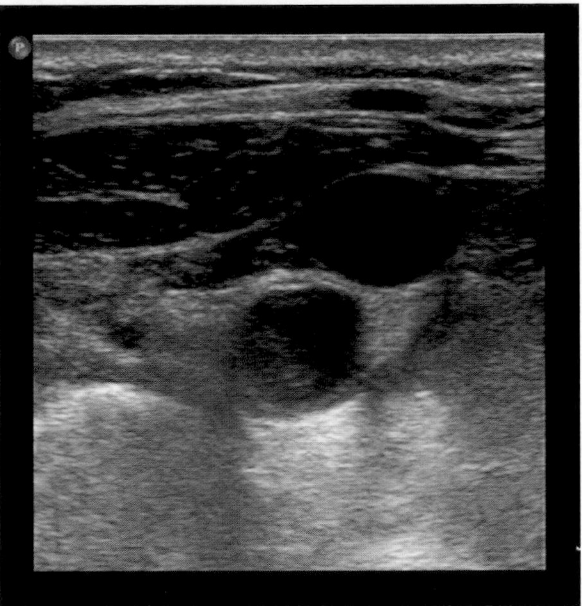

◼ **Abb. 23.5** B-Bild: V. jugularis interna (lateral) und A. carotis communis (medial) **ohne** Kompression

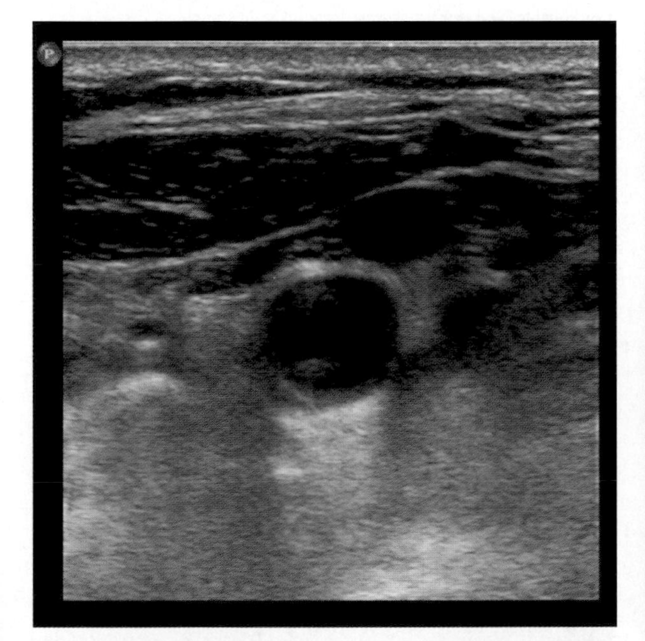

◼ **Abb. 23.6** B-Bild: V. jugularis interna (lateral) und A. carotis communis (medial) **mit** Kompression

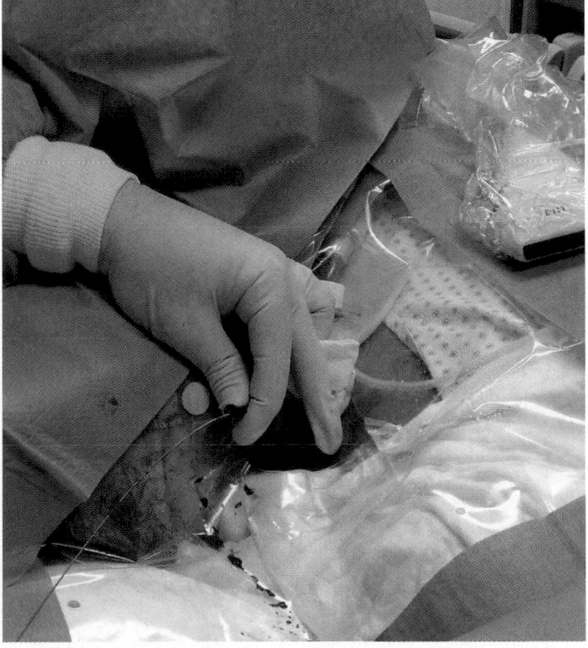

◼ **Abb. 23.7** Venenpunktion und Vorschieben des Seldingerdrahts

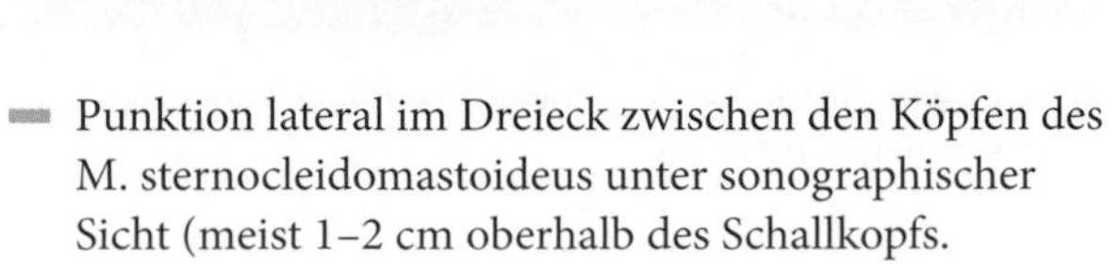

- Punktion lateral im Dreieck zwischen den Köpfen des M. sternocleidomastoideus unter sonographischer Sicht (meist 1–2 cm oberhalb des Schallkopfs.
- Im Sonogramm erkennt man eine Kompression des umliegenden Gewebes und der V. jugularis interna sowie die Kanüle (bzw. Schatten der Kanüle).
- Nach erfolgreicher Punktion wird der Seldingerdraht über die Kanüle vorgeschoben, hier noch einmal sonographische Lagekontrolle des Drahts in der V. jugularis interna (◼ Abb. 23.7, ◼ Abb. 23.8). Danach kann der Schallkopf bei Seite gelegt werden.
- Anwendung der Seldingertechnik (s. oben, ◼ Abb. 23.9, ◼ Abb. 23.10, ◼ Abb. 23.11).
- Katheterlage: bis oberhalb des rechten Vorhofs (Röntgen), d. h. bis ca. 15–18 cm (rechts) bzw. 20–25 cm (links) vorschieben.

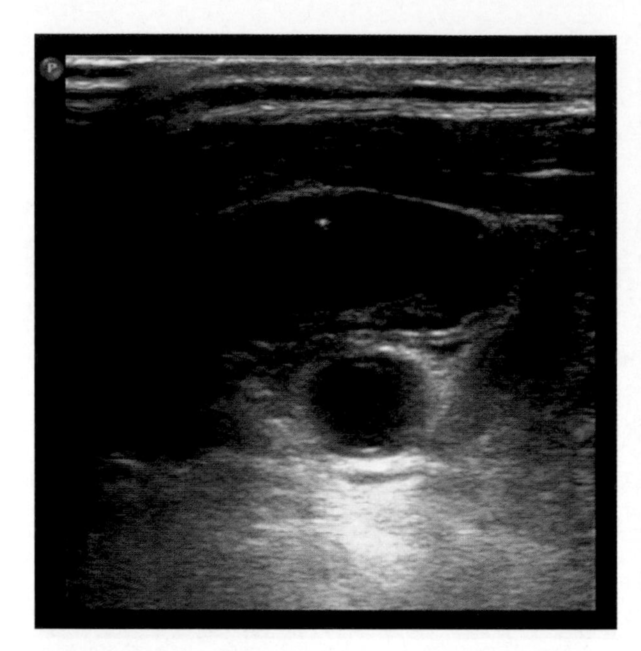

Abb. 23.8 B-Bild: sonographische Lagekontrolle des Seldingerdrahts in der V. jugularis interna

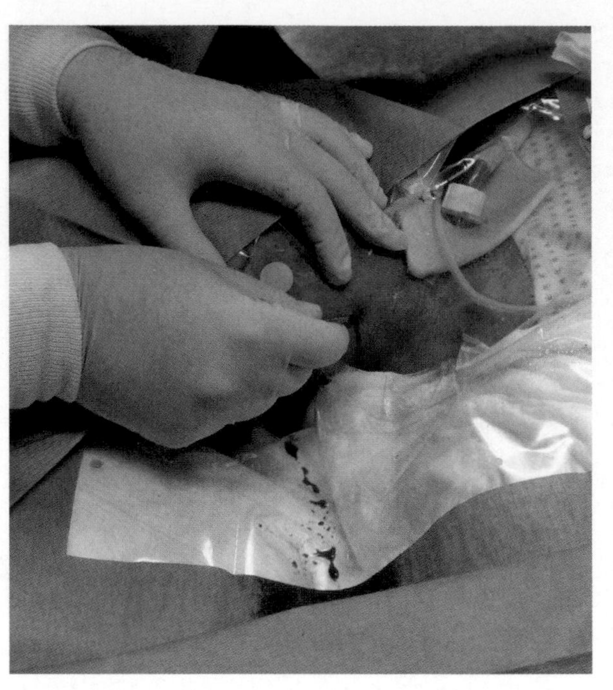

Abb. 23.9 Stichinzision mittels Skalpell und anschließende Dilatation mittels Dilatator

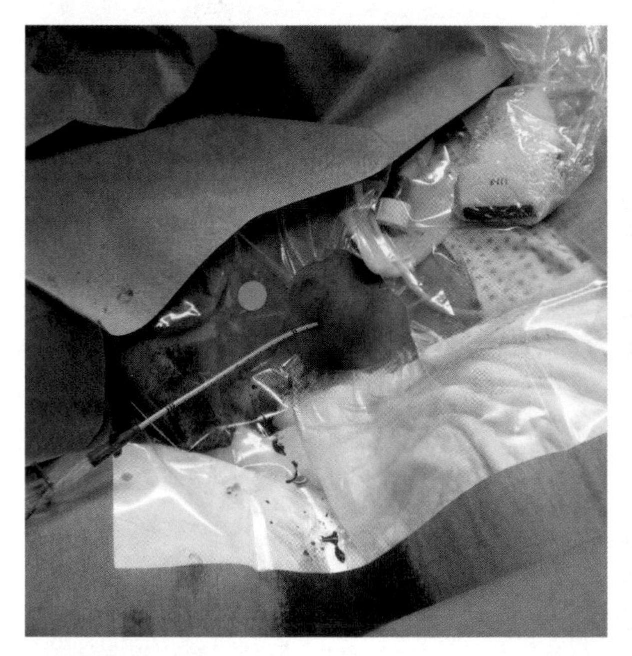

Abb. 23.10 Vorschieben des ZVK (bis ca. 18 cm)

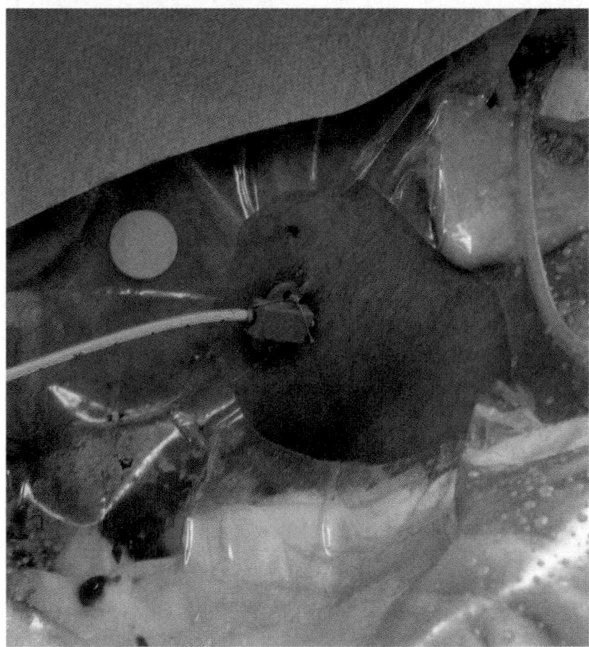

Abb. 23.11 Entfernung des Seldingerdrahts und Fixierung des Venenkatheters mittels Naht

23.1.5 Nachsorge

Zur Nachsorge gehören:

- Verband anlegen mit Sicherheitsschleife (dünnes Pflaster).
- Lagekontrolle: Röntgenkontrolle (Ausschluss von Fehllage, Pneumothorax) und laborchemisch (BGA, Ausschluss arterieller Fehlpunktion). Im Notfall reicht eine BGA-Kontrolle aus, sodass der ZVK umgehend genutzt (befahren) werden kann.
- Spitze und infektiöse Materialien speziell entsorgen (Infektionsgefahr).
- Dokumentation in Patienten-/Pflegekurve.

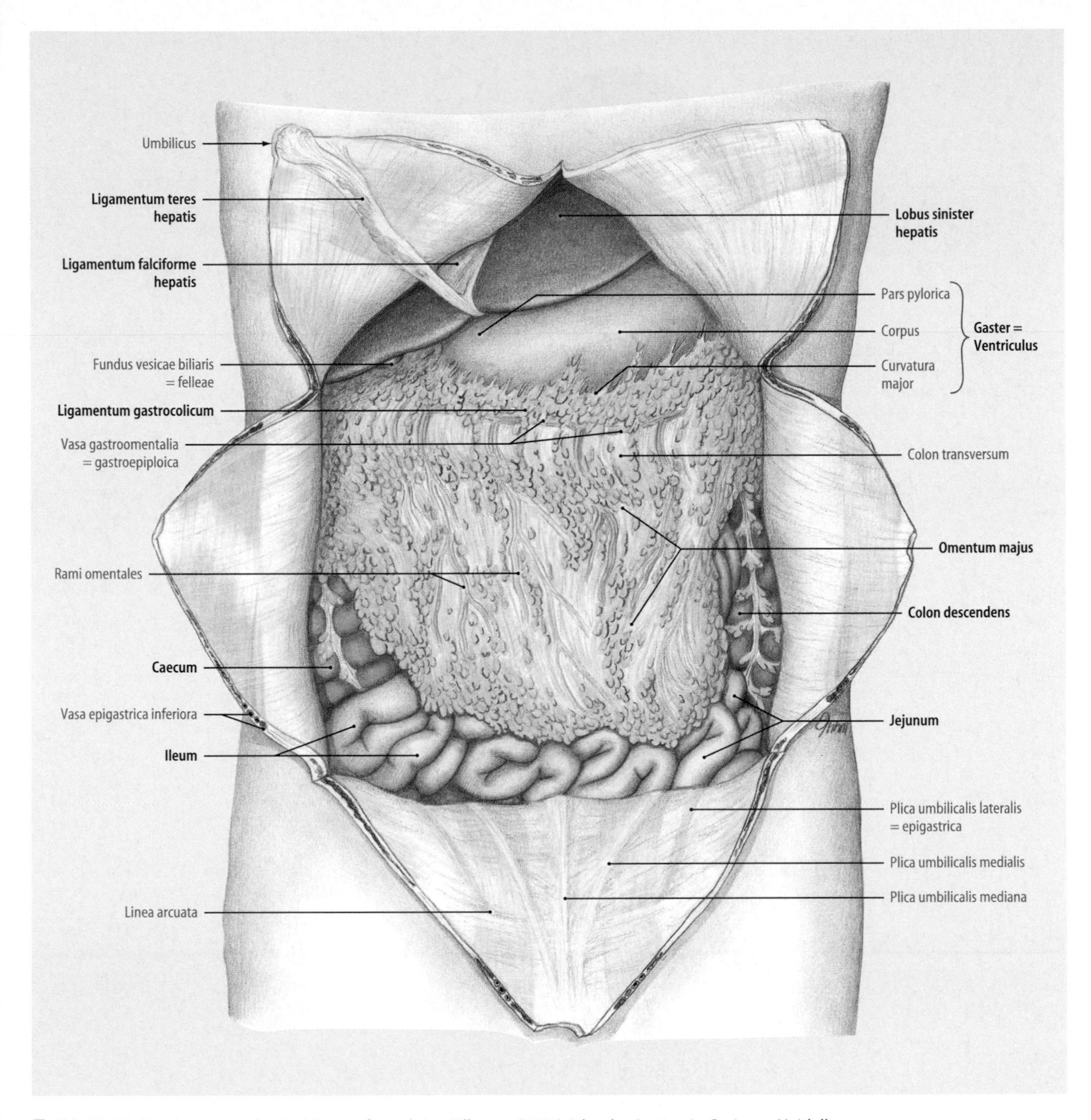

Abb. 23.12 Baucheingeweide, Ansicht von frontal. Aus Tillmann (2009) Atlas der Anatomie. Springer, Heidelberg

23.2 Ultraschallunterstützte Aszitespunktion

Guido Michels, Natalie Jaspers

23.2.1 Allgemeines

Die Aszitespunktion in der Notfallsituation geschieht eher zweitrangig, dennoch sollte frühzeitig bei bestimmten Situationen eine Aszitespunktion durchgeführt werden, um schwerwiegende Komplikationen zu vermeiden (Tab. 23.2, Abb. 23.12, Abb. 23.13).

Bei neuaufgetretenem Aszites bei Leberzirrhose sollte immer eine Pfortaderthrombose ausgeschlossen werden. Bei akutem Abdomen mit sonographischem Nachweis von Flüssigkeit ist häufig die Punktion zur differenzialdiagnostischen Abklärung Blut versus Aszites notwendig. Bei akuter/frischer intraabdomineller Blutung sind der periphere und intraadominelle Hb-Wert meist identisch, sodass ein schnelles Handeln erforderlich ist.

Bei therapeutischer Parazentese ist die Komplikationsrate gering erhöht:

- protrahierter Austritt von Aszites aus dem Punktionsloch (häufigste Komplikation, ca. 5 %),

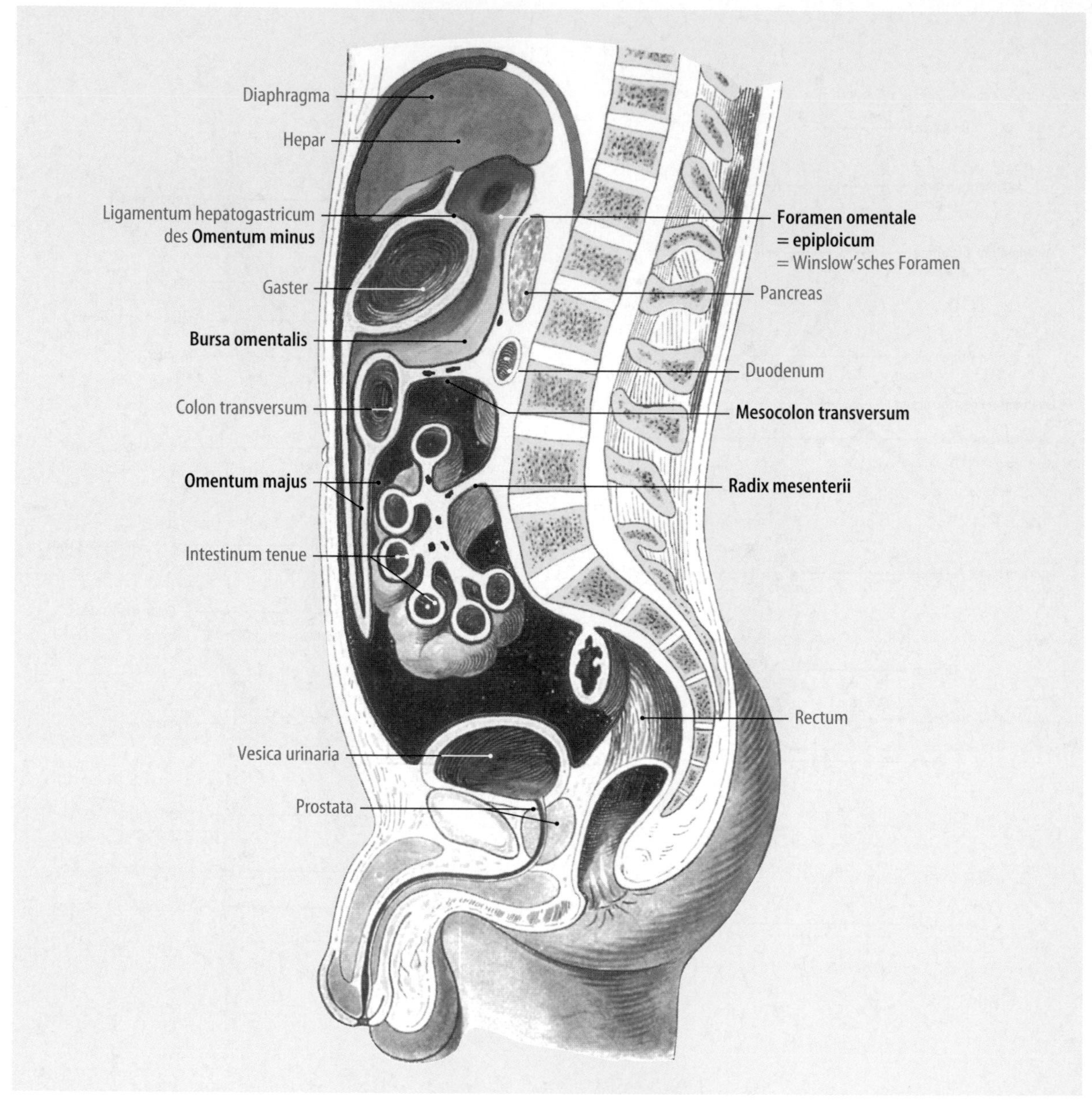

Abb. 23.13 Peritoneum. Aus Tillmann (2009) Atlas der Anatomie. Springer, Heidelberg

- Blutungen (in die Bauchdecke oder nach intraperitoneal, maximal 0,19–1 %),
- Infektion des Zugangsweges, ggf. mit Ausbildung eines Bauchwandabszesses,
- Verletzung von Darmstrukturen mit Peritonitis.

23.2.2 Indikationen

Indikationen sind:

- **diagnostische Abklärung**: Ursachenfindung des Aszites, z. B. Abklärung einer spontan bakteriellen Peritonitis oder Blutung im Bauch,
- **therapeutische Punktion**: Entlastungspunktion bei bekannter Leberzirrhose oder Rechtsherzinsuffizienz oder Peritonealkarzinose.

Tab. 23.2 Ursachen für Aszites

Aszites Hauptformen	Krankheitsbilder
Hepatisch (75 %)	Leberzirrhose Budd-Chiari-Syndrom akute Hepatopathie Lebermalignom
Kardial	Rechtsherzinsuffizienz globale Pumpfunktionsstörung Perikarditis constrictiva
Entzündlich	Spontan bakterielle Peritonitis sekundäre bakterielle Peritonitis Tuberkulose
Maligne	Peritonealkarzinose
Sonstiges	Pankreatitis nephrotisches Syndrom Niereninsuffizienz exsudative Enteropathie Eiweißarmut biliäre Ursachen (z. B. Gallefistel postoperativ) chylöser Aszites (nach Bauchoperationen) Uroperitoneum (nach urologischen Eingriffen)

Relative **Kontraindikationen** sind die disseminierte intravasale Koagulopathie (DIC) bzw. das Fehlen eines adäquaten Zugangsweges.

Es gibt keine absoluten Kontraindikationen!

23.2.3 Vorbereitung

Die Vorbereitung umfasst:
- Patientenaufklärung (Schmerzen, Blutung, Hämatom, Infektion, Organverletzung, Postparazentese-Kreislaufdysfunktion),
- nur bei Thrombozytopenie <20.000/µl und/oder Quick <20 % (INR >2,5) ggf. Gabe von Thrombozyten und/oder Gerinnungsfaktoren,
- Lokalanästhetika.

23.2.4 Durchführung

Die Punktion wird wie folgt durchgeführt:
- Lagerung: Rückenlage mit leichter Oberkörperhochlagerung.
- Sonographische Überprüfung der Punktionsorte (Abb. 23.14):
  - kaudale, laterale Abdominal-Quadranten,
  - Punktionsort: meistens linker Unterbauch (Nachteil rechter Unterbauch: ggf. geblähtes Zoekum oder Appendizitis-Narbe mit erhöhter Gefahr der Darmperforation), möglichst lateral der epigastrischen Gefäße (Abb. 23.15).
  - Nach genauer Ortung der optimalen Punktionsstelle sollte diese direkt oder per Fadenkreuz markiert werden.
  - Cave: Vermeidung der Punktion der Vasa epigastricae inferiores.
- Utensilien: sterile Abdecktücher (Lochtuch), sterile Handschuhe, 10-ml-Spritzen, sterile Kompressen, Lokalanästhetikum, Punktionsnadel/Venenverweilkanüle, spezielle Aszitespunktionssets, ggf. Pigtail-Katheter mit Seldingerdraht, Skalpell, Dilatator und Nahtmaterial.

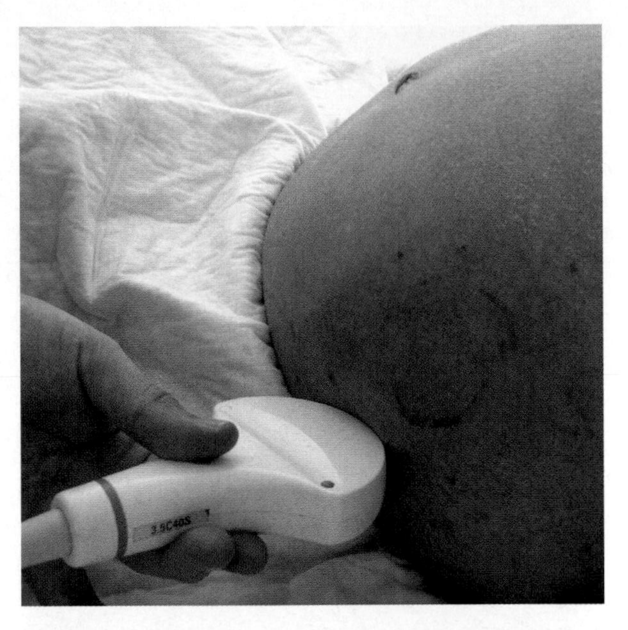

Abb. 23.14 Bestimmung der optimalen Punktionsstelle mit Ultraschall

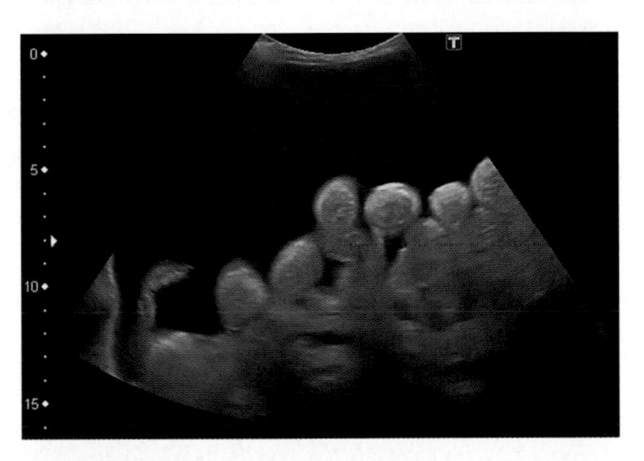

Abb. 23.15 Ultraschallbild: sehr viel echofreier Aszites, Seeanemonenphänomen der Dünndarmschlingen

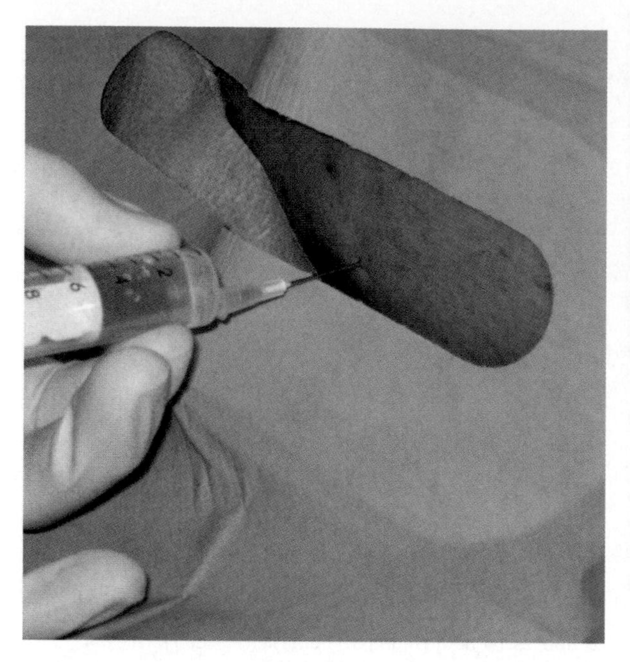

Abb. 23.16 Lokalanästhesie der Punktionsstelle und Probeaspiration

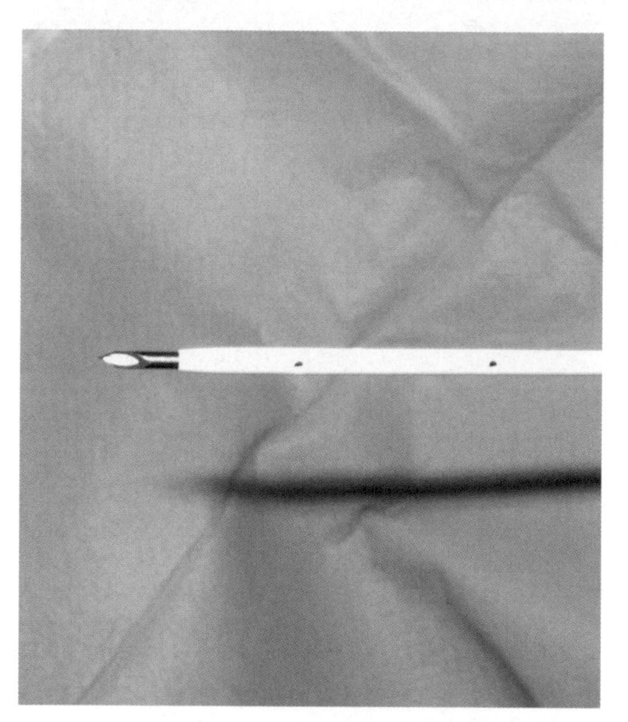

Abb. 23.18 Punktionsnadel mit Seitenlöchern

- Lokalanästhesie mit einer dünner Nadel (22-Gauge-Nadel, Abb. 23.16) in Richtung Aszites, bis sich Aszites aspirieren lässt.
- Punktion mit z. B. 6-French-Schlottmann-Parazentese-Nadel oder anderen speziellen Kanülen (Abb. 23.17).

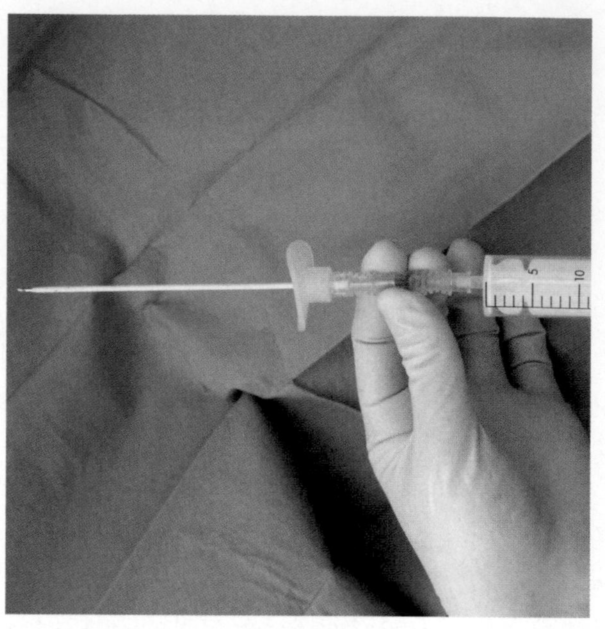

Abb. 23.17 Aszitespunktionsset

- Vorschieben der Nadel/Venenverweilkanüle unter Aspiration, schräger Durchtritt durch die Haut, d. h. Punktion in 2 verschiedenen Gewebehöhen (besserer Verschluss des Punktionskanals und Verhinderung einer Aszites-Leckage, Abb. 23.18, Abb. 23.19, Abb. 23.20, Abb. 23.21).
- Die häufig angewandten Plastikvenenverweilkanülen knicken leicht ab, sodass bei therapeutischer Punktion die Einlage eines dünnen Katheters häufig notwendig ist.

23.2.5 Nachsorge

Zur Nachsorge gehören:

- Versendung des Aszitesmaterials: Mikrobiologie (Kulturflaschen), Hauptlabor (Zellzahl, Differenzierung, Gesamteiweiß, Cholesterin, CEA, LDH, Glukose), Zytologie (maligne Zellen), Pathologie,
- Anlage eines sterilen Verbandes,
- Ersatz von 6–8 g Humanalbumin pro Liter Aszites bei Punktionsmengen >5 l, bei geringerer Menge Hydroxyäthylstärke (gleiche Dosis) gleichwertig zur Vermeidung der sog. Postparazentese-Kreislaufdysfunktion.

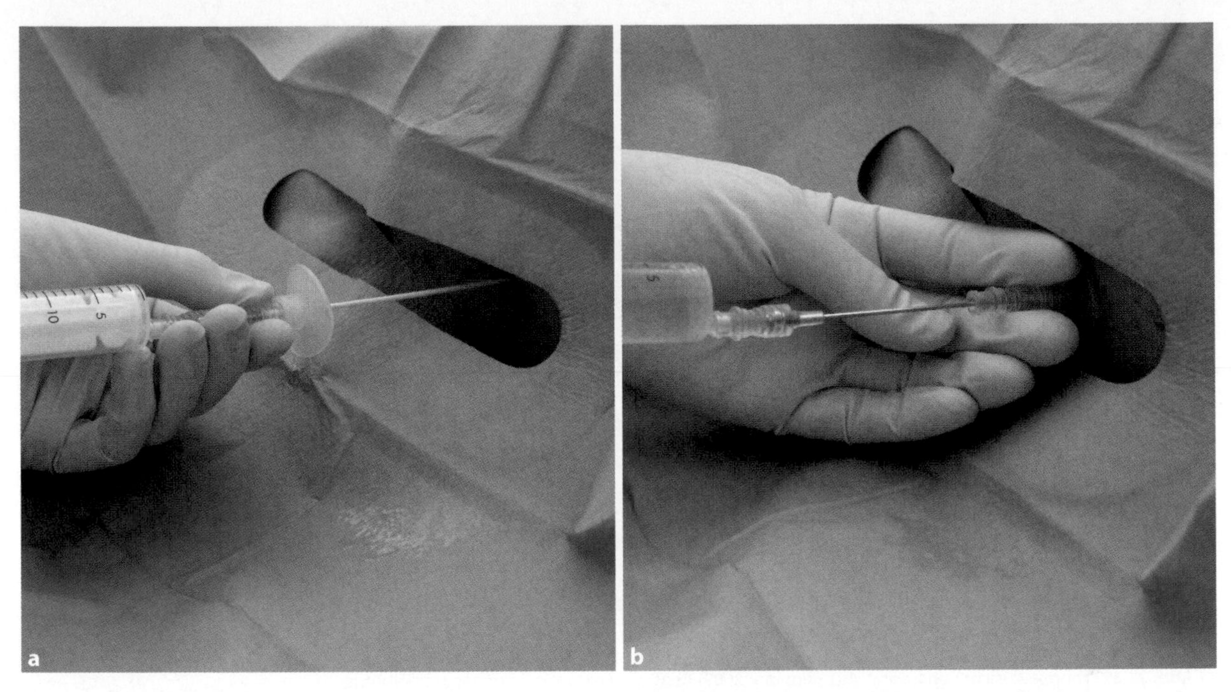

Abb. 23.19 Aszitespunktion: **a** Punktion unter Aspiration, **b** Zurückziehen des Mandrins nach erfolgreicher Aszitespunktion

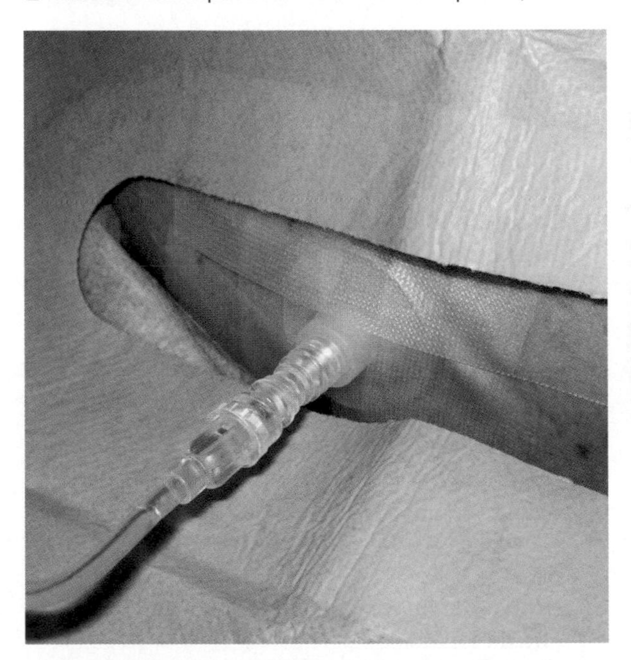

Abb. 23.20 Verklebung und Fixierung des Ablaufschlauches

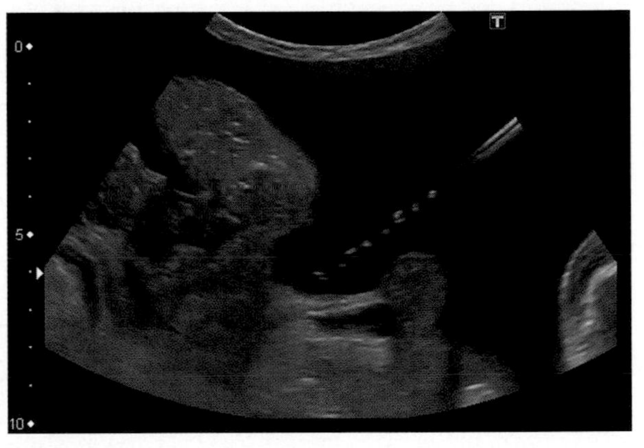

Abb. 23.21 Ultraschallkontrolle der korrekten Lage des Punktionskatheters. Echoreiche Doppelstruktur im fundamentalen B-Bild

23.3 Ultraschallunterstützte Perikardpunktion

Guido Michels, Roman Pfister

23.3.1 Allgemeines

Die perkutane Perikardpunktion oder Perikardiozentese erfolgt entweder als therapeutische oder als diagnostische Punktion (Abb. 23.22, Tab. 23.3). Die Perikardpunktion ermöglicht die Drainage des Perikardergusses, was wiederum eine umgehende Verbesserung der hämodynamischen Situation zur Folge hat. Die Perikardflüssigkeit sollte anschließend stets laborchemisch, mikrobiologisch, zytologisch (pathologisch) und ggf. molekularbiologisch untersucht werden.

Die Ultraschalluntersuchung des Herzens bzw. Echokardiographie ist zur genauen Ortung der Lokalisation des Perikardergusses obligat. Während zirkuläre Perikardergüsse mit Hilfe der Echokardiographie problemlos punktiert werden können, so ist bei streng lokalisierten, gekammerten Perikardergüssen ggf. eine CT- oder MRT-gesteuerte Punktion notwendig.

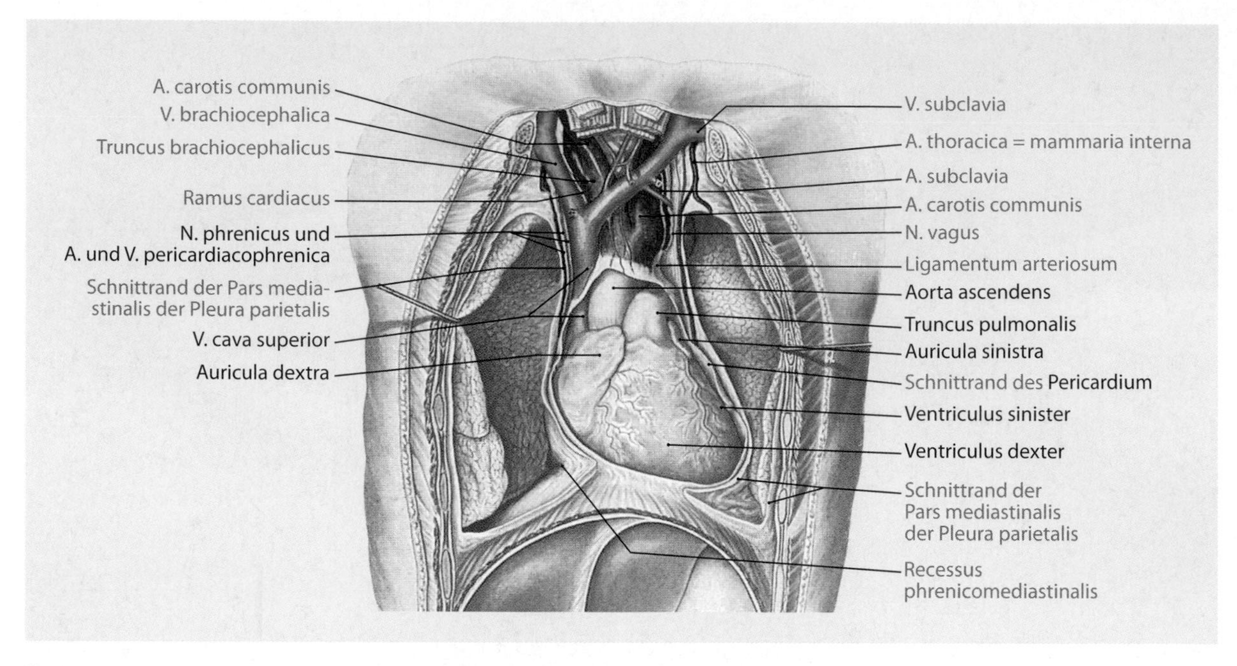

Abb. 23.22 Thorax, Ansicht von frontal. Aus Tillmann (2009) Atlas der Anatomie. Springer, Heidelberg

Tab. 23.3 Echokardiographische Einteilung des Perikardergusses

Einteilung	Echokardiographischer Befund
Kleiner Perikarderguss	<10 mm diastolische Separation von Peri- und Epikard
Mäßiger Perikarderguss	10–20 mm diastolische Separation
Großer Perikarderguss	>20 mm diastolische Separation
Sehr großer Perikarderguss	>20 mm und Kompressionszeichen

Obwohl die Aortendissektion als Kontraindikation bezüglich der Durchführung der Perikardpunktion aufgeführt wird (Guidelines zum Management von Perikarderkrankungen, Maisch et al., 2004), so bleibt die entlastende Punktion des Perikardergusses, welcher im Rahmen einer Typ A Aortendissektion auftritt, häufig die letzte therapeutische Chance, um ein Überleben bis auf den OP-Tisch zu gewährleisten.

23.3.2 Indikationen

Indikationen sind:

- **Klasse-I-Indikationen:**
  - Perikardtamponade,
  - Perikarderguss mit über 20 mm diastolischer Separation zwischen Epi- und Perikard in der Echokardiographie,
  - Verdacht auf purulenten oder tuberkulösen Perikarderguss.
- **Klasse-IIa-Indikation:**
  - Perikardergüsse (ausgenommen purulente und tuberkulöse) mit 10–20 mm diastolischer Separation zwischen Epi- und Perikard in der Echokardiographie zu diagnostischen Zwecken,
  - Verdacht auf malignen Perikarderguss.
- **Klasse-IIb-Indikation:**
  - Ergüsse (ausgenommen purulente und tuberkulöse) mit <10 mm diastolischer Separation zwischen Epi- und Perikard in der Echokardiographie zu diagnostischen Zwecken.

Überprüfung der **Kontraindikationen**:

- Aortendissektion.
- Relative Kontraindikationen sind unbehandelte Gerinnungsstörungen, Antikoagulanzientherapie, Thrombozytopenie <50.000/µl, kleine posteriore und lokalisierte Ergüsse.

> **Die Perikardpunktion ist nicht indiziert, wenn die Diagnose anderweitig gestellt werden kann und keine Tamponade vorliegt sowie bei geringen, unter der medikamentösen antiinflammatorischen Therapie rückläufigen Ergüssen.**

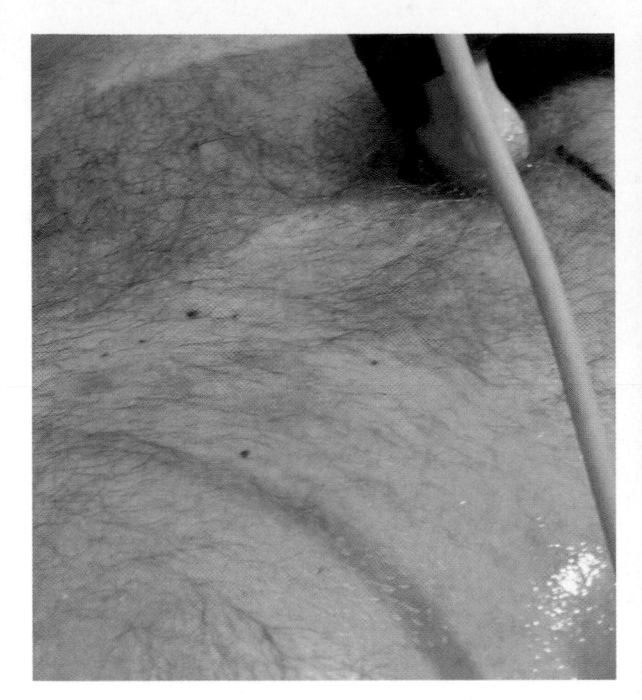

■ **Abb. 23.23** Aufsuchen einer optimalen parasternalen Position zum echokardiographischen Monitoring während der Perikardpunktion

23.3.3 Vorbereitung

Die Vorbereitung umfasst:

- Patientenaufklärung: Infektion, Blutung, Verletzung von der A. mammaria interna (IMA)/Koronararterien, Arrhythmien, Myokardperforation (meist rechter Ventrikel: Extrasystolen im EKG, Nadelrückzug, ggf. Kardiochirurgie), Not-Operation, Pneumothorax/-mediastinum/-perikard, Punktion des linken Leberlappens (Blutbildkontrolle, ggf. Viszeralschirurgie).
- Transthorakale Echokardiographie:
  - zur Unterscheidung von zirkulärem oder segmentalem Erguss,
  - zur genauen Festlegung der Stichrichtung (Markierung).
- EKG-(Niedervoltage?)/Blutdruck-Monitoring.
- Laborcheck (plasmatische/zelluläre Gerinnung und Blutbild).
- Kreuzblut abnehmen.
- Material: Perikardpunktionsnadel, steriles Set (Handschuhe, Kompressen, Abdecktücher, 10-ml-Spritzen), Lokalanästhetikum, Röhrchen für die Diagnostik.

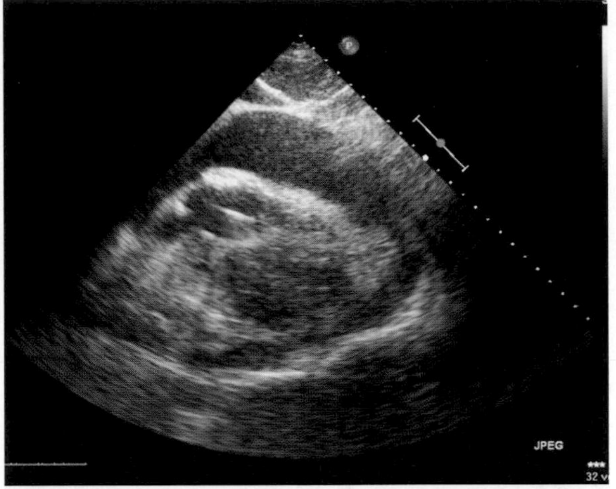

■ **Abb. 23.24** Darstellung des Perikardergusses

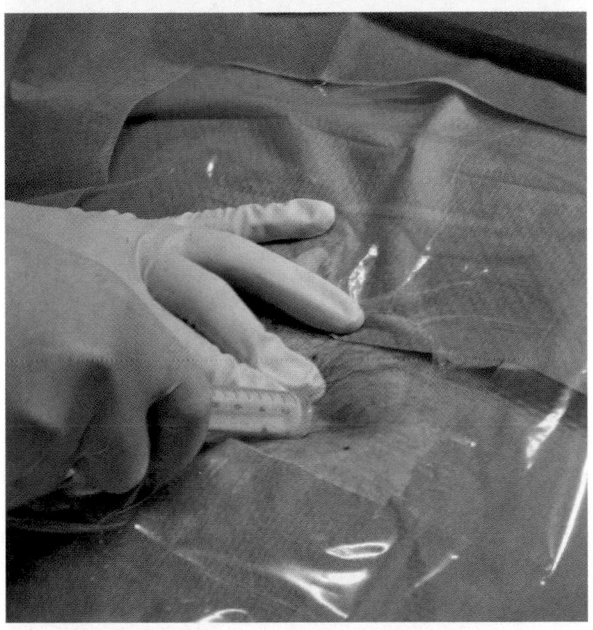

■ **Abb. 23.25** Lokalanästhesie. Punktionsort ca. 1 cm links lateral des Processus xiphoideus mit Nadelrichtung in Richtung Ohrläppchen bis linke Schulter

23.3.4 Durchführung

Die Punktion wird wie folgt durchgeführt:

- Patienteninformation über jeden Arbeitsschritt,
- Patientenlagerung: halbsitzende Oberkörperhochlagerung,
- Monitoring: EKG (Nadelrückzug, wenn Extrasystolen bei Punktion des rechten Ventrikels auftreten), Blutdruck, periphere Sauerstoffsättigung (■ Abb. 23.23, ■ Abb. 23.24),
- Lokalanästhesie, z. B. 10 ml Lidocain (■ Abb. 23.25),
- Zugangsweg: substernal, subxiphoidal,

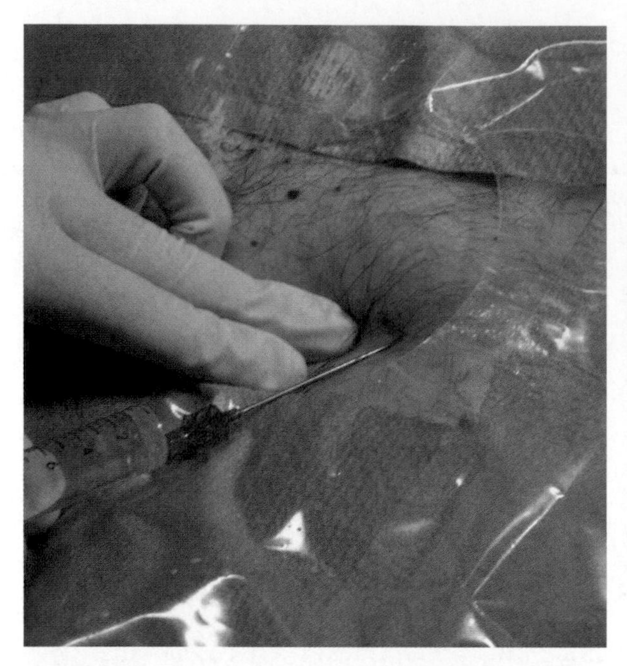

Abb. 23.26 Perikardpunktion. Nadelrichtung in Richtung Ohrläppchen bis linke Schulter, flache Nadelführung, Nadel unter Aspiration vorschieben

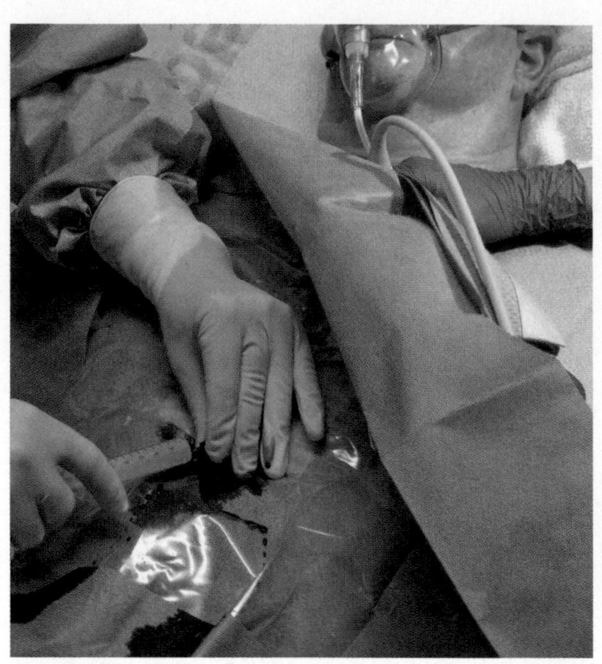

Abb. 23.27 Echokardiographisches Monitoring. Hier Lagekontrolle der Nadel, ggf. bei Unsicherheit mit Echokontrastmittel

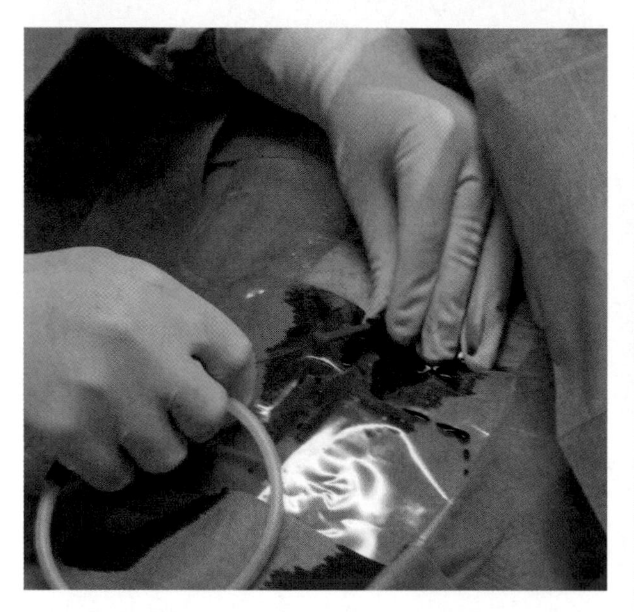

Abb. 23.28 Einführen bzw. Vorschieben des Seldingerdrahts über Punktionskanüle

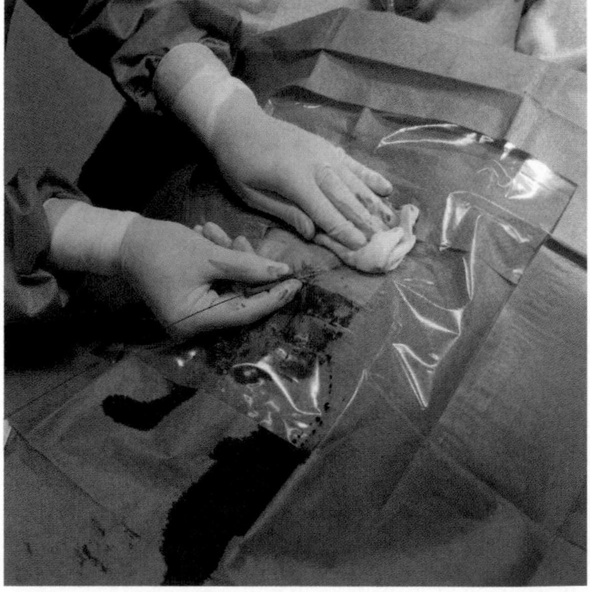

Abb. 23.29 Entfernung der Punktionskanüle

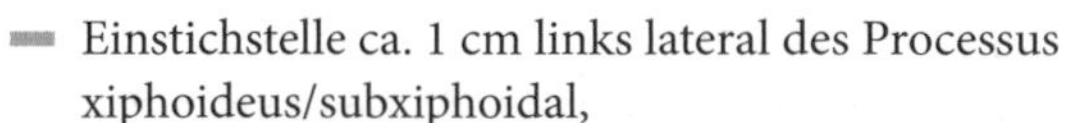

- Einstichstelle ca. 1 cm links lateral des Processus xiphoideus/subxiphoidal,
- Nadelstichrichtung: mittlere linke Klavikula bzw. Ohrläppchen (Abb. 23.26, Abb. 23.27, Abb. 23.28, Abb. 23.29, Abb. 23.30, Abb. 23.31),
- Einstichwinkel: 30° bei Oberkörperhochlagerung,
- Nadelführung: flach,
- Nadel unter Aspiration vorschieben,
- BGA aus Perikardflüssigkeit (Hb-/Hkt-Gehalt, pO_2 und SO_2),
- Punktionsmöglichkeiten:
  - Einmalpunktion (selten),
  - Einlegen eines Pigtail-Katheters in Seldingertechnik (häufig, Abb. 23.32, Abb. 23.33, Abb. 23.34),

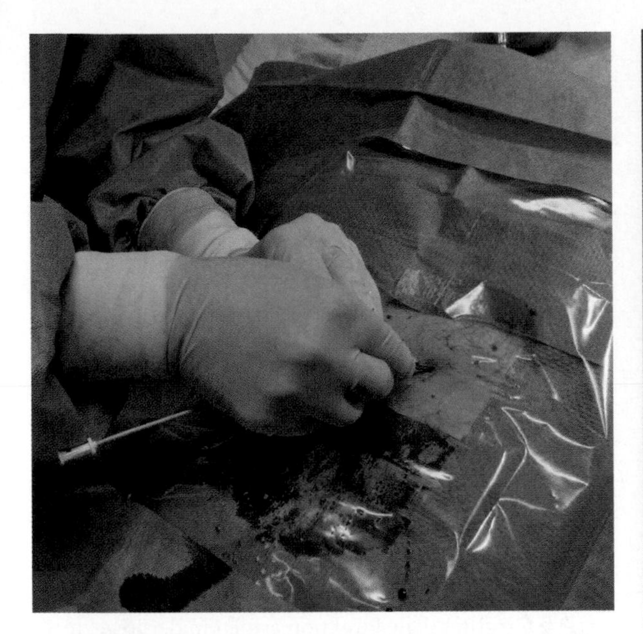

◘ **Abb. 23.30** Stichinzision mittels Skalpell und anschließende Dilatation mittels Dilatator

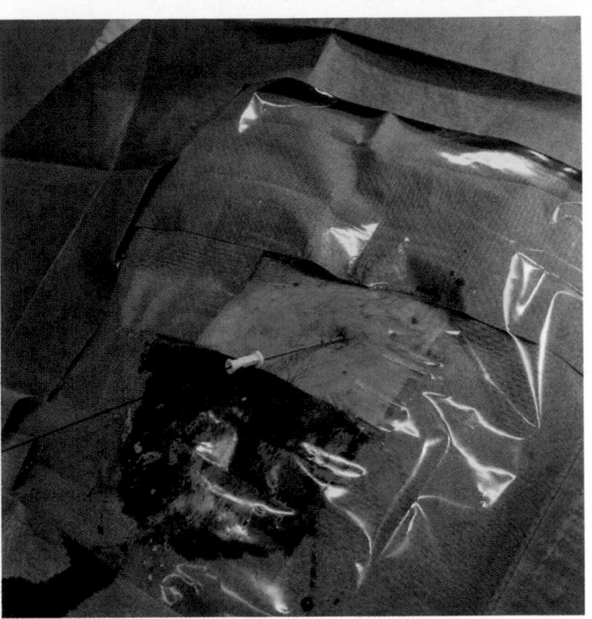

◘ **Abb. 23.31** Aufdehnung des Punktionskanals mittels Dilatator

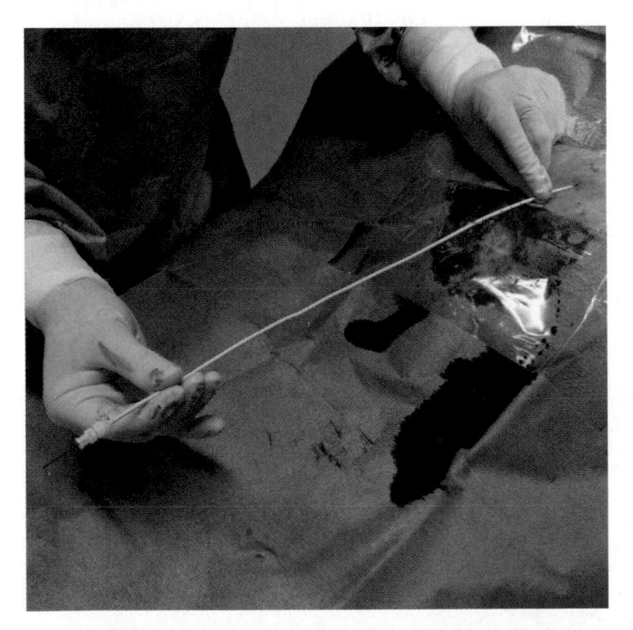

◘ **Abb. 23.32** Vorschieben des Pigtail-Katheters über den Seldingerdraht

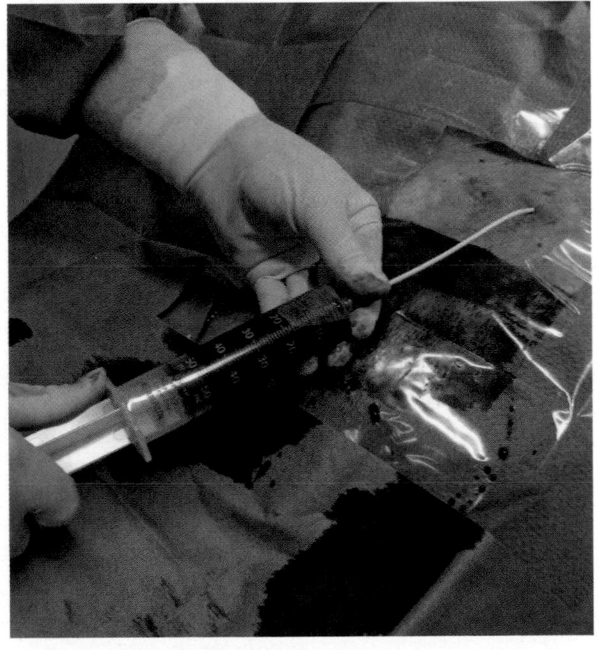

◘ **Abb. 23.33** Entfernung des Seldingerdrahts und Aspiration von hämorraghischem Erguss

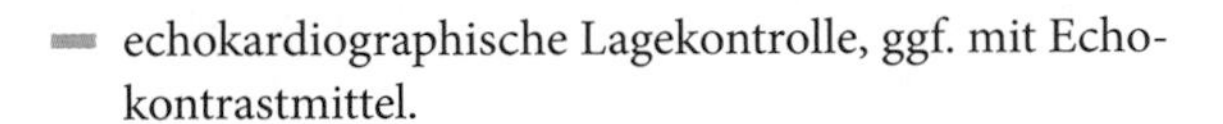

- echokardiographische Lagekontrolle, ggf. mit Echokontrastmittel.

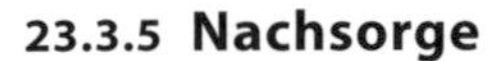

23.3.5 Nachsorge

Zur Nachsorge gehören:

- Röntgenthorax oder Thoraxsonographie (Ausschluss Pneumothorax) oder evtl. CT-Thorax mit KM.
- Echokardiographische Kontrolluntersuchungen (Progression oder Regression).
- Punktatmaterial zur Diagnostik
  - Serologie/Virologie (Viren),
  - Mikrobiologie (natives Material, Blutkulturflaschen, PCR für Tbc),
  - Zytologie,
  - Pathologie,

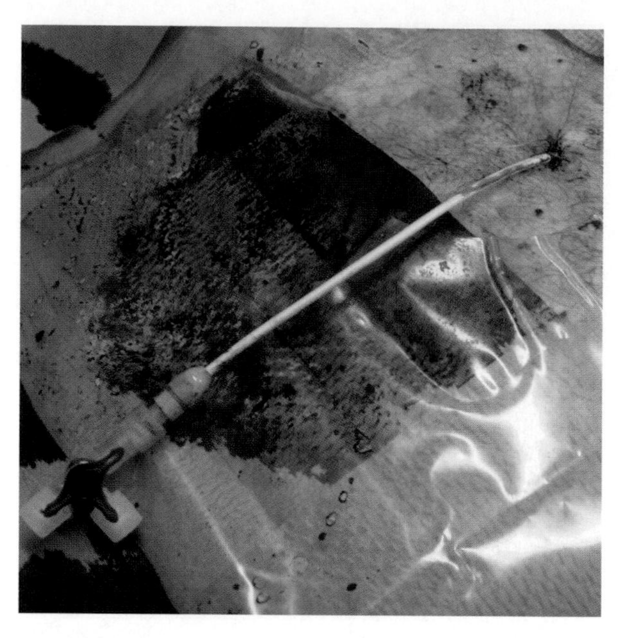

Abb. 23.34 Fixierung des Pigtail-Katheters

Tab. 23.4 Sonomorphologische Charakteristika peripherer Lungenrundherde

Diagnose	Charakteristika
Karzinom/Metastase	Rund/oval/polyzyklisch meist scharf begrenzt Krebsfüßchen/Tumorzapfen Einschmelzungszonen irreguläre Perfusion
Pneumonie	Echoinhomogen unscharf begrenzt Bronchoaerogramm Fluidobronchogramm Abszedierung reguläre Perfusion
Frischer Lungeninfarkt	Homogen rund > triangulär glatt begrenzt kaum Binnenechos Perfusionsstopp
Alter Lungeninfarkt	Inhomogen/körnig triangulär > rund zackig begrenzt Segmentbronchusreflex Zeichen der Revaskularisation
Kompressionsatelektase	Schmal/zipfelmützenförmig konkav mäßig echogen flottierend im Erguss teils belüftet bei Inspiration

  - Hauptlabor (Blutbild, Fette, CRP, Harnsäure, LDH, Amylase, Lipase, Glukose).
- Entfernung des Pigtail-Katheters
  - spätestens nach 48 h (Vermeidung von Sekundärinfektionen),
  - bei Mengen <80 ml/d Restablauf.
- Falls Rezidiv: Perikardfensterung.

23.4 Ultraschallunterstützte transthorakale Punktion

Guido Michels, Natalie Jaspers, Roman Pfister

23.4.1 Allgemeines

Je nach Fragestellung bieten sich unterschiedliche Verfahren an:

- Die transthorakale Punktion erfolgt in der Regel in der sog. Freihandtechnik.
- Bei gekammerten Flüssigkeitsansammlungen oder solitären Läsionen/Raumforderungen der Thoraxwand sowie subpleuraler Lungenareale und ggf. des vorderen, oberen Mediastinums sollte nur unter sonographischer Sicht punktiert werden (Tab. 23.4, Abb. 23.35, Abb. 23.36).
- Bei tiefen, nicht optimal sichtbaren Läsionen/zentralen Raumforderungen empfiehlt sich die Durchführung einer CT-gesteuerten Punktion. CT-gesteuerte Punktionen ermöglichen zwar eine exakte Bildgebung der Läsion und der Nadelspitze, ein Real-time-Monitoring der Nadel ist jedoch nicht möglich.
- Im Falle einer fraglichen Brustwandläsion bzw. peripheren pulmonalen Raumforderung kann eine transthorakale ultraschallgesteuerte Punktion (TTUS-Punktion) durchgeführt werden. Die diagnostische Aussagekraft und die Komplikationsrate der TTUS-Punktion entsprechen der CT-gesteuerten Punktion.

Tipp

Falls man während der TTUS-Punktion einen Pneumothorax gesetzt hat, so kann dieser schnell entdeckt werden, da der Herd aus dem Bild verschwindet und ein Fehlen des Lungengleitens und des Lungenpulses nachgewiesen werden kann.

Bei der Auswahl von Punktionskanülen ist zu bedenken, dass ab einem Nadeldurchmesser von ≥1 mm die Komplikationsrate deutlich ansteigt, d. h. Nadeln ≤0,7 mm

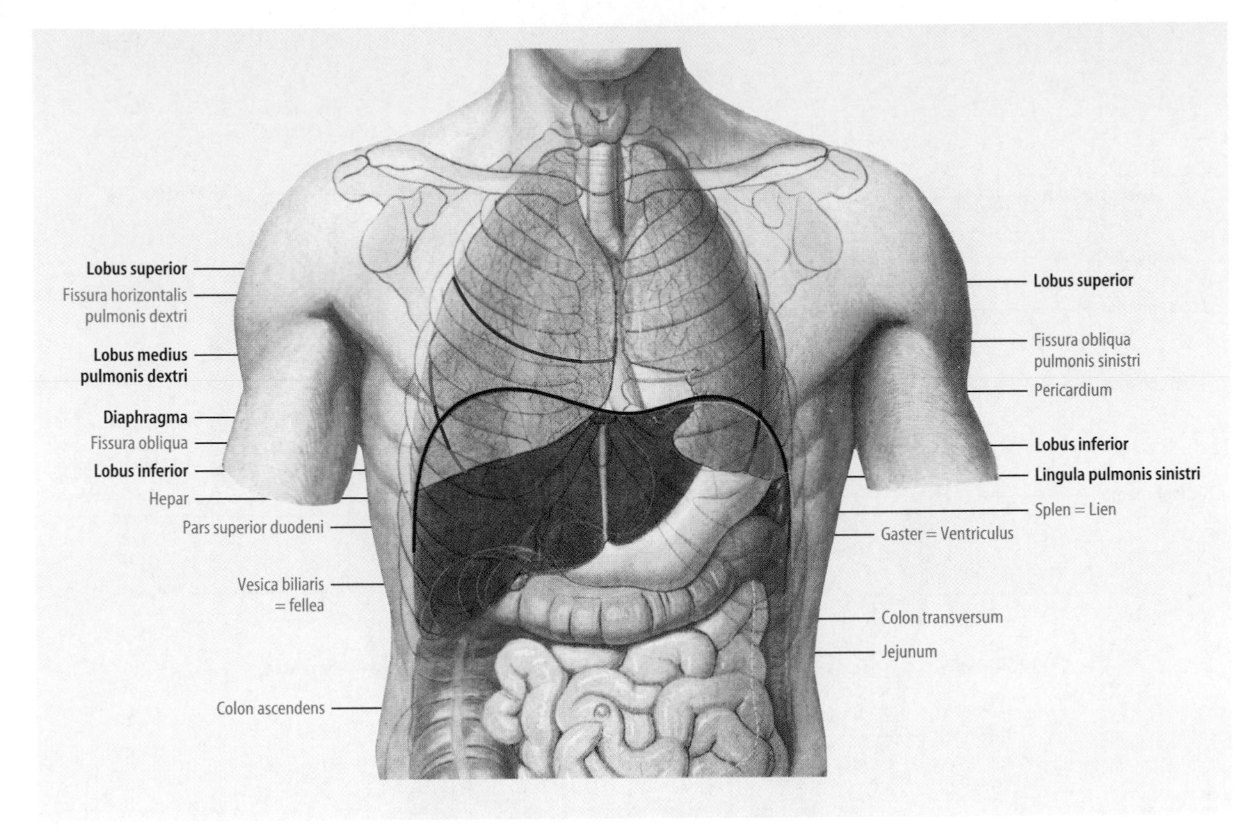

Abb. 23.35 Lungen- und Pleuragrenzen, Ansicht von vorn. Aus Tillmann (2009) Atlas der Anatomie. Springer, Heidelberg

Durchmesser sind praktisch mit fast keinen Komplikationen assoziiert.

Zu beachten ist, dass die Pleura parietalis sensibel und vegetativ innerviert ist, sodass neben Schmerzen bei Punktion auch vegetative Reaktionen mit Kollaps möglich sind.

23.4.2 Indikationen

Zu Indikationen und Kontraindikationen, Tab. 23.5, Tab. 23.6.

23.4.3 Vorbereitung

Die Vorbereitung umfasst:
- Sonographie der Thoraxwand und der Pleurahöhle/Lungen:
  - Thoraxwandläsionen: Anwendung von hochfrequenten Linearschallköpfen,
  - Pleuraraum und Lungenoberfläche: Anwendung von Sektorschall- oder Konvexschallköpfen.
- Markierung von Punktionsstellen:
  - Pleurapunktion: an verschiedenen Stellen möglich und stets nach vorheriger Ultraschallkontrolle – auch unter farbkodierter Duplexsonographie um die Punktion von größeren Gefäßen zu vermeiden (ggf. CT-Thorax),
  - Punktion bei Pneumothorax: Patient in sitzender Lage in Monaldi-Position,
  - Punktion von thorakalen/thoraxwandnahen Raumforderungen: sämtliche Positionen möglich, sehr variabel.
- Blutbild und Gerinnungsparameter (nicht älter als 7 Tage).
- Patientenaufklärung.
- Patientenlagerung:
  - Punktion eines Pleuraergusses/Pneumothorax: optimal am sitzenden Patienten (die Pflegekraft hält dabei den Patienten von vorne),
  - Punktion von thoraxwandnahen oder subpleuralen Läsionen: Rücken-, Seiten- oder Bauchlage (ggf. Gabe von Midazolam zur Anxiolyse).
- Monitoring: EKG, Blutdruck, periphere Sauerstoffsättigung.
- Utensilien zur Pleurapunktion: Desinfektionsmittel, sterile Abdecktücher, Einmalskalpell, Einmalkanülen (lange 1-er Nadel, kleine Nadel für Lokalanästhesie der Haut), sterile Kompressen, Lokalanästhetikum (Infiltrationsanästhesie, z. B. Lidocain), sterile

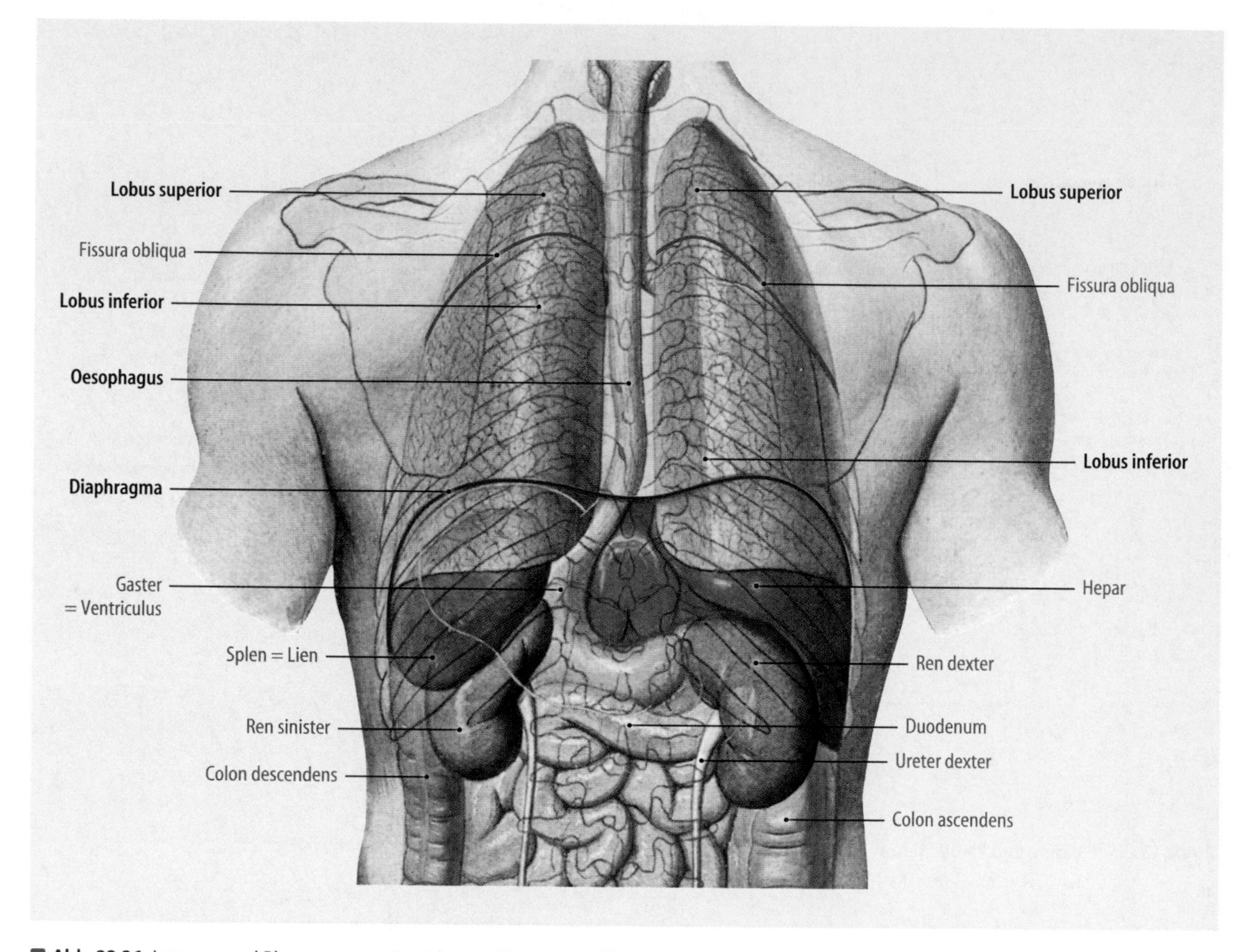

Abb. 23.36 Lungen- und Pleuragrenzen, Ansicht von hinten. Aus Tillmann (2009) Atlas der Anatomie. Springer, Heidelberg

Tab. 23.5 Indikationen zur transthorakalen Punktion

Diagnostische Indikationen	Therapeutische Indikationen
Pleurapunktion: meist zum Ausschluss/Nachweis von malignen Zellen im Pleurapunktat (z. B. bei positiver Zytologie bei Bronchialkarzinom liegt nach der UICC 7. Auflage ein M1a-Stadium und somit ein Stadium IV vor)	**Pleuraerguss:** entlastende Punktion bei Pleuraerguss bei Dyspnoe (bei notwendiger Pleurapunktion bei extremer Dyspnoe und schlechter Gerinnungssituation kann u. U. mit einem dünnen zentralen Venenkatheter ein Pleuraerguss drainiert werden)
Punktion der Thoraxwand, der Pleura und peripherer Lungenareale: Abklärung von unklaren Läsionen/Raumforderungen (infektiöser Genese, Abgrenzung Primarius oder Metastase), ggf. Pleurabiopsie bei allen unklaren Pleuritiden (Thorakoskopie plus Biopsie jedoch besser [videoassistierte Thorakoskopie (VATS)])	**Pneumothorax:** Entlastung eines Pneumothorax bei Schocksymptomatik
	Pleuraempyem: Anlage einer großlumigen Thoraxdrainage und intermittierende Spülungen (mindestens 3-mal täglich mit NaCl-0,9 % [ggf. Antibiotika-Zusatz]), ggf. Spülsystem (permanente Spülung über 2 Thoraxdrainagen), ggf. Instillation von Streptokinase oder Urokinase (Pleurolyse) bei Pleuraempyemen mit Fibrinsepten
	Pleurodese (Verödungsbehandlung): Verklebung der Pleurablätter bei chronischen Pleuraergüssen (meist malignen Ursprungs) mittels Talkum (2–8 g, Alternative: 500 mg Doxycyclin), besser jedoch Pleurodese mittels Thorakoskopie unter Anwendung der Sprühtechnik

Tab. 23.6 Kontraindikationen zur transthorakalen Punktion

Absolute Kontraindikationen	Relative Kontraindikationen
Nicht einwilligungsfähiger Patient	Bullöses Lungenemphysem
Schwere Blutgerinnungsstörungen (Ziel: Quick-Wert ≥50 %, Thrombozytenzahlen >50.–60.000, keine Antikoagulation)	Pulmonale Hypertonie
	Erhebliche Einschränkung der Atemfunktion
	Partial-/Globalinsuffizienz

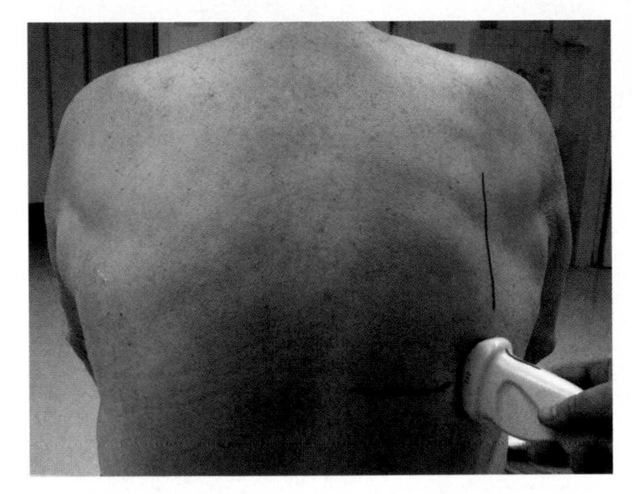

Abb. 23.37 Bestimmung der optimalen Punktionsstelle mit Ultraschall

Handschuhe, Absaugeinheit, ggf. Pigtailkatheter oder sonstige Pleuradrainagesets (z. B. Pneumokath-System).
- Utensilien zur sonographischen oder CT-gesteuerten Punktion: zusätzlich Führungskanüle (Flügelkanüle, ca. 1,5 mm Außendurchmesser).

23.4.4 Durchführung

Die Punktion wird wie folgt durchgeführt:
- Patienten über jeden Arbeitsschritt stets informieren.
- Hautdesinfektion (Einwirkzeit beachten!).
- Lokalanästhesie der Haut (intrakutane Quaddel mit kleiner Nadel), Subkutis und der Interkostalmuskulatur und des Stichkanals mit langer Nadel (Abb. 23.37, Abb. 23.38, Abb. 23.39).
- Sensible (schmerzhafte) Bereiche: intrakutan und Pleura parietalis (äußere Pleurablatt).
- Erreichen des Pleuraraumes: Nachlassen des Widerstandes am Spritzenstempel.

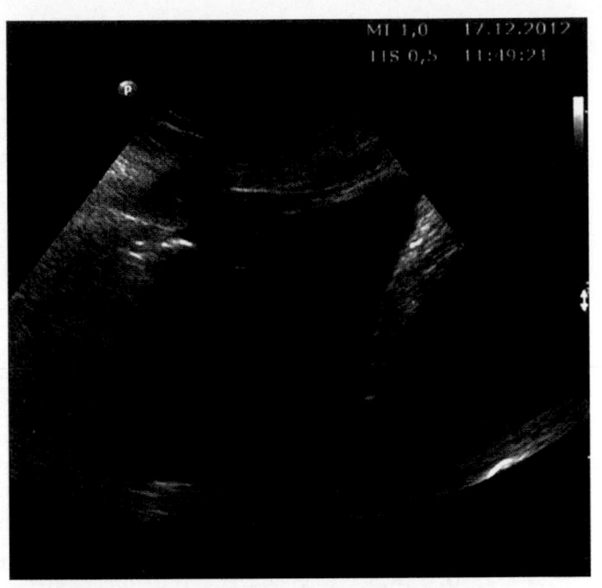

Abb. 23.38 B-Bild: Pleuraerguss mit unbelüftetem Lungenabschnitt (Kompressionsatelektase)

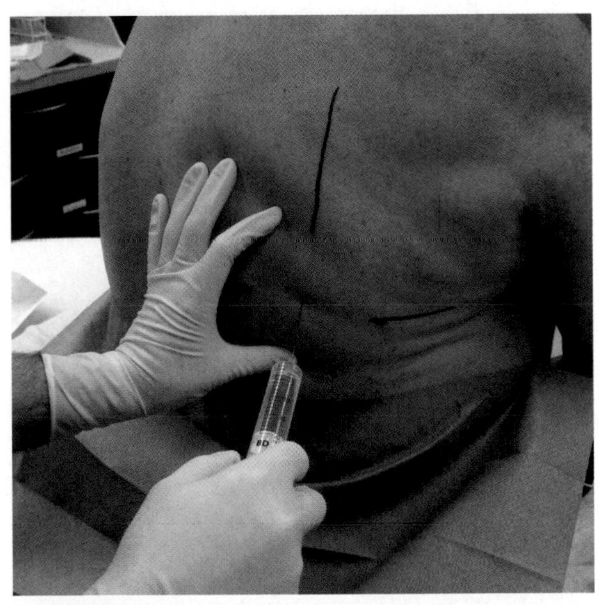

Abb. 23.39 Lokalanästhesie von Haut, Subkutis, Interkostalmuskulatur und des Stichkanals

- Nach einer Probeaspiration sollte nicht erneut eine Lokalanästhesie durchgeführt werden, da Gefahr von Verschleppung von Bakterien und insbesondere Karzinomzellen (Impfmetastasen, Abb. 23.40).
- Hautinzision mit 11-er Einmalskalpell bei Anlage einer Pleuradrainage oder lediglich Einführen einer Führungskanüle (am Oberrand der Rippe) in Richtung der Läsion (Abb. 23.41, Abb. 23.42, Abb. 23.43). Deutet die Spitze der Führungskanüle in beiden Ebenen auf die Raumforderung, so ist die Punktion durch die Flügelkanüle mit der Punktions-

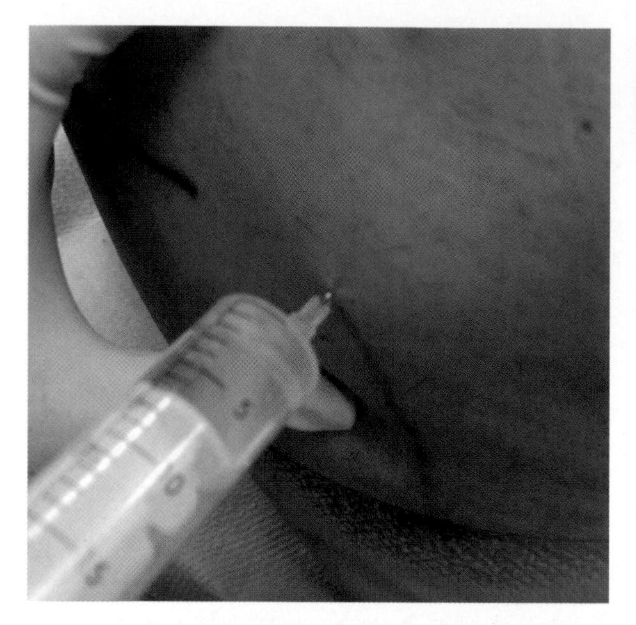

■ **Abb. 23.40** Probeaspiration

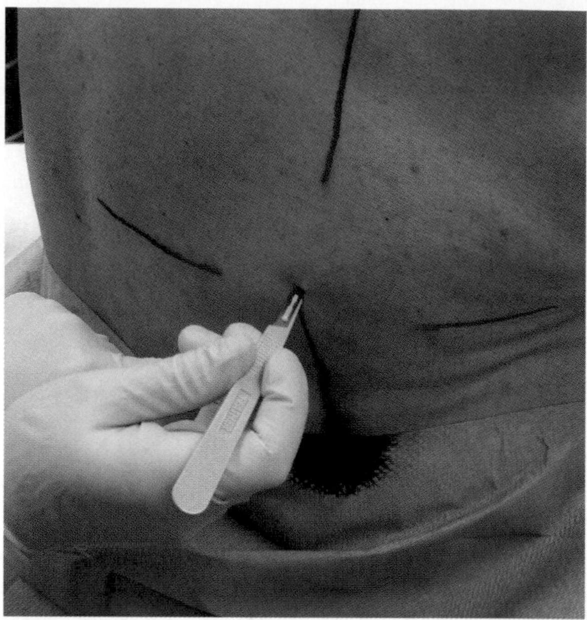

■ **Abb. 23.41** Hautinzision der Pleurapunktionsstelle mit Skalpell

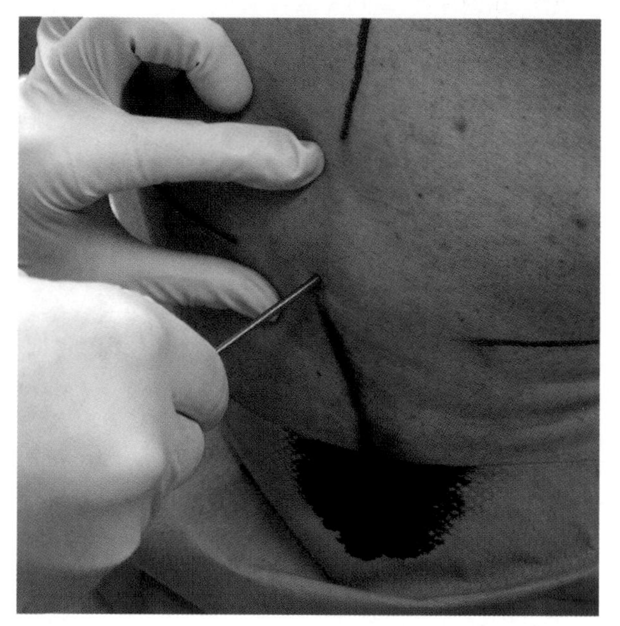

■ **Abb. 23.42** Punktion mittels Trokar des Pleurapunktionssets

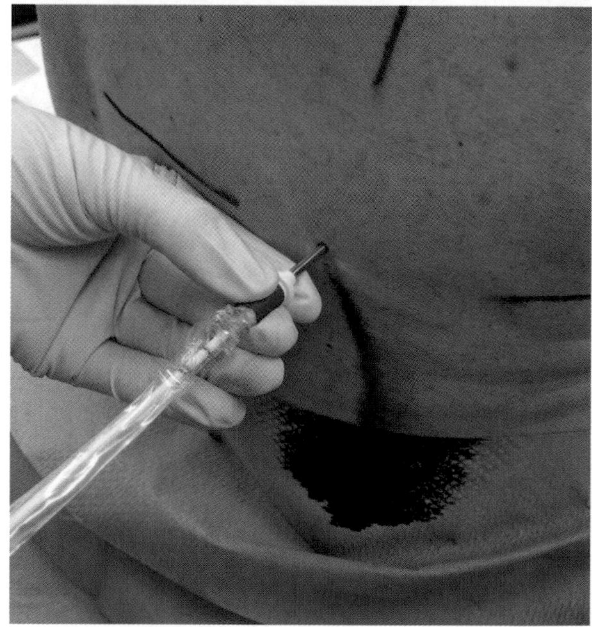

■ **Abb. 23.43** Vorschieben des Pleurakatheters über Trokar

kanüle zieltreffersicher möglich. Bei Punktion den Patienten bitten die Luft anzuhalten.

- Ggf. zuvor Trokar oder Direktpunktion der Pleurahöhle. Einmalpunktion oder Einlage eines Pleurakatheters und Anschluss an ein Auffangbeutel (auf Betthöhe) oder Wasserschloss bzw. Anschluss an ein aktives Sogsystem bei großem Pleuraerguss (■ Abb. 23.44, ■ Abb. 23.45).
- Aufarbeitung des Biopsiematerials: zuerst Herstellung des Abrollpräparates (zytologische Befundung) und anschließend Überführung des Biopsat in Fixierlösung (meist Formalin, histopathologische Befundung).
- Aufarbeitung des Pleurapunktats (Zytologie, Pathologie, Mikrobiologie, Hauptlabor [Exsudat, Transsudat]).
- Bei putridem Pleuraerguss immer pH-Wert Bestimmung (pH-Wert <7,2: parapneumonischer Erguss; pH-Wert <7,0: Empyem) und Glukose-Bestimmung (<40 mg/dl: komplizierter parapneumonischer Erguss, Empyem).

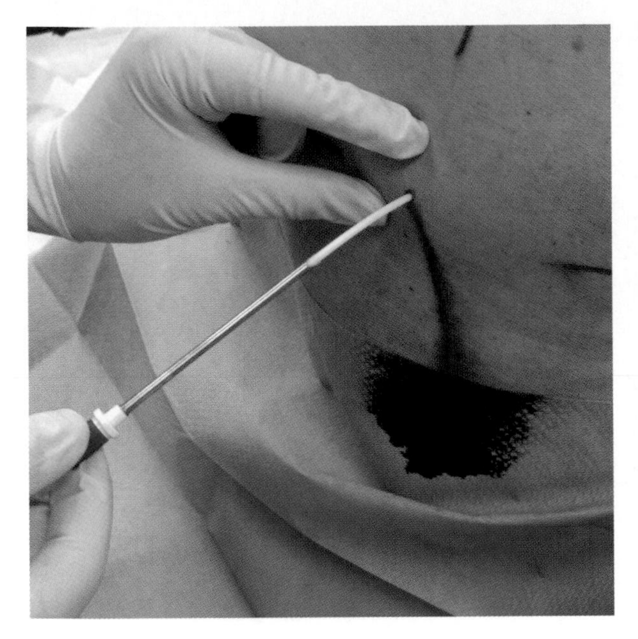

Abb. 23.44 Entfernen des Trokars über Pleurakatheter

Während der Nachweis von malignen Zellen in der Nadelzytologie diagnostisch ist, schließt ein negativer Befund dagegen einen malignen Prozess nicht aus, da ein sog. Sampling Error vorliegen kann.

23.4.5 Nachsorge

Zur Nachsorge gehören:

- Bei nur kleiner Inzision bzw. Einmal-Drainageneinlage Anlage eines Verbandes.
- Bei großer Inzision bzw. Drainagenanlage oder Blutung Hautnaht mit Fixierung des Katheters/Drainage plus Verband.
- Postinterventionell sollte immer ein Röntgenthorax veranlasst werden (Ausschluss Pneumothorax).
- Versendung des Materials zur Pathologie (fixierte Biopsiezylinder), Zytologie (luftgetrocknetes Abrollpräparat des Biopsiezylinders) und Mikrobiologie.
- Komplikationen überprüfen: Pneumothorax (Röntgenthorax), Hautemphysem (durch Hustenattacken, Abklärung ob Luft in die Subkutis gepresst wird), Reexpansionsödem bei zu schnellem und vielem Ablassen von Pleuraerguss (progrediente Dyspnoe trotz Entlastung des Pleuraergusses), Hautblutungen (Kompression von außen), Nervenirritationen (Schmerzen, Parästhesien).

Die Komplikationsrate steigt mit zunehmender Nadeldicke.

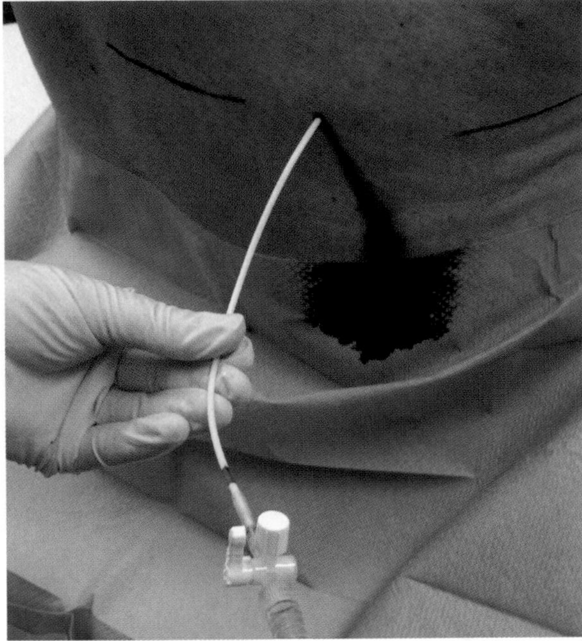

Abb. 23.45 Anschluss des Pleurakatheters an Sogsystem

Literatur

Blank W (1992) Sonographisch gesteuerte diagnostische Punktionen. In: Rettenmaier G, Seitz K (Hrsg) Sonographische Differentialdiagnostik. Edition Medizin, Bd. 1161–1191. VCH Verl.-Ges., Weinheim

Fröhlich E, Strunk H, Wild K (2011) Klinikleitfaden Sonographie. Urban & Fischer Verlag,

Gottschalk U et al. (2010) Sonographisch gestützte Interventionen. Z Gastroenterol 48:1305–1316

Hind D, Calvert N, McWilliams R, Davidson A, Paisley S, Beverley C, Thomas S (2003) Ultrasonic locating devices for central venous cannulation: meta-analysis. BMJ 16;327(7411):361

Maisch B, Seferovic PM, Ristic AD, Erbel R, Rienmüller R, Adler Y, Tomkowski WZ, Thiene G, Yacoub MH (2004) Guidelines on the diagnosis and management of pericardial diseases executive summary. The Task force on the diagnosis and management of pericardial diseases of the European society of cardiology. Eur Heart J 25(7):587–610

Michels G, Jaspers N (2011) Sonographie organ- und leitsymptomorientiert. Springer Verlag, Heidelberg

Michels G, Kochanek M (2011) Repetitorium Internistische Intensivmedizin, 2. Aufl. Springer Verlag, Heidelberg

Michels G, Schneider T (2010) Klinikmanual Innere Medizin. Springer Verlag, Heidelberg

Rabindranath KS, Kumar E, Shail R, Vaux EC (2011) Ultrasound use for the placement of haemodialysis catheters. Cochrane Database Syst Rev (11):CD005279

Serviceteil

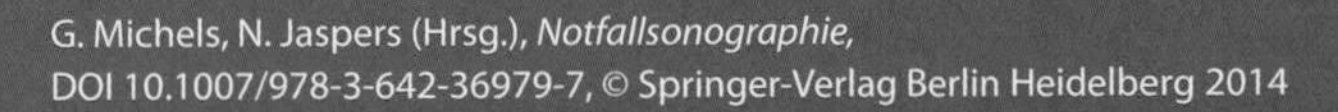

G. Michels, N. Jaspers (Hrsg.), *Notfallsonographie,*
DOI 10.1007/978-3-642-36979-7, © Springer-Verlag Berlin Heidelberg 2014

Stichwortverzeichnis

U

V

W

Z